Klinische Radiologie

Diese neuartig strukturierte Lehrbuchreihe wendet sich an alle Fachdiszipli-
nen der praktischen und klinischen Medizin.

Die zentralen Aufgaben der Radiologie in der ärztlichen Diagnostik sind
durch die stürmische Entwicklung neuer bildgebender Verfahren vielfältiger
und komplexer geworden. Jeder Arzt sollte über Grundkenntnisse der Möglichkeiten und Grenzen verschiedener Untersuchungsmethoden und ihren
Einsatz verfügen.

Die „Klinische Radiologie" vermittelt diese Informationen praxisgerecht.
Die Verbindung von präzisen Texten und anschaulichen Bildern erleichtert
die Nutzung der Informationen für die tägliche Arbeit des Arztes. Eine
besondere Rolle spielen hier die neuen bildgebenden Verfahren, die ihrer
Wertigkeit gemäß einbezogen werden.

Die Gliederung erfolgt nach Krankheiten der Organe, der Organsysteme
und des Gewebes, so daß jeder Band einen bestimmten Fachbereich ab-
deckt.

Sofern radiologisch relevant, werden die Erkrankungen vom Kindes- bis
Greisenalter abgehandelt; so werden Wandlungen und Spätfolgen von
Krankheiten deutlich.

Neben der Behandlung von Schwerpunktthemen wurde konsequent Wert
darauf gelegt, handliche und übersichtliche Bücher für den Gebrauch in Praxis und Klinik vorzulegen.

Jeder Band ist thematisch in sich abgeschlossen; er wendet sich jeweils
einem spezifischen Fachbereich zu und ist einzeln käuflich. In ihrer Gesamt-
heit bildet die Reihe ein aktuelles Lehr- und Nachschlagwerk für den Radiologen in Fort- und Weiterbildung, der über Stand und Entwicklung des modernen Fachwissens informiert sein will.

KLINISCHE RADIOLOGIE

Diagnostik mit bildgebenden Verfahren

Herausgegeben von F.H.W. Heuck

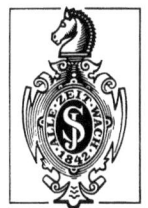

LYMPHGEFÄSSSYSTEM LYMPHATISCHES GEWEBE

Diagnostik mit bildgebenden Verfahren

Herausgegeben von

K.-H.G. Müller und E. Kaiserling

Mit Beiträgen von

M. Gebel · K. Helmke · E. Kaiserling · K.-H.G. Müller · E.-I. Richter
K. Rieden · B. Terwey · H. Weissleder · P. Winkler · K. zum Winkel

Mit 158, zum Teil farbigen Abbildungen

Springer-Verlag
Berlin Heidelberg New York London Paris
Tokyo Hong Kong Barcelona Budapest

HEUCK, F.H.W., Professor Dr. med. und Honorarprofessor
Arzt für Radiologie, Nuklearmedizin
ehem. Ärztlicher Direktor des Radiologischen Instituts im Zentrum Radiologie
des Katharinenhospitals der Stadt Stuttgart
Akademisches Lehrkrankenhaus der Eberhard-Karls-Universität Tübingen
Kriegsbergstr. 60, 70174 Stuttgart, Deutschland

MÜLLER, K.-H.G., Prof. Dr. med. Dr. med. habil.
Arzt für Radiologie, Neuroradiologie
Chefarzt der Zentralen Röntgenabteilung am Krankenhaus Nordstadt
Akademisches Lehrkrankenhaus der Medizinischen Hochschule Hannover
Haltenhoffstr. 41, 30167 Hannover, Deutschland

KAISERLING, E., Prof. Dr. med.
Arzt für Pathologie
Direktor der Abteilung Spezielle Histo- und Zytopathologie
Institut für Pathologie der Eberhard-Karls-Universität Tübingen
Liebermeisterstr. 8, 72076 Tübingen, Deutschland

ISBN-13:978-3-642-78716-4   e-ISBN-13:978-3-642-78715-7
DOI: 10.1007/978-3-642-78715-7

Die Deutsche Bibliothek – CIP–Einheitsaufnahme
Klinische Radiologie: Diagnostik mit bildgebenden Verfahren /
hrsg. von F.H.W. Heuck. – Berlin ; Heidelberg ; New York ;
London ; Paris ; Tokyo ; Hong Kong ; Barcelona ; Budapest.
Springer.
NE: Heuck, Friedrich [Hrsg.]
Lymphegefäßsystem, lymphatisches Gewebe / hrsg. von
K.-H.G. Müller und E. Kaiserling. Mit Beiträgen von M. Gebel . . . – 1995
    ISBN-13:978-3-642-78716-4
NE: Müller, Karl-Heinrich Günter [Hrsg.]; Gebel, Michael

Satz: Macmillian India Ltd., Bangalore 25
SPIN: 10133677   21/3130 SPS 5 4 3 2 1 0 – Gedruckt auf säurefreiem Papier

Mitarbeiterverzeichnis

GEBEL, M., Prof. Dr. med.
Arzt für Innere Medizin, Gastroenterologie
Abteilung Gastroenterologie und Hepatologie, Zentrum Innere Medizin
und Dermatologie, Medizinische Hochschule Hannover
Konstanty-Gutschow-Str. 8, 30625 Hannover, Deutschland

HELMKE, K., Priv.-Doz. Dr. med.
Arzt für Radiologie, Kinderradiologie
Abteilung Kinderradiologie, Universitäts-Kinderklinik
Universitätskrankenhaus Eppendorf
Martinistr. 52, 20251 Hamburg, Deutschland

KAISERLING, E., Prof. Dr. med.
Arzt für Pathologie
Direktor der Abteilung Spezielle Histo- und Zytopathologie
Institut für Pathologie der Eberhard-Karls-Universität Tübingen
Liebermeisterstr. 8, 72076 Tübingen, Deutschland

MÜLLER, K.-H.G., Prof. Dr. med. Dr. med. habil.
Arzt für Radiologie, Neuroradiologie
Chefarzt der Zentralen Röntgenabteilung am Krankenhaus Nordstadt
Akademisches Lehrkrankenhaus der Medizinischen Hochschule Hannover,
Haltenhoffstr. 41, 30167 Hannover, Deutschland

RICHTER, E.-I., Dr. med.
Ärztin für Radiologie
Abteilung Diagnostische Radiologie Radiologisches Zentrum
Klinikum Nürnberg Nord
Flurstr. 17, 90340 Nürnberg, Deutschland

RIEDEN, K., Prof. Dr. med. habil.
Ärztin für Radiologie
Egerlandstr. 6, 91058 Erlangen, Deutschland

TERWEY, B., Prof. Dr. med. habil.
Arzt für Radiologie
Mozartstr. 6, 26135 Oldenburg, Deutschland

WEISSLEDER, H., Prof. Dr. med.
Arzt für Radiologie, Nuklearmedizin, Innere Medizin
Stefanienstr. 8, 79100 Freiburg, Deutschland

WINKLER, P., Dr. med.
Arzt für Radiologie, Kinderradiologie
Abteilung Kinderradiologie, Universitäts-Kinderklinik
Universitätskrankenhaus Eppendorf
Martinistr. 52, 20251 Hamburg, Deutschland

ZUM WINKEL, K. Prof. Dr. med.
Arzt für Radiologie, Strahlentherapie
Zentrum Radiologie, Allgemeine Radiologie mit Poliklinik, Strahlenklinik
Voßstr. 3, 69115 Heidelberg, Deutschland

Geleitwort des Herausgebers

Der vorliegende Band der Reihe "Klinische Radiologie" vermittelt in straff gegliedertem Text eine Übersicht des gegenwärtigen Kenntnisstandes der Morphologie und Radiologie des Lymphgefäßsystems und lymphatischen Gewebes unter Berücksichtigung der Grundlagen von Pathohistologie und Zytologie, die in den letzten Jahrzehnten ganz entscheidend zum Fortschritt unseres Wissens beigetragen haben.

Als Bandherausgeber konnten zwei an der speziellen Thematik langjährig interessierte Fachkollegen der Radiologie und der Pathologie verpflichtet werden, die weitere qualifizierte Mitarbeiter für ergänzende Untersuchungen und die endolymphatische Strahlentherapie gewinnen konnten. Der Lymphographie im Kindesalter ist ein besonderer Abschnitt gewidmet worden.

K.-H.G. Müller hat sich nach seiner Medizinalassistentenzeit und mehrjähriger Tätigkeit in der Biochemie bereits zu Beginn seiner Weiterbildung im Fachgebiet Radiologie mit dem Lymphsystem beschäftigt. Neben den Normvarianten von Anatomie und Topographie der Lymphbahnen sowie den Erkrankungen des lymphatischen Systems konnte er die Möglichkeiten und Grenzen der endolymphatischen Radionuklidtherapie des Melanoms und der Strahlentherapie maligner Non-Hodgkin- und Hodgkin-Lymphome, ferner der metastatischen Neubildungen in den Lymphknoten kennenlernen. In seinen Publikationen und einer kleinen Monographie sind die ersten Resultate dieser klinischen Arbeiten zusammengefaßt worden. Nach Einführung der Röntgencomputertomographie in das methodische Spektrum der diagnostischen Radiologie wurden durch vergleichende Studien des lymphatischen Systems mit der Lymphographie und der Computertomographie weitere Fortschritte erzielt. Darüber hinaus hat sich K.-H.G. Müller in Zusammenarbeit mit einem Arbeitskreis der Hautklinik der Medizinischen Hochschule Hannover dem Nachweis der vielfältigen Fehlbildungen von Lymphbahnen der Extremitäten gewidmet.

Mit E. Kaiserling konnte ein Kenner der Histo- und Zytopathologie des Lymphgefäßsystems und lymphatischen Gewebes als Mitherausgeber gewonnen werden. Erste wissenschaftliche Studien am Lymphgefäßsystem des Uterus und über die retrograde Lymphstauung führten ihn in die sehr erfolgreiche Arbeitsgruppe von Prof. Dr.Dr.h.c. K. Lennert, so daß er an den Grundlagen der "Kiel-Klassifikation" der malignen Lymphome mitarbeiten konnte. Ein Schwerpunkt seiner wissenschaftlichen Publikationen und Buchbeiträge liegt auf dem Gebiet der Lymphknoten- und Hämatopathologie; doch hat er auch immer neben der Morphologie, Funktion und Grundlagenforschung in seiner Arbeit die Verbindung zur Klinik gesucht. So erfolgte 1986 die Berufung von E. Kaiserling zum Direktor der neu eingerichteten Abteilung für spezielle Histo- und Zytopathologie am Institut für Pathologie der Eberhard-Karls-Universität Tübingen, an der die Grundlagenforschungen über das Lymphgefäßsystem und die Erkrankungen der Lymphknoten intensiviert werden konnten. Die Mitwirkung von E. Kaiserling an diesem Band der Radiologie verdient besondere Beachtung und meinen aufrichtigen Dank, zumal eine solche Zusammenarbeit in unserem Land noch immer als Ausnahme gesehen werden muß.

Für den Fortschritt in den medizinischen Wissenschaften und die sich darauf stützende klinische Arbeit in allen Fachgebieten der Medizin bedeutet eine konstruktive Kooperation von verwandten Fachgebieten – wie der Pathologie und der Radiologie als Grundlagenfächer zur morphologischen Erkennung von Krankheiten – eine größere Sicherheit bei der Therapieplanung und damit einen Gewinn für den Kranken, der sich uns anvertraut.

Mit diesem Band liegen nun die Resultate einer solchen Zusammenarbeit vor. Sowohl dem lernenden Arzt als auch dem Facharzt werden die Grundlagen der normalen Anatomie und Topographie ebenso wie die Pathomorphologie des Lymphsystems erläutert. Unter Berücksichtigung des Informationswertes der bekannten und der neuen Untersuchungsmethoden werden alle Möglichkeiten der diagnostischen Radiologie beschrieben. Neben der Abhandlung differentialdiagnostischer Probleme ist versucht worden, die Grenzen der Aussagemöglichkeiten aller bildgebenden Verfahren herauszuarbeiten.

Dieser Band der Reihe soll nicht nur dem Radiologen wie auch dem Pathologen bei der täglichen Betreuung der Patienten eine Hilfe sein, sondern ebenso den in allen übrigen Fachgebieten der klinischen Medizin Tätigen, die sich mit den Erkrankungen des Lymphgefäßsystems und lymphatischen Gewebes befassen müssen, Anregungen geben und gleichzeitig zum Verständnis der diagnostischen Möglichkeiten und Schwierigkeiten beitragen. So wendet sich dieses Buch insbesondere an solche Fachgebiete, die sich in ihrer täglichen Arbeit mit onkologischen Fragen und Problemen auseinandersetzen müssen.

F.H.W. HEUCK

Vorwort

Dem Prinzip der klinischen Radiologie folgend haben wir das Konzept des Buches nach klinischen, pathologischen und radiologischen Gesichtspunkten erstellt.

Die technische Entwicklung in der Radiologie hat neben den nichtinvasiven Verfahren wie Computertomographie und Magnetresonanztomographie eine weitere Ergänzung in der Ultraschalldiagnostik erfahren. Durch diese neuen Verfahren wurde die Lymphographie in den letzten Jahren in den Hintergrund gedrängt.

Alle bildgebenden Verfahren einschließlich der endolymphatischen Strahlentherapie und Lymphszintigraphie wurden berücksichtigt, um dem Kliniker Anhaltspunkte für lymphographische Kriterien in der Beurteilung der Erkrankungen des lymphatischen Systems einschließlich der Metastasen zu geben. Neben der Anatomie und pathologischen Anatomie wurde der konventionellen Lymphographie ein breites Feld gewidmet, um dem weniger Erfahrenen eine Anleitung zur Beurteilung computertomographischer, magnetresonanztomographischer und sonographischer Befunde zu geben.

Kaum ein Fach der Medizin verlangt eine so enge Zusammenarbeit mit dem behandelnden Arzt und Kliniker wie die Röntgenologie. Es war uns möglich, für die einzelnen Erkrankungen des Lymphsystems und der lymphatischen Gewebe Experten auf dem Gebiet der Lymphangiographie, Computertomographie, Magnetresonanztomographie und des Ultraschalls für diesen neuen Band zu gewinnen.

Unser besonderer Dank gilt dem "Altmeister" der Lymphszintigraphie, Herrn Prof. Dr. zum Winkel, sowie Herrn Prof. Dr. Weissleder für ihre Beiträge. Dieses Buch soll in erster Linie für Radiologen, onkologisch tätige Kliniker sowie für Internisten, Chirurgen, Gynäkologen und andere Fachärzte, die sich mit der Onkologie befassen, ein nützlicher Wegweiser sein.

Dem Springer-Verlag und seinen Mitarbeitern Dank für große Geduld, Nachsicht und Hilfsbereitschaft bei der Erstellung des Werkes. Erst dadurch wurde die Herausgabe des Buches in der gewohnt guten Qualität ermöglicht.

K.-H.G. MÜLLER
E. KAISERLING

Inhaltsverzeichnis

1 Normale Anatomie und Histologie des Lymphsystems

K.-H.G. MÜLLER

Für die Diagnose und Therapie der Lymphknotenerkrankungen bilden Zahl, Größe und Topographie der Knoten sowie ihre Füllungsform und Verbindungen die morphologischen Grundlagen.

Die Bauelemente des Lymphsystems und die Wege des Lymphabflusses werden in Abb. 1.1 schematisch wiedergegeben (KUBIK 1975, 1981). Das Kapillarnetz ist klappenlos, deshalb kann sich eine Erkrankung in diesem Bereich in allen Richtungen ausbreiten. Aus umschriebenen Arealen des Kapillarnetzes wird die Lymphe durch Präkollektoren und Kollektoren in die Lymphknoten geführt. Die Stromrichtung wird in den Präkollektoren und Kollektoren durch zahlreiche Klappen bestimmt. Die Klappen verhindern die retrograde Füllung, daher können wichtige Teile des Lymphsystems, wie Organlymphgefäße, meist nicht dargestellt werden. Retrograd füllen sich nur gestaute Kollektoren, wenn die Klappen wegen Ausweitung des Lumens insuffizient werden.

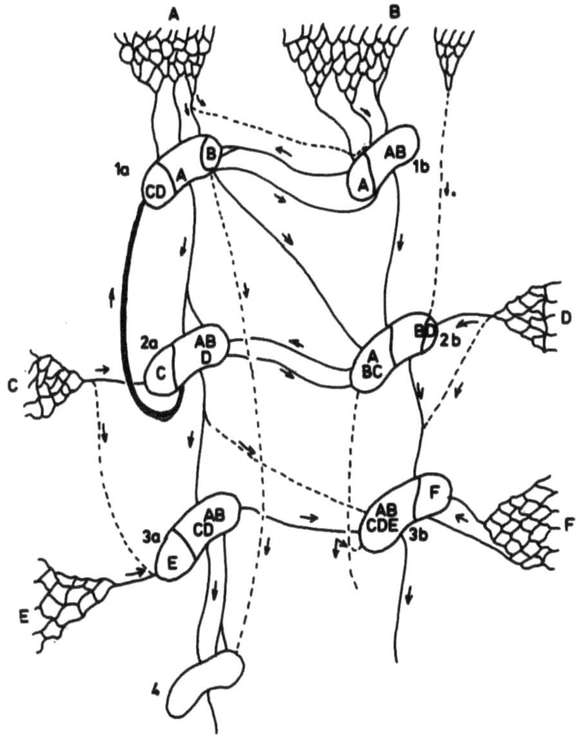

Die blaßgelben bis bräunlichen Lymphknoten sind meist abgeflachte, etwa bohnenförmige, mitunter auch gelappte Organe, die von einer Bindegewebskapsel umschlossen werden. Ihre Größe schwankt zwischen mikroskopischen Ausmaßen und 2–3 cm Durchmesser.

Auf Schnittpräparaten von Lymphknoten lassen sich Rinde und Mark unterscheiden. Die Peripherie des Lymphknotens wird von knötchenförmigen Anreicherungen von Lymphozyten eingenommen. Diese Follikel bestimmen das Bild der Rinde, von der aus sich lymphozytenreiche Gewebssträngе als Mark in das Organinnere bis in die Nähe des Hilus erstrecken. Den Bereich zwischen und unmittelbar unter den Follikeln bezeichnet man als parakortikale Zone. Das von Retikulumzellen gebildete Grundgerüst des Organs tritt erst nach Präparation deutlich hervor (Abb 1.2).

Das Organgerüst des Lymphknotens besteht aus der Kapsel und den mit ihr zusammenhängenden Bindegewebssepten, den Trabekeln. Zwischen ihnen spannt sich als Träger der spezifischen Organfunktion ein Schwammwerk von retikulärem Bindegewebe aus. Die Trabekeln des menschlichen Lymphknotens sind verhältnismäßig schwach ausgebildet. Sie bestehen wie die Kapsel aus Kollagenfasern, die von elastischen Netzen begleitet werden. Glatte Muskelzellen

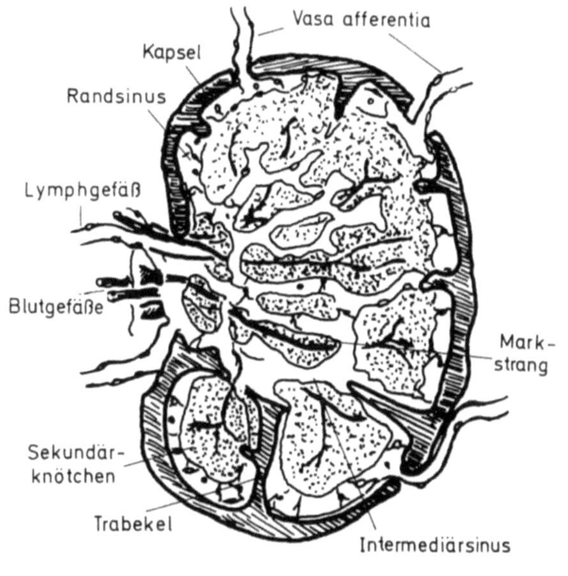

Abb. 1.1. Schema des Lymphabflusses durch eine Knotenkette (nach Kubik)

Abb. 1.2. Querschnitt durch einen Lymphknoten (schematische Darstellung)

kommen in schwankender Zahl in der Kapsel, weniger in den Trabekeln vor.

Die am Hilus eintretenden Arterien begleiten die größeren Trabekeln eine Strecke weit, um dann in das Grundgewebe des Lymphknotens abzuzweigen. Sie versorgen vor allem die lymphozytenreichen Bezirke des Retikulums, das lymphatische Gewebe in engerem Sinne. Die Lymphfollikel sind stark vaskularisiert. Die arterielle Versorgung der Kapsel erfolgt ebenfalls von den Hilusgefäßen aus. Die Venen folgen größtenteils dem Wege, den die Arterien nehmen. Der Abfluß aus dem Rindengebiet erfolgt mittels kurzer, dicker Venen, die an der Mark-Rinden-Grenze in anastomosierende Randvenen einmünden. Das Endothel der postkapillären Venolen (epitheliale Venolen), die meistens in der parakortikalen Zone liegen, besteht aus hohen, vielfach kubischen Zellen, die zahlreiche Lysosomen enthalten, zwischen ihnen wandern Lymphozyten aus der Blutbahn in das Gewebe des Lymphknotens ein.

Die dem Lymphknoten zustrebenden Lymphbahnen dringen nicht wie die Blutbahnen am Hilus, sondern an der Konvexität in das Organinnere ein: Vasa afferentia. Die Lymphe sammelt sich in einem Confluens sinuum, dem am Hilus befindlichen Terminalsinus. Sowohl zu- als auch ableitende Lymphgefäße sind mit Klappen ausgestattet, die einen etwaigen Rückfluß der Lymphe verhindern.

Die Lymphe fließt von den Vasa efferentia durch ein Labyrinth gewundener Sinus, die von dem schalenförmig unter der Kapsel gelegenen Randsinus als Marksinus zum Hilus verlaufen. Die Lichtung aller Sinus ist von einem durch Retikulinfasern versteiften Gitter von Retikulumzellen durchsetzt. Die Sinus werden von abgeflachten Endothelzellen, den Uferzellen, ausgekleidet.

Auf der Bereitschaft der histiozytischen Retikulumzellen, der Sinushistiozyten und Makrophagen zur Stoffaufnahme beruht die Filterwirkung des Lymphknotens. Fetttröpfchen, Bakterien oder Zellfragmente, die durch die Lymphbahnen in die Lymphknoten gelangen, werden von den Retikulumzellen festgehalten. So nehmen Retikulumzellen und Makrophagen der Mesenteriallymphknoten nach fettreicher Mahlzeit Fette aus dem Chylus der Darmwand auf. Dieses Speicherverhalten bildet die Grundlage der Lymphographie. Hier wird dem Lymphknoten ein öliges Kontrastmittel zur Speicherung angeboten, es läßt sich in den Retikulumzellen, Makrophagen und Riesenzellen noch nach Wochen bis Monaten, Post-Lymphographie-Lymphadenitis, röntgenologisch nachweisen.

Die mit dem Kapillargebiet durch direkten Weg verbundenen Lymphknoten werden als regionale oder Primärlymphknoten bezeichnet, und ihr Sammelgebiet wird tributäres Gebiet genannt. Von dem Primärknoten bis zur Aufnahme der Lymphe in das Venensystem wird eine Kette von Knoten passiert.

Die primäre Lokalisation der Sammelgebiete ist für die Metastasendiagnostik und -behandlung sehr wichtig. Die Feststellung der Primärstationen ist jedoch wegen der Verbindungen zwischen Kollektoren und den Knoten nicht immer einfach. Durch Anastomosen der afferenten Gefäße und Kollateralen kann es zu einer Transposition der primären Lokalisation kommen.

Lymphknotentypen: Beim klassischen Lymphknotentyp (Typ I) münden alle afferenten Lymphbahnen in den Randsinus, deshalb wird in diesem die ganze Lymphe filtriert. Daneben gibt es auch solche Knoten (Typ II), die in den Lymphstrom nicht voll eingeschaltet sind (ENGESET 1959). Bei der 2. Form tritt nur ein Ast des afferenten Gefäßes in den Knoten ein, der andere läuft über der Kapsel als Bypass hinweg. Die 3. Form stellt meist kleine Knoten dar, die mit einem Hauptweg nur durch Seitenäste verbunden sind. Der Knotentyp II füllt sich nur bei erhöhtem Injektionsdruck, da die Flüssigkeit zuerst durch den Bypass am Knoten vorbeifließt. Typ I findet sich vor allem peripher, wo die Gesamtmenge der Lymphe filtriert wird, Typ II dagegen eher zentral.

Bei der Suche nach Metastasen dürfen schließlich die internodalen Verbindungen und eventuelle rückläufige Gefäße nicht außer acht gelassen werden. Durch die internodalen Verbindungen werden die Knoten nicht nur hintereinander, sondern auch parallel geschaltet. Die strickleiterartige, meist reziproke Querverbindung erhöht die Zahl der Filterstationen gegenüber der einfachen Kette und steigert damit die Abwehrfähigkeit. Der Nachteil der Querverbindungen besteht allerdings darin, daß sie die Ausbreitung eines Prozesses begünstigen. Auf solchen reziproken Verbindungen beruht wahrscheinlich die Füllung der Lnn. glutei, sacrales laterales und obturatorii aus der Iliakakette. Seltene rückläufige Gefäße verbinden einen zentral gelegenen Knoten mit einem peripheren. Sie spielen vor allem beim Entstehen retrograder Metastasen eine Rolle. Es ergibt sich daraus, daß trotz konstanter Verbindungen zwischen peripheren Gebieten und regionalen Knoten die primäre Lokalisation nicht als ein starres Schema betrachtet werden darf.

Ein schwieriges Problem in der Diagnostik stellen die Zahl und die Normalgröße der Knoten dar. Sie sind sehr variabel und verhalten sich umgekehrt proportional zueinander, d.h., bei geringer Zahl sind die Knoten groß und umgekehrt. Die Variabilität ist entwicklungsgeschichtlich bedingt.

Die physiologische Altersinvolution betrifft in erster Linie die Marksubstanz. Die Rinde bleibt wie die Schale erhalten. Die Zahl der Knoten ist im Alter nicht vermindert.

Die Seiten- und Geschlechtsunterschiede in der Knotenzahl wurden anhand der vorderen und hinteren iliakalen Lymphknoten anatomisch und lymphographisch untersucht (PARSONS u. KEITH 1898; LAUFER 1972). Seitenunterschiede lassen sich nach den bisherigen Untersuchungen nicht feststellen. Wirth (1966) weist darauf hin, daß man sich von der Asymmetrie, die in Einzelfällen erheblich sein kann, nicht dazu verleiten lassen darf, fälschlicherweise einen pathologischen Lymphknotenausfall anzunehmen.

2 Entwicklung des Lymphgefäßsystems (Embryologie)

K.-H.G. MÜLLER

In der phylogenetischen Reihe findet sich ein echtes Lymphsystem relativ spät. Erst bei höheren Wirbeltieren, Vögeln und Säugern, ist ein geschlossenes Röhrensystem (Lymphgefäßnetz) nachzuweisen (RUSZNYAK et al 1969). Lymphknoten treten erstmals bei einigen Wasser- und Sumpfvogelarten auf. Mit der Höherentwicklung nimmt die Zahl der Lymphknoten zu.

Das Lymphgefäßsystem entwickelt sich später als die Blutgefäße. Etwa im 2. Embryonalmonat lassen sich die ersten Anlagen von Lymphsäcken, -knoten und -gefäßen nachweisen. Dem Lymphsystem sind folgende Strukturen zuzuordnen:

1. prälymphatische Räume ("prelymphatics") (FÖLDI et al. 1968; CASLEY-SMITH 1976);
2. initiale Lymphgefäße (CASLEY-SMITH 1970): terminale Lymphgefäße, periphere Lymphgefäße, Lymphkapillaren;
3. ableitende Lymphgefäße (Lymphkollektoren) einschließlich großer Sammelgefäße (Ductus thoracicus, Ductus lymphaticus dexter usw.);
4. Lymphknoten;
5. solitäre Lymphfollikel, die mit dem Lymphgefäßsystem verbunden sind (z.B. in der Dünndarmwand, in der Harnblasenwand).

In der Nähe der V. jugularis interna entsteht zuerst ein paariger Saccus lymphaticus jugularis. Bei 13 mm großen Föten lassen sich schon der links und rechts angelegte Sinus lymphaticus ischiadicus in der Nähe der V. ischiadica sowie zwischen den beiden Nebennieren am Mesenterialansatz der Saccus lymphaticus retroperitonealis abgrenzen. Etwa zur gleichen Zeit entwickelt sich in Höhe des 1.–3. Lendenwirbels die Cisterna chyli.

Im Laufe der Entwicklung besteht zwischen den angelegten Lymphsäcken eine Verbindung mit den zugehörigen Venen (Abb. 2.1). Während die Verbindung des Saccus lymphaticus jugularis mit der Jugularvene beidseits erhalten bleibt, bilden sich die übrigen lymphovenösen Verbindungen wieder zurück. Durch Sproßbildung des Saccus lymphaticus jugularis sinister kommt es zur Verbindung mit der Cisterna chyli und später auch mit den anderen Lymphsäcken; dadurch entsteht der Ductus thoracicus. Beim vollentwickelten Lymphsystem haben nur die beiden größten Lymphgefäße (Truncus lymphaticus dexter und Ductus thoracicus) an der Einmündungsstelle der V. jugularis interna in die V. brachiocephalica eine Verbindung zur venösen Blutbahn.

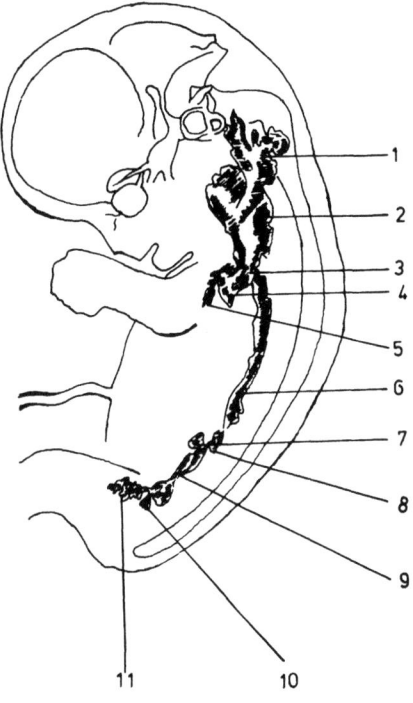

Abb. 2.1. Entwicklung des Lymphsystems bei einem 2 Monate alten Embryo (nach SABIN 1913). *1* Vasa lymphatica superficialia, *2* Saccus lymphaticus jugularis, *3* Saccus lymphaticus subclavius, *4* Lymphknoten, *5* Vasa lymphatica profunda, *6* Ductus thoracicus, *7* Saccus lymphaticus retroperitonealis, *8* Cisterna chyli, *9* Saccus lymphaticus post., *10* Lymphknoten, *11* Vasa lymphatica superficialia

Die Weiterentwicklung der primär angelegten Lymphsäcke erfolgt durch starke Sprossung und Umbildung des neugebildeten Bindegewebes in primäre Lymphknotengruppen. Hierbei entwickeln sich je eine paarige jugoaxilläre und inguinale sowie retroperitoneale Lymphknotengruppe. Die primären Lymphknotengruppen werden in sekundäre verwandelt, indem immer weitere Lymphknoten aus sprossenden Lymphgefäßen und Bindegewebe entstehen. Die diesen Lymphknotenanlagen benachbarten Lymphgefäße formieren sich zum sogenannten Marginalplexus, der durch Konfluenz zum Marginalsinus wird.

Auf Vorschlag von Spira (1962) kann das Lymphsystem der Säuger in 5 große Drainagegebiete gegliedert werden, deren Lymphe in je einen großen Lymphstamm abgeleitet wird:

1. Kopf und Hals,
2. Thoraxwand mit Brustdrüsen und oberen Extremitäten,
3. Bauchwand und untere Extremitäten,
4. Thoraxorgane und umgebendes Bindegewebe,
5. Abdominal- und Beckenorgane mit umgebendem Bindegewebe.

Jedes Drainagegebiet besteht aus mehreren Lymphregionen, deren Benennung sich überwiegend an den benachbarten Arterien orientiert. Die peripheren Drainagegebiete der Haut sind weiter in Areale, Zonen und Territorien unterteilt. Die Lymphe dieser Gebiete fließt über 2–4 primäre Lymphknoten ab (MANESTAR u. KUBIK 1979). In gleicher Weise erfolgt die Lymphsammlung in den übrigen Organsystemen des Körpers. Je nachdem, ob ein Lymphknoten als erster, zweiter oder dritter durchflossen wird, bezeichnet man ihn als primäre, sekundäre oder tertiäre Abflußstation. Unter einer Abflußstation versteht man alle die Lymphknoten, denen die Lymphflüssigkeit eines Organs bzw. Organsystems zugeleitet wird. Ein Organ kann Abflußstationen in verschiedenen Lymphregionen aufweisen. Die primäre Abflußstation eines Organs kann gleichzeitig sekundäre eines anderen sein. Nach Kubik (1981) werden 2 Knotentypen unterschieden: Lymphknoten vom Typ I sammeln und filtern die gesammte Lymphe eines Einzugsgebietes und leiten sie vollständig weiter. Sie sind überwiegend peripher angeordnet und entsprechen den primären Abflußstationen. Die Knoten vom Typ II sind vorwiegend zentral lokalisiert und lassen die Lymphe entfernterer Lymphregionen "unbearbeitet" passieren, oder sie werden von Lymphgefäßen "durchbohrt" bzw. umgangen (ENGESET 1959).

Es ist bekannt, daß das Lymphsystem eine weitaus größere morphologische Varianz aufweist als andere Organeinheiten. Das betrifft besonders Lage, Zahl und Größe von Lymphknoten und Lymphgefäßen (RUSZNYAK et al. 1969). Insgesamt verfügt der Mensch über durchschnittlich 460 Lymphknoten (ROUVIÈRE 1932). Quantitative Angaben von Lymphgefäßen liegen nicht vor.

Die lymphographische Praxis veranschaulicht, daß eine biologische Gesetzmäßigkeit der Konstanz der Kapazität existiert. Von den Varianten abzugrenzen sind Fehlbildungen, wie Aplasien oder Hypoplasien des Lymphsystems, die meistens funktionelle Störungen verursachen. Bedeutung hat das Problem von Norm und Varianz für die lymphographische Differentialdiagnostik der Lymphödeme und für die Metastasensuche. So bleibt nicht selten die Frage unbeantwortet, ob eine lymphknotenarme oder -freie Zone im Lymphogramm Ausdruck einer anatomischen Variante ist oder einem vollständigen metastatischen Befall des Lymphknotens entspricht.

3 Röntgenmorphologie der normalen Lymphbahnen und Lymphknoten

K.-H.G. MÜLLER

3.1 Topographie der inguinalen, iliakalen und lumbalen Lymphknoten

Die inguinalen Lymphknoten (Abb. 3.1) bilden eine funktionelle Einheit. In sie münden die Lymphgefäße der unteren Extremität, der Bauchwand bis zur Nabelhöhe, des Gesäßes, des Dammes und z.T. auch der äußeren Genitalorgane.

Die Lnn. inguinales superficiales liegen vor der Fascia lata, ihre Zahl variiert zwischen 4 und 20. Sie bilden eine obere Gruppe längs des Lig. inguinale und eine untere Gruppe im Bereich der Fossa ovalis (BARTHELS 1909; ROUVIÈRE 1932). Weiterhin teilen sie sich in eine laterale und mediale Gruppe. POIRIER (1898) teilt die dem Lig. inguinale benachbarten Knoten in eine obere äußere und eine obere innere Gruppe und grenzt davon die unteren Knoten in der Fossa ovalis ab.

Die Lnn. inguinales profundi liegen unter der Fascia lata in der Fossa iliopectinea medial der V. femoralis. Es sind 1–3 Knoten, die auch fehlen können (ROUVIÈRE 1932).

Die Lymphgefäße des vorderen präfaszialen Bündels münden zum großen Teil in die Lnn. inguinales superficiales inferiores ein. Die tiefen inguinalen Knoten erhalten Zufluß von den Lymphgefäßen, die den Vasa femoralia folgen, und von den Lnn. inguinales superficiales.

Im Lymphogramm sind die Lnn. inguinales superficiales inferiores konstant vorhanden. Sehr selten überspringen Lymphgefäße des Beins die Inguinalregion und münden direkt in die Beckenknoten. Die Zahl der efferenten Gefäße, die von den Lnn. inguinales superficiales inferiores ausgehen, ist wesentlich kleiner als die der afferenten; das Lumen ist weiter, zahlreiche Klappen bewirken ein segmentiertes Aussehen.

Zwischen den Lnn. inguinales superficiales inferiores und den zum größten Teil nicht kontrastierten Lnn. inguinales superficiales superiores stellen sich mehrere

Abb. 3.1. a Schematische Topographie und **b** (S.6) Nomenklatur der inguinalen und retroperitonealen Lymphknoten entsprechend den Empfehlungen der JSL

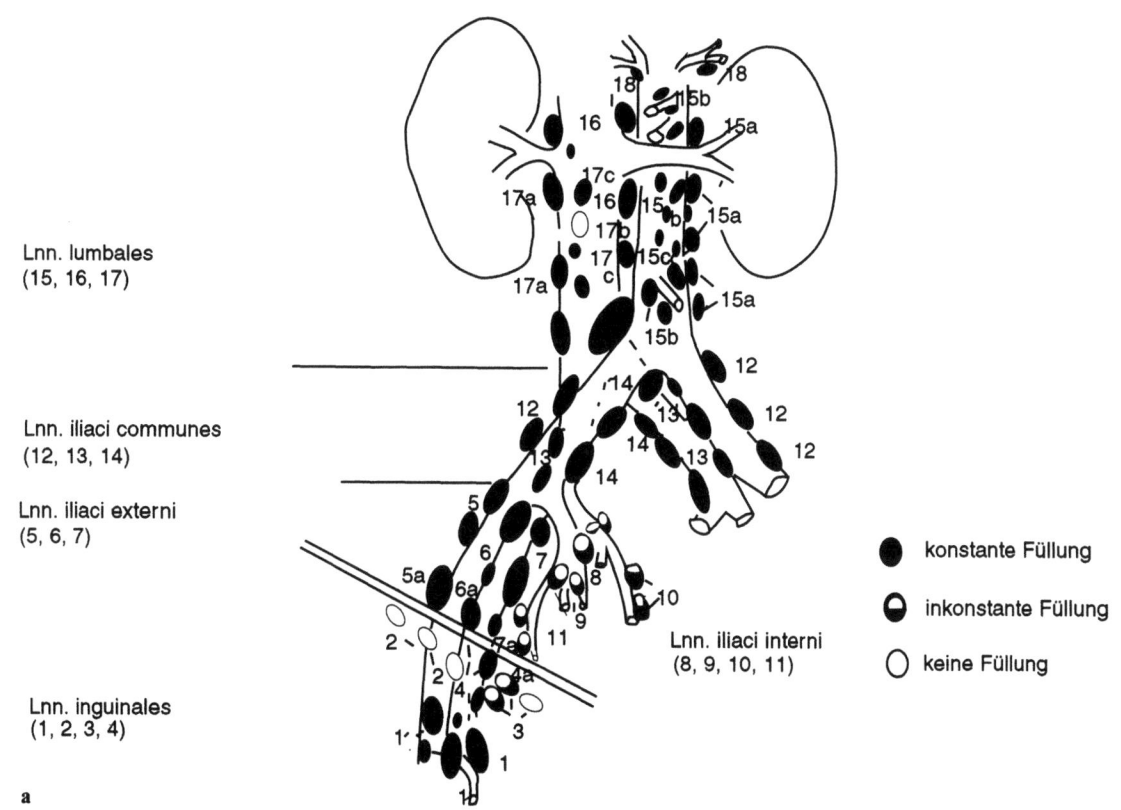

Lnn. lumbales
(15, 16, 17)

Lnn. iliaci communes
(12, 13, 14)

Lnn. iliaci externi
(5, 6, 7)

Lnn. iliaci interni
(8, 9, 10, 11)

Lnn. inguinales
(1, 2, 3, 4)

● konstante Füllung

◑ inkonstante Füllung

○ keine Füllung

a

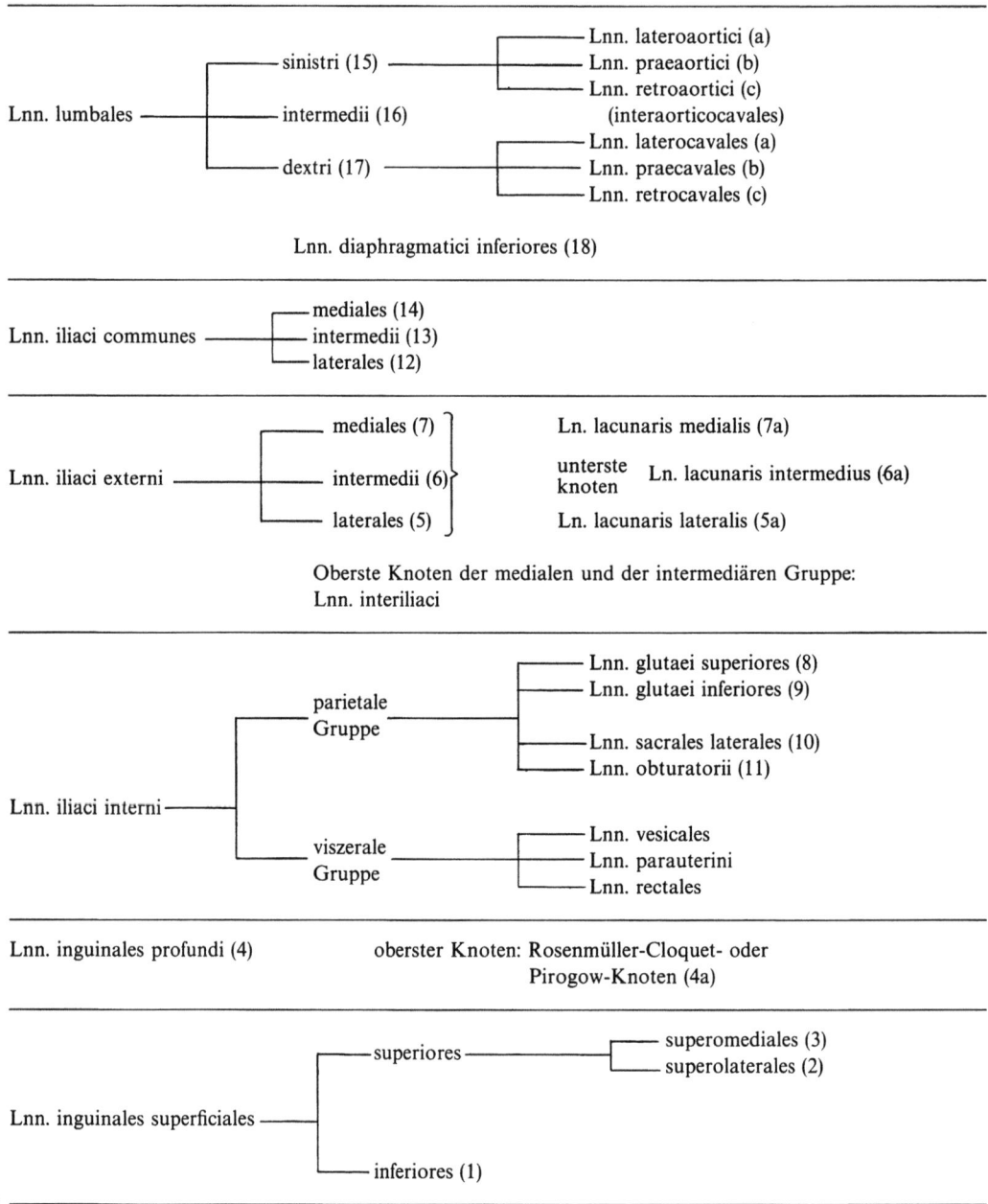

Lymphknoten dar, die oberflächliche Lymphgefäße des Beins aufnehmen und untereinander in Verbindung stehen. Nach FUCHS und PFAMMATTER (1970) beträgt die Gesamtzahl der kontrastierten inguinalen Lymphknoten 8 (2–14).

Die iliakalen Lymphknoten gliedern sich nach CUNÉO und MARCILLE (1901) in die Iliaca-externa-Guppe, die Iliaca-communis-Gruppe und die Iliaca-interna-Gruppe. Im lymphographisch dargestellten Bereich ergänzen sich diese Informationen zu einem vollständigen Bild der Lymphgefäße und Lymphknoten. Die Lymphgefäße des Beckens sind durch zahlreiche Anastomosen miteinander verbunden.

Gelegentlich stellen sich vom normalen Gefäßverlauf als Varianten abweichende, bogenförmig verlaufende Lymphgefäße in der Fossa iliaca dar. Sie gehen meist distal von iliakalen externen Lymphgefäßen der lateralen Kette aus und münden im Iliaca-communis-Bereich. In ihrem Verlauf Überspringen sie die meisten Lymphknotenfilter im Becken.

Die iliakalen externen Lymphgefäße und -knoten sind in 3 Ketten um die A. und V. iliaca externa angeordnet. Sie beginnen am Anulus femoralis mit den Lnn. lacunares und setzen sich am Abgang der A. iliaca interna in die Iliaca-communis-Gruppe fort. Seitendifferenzen der Lymphknotenzahl sind nicht erheblich.

Die Lnn. iliaci externi laterales liegen zwischen der Innenseite des M. psoas und der lateralen Begrenzung der A. iliaca externa. Diese Kette umfaßt 3–4 Lymphknoten, die durch einzelne oder nur ein Lymphgefäß miteinander verbunden sind.

Die Lnn. iliaca externi intermedii an der Innenseite der Vena iliaca externa bilden mit einem oder einzelnen Lymphgefäßen die mittlere Kette. Es handelt sich um 2–3 Lymphknoten. Die mittlere Kette bildet sich beim Fehlen des Ln. lacunaris intermedius aus Lymphgefäßen der medialen und lateralen Kette. Der kraniale Lymphknoten dieser Gruppe, im Winkel zwischen A. iliaca externa und interna gelegen, ist meist vom Ureter bedeckt.

Die Kette der Lnn. iliaci externi mediales umfaßt 3–4 Lymphknoten und besteht aus mehreren Lymphgefäßen dorsal und medial der V. iliaca externa. Nach FUCHS und PFAMMATTER (1970) ist der Ln. lacunaris medialis in 90% der Fälle nachweisbar. Er kann mit dem Rosenmüller-Lymphknoten verschmolzen sein. Besonders auf Schrägaufnahmen sind Lymphgefäße im kleinen Becken sichtbar, die von der mittleren, vorwiegend aber von der inneren Iliaca-externa-Kette ausgehen und mit den Lnn. iliaci interni in Verbindung stehen.

Die Lnn. iliaci communes liegen an der Teilungsstelle der A. iliaca communis. Nach ROUVIÈRE (1932) besteht eine direkte Kontinuität der lateralen iliakalen externen und der kommunen Lymphbahnen. Die intermediären iliakalen externen Lymphgefäße divergieren am Übergang oder erst innerhalb der iliakalen kommunen Region nach lateral und medial. Die Gefäße der medialen iliakalen externen Kette kreuzen nach lateral zur mittleren iliakalen kommunen Kette. In Höhe des Abgangs der A. iliaca communis aus der Aorta gehen die Lnn. iliaci communes in die Lnn. lumbales über.

Die Lnn. iliaci communes intermedii liegen mit einer durchschnittlichen Zahl von 3 Lymphknoten in der mittleren Kette hinter der V. iliaca communis. Die Lymphgefäße divergieren entweder zur lateralen und medialen Kette oder ziehen direkt in die lumbale Region.

Die Lnn. iliaci communes mediales (1–5 kleine rundliche Lymphknoten) liegen an der Medialseite der Blutgefäße. In Höhe der Bandscheibe (L_5/S_1) befinden sich die Lnn. promontorii, die nach FUCHS und PFAMMATTER (1970) in 25% der Fälle dargestellt werden. Ihnen gehören neben Lnn. iliaci communes mediales auch Lnn. iliaci interni an. Die Lymphgefäße der inneren Kette können von beiden Seiten zum Promontorium konvergieren und vor diesem giebelartig angeordnet sein. Sehr selten sind Verbindungen rechts- und linksseitiger Beckenlymphgefäße im normalen Lymphangiogramm distal vom Promontorium über präsakrale Lymphbahnen nachzuweisen. Diese füllen sich in pathologischen Fällen häufig als Kollateralbahnen zwischen beiden Beckenhälften.

Die Lnn. iliaci interni liegen im Stromgebiet der A. iliaca interna und ihrer Äste. Die parietalen Knoten sind den Arterien direkt zugeordnet, die viszeralen sind in der Nachbarschaft der Beckenorgane angeordnet. Die parietalen Lymphknoten kontrastieren sich im normalen Lymphogramm nur inkonstant, die viszeralen überhaupt nicht. Zu den parietalen Lymphknoten gehören die Lnn. glutaei superiores und inferiores, die Lnn. obturatorii, Lnn. sacrales laterales und Lnn. promontorii.

Die Lnn. lumbales werden in sinistri, dextri und intermedii eingeteilt (International Society of Lymphology 1966). Die Lnn. lumbales sinistri gliedern sich in Lnn. lateroaortici, Lnn. praeaortici und Lnn. retroaortici. Die Lnn. lumbales intermedii werden auch als Lnn. interaorticocavales bezeichnet. Die Lnn. lumbales dextri gliedern sich in Lnn. laterocavales, Lnn. praecavales und Lnn. retrocavales. Das Geflecht der Lymphbahnen, die Aorta und V. cava umgeben, beginnt in Höhe der Bifurkation. Die efferenten Lymphgefäße der Lnn. iliaci communes laterales ziehen links zu den lateroaortalen und rechts zu den laterokavalen und praekavalen Lymphknoten. Die efferenten Lymphgefäße der Lnn. iliaci communes intermedii verlaufen links zu den lateroaortalen und rechts zu den retrokavalen und retroaortalen Lymphknoten. Von den Promontoriumlymphknoten ziehen die efferenten Gefäße in die präaortalen oder divergieren und erreichen die lateroaortalen oder laterokavalen Lymphknoten. Die hinteren Gefäße ziehen zu den retroaortalen Lymphknoten.

Die lateroaortalen und laterokavalen Lymphknoten nehmen den größten Teil der Lymphgefäße der Iliacacommunis-Gruppe auf, weiterhin Lymphgefäße der Bauchwand, der Nieren, Nebennieren, Hoden, Ovarien, Tuben, den größten Teil der Lymphgefäße des Corpus uteri und Zuflüsse der Leber.

Die Standardprojektionen der Lymphogramme schränken die räumliche Orientierung ein, so daß nur 3 lumbale Lymphknotenketten differenziert werden können: lateroaortale und laterokavale sowie schwach ausgebildete mittlere Lymphknotenketten. Die mittlere Lymphknotenkette füllt sich über Anastomosen beim Cross-over oder über Anastomosen aus den lateralen Ketten.

Innerhalb der Ketten werden häufig Lymphknoten von Lymphgefäßen übersprungen. Bedeutungsvoll sind schräg verlaufende Anastomosen, die von efferenten Gefäßen der rechten Lnn. iliaci communes ausgehen und schräg über den 4. Lendenwirbel und die Bandscheibe L_4/L_5 nach links und kranial zur lateroaortalen Gruppe ziehen. Wird das Kontrastmittel nur auf der linken Seite injiziert, sind Verbindungen nach rechts nur in seltene Fällen nachweisbar.

Größe, Form und Zahl der lumbalen Lymphknoten variieren stark. Die größten Lymphknoten kommen in den lateralen Ketten vor, sie erreichen eine Länge bis zu 4 cm. Nach kranial geht das Geflecht der lumbalen Lymphgefäße in die Trunci lumbales über. Meist entspringt ein rechter und linker Truncus kaudal von den Nierenarterien. Beide Stämme bilden den Ductus thoracicus.

3.2 Einzugsgebiete der inguinalen, iliakalen und lumbalen Lymphknoten

Die ersten Lymphknoten, die in die Lymphbahnen eines Körpergebietes eingeschaltet sind, nennt man regionäre Lymphknoten des betreffenden Gebietes. Bei aller Variabilität des Verlaufs und der Anordnung der einzelnen Lymphgefäße ist ihre Einmündung in bestimmte Lymphknoten und damit deren Zugehörigkeit zu bestimmten Körperregionen verhältnismäßig konstant.

Tabelle 3.1 orientiert über die regionären Abflußgebiete und Einzugsgebiete der Lymphknoten der unteren Körperhälfte. Bei der Breite der Varianten des Lymphabflusses kann es vorkommen, daß ein Teil der Lymphgefäße eines Organs ausnahmsweise auch in andere als seine hier erfaßten regionären Lymphknoten mündet. (Die Einzugsgebiete der inguinalen, iliakalen und lumbalen Lymphknoten sind auch unter 3.1, 3.4 und 3.7 dargestellt.)

3.3 Beckenlymphknoten

Unter dem Sammelbegriff Beckenlymphknoten werden die Lnn. iliaci communes, Lnn. iliaci externi und Lnn. iliaci interni zusammengefaßt. Die Lnn. iliaci communes und die Lnn. iliaci externi werden unter 3.1 und 3.2 abgehandelt. Hier sollen die Lnn. iliaci interni besprochen werden, soweit sie nicht bei den Lymphbahnen und -knoten der Abdominal- und Geschlechtsorgane erfaßt werden.

Die Lnn. iliaci interni liegen im Einzugsgebiet der A. iliaca interna und ihrer Äste, die parietalen Kno-

Tabelle 3.1. Einzugs- und Abflußgebiete der Lymphknoten (+ primarer Abfluß, ⊕ inkonstanter Abfluß)

Drainagegebiet		inguinal				iliaci interni			lumbal		
		popliteal	superficial	profundus	iliaci externi	parietale Gruppe	viszerale Gruppe	iliaci communes	rechte	mittlere	linke
Fußgelenke, Sehnenscheiden, Sprunggelenk, Wade		+									
Untere Extremität	Unterschenkelvorderfläche		+								
	Oberschenkel		+	+	+	⊕					
Vordere Bauchwand			+		+						
Damm, Analkanal			+			+					
Glutealregion			+			+		+			
Haut von Penis/Klitoris			+								
Penis	Glans		+	+	+	⊕	⊕				
Klitoris	Korpus		+	+	+						
Skrotum, Vulva			+								
Ovar	rechts					+			+	+	
	links					+					+
Eileiter	rechts					+			+	+	
	links					+					+
Uterus	Korpus		+			+		+	+	+	+
	Zervix					+	+	+	⊕		
Vagina			+			+	+	+	⊕		
Hoden	rechts					+			+	+	
Nebenhoden	links					+					+
Ductus deferens						+	+				
Samenblase						+	+				
Prostata						+	+	+			
Urethra						+	+				
Harnblase	Korpus					+	+	+			
	Basis					+	+	⊕			
Ureter						+	+	+	+	+	+
Ampulla recti							+	+	+		
Niere	rechts								+	+	
	links									+	+

ten sind den Arterien direkt zugeordnet, die viszeralen sind in der Nachbarschaft der Beckenorgane lokalisiert. Alle Lymphknoten erhalten ihren Zufluß von den Urogenitalorganen; die efferenten Lymphgefäße münden in die Lnn. iliaci externi und Lnn. iliaci communes. Die parietalen Lymphknoten kontrastieren sich im normalen Lymphogramm nur inkonstant, die viszeralen überhaupt nicht. Bei partieller oder kompletter Lymphabflußblockade im Becken sind Gefäße und Lymphknoten der parietalen Gruppe häufiger gefüllt, die viszeralen Knoten können dann in einzelnen Fällen auch kontrastiert sein.

Zu den Lnn. iliaci interni gehören die Lnn. glutaei superiores und inferiores, Lnn. obturatorii, Lnn. sacrales laterales, Lnn. promontorii:

- Die Lnn. glutaei inferiores lassen sich im Verlauf der A. glutaea inferior und der A. pudenda interna nachweisen. Sie sind für die Entstehung der sog. Beckenwandrezidive des Zervixkarzinoms von großer Bedeutung.
- Der Ln. obturatorius (GERTEIS 1966) liegt oberhalb des Durchtritts der A. obturatoria durch das Foramen obturatum. Er füllt sich meist retrograd aus den Lnn. iliaci externi.
- Die Lnn. sacrales liegen direkt vor dem Os sacrum, nach lateral bis an die Foramina sacralia reichend, in unmittelbarer Nähe der Sakralgefäße.

Viszerale Lymphknoten im kleinen Becken werden lymphographisch nur bei atypischer Lymphströmung kontrastiert.

3.4 Thorakale Lymphbahnen und Ductus thoracicus

Der Hauptabfluß der parietalen und viszeralen Lymphbahnen des Thorax sind der Truncus bronchomediastinalis anterior und posterior. Die oberflächlichen Weichteile des Thorax drainieren zu den axillären Lymphknoten, die tieferen Weichteile hauptsächlich zu den Lnn. intercostales, Lnn. parasternales und Lnn. sternales ab.

Die Lnn. intercostales liegen paravertebral im Interkostalraum. Es sind meist 1–2 kleine Lymphknoten. In sie münden die afferenten Bahnen der Pleura parietalis und Teile der paravertebralen Rückenmuskeln.

Die Lnn. parasternales liegen entlang des Verlaufs der A. thoracica interna in den ventralen Anteilen der Interkostalräume sowie hinter dem Xyphoid. Ihr Einzugsgebiet umfaßt die ventralen Anteile der Pleura parietalis sowie mediale Anteile der Mamma. Der Abfluß erfolgt zu den Lnn. mediastinales anteriores, von hier zum Truncus bronchomediastinalis anterior.

Nach MEYER-BURG et al. (1977) lassen sich die retrosternalen Lymphbahnen und -knoten mittels der Laparoskopie kontrastieren. Mit Einführung der Computertomographie lassen sich retrosternale, mediastinale und pulmonale Lymphknoten leichter erfassen.

Der Ductus thoracicus entwickelt sich aus einer bilateralen symmetrischen Anlage beim Embryo. Aufgrund der Persistenz und des Wachstums des einen sowie wegen des Untergangs des anderen Teils des embryonalen Ductus können verschiedenste Variationen entstehen. Im Normalfall bleibt nur die rechte Anlage erhalten.

Der Ductus thoracicus entsteht in Höhe von L_1 – L_3 aus dem Zusammenfluß der Trunci lumbales. Er verläuft mit seinem abdominellen Anteil eine kurze Strecke im oberen Retroperitonealraum und nach Durchtritt durch den Hiatus aorticus intrathorakal in Nachbarschaft zur Aorta. In Höhe des Aortenbogens kreuzt er vor der Wirbelsäule nach links, verläßt den Thorax durch die obere Thoraxapertur und mündet in den linken oberen Venenwinkel.

Beim Erwachsenen variiert die Länge des Ductus thoracicus zwischen 35 und 45 cm. In seinem Verlauf lassen sich nach JACOBSSON (1972) etwa 20 Gefäßklappen nachweisen. Nach BRUNNER (1960) sind die Klappen im kranialen Bereich doppelt so häufig wie im kaudalen. – Der Ductus thoracicus wird in einen abdominellen, thorakalen und zervikalen Abschnitt eingeteilt. Die Kontrastierung in seiner ganzen Länge gelingt in 7–23% der Fälle durch die Fußlymphographie (FUCHS 1969; WIRTH u. FROMMHOLD 1970; WINKLER et al. 1978).

Der Ductus thoracicus liegt im abdominellen Abschnitt retroperitoneal und reicht vom Zusammenfluß der Trunci lumbales bis zum Diaphragma. An der Vereinigungsstelle der beiden Trunci lumbales existiert bei dreiviertel aller Erwachsenen eine Gefäßauftreibung – die Cisterna chyli. Sie stellt sich bei der Lymphographie in etwa 50% der Fälle dar (ROSENBERGER u. ABRAMS 1971). – Die Form der Cisterna chyli variiert stark. Nach FUCHS und GALEAZZI (1970) findet sich die ampulläre Form in 42,4%, die konische Form in 18,2%, die spindelförmige Konfiguration in 29,3% und der perlenkettenartige Typ in 8,1% der Fälle. Das Kaliber der Zisterne beträgt nach FUCHS und GALEAZZI 4–6 mm. Bei fehlender Zisterne wird entweder eine einfache Vereinigung der Trunci lumbales oder ein breit- bzw. engmaschiges Geflecht der Wurzeln des Ductus thoracicus beobachtet.

Der Ductus thoracicus verläuft in seinem thorakalen Abschnitt einbahnig. Es kann neben dem rechtsseitigen Hauptstamm als Variante auch ein linksseitiger Ductus hemithoracicus vorhanden sein. Der rechtsgelegene Hauptstamm ist zuweilen mit kürzeren segmentären Nebenkanälen verbunden, die häufig so verzweigt sind, daß an dieser Stelle ein Lymphgefäßplexus entsteht. Der Ductus thoracicus kann sich oberhalb der Thoraxmitte in 2 oder mehrere Äste aufteilen, die getrennt in den rechten und linken Venenwinkel einmünden. Sehr selten liegt ein doppelter Ductusverlauf über die gesammte Länge vor (Abb. 3.2 und 3.3).

Der Ductus thoracicus verläßt den Thorax in der oberen Apertur, zieht als zervikaler Abschnitt bogenförmig durch das Trigonum subclaviae zu den

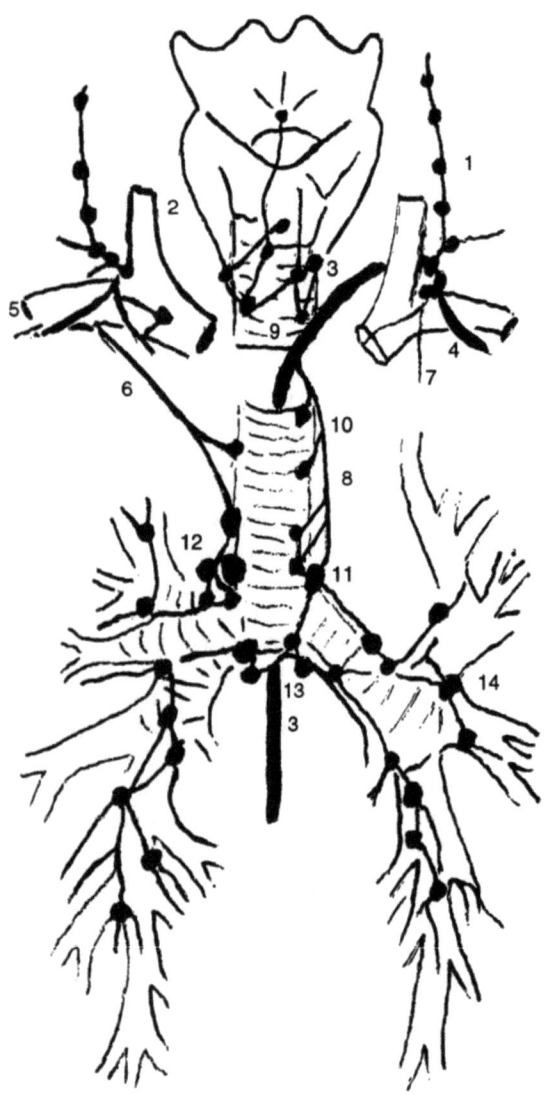

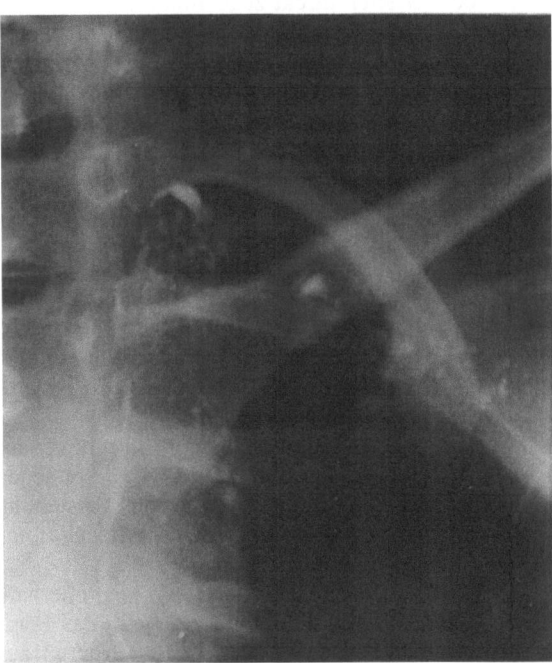

Abb. 3.3. Ductus thoracicus

Abb. 3.2. Ductus thoracicus und große Lymphbahnen und -knoten *1* Truncus jugularis internus, *2* V. jugularis interna, *3* Ductus thoracicus, *4* Truncus subclavius, *5* V. subclavia, *6* Truncus bronchomediastinalis dexter, *7* Truncus bronchomediastinalis sinister anterior, *8* Truncus bronchomediastinalis sinister, *9* Lnn. praetracheales, *10* Lnn. paratracheales, *11* Lnn. tracheobronchales superiores sinistri, *12* Lnn. tracheobronchales superiores dextri, *13* Lnn. tracheobronchales inferiores, *14* Lnn. bronchopulmonales

Venen der linken Halsbasis. Er verläuft hinter der linken A. carotis communis, der V. brachiocephalica und dem N. vagus. Er mündet rechtwinklig oder schräg in die V. jugularis interna, in den Venenwinkel, die V. subclavia oder die V. brachiocephalica.

Nach FUCHS und GALEAZZI ist der zervikale Abschnitt des Ductus thoracicus in 62% der Fälle lymphographisch darstellbar. Neben den Varianten im Ver-

lauf und in der Form des zervikalen Ductusabschnitts gibt es auch Unterschiede in der Zahl der zervikalen Gefäßäste.

3.5 Mediastinale und pulmonale Lymphbahnen und -knoten

Das gesamte intrathorakale Lymphsystem steht untereinander und mit dem Ductus thoracicus in Verbindung. Außerdem hat es Anschluß an das zervikale und abdominelle Lymphgefäßnetz (Abb. 3.2 und 3.4).

Der Abfluß der Lymphe aus den einzelnen Lungenabschnitten erfolgt über Lymphbahnen, die aus den jeweiligen Lungensegmenten gespeist werden und in verschiedenen Lymphknotengruppen enden. Zwischen ihnen bestehen direkte und indirekte Verbindungen. Nach Untersuchungen von KUBIK (1962) fließt die Lymphe aus den 3 Oberlappensegmenten auf beiden Seiten zu den Lnn. tracheobronchiales superiores. Teilweise besteht auch eine Verbindung zwischen den lateralen Gebieten S_2/S_3 und den Bifurkationslymphknoten. Aus den Segmenten 4 und 5 führen die Lymphwege zu den unteren tracheobronchialen Stationen an der Bifurkation. Der Mittellappen drainiert sowohl zum rechten als auch linken Bifurkationsgebiet.

Die Unterlappensegmente haben bronchopulmonale Lymphknotenstationen an der zentralen Bronchusaufzweigung im Hilus; von hier führen Verbindungen zu den Lymphknoten der Bifurkation und dem Tracheobronchialwinkel der zugehörigen Seite. Zusätzlich bestehen Abflußwege vom linken Unterlappen über die Bifurkationslymphknoten zum rechten Tracheobron-

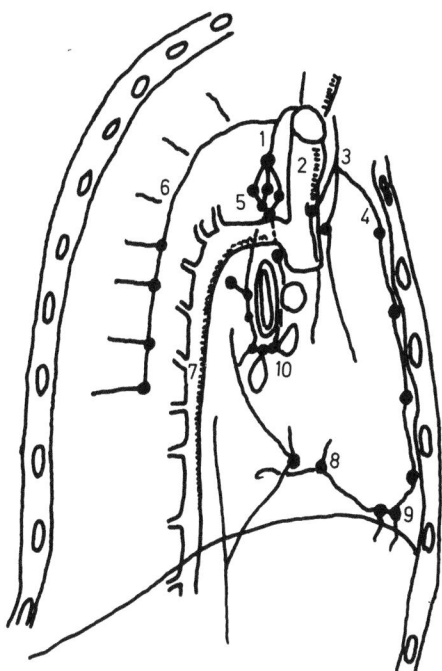

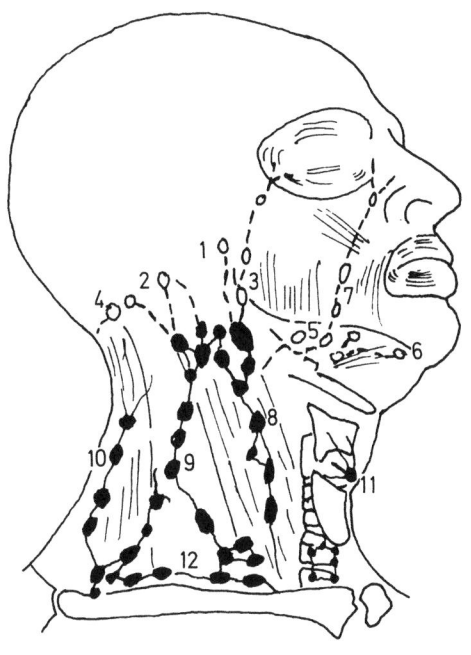

Abb. 3.4. Intrapulmonale Lymphknoten. *1* Truncus bronchomediastinalis posterior, *2* V. cava superior, *3* Truncus bronchomediastinalis anterior, *4* Lnn. retrosternales, *5* Lnn. tracheobronchales superiores, *6* Lnn. intercostales, *7* V. azygos, *8* Lnn. supracardiales, *9* Lnn. mediastinales anteriores, *10* Lnn. tracheobronchales inferiores.

Abb. 3.5. Lymphknoten des Gesichts und der Halsregion. *1* Lnn. retropharyngici, *2* Lnn. retroauriculares, *3* Lnn. parotidici, *4* Lnn. occipitales, *5* Lnn. submandibulares, *6* Lnn. submentales, *7* Lnn. sublinguales, *8* Lymphknoten der Kette der V. jugularis interna, *9* Lymphknoten der Kette des N. accessorius, *10* tiefe mediale Halslymphknoten, *11* Lnn. praelaryngeales, praethyreoidales, praetracheales, paratracheales, *12* Lnn. supraclaviculares

chialwinkel. HAYEK (1953) beschreibt mögliche Querverbindungen des Ductus thoracicus zu subperikardialen und retrosternalen Lymphbahnen sowie zum Truncus bronchomediastinalis dexter und sinister und zum Truncus mammarius internus. BRAUS und ELZE (1940) beschreiben Kommunikationen der großen Lymphbahnen im Thorax zwischen der rechten und linken Seite.

Das retrosternale Lymphgefäßsystem ist für die Lymphdrainage der Leber wichtig. Zum anderen stellt die retrosternale Lymphknotengruppe eine Ausbreitungsmöglichkeit für maligne Tumoren dar, besonders für hämatologische Systemerkrankungen und für das Mammakarzinom.

MEYER-BURG et al. (1977) beschreiben ihre Erfahrungen mit der laparoskopisch durchgeführten retrosternalen Lymphographie. Diese Methode ist heute weitgehend verlassen, da mit der thorakalen Computertomographie und der Magnetresonanz schonendere Untersuchungsverfahren großer Aussagekraft zur Verfügung stehen.

3.6 Topographie der zervikalen und axillaren Lymphknoten und -bahnen

Die zervikalen Lymphgefäße (Abb. 3.5) finden sich in wechselnder Zahl. ROUVIÈRE (1932) definiert 3 Hauptlymphgefäßketten:

– Die Jugulariskette ist gut zu differenzieren. Lymphknoten finden sich in wechselnder Zahl, meist 15–20. Die in ihrer Anzahl variierenden Lymphbahnen teilen sich in ein äußeres und ein vorderes Bündel. Diese Trennung ist im unteren Anteil der Jugulariskette deutlich zu erkennen.

– Die dorsale Kette (Kette des N. spinalis bzw. accessorius) zeigt häufig Varianten. Es handelt sich um zahlreiche untereinander anastomosierende Lymphgefäße. Die Lymphknoten sind kleiner als die des oberen Lymphknotenpunktes sowie der Jugulariskette.

– Die transversale oder supraklavikuläre Zervikalkette zeigt bei der zervikalen Lymphographie wenige Lymphgefäße, Lymphknoten in geringer Anzahl, klein. Der Abfluß erfolgt zum Ductus thoracicus oder nach rechts zum Truncus lymphaticus dexter.

Sehr häufig bestehen zwischen den einzelnen klassischen Ketten Anastomosen. Ein Anastomosentyp ist der Komplex von dorsal-jugularen Lymphwegen, die den oberen Teil der Jugulariskette mit dem mittleren der dorsalen Kette verbinden; ein anderer verbindet den mittleren Teil der dorsalen Kette mit dem unteren Teil der Jugulariskette. Wegen ihres typischen Aussehens werden diese Anastomosen als "Z-Anastomosen-Ketten" bezeichnet.

Die axillären Lymphknoten (Abb. 3.6) liegen im Abflußgebiet des Armes. Es werden oberflächlich und tief gelegene Lymphknotengruppen unterschieden. Von den 3 oberflächlich gelegenen Gruppen (Lnn. axillares

Abb. 3.6. Lymphknoten des Armes und der Axilla. *1* Lnn. supraclaviculares, *2* A. axillaris, *3* Lnn. infraclaviculares, *4* Lnn. axillares profundi, *5* Lnn. axillares superficiales (brachiales, intermedii, suprascapulares, subpectorales), *6* oberflächliches Lymphgefäß entlang der V. cephalica, *7* Lnn. cubitales profundi, *8* Lnn. cubitales superficiales, *9* ulnare Lymphbahn, *10* radiale Lymphbahn

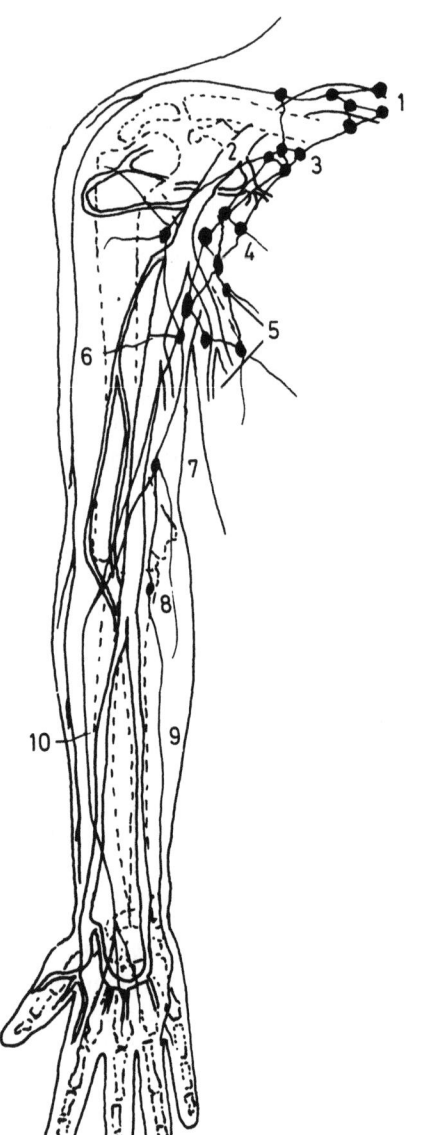

brachiales, subscapulares, pectorales) werden nur die brachialen und subskapulären Lymphknoten lymphographisch sichtbar. Die Lnn. axillares pectorales und superficiales drainieren zu den Lnn. axillares profundi. Der weitere Lymphabfluß erfolgt über laterale Anteile der infraklavikulären Gruppe direkt in den Truncus subclavius oder über supraklavikuläre Lymphknoten links in den Ductus thoracicus, rechts in den Venenwinkel.

Relativ häufig läßt sich ein zephalisches Lymphgefäß nachweisen, das an der Außenseite des Oberarmes unter Umgehung der axillaren Bahnen verläuft und direkt in die infraklavikuläre Region einstrahlt. Dieses Gefäß entspricht wohl einer Variante ohne pathologische Bedeutung.

3.7 Lymphbahnen und -knoten der Abdominalorgane

3.7.1 Magen, Duodenum, Dünndarm und Dickdarm

Die Lymphknoten des Magens sind in 3 Gruppen unterteilt (Abb. 3.7 und 3.8):

1. *Die Lnn. gastrici superiores* sind entlang der A. gastrica sinistra an der kleinen Kurvatur abgrenzbar. Sie bilden an der Kardia mit den Lnn. pericardiaci einen Ring (Anulus lymphaticus pericardiacus). Es bestehen Kollateralen von den Lnn. gastrici superiores zu den Lnn. pancreaticolienales und Lnn. hepatici. Der Abfluß erfolgt zu den Lnn. lateroaortici. Die Zahl der Lnn. gastrici superiores nimmt an der kleinen Kurvatur von kranial nach kaudal ab. Die Kette endet in Höhe der Incisura angularis.

Abb. 3.7. Lymphknoten des Magens und Duodenums. *1* Lnn. gastrici inferiores, *2* Lnn. gastrici superiores, *3* Lnn. retropylorici, *4* Lnn. pancreaticoduodenales anteriores, *5* Lnn. lienales, *6* Lnn. mesenterici centrales

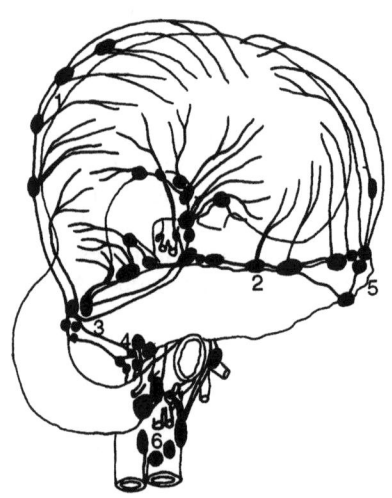

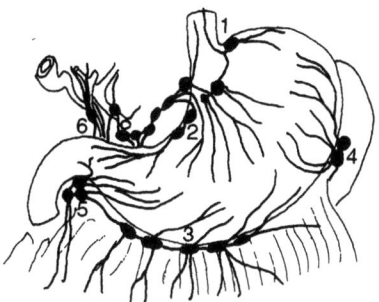

Abb. 3.8. Lymphknoten des Magens. *1* Lnn. cardiaci, *2* Lnn. gastrici superiores, *3* Lnn. gastrici inferiores dextri, *4* Lnn. gastrici inferiores sinistri, *5* Lnn. subpylorici, *6* Lnn. suprapylorici

2. *Die Lnn. gastrici inferiores* sind entlang der großen Kurvatur in 2 Untergruppen nachzuweisen:
- Lnn. gastrici inferiores dextri, diese Gruppe ist entlang der A. gastroepiploica dextra in der Nähe des Pylorus gelegen.
- Lnn. gastrici inferiores sinistri, diese Gruppe ist bei sehr großer Variabilität entlang der A. gastroepiploica sinistra abgrenzbar. Sie bildet 2 große Gruppen, von denen die eine zwischen Milzhilus und Magen im Lig. gastrocolicum, die zweite entlang der großen Kurvatur lokalisiert ist.

3. *Die Lnn. pylorici* schließen die folgenden Lymphknotengruppen ein:
- Ln. suprapyloricus, der an der oberen Begrenzung des Pylorus abgrenzbar ist, er liegt oberhalb der A. gastrica sinistra.
- Lnn. subpylorici, sie liegen unter dem Pyloruskanal in der Nähe der A. gastroepiploica dextra. Es ist manchmal nicht möglich, sie von den Lnn. gastrici inferiores zu trennen.
- Lnn. retropylorici, sie sind hinter dem Pylorus in der Nähe der A. gastroduodenalis abzugrenzen.

Die Lnn. gastrici inferiores dextri und die Lnn. pylorici drainieren zu den Lnn. hepatici, die Lnn. gastrici inferiores sinistri zu den Lnn. pancreaticolienales.

Die Lymphknoten des Duodenums und Pankreaskopfes sind die *Lnn. pancreaticoduodenales.*Sie bilden 2 Gruppen:
- Lnn. pancreaticoduodenales anteriores zwischen Pankreaskopf und Vorderwand des Duodenums entlang des ventralen Astes der A. pancreaticoduodenalis.
- Lnn. pancreaticoduodenales posteriores an der Hinterwand des Duodenums entlang des dorsalen Astes der A. pancreaticoduodenalis, dem Ductus choledochus anliegend.

Die Lnn. pancreaticoduodenales drainieren in die Lnn. hepatici und Mesenteriallymphknoten ab.

Die *Lnn. mesenterici* bilden die größte Lymphknotengruppe im menschlichen Körper für den Dünndarm.

Sie umfassen ca. 100–150 Lymphknoten und sind in 3 Untergruppen aufgeteilt:
- Lnn. iuxtaintestinales, bestehend aus kleinen Knoten, den peripheren Gefäßarkaden anliegend.
- Die mittlere Gruppe der Lnn. mediastinales besteht aus größeren Knoten, die den ersten Gefäßarkaden anliegen.
- Lnn. mesenterici centrales, die eine Kette entlang der A. mesenterica superior bilden.

Der Lymphabfluß erfolgt über den Truncus intestinalis zum linken Truncus lumbalis oder zum Ductus thoracicus. In Fällen ohne Truncus intestinalis erfolgt der Abfluß der Lnn. mesenteriales centrales über den Truncus lumbalis, die Lnn. lateroaortici, Lnn. lumbales intermedii oder Lnn. pancreatici inferiores. Es bestehen bei den Lnn. mesenterici viele anatomische Varianten.

Die *Lnn. ileocoecales* (Abb. 3.9) bilden eine Kette entlang der A. ileocolica. Sie sind in 3 Untergruppen unterteilt:
- Lnn. praecoecales, vor dem Zökalpol (nahe der A. coecalis anterior) gelegen.
- Lnn. retrocoecales, hinter dem Zökum (nahe der A. coecalis posterior) gelegen.
- Die Lnn. appendiculares sind klein, ihre Zahl ist wechselnd. Sie sind im Mesenterium der Appendix lokalisiert, neben der A. appendicularis.

Der Lymphabfluß der Lnn. ileocoecales erfolgt zu den Lnn. mesenterici centrales.

Als Lymphknoten des Kolons (Abb. 3.9) finden sich die *Lnn. mesocolici,* die in 2 Untergruppen aufgeteilt werden:
- Lnn. paracolici, die nach Rouvière Lnn. epiploici genannt werden und im rektosigmoidalen Übergang häufiger als im restlichen Kolon nachweisbar sind.

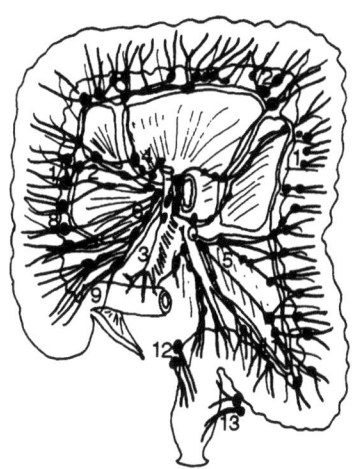

Abb. 3.9. Lymphknoten des Dickdarms. *1* Lnn. epiploici, *2* Lnn. paracolici, *3* Lnn. colici dextri, *4* Lnn. colici medii, *5* Lnn. colici sinistri, *6* Lnn. ileocolici, *7* Lnn. mesenterici centrales, *8* Lnn. praecoecales, *9* Lnn. retrocoecales, *10* Lnn. mesenterici inferiores, *11* Lnn. sigmoidales, *12* Lnn. iliaci interni, *13* Lnn. anorectales

- Lnn. colici dextri, medii und sinistri, die sich im
  Verlauf der rechten, mittleren und linken A. colica nachweisen lassen. Sie bilden 2 Gruppen, von
  denen die mittleren und linken immer, die rechten
  nicht immer ausgebildet sind. Der Lymphabfluß erfolgt von den rechten und mittleren Lnn. colici zu
  den Lnn. mesenterici centrales, von den linken zu
  den Lnn. mesenterici inferiores. (Die Lnn. mesenterici inferiores lassen sich von den Lnn. praeaortici und lateroaortici nur schwer trennen. Sie liegen
  im Verlauf der A. colica sinistra und der Aorta ab-
  dominalis.)

Die *Lnn. rectales* gliedern sich in 2 Gruppen:

- Lnn. pararectales, die lateral des Rektums gelegen
  sind (entlang der Äste der A. rectalis superior).
- Lnn. rectales sive haemorrhoidales superiores, die
  im Mesorektum entlang der A. rectalis superior
  nachweisbar sind. Der Lymphabfluß erfolgt zu den
  Lnn. mesenterici inferiores sowie zu den Lnn. prae-
  und lateroaortici.

3.7.2 Leber, Gallenwege, Pankreas und Milz

Die Lnn. hepatici liegen bei der A. hepatica. In den
meisten Fällen sind es große Knoten, die nahe der A.
hepatica communis liegen; 2–3 kleinere Knoten lassen
sich im Ligg. hepatoduodenale nachweisen. Der Abfluß
der Lymphe aus der Leber erfolgt über Lymphgefäße
der Lig. hepatoduodenale, gastroduodenale und falciforme sowie über die Zwerchfellbrücke sowohl zu den
Lymphknoten des Leberhilus als auch zur vorderen und
hinteren Bauchwand sowie in den Thoraxraum.

Der Ln. cysticus ist am Gallenblasenhals, der Ln.
foraminis epiploici entlang des Ductus cysticus bis zur
Hinterfläche des Duodenums nachweisbar. Der Abfluß
erfolgt zu den Lnn. pancreaticoduodenales sowie zu
den Lnn. pancreatici.

Die Lymphknoten des Pankreas und der Milz (Lnn.
pancreaticolienales) bilden 3 Gruppen:

- Lnn. pancreatici superiores, an der oberen Begrenzung des Pankreas entlang der A. lienalis gelegen.
- Lnn. pancreatici inferiores, an der unteren Begrenzung des Pankreas gelegen.
- Lnn. lienales, am Milzhilus abgrenzbar.

Die Lnn. pancreaticolienales liegen im Abflußgebiet
der Lnn. gastrici inferiores sinistri, sie drainieren in die
Lnn. lateroaortici und den Truncus intestinalis ab.

3.7.3 Harnsystem (Niere, Nebenniere
Nierenkapsel, Nierenbecken und Ureter,
Harnblase und Urethra (Abb. 3.10)

Die abführenden Lymphbahnen verlassen die Niere
in der Hilusregion mit den Gefäßen als retro-, inter-
und prärenales Bündel. Sie verlaufen auf der rechten
Seite in die Lnn. lumbales zwischen A. renalis
und A. mesenterica inferior. Im einzelnen werden
folgende Lymphknoten erreicht: Lnn. laterocavales,

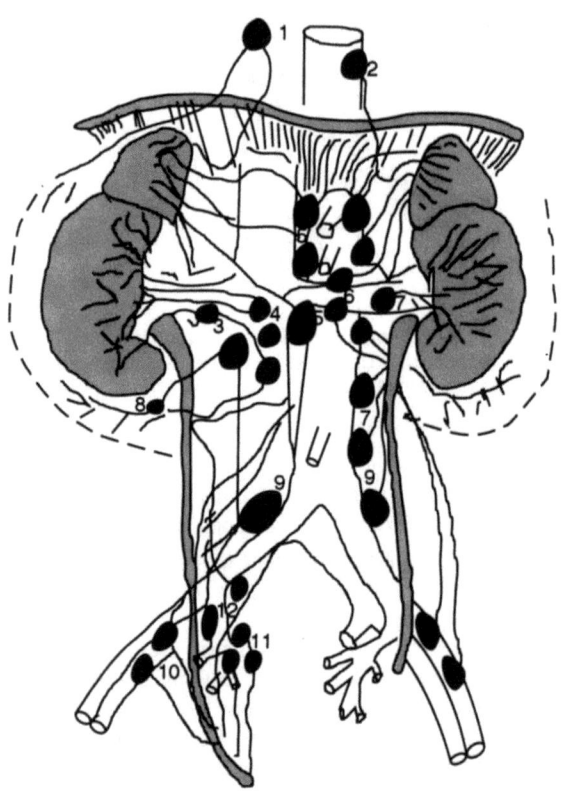

Abb. 3.10. Lymphknoten der Nieren, Nebennieren, Nierenkapsel, Urethra und Blase. *1* Lnn. intercostales, *2* Lnn. paraverte-
brales, *3* Lnn. laterocavales, *4* Lnn. praecavales, *5* Lnn. lumbales intermedii, *6* Lnn. praeaortici, *7* Lnn. aortici laterales,
8 Kapsellymphknoten, *9* Lnn. iliaci communes, *10* Lnn. iliaci
externi, *11* Lnn. iliaci interni, *12* Lnn. iliaci intermedii

praecavales, retrocavales und intermedii. Nur einzelne
Gefäße kreuzen zu den Lnn. praeaortici. Die
Lymphgefäße der linken Niere drainieren zu den Lnn.
lateroaortici und praeaortici. Bei Nierenfehlbildungen
wie z.B. der Hufeisenniere ist der Lymphabfluß im
allgemeinen nicht von der Norm abweichend. An der
Gewebebrücke verlaufen zusätzliche Gefäße zu Lnn.
praeaortici sowie vereinzelt zu Lnn. iliaci communes.

Der Lymphabfluß der Nierenkapsel erfolgt praktisch in die Lymphabflußgebiete der Nieren, nur einzelne Gefäße kreuzen das Zwerchfell und münden
in untere Interkostallymphknoten. Die abführenden
Lymphbahnen der oberen Nierenpole sowie des Hi-
lusfettes werden durch kleine Lymphknoten unterbrochen. Die abführenden Lymphgefäße der Nierenkapsel
können mit Lymphbahnen des Zwerchfells, der Leber-
unterfläche, des Kolons, des Zökums und der Appendix kommunizieren. In seltenen Fällen bestehen Verbindungen zur Tuba uterina.

Der Lymphabfluß der Nebennieren erfolgt von der
Rinde entlang der Arterien, von dem Mark entlang der
Venen zu den Lnn. lumbales zwischen Hiatus aorticus
und Nierenvenen: Lnn. lateroaortici, praeaortici und intermedii. Vereinzelt anastomosieren die Lymphgefäße

der Nebennieren mit subdiaphragmalen Lymphbahnen, entlang des N. splanchnicus mit supradiaphragmalen Lymphknoten. Von der rechten Nebenniere sind Verbindungen zur Leber bekannt.

Die Lymphbahnen des Nierenbeckens kommunizieren mit den Sammelgefäßen der Nieren und münden in die gleichen Lymphknoten lumbal. Bei einzelnen abführenden Lymphbahnen können kleine Lymphknoten zwischengeschaltet sein. Die Mehrzahl der Lymphgefäße des obereren Ureterabschnitts zeigen den gleichen Abfluß wie die Lymphbahnen des Nierenbeckens, nur eine geringe Zahl verläuft zu den unteren lumbalen Lymphknoten sowie zu den Lnn. iliaci communes und externi. Der Lymphabfluß des mittleren Ureterabschnitts erfolgt zu den Lnn. lumbales caudales und iliaci communes. Der distale intrapelvine Anteil des Ureters findet seinen Lymphabfluß in den Lnn. iliaci interni, iliaci externi mediales und intermedii.

Die Blasenlymphbahnen drainieren zu einzelnen paravesikalen Lymphknoten. Der Hauptabfluß erfolgt in die mittlere äußere iliakale Lymphknotenkette sowie vom Trigonum vesicae und der Hinterwand in Lnn. iliaci interni, iliaci communes intermedii und in den Ln. lacunaris intermedius.

Der Abfluß der Urethra erfolgt aus der Pars prostatica in die regionalen Lymphknoten der Prostata, in die Lnn. iliaci externi intermedii. Die Pars membranacea der Urethra zeigt einen Abfluß über 3 Wege:
1. entlang der A. pudentalis interna zu den Lnn. gluteales inferiores,
2. hinter der Symphyse zum Ln. lacunaris medialis,
3. zum ventralen Anteil der Prostata und von hier mit Lymphbahnen der Blase zu den Lnn. iliaci mediales und intermedii.

Der Lymphabfluß der weiblichen Harnröhre erfolgt zu den Lnn. iliaci mediales und intermedii.

3.7.4 Weibliches Genitale

Von den Ovarien erfolgt der Hauptabfluß zu den lumbalen Lymphknoten. Nur ein inkonstanter Abfluß läßt sich zu den Lnn. iliaci externi intermedii nachweisen. 6–8 Lymphbahnen mit Querverbindungen verlaufen entlang der A. ovarica; sie kreuzen auf der rechten Seite den Ureter und münden in die Lnn. lumbales zwischen A. renalis und A. mesenterica superior (Lnn. laterocavales, Lnn. praecavales, Lnn. lumbales intermedii). Einzelne Abflußbahnen können durch kleine Lymphknoten in Höhe des 5. Lendenwirbels unterbrochen sein. Auf der linken Seite erfolgt der Lymphabfluß vom Ovar zu den Lnn. praeaortici, Lnn. lateroaortici und zu Lymphknoten im Verlauf der A. und V. renalis.

Von der Tuba uterina und dem Corpus uteri erfolgt der Abfluß entlang der A. uterina; einzelne Gefäße verlaufen mit den Lymphbahnen der Ovarien. Die Drainage erfolgt in die Lnn. laterocavales, Lnn. praecavales und Lnn. lumbales intermedii auf der rechten Seite; links in die Lnn. praeaortici

und lateroaortici. Die hohe Lage der regionalen Lymphknoten in Höhe der Nieren ist mit dem Descensus der Ovarien und Tuben in der Entwicklung erklärt. Von der Tube sowie dem Corpus uteri können Lymphbahnen zu den Lnn. iliaci interni und über das Lig. teres uteri zu den Lnn. inguinales superficiales abdrainieren.

Der Lymphabfluß von der Cervix uteri erfolgt über den Plexus lymphaticus iuxtacervicalis in 3 Gruppen nach kranial:
1. Die vordere oder präureterale Gruppe verläuft im Lig. latum, kreuzt den Ureter und mündet in die oberen und mittleren Knoten der Lnn. iliaci externi intermedii und in die mittleren Lnn. iliaci externi mediales. Eine Variante des Abflußes läßt sich zum Ln. obturator nachweisen.
2. Die retroureterale Gruppe folgt der A. uterina und mündet in die Lnn. iliaci interni. Einzelne dieser Gefäße erreichen die Lnn. promontores.
3. Die hintere Lymphgefäßkette verläuft entlang des Sakrums, folgt dem Plexus hypogastricus und mündet in die Lnn. sacrales laterales und Lnn. promontores.

Die Gefäße der 3. Gruppe können in ihrem Verlauf durch parauterine und uterovaginale Lymphknoten unterbrochen sein. Der größte dieser zwischengeschalteten Lymphknoten ist der Ln. ureterouterinus an der Kreuzung des Ureter mit der A. uterina. Die Lymphbahnen der Zervix und des Corpus uteri sowie der Vagina anastomosieren miteinander, z.T. intramural, z.T. im Plexus lymphaticus iuxtacervicalis.

Von der Vagina, von der Vorder- und Hinterwand, erfolgt der Abfluß der Lymphe vom proximalen Anteil entlang der A. uterina und vaginalis über den uterovaginalen Lymphknoten zu den mittleren und oberen Lnn. iliaci externi mediales und intermedii. Es bestehen Verbindungen zum Ln. lacunaris medialis, Ln. obturatorius und zu den Lnn. laterosacrales und Lnn. pararectales (Abb. 3.11). Der Abfluß der unteren Scheidenhälfte erfolgt entlang der A. vaginalis zu den Lnn. iliaci interni. Eine scharfe Trennung zwischen den Abflußgebieten der oberen und unteren Scheidenhälfte ist nicht möglich, so kann der Abfluß der Lymphe von der oberen Scheidenhälfte ebenfalls in die Lnn. iliaci interni erfolgen.

Das Lymphgefäßsystem der Vagina ist über den Lymphabfluß der Vulva mit den Lnn. inguinales verbunden. Es anastomosiert mit den Lymphbahnen der Cervix uteri, des Vestibulum vaginae; über Anastomosen besteht eine Verbindung zu den rektalen und pararektalen Lymphknoten.

Der Lymphabfluß des Vestibulum vaginae, der Labien und der Glandula bulbourethralis sowie des Praeputium clitoridis erfolgt hauptsächlich in die Lnn. inguinales superficiales.

Glans und Corpus clitoridis drainieren in den Plexus praesymphysicus mit dem Ln. praesymphysicus, von hier erfolgt der Abfluß in die Lnn. inguinales profundi, den Ln. lacunaris medialis und lateralis. Als seltene

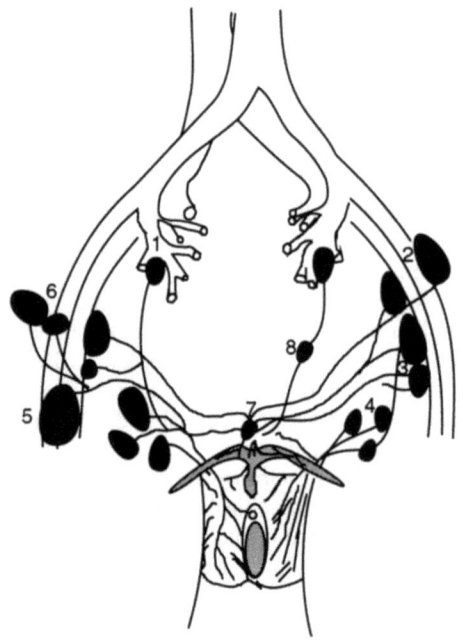

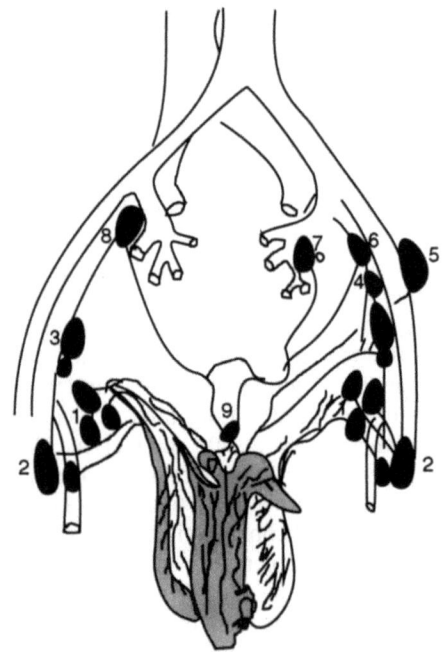

Abb. 3.11. Lymphabfluß des Vestibulums, der Vagina und Vulva. *1* Lnn. iliaci interni, *2* Ln. lacunaris medialis et lateralis, *3* Lnn. inguinales profundi, *4* Lnn. inguinales superficiales, *5* Lnn. inguinales, *6* Lnn. inguinales superficiales laterales, *7* Ln. praesymphysealis, *8* Ln. praesacralis

Abb. 3.12. Lymphabfluß vom äußeren männlichen Genitale. *1* Lnn. inguinales superficiales, *2* Lnn. inguinales, *3* Lnn inguinales profundi, *4* Ln. lacunaris medialis, *5* Ln. lacunaris lateralis, *6* Lnn. iliaci externi, *7* Lnn. iliaci interni, *8* Lnn. interiliaci, *9* Lymphknoten an der Symphyse

Variante des Abflußes sind Verbindungen zu den Lnn. iliaci interni bekannt.

3.7.5 Männliches Genitale

Von Hoden und Nebenhoden führen 4–8 anastomosierende Lymphbahnen entlang der Vasa testicularia als Drainage beider Organe rechts zu den Lnn. laterocavales und den Lnn. praecavales; links zu den Lnn. lateroaortici, praeaortici und interaorticocavales. Es bestehen Verbindungen zwischen den Lymphbahnen der Hoden, Nebenhoden und Nieren. Entlang des Ductus deferens lassen sich Lymphbahnen zu einem Ln. interiliacalis nachweisen.

Von der Prostata erfolgt der Lymphabfluß über 3 Wege:

1. zu den mittleren und oberen Lnn. iliaci externi intermedii,
2. entlang der A. prostatica zu den Lnn. iliaci interni,
3. entlang des Lig. sacroprostaticum zu Lnn. sacrales laterales und Lnn. promontores.

Die Lymphbahnen der Prostata anastomosieren mit den Nachbarorganen (Blase, Rektum und Samenblase).

Der Lymphabfluß vom mittleren Anteil des Ductus deferens erfolgt zum Ln. lacunaris lateralis sowie in den oberen Anteil der Lnn. iliaci externi intermedii und mediales. Vom proximalen Anteil des Ductus deferens erfolgt der Abfluß gemeinsam mit den Lymphbahnen der Samenblasen zu den Lnn. iliaci externi intermedii, mediales und iliaci interni. Vom Anfangsteil des Ductus deferens erfolgt der Abfluß mit den Lymphbahnen des Hodens und Nebenhodens zu den Lnn. lumbales.

Vom äußeren Genitale, der Haut des Skrotums und des Penis erfolgt der Lymphabfluß über einen subkutanen Plexus zu den Lnn. inguinales superficiales. Es bestehen Anastomosen zu den Lnn. inguinales profundi und zur Gegenseite (Abb. 3.12).

Von Corpus und Glans penis und dem distalen Anteil der Urethra erfolgt der Lymphabfluß über das Dorsum penis zur Symphyse, von hier über den Sulcus genitofemoralis zu den Lnn. inguinales superficiales; einzelne Bahnen lassen sich zu den Lnn. inguinales profundi und zum Ln. lacunaris medialis nachweisen.

4 Technik der Darstellung des Lymphsystems

K.-H.G. MÜLLER

4.1 Historischer Überblick

Die erste überlieferte Beschäftigung des Menschen mit Lymphgefäßen finden wir bei HEROPHILOS (ca. 300–250 v. Chr.) Er beschrieb mesenteriale Lymphgefäße, die er ebenso wie ERASISTRATOS (ca. 300–250 v. Chr.) bei der Vivisektion beobachtete. GALENOS VON PERGAMON (130–200 n. Chr.) beschrieb Struktur, Funktion und Pathologie der abdominellen Lymphgefäße; diese Beschreibungen haben die medizinischen Kenntnisse bis zum 16. Jahrhundert bestimmt.

Die Wiederentdeckung der abdominellen Lymphgefäße geht auf GASPARE ASELLI (1581–1626) zurück. Er fand während der Vivisektion eines wohl-genährten Hundes am 23.7.1622 in Mailand zufällig außerordentlich dünne weiße Stränge in den Eingeweiden, aus denen sich eine milchige Flüßigkeit entleerte. ASELLI bezeichnete die intestinalen Lymphgefäße als "Vasa lactea", als venenartige, mit Klappen versehene Gebilde, deren Funktion seiner Meinung nach darin bestand, den verdauten Nährsaft aus dem Darm in die Leber zu transportieren, wo er in Blut umgewandelt wird. Die Funktion der Klappen, die einen Rückfluß verhindern, war ihm ebenfalls bekannt. PEIRESE bestätigte 1627 ASELLIS Befunde am Menschen.

1647 folgt die Beschreibung des Ductus thoracicus und der Cisterna chyli durch PECQUET (1622–1674). Die Entdeckung PECQUETS, die Einmündung des Ductus thoracicus in das venöse System, ließ ASELLIS Befunde in einem anderen Licht erscheinen. Die Untersuchungen von RUDBECK (1630–1702) zeigten, daß das Lymphgefäßsystem als zusätzliches Zirkulationsorgan zu gelten hat und daß die peripher in den Organen gebildete Lymphe über den Ductus thoracicus dem Blutkreislauf wieder zugeführt wird. RUDBECK veröffentlichte seine Resultate 1653 in der Schrift: "Nova exercitatio anatomica, exhibiens ductus hepaticos aquosos, et vasa glandularum serosa nunc primum inventa aenisque figuris delineata ab Olao Rudbeck sueco". Die Bezeichnung Lymphgefäße (vasa lymphatica) geht auf BARTHOLIN (1655–1738), Professor für Anatomie in Kopenhagen, zurück.

Nachdem NUCK 1692 Quecksilberinjektionen in Lymphgefäße beschrieben hatte, bezeichnen die sorgfältigen Präparate MASCAGNIS einen Höhepunkt der anatomischen Lymphgefäßforschung. Auf insgesamt 27 großen Kupferstichen seiner "Vasorum Lymphaticorum Corporis Humani Historia et Ichnographia" (1787) werden vollkommene Lymph-gefäßdarstellungen wiedergegeben, die wir am lebenden Menschen in dieser Vollständigkeit und Schönheit mit der Lymphographie noch heute nicht erreicht haben.

Absorptions- und Lymphtransportleistungen schilderten HUNTER (1762, 1784) und CRUIKSHANK (1790). Sie suchten mit dem Mikroskop nach den Anfängen und "Poren" der Lymphgefäße in den Darmzotten. Porenweite (Stomata), Absorption großer Moleküle und kolloidaler Partikel, Stoffaustausch sowie Lymph-durchfluß und Transportleistung stehen auch in den folgenden 2 Jahrhunderten noch im Mittelpunkt der lymphographischen Forschung.

Die morphologischen Untersuchungen des 19. Jahrhunderts brachten genauere Kenntnisse über den Feinbau der Lymphgefäße und -knoten. LUDWIG zeigte, daß es möglich ist, subkutan gelegene Lymphgefäße zu kanülieren, Lymphe zu gewinnen und die Bahnen mit Berliner Blau anzufärben. LUDWIG wies weiter auf Filtrationsmechanismen, die Austauschvorgänge im Bereich der Kapillaren regeln, hin. Gegen Ende des 19. Jahrhunderts wiesen HEIDENHAIN, LUDWIG und STARLING eine höhere Konzentration von Zucker und Natriumchlorid in der Lymphe als im Blut nach. Weiterhin konnte STARLING das noch fehlende Glied LUDWIGS Filtrationshypothese – den kolloidosmotischen Druck der Plasmaproteine – weiter aufklären.

Im 20. Jahrhundert wurden lebhafte Diskussionen über die zentrifugale und zentripedale Entwicklung des Lymphgefäßsystems hauptsächlich zwischen amerikanischen Anatomen geführt (SABIN 1902, 1904, 1908, 1913; HUNTINGTON u. MCCLURE 1906, 1908; MCCLURE 1909; LEWIS 1909; KAMPMEIER 1912, 1931).

Über einzelne Anlagen und Differenzierungsstadien des Lymphsystems gibt es noch unterschiedliche Auffassungen. Sein direkter entwicklungsgeschichtlicher Zusammenhang mit bestimmten Abschnitten des Venensystems und die weitere zentrifugale Formation im paravenösen Mesenchym werden jedoch heute weitgehend anerkannt (TÖNDURY 1969; KUBIK 1975).

Die ersten Röntgenuntersuchungen der Lymphgefäße von Leichen und Tieren folgten nach Injektion von Quecksilber-, Blei- und Silberverbindungen um 1930 (ZHDANOV 1932). Weitere Versuche wurden mit Lipiodol schließlich auf lebende Tiere und Menschen ausgedehnt (SAITO 1933; ZOLOTUKHIN u. PRIVES 1933; ZOLOTUKHIN 1934), befriedigten aber in der Darstellung noch nicht.

Das kontrastreiche und im akuten Versuch gut verträgliche radioaktive Thorotrast erfreute sich seit den späten 20er Jahren, trotz frühzeitiger Warnungen, steigender Beliebtheit in der Röntgendiagnostik. Unter anderem wurde es für die indirekte und direkte Darstellung von Lymphbahnen und Lymphknoten herangezogen (Carvalho et al. 1931; Amorose 1932; Löhr u. Jakobi 1932). Dem anfänglichen Enthusiasmus über dieses hervorragende Röntgenkontrastmittel folgte dann nach der bereits prophezeiten Latenzzeit von etlichen Jahren die bekannte Tragödie der strahleninduzierten Thorotrastmalignome und progredienten Leberdystrophien.

Andere Verfahren zur Lymphgefäßdarstellung mit wasserlöslichen Präparaten (Funacka et al. 1930; Monteiro et al. 1938; Collette 1953) und den nach Degkwitz (1938) entwickelten Iodlipidemulsionen waren für klinische Zwecke unbefriedigend.

Grundlegende Beiträge zur modernen Vorstellung von Lymphe, Lymphgefäßen und Lymphgewebe stammen von Drinker aus der Zeit von 1931 bis 1942. Der englische Chirurg J.B. Kinmonth entwickelte Anfang der 50er Jahre ein klinisch-röntgenologisches Verfahren zur Darstellung des Lymphgefäßsystems. Er fand einen geeigneten Vitalfarbstoff, entwickelte eine subtile Technik der direkten Lymphgefäßpunktion und verwendete zunächst ein wasserlösliches Kontrastmittel zum Studium des Lymphödems.

Erst durch die Einführung der öligen Kontrastmittel durch Hreshchshyn und Sheehan (1960) konnte mit der Lymphographie eine Verfeinerung differentialdiagnostischer Kriterien erreicht werden. Weiterhin wurden spezielle radiologische (Sato 1973; Kuisk 1977; zum Winkel 1977) und nichtradiologische Verfahren und Behandlungsmethoden – wie die endolymphatische Therapie mit Isotopen (Jantet 1964; Chiappa 1970, 1971; Weissleder 1973, 1974, 1977; Kenda 1975) und Chemotherapeutika – sowie neue operative Methoden zur Lymphödembehandlung entwickelt (Brunner 1969, 1972; Kinmonth 1975; Sakulsky 1977).

In den letzten Jahren haben für die klinische Lymphologie die nichtinvasiven Methoden der Ultraschalldiagnostik und der Ganzkörpercomputertomographie große Bedeutung erlangt. Heute sehen wir den diagnostischen Einsatz des Ultraschalls komplementär zur Lymphographie. Er grenzt größere Lymphome in Körperbereichen ab, die mit der Lymphographie nicht erreichbar sind. Die CT informiert über Absorptionsunterschiede und damit auch über die "Röntgendichte" bestimmter Strukturen. Inzwischen hat dieses bildgebende Verfahren neben Ultraschall, Lymphographie und anderen Untersuchungen seine große diagnostische Breite durch wichtige zusätzliche Informationen bewiesen (Redman 1977; Breiman 1978; Marchal 1978; Hübener 1981).

Neben der Computertomographie der retroperitonealen Lymphknoten wird die Magnetresonanztomographie zum Nachweis von Lymphknoten-vergrößerungen eingesetzt. Die Diagnose der Lymphknotenvergrößerungen (Systemerkrankungen oder Metastasen) beruht nicht auf dem Nachweis charakteristischer SI-Veränderungen, sondern auf dem Nachweis vergrößerter Lymphknoten. Sofern orales Kontrastmittel verwendet wird, hat die MRT für den Nachweis retroperitonealer Lymphome eine ähnlich hohe Sensitivität wie die CT. Bei atypisch verlaufenden Gefäßen, z.B. V.-cava-inferior-Fehlbildungen, kann die Differenzierung gegenüber vergrößerten Lymphknoten einfacher sein. Eine Differenzierung zwischen normalgroßen und metastatisch befallenen bzw. vergrößerten entzündlichen und vergrößerten metastatisch befallenen Lymphknoten ist auch mit der MRT nicht möglich. Zu den Nachteilen der MRT zählen die Bewegungsartefakte, der fehlende Nachweis von Verkalkungen und das bei Verwendung von Körperspulen im Vergleich zur CT schlechtere räumliche Auflösungsvermögen. So können gruppierte normalgroße Lymphknoten als einzelnes vergrößertes Lymphom mißdeutet werden.

Die kontrastverstärkte CT ist für die Diagnose retroperitoneal vergrößerter Lymphome die Methode der Wahl. Bei den Lymphomen beträgt die Treffsicherheit der CT ca. 87%, die Spezifität liegt bei 100%.

4.2 Voraussetzungen und Methoden

4.2.1 Erforderliche Geräte

E.-I. Richter

Kinmonth (1952) entwickelte unter Berücksichtigung der Angaben von McMaster und Hudack (1932) die heute noch allgemein gebräuchliche lymphographische Untersuchungstechnik: Farbstoffmarkierte Lymphgefäße werden freigelegt, kanüliert und durch Injektion eines öligen Kontrastmittels (Lipiodol ultrafluid, Neo-Hydriol-Fluid oder Ethiodol) dargestellt. Die direkt nach der Injektion gefertigten Röntgenbilder zeigen das abführende Lymphgefäßsystem (Lymphangiogramm). Auf den identischen Aufnahmen nach 24–48 h sind dann die Lymphknoten der untersuchten Region (Lymphadenogramm) abgebildet.

Die Präparation der peripheren Lymphgefäße ist leicht zu erlernen. Eine praktische Unterweisung des Unerfahrenen in spezialisierten Instituten ist dazu unerläßlich. Wegen möglicher Überempfindlichkeit gegen den lymphotrophen Farbstoff (Patentblau V 2,5%) und das ölige Kontrastmittel (s. Kap. 5) ist die Lymphographie eine röntgenologische Risikountersuchung. Ihre Durchführung erfordert genaue Kenntnis der notwendigen Maßnahmen bei evtuellen Zwischenfällen.

Der Patient wird über den Untersuchungsgang, die durch den injizierten Farbstoff verursachte Urinverfärbung sowie über die leichte grünliche Kolorierung der gesamten Haut für etwa 1–2 Tage und das über Monate sistierende Farbdepot am Injektionsort aufgeklärt. Eine schriftliche Einverständniserklärung des Patienten zur aszendierenden Lymphographie sollte vor Untersuchungsbeginn vorliegen.

Zur Vorbereitung des Patienten ist keine spezielle Diät erforderlich. Es wird empfohlen, am Abend vor sowie an den Tagen der Untersuchung eine fettfreie Ernährung einzuhalten. Die Aufnahme fester Speisen sollte wie bei allen Kontrastuntersuchungen für 3–5 h ausgesetzt werden. Eventuelle Fußrückenödeme sind zum erleichterten Auffinden und Präparieren der Gefäße zu entstauen. Wegen der Untersuchungsdauer von ca. 2–3 h wird der Patient auf einem gepolsterten Untersuchungstisch gelagert.

Eine aktuelle Thoraxaufnahme und das Elektrokardiogramm klären die kardiale und pulmonale Situation. Sedierende Maßnahmen sind nur bei sehr unruhigen und ängstlichen Patienten indiziert. Kleinkinder bis zu 6 Jahren werden generell sediert, ihre Hände und Füße mit Sandsäckchen oder einem leichten Gipsverband fixiert.

Für den kleinen chirurgischen Eingriff ist folgendes Zubehör notwendig: 10-ml-Einwegspritzen für das Lokalanästhetikum und das ölige Kontrastmittel. Dazu eine Injektionskanüle (0,70 × 32 mm), kleine flache Tupfer, sterile Nylonfäden von ca. 20 cm Länge, 2 gebogene Klemmen (9,5 oder 14,5 cm) nach Hallstead, 2 anatomische Pinzetten, ein Skalpell sowie physiologische Kochsalzlösung. Ergänzend können gelegentlich chirurgische Pinzetten, gerade (spitze) bzw. gebogene (stumpfe) Präparierscheren erforderlich werden (Abb. 4.1–4.3).

Neben den von RÜTTIMANN und DEL BUONO konzipierten Nadeln mit federndem Mandrin in unterschiedlichen Größen nach dem Troicarprinzip sind verschiedene neue Konzepte als Lymphographiebesteck auf dem Markt. Sie bestehen aus einer Kombination von z. T. sehr scharfen kurzen Nadeln mit oder ohne Flügel und dem Polyäthylen-Zuleitungsschlauch als Einwegsystem. Auch Lymphbahnhalter und -verschließer können die Technik vereinfachen (DE ROO 1968).

Für schlechtsichtige Untersucher empfiehlt sich ein Stirnvergrößerungsglas. Unerläßlich sind optimale Lichtverhältnisse. Motorbetriebene Injektoren (Ulrich, Ulm; Braun, Melsungen) gewährleisten konstanten Druck (0,4 atm) und Fluß.

Abb. 4.1. Instrumente und Injektionslösungen zur Lymphographie

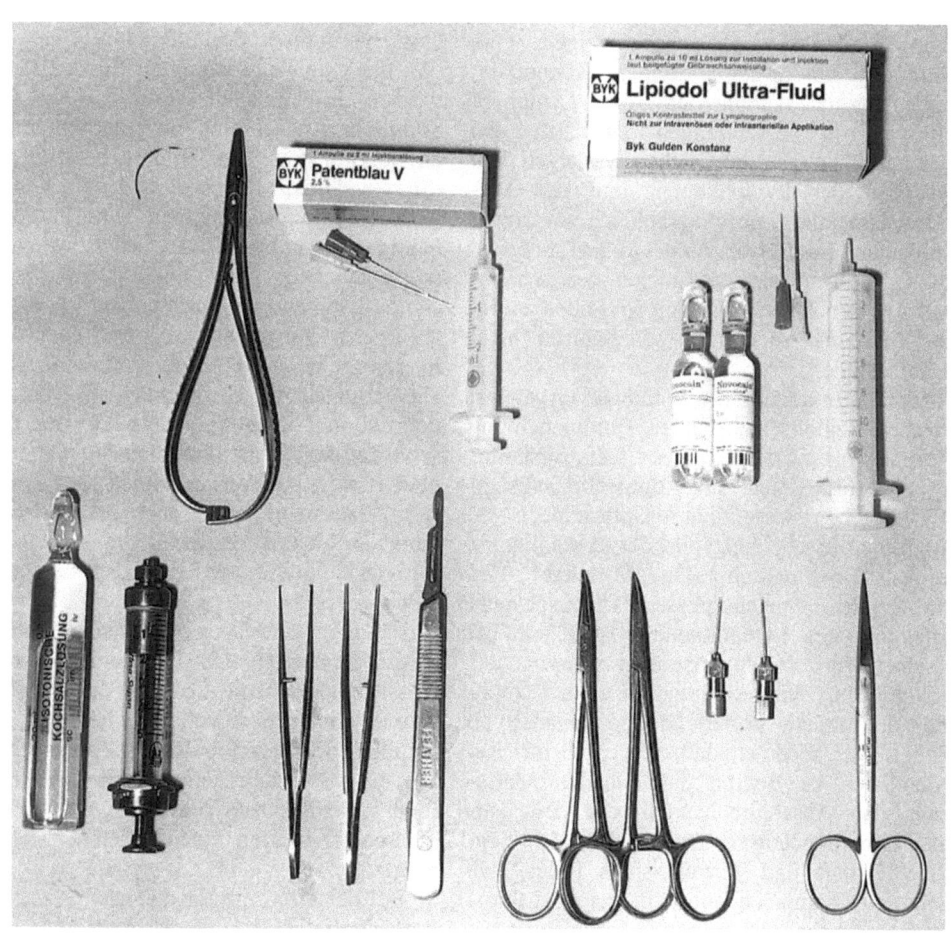

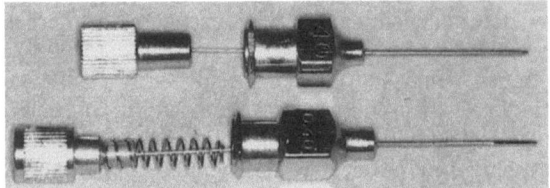

Abb. 4.2. Punktionskanüle mit Mandrin und Federmandrin

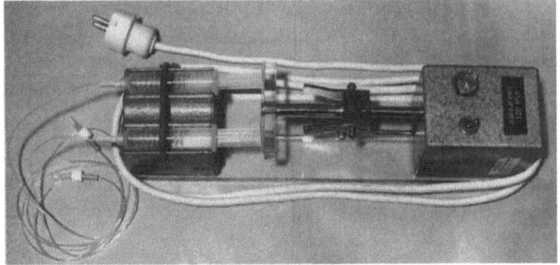

Abb. 4.3. Elektromotorisch angetriebener Injektor

4.2.2 Röntgenuntersuchung

E.-I. Richter und K.-H.G. Müller

Vergleichende anatomische und röntgenanatomische Untersuchungen des Lymphsystems zeigen gute Übereinstimmung der topographischen Kenntnisse. Die Lymphographie demonstriert die Lymphabflußverhältnisse, die Beziehungen zwischen den Lymphknotengruppen, die zahlreichen Varianten von Lage und Zahl der Lymphknoten und des Verlaufs der Lymphgefäße. Lymphographisch sind nicht alle Lymphknoten im Retroperitonealraum zu erfassen (s. 3.2–3.7). Die Lagebeziehungen des Lymphgefäßsystems zu den großen Gefäßen sind ohne angiographische Zusatzuntersuchungen schematisch nicht detailliert darzustellen.

Die Röntgenuntersuchung des Lymphgefäßsystems, gleich welcher Region, kann unter Durchleuchtung erfolgen, um Normvarianten des Gefäßverlaufes rechtzeitig zu erfassen und im Röntgenbild festzuhalten. Es bestehen wesentliche Unterschiede im röntgenologischen Erscheinungsbild der Lymphknoten während der lymphographischen Füllungs- und der nachfolgenden Speicherphase. Die spezielle Röntgenanatomie des Lymphknotens kann nur bei Kenntnis seiner Morphologie verstanden werden.

Die Füllung läuft nicht simultan in allen Lymphknotenanteilen, sondern auffallend segmentartig ab (Kubik 1981). Das bedeutet, daß es sich in der Regel bei dem sich zu Beginn darstellenden Marginalsinus um den Abschnitt handelt, der dem entsprechenden Lymphknotensegment angehört. Die Segmentintermediärsinus und Terminalsinus füllen sich anschließend gleichermaßen auf (Melzer u. Lüning 1976). Die Besonderheit der frühen Füllungsphase be-

steht darin, daß das Kontrastmittel den Lymphknoten passiert, ohne das Sinussystem bleibend aufzufüllen (Fischer et al. 1962). Serienlymphangiogramme lassen die Sinus als schmale Bahnen oder feine Maschen erkennen. Zwischen den Sinus finden sich zahlreiche nicht kontrastierte Anteile, deren morphologische Grundlage Follikel und Markstränge sind. Im weiteren Verlauf der Füllungsphase verwischen sich die Sinuskonturen, der Lymphknoten ist annähernd homogen kontrastiert und wird von einem intensiv kontrastierten, dichten Gefäßgeflecht überdeckt (Pujol u. Lamarque 1964).

In der Speicherphase entleeren sich zu- und abführende Lymphgefäße. Bei Überdosierung und Zirkulationsstörung läßt sich Kontrastmittel noch nach 24 h in den Lymphgefäßen nachweisen. Gespeichertes Kontrastmittel findet sich in der Hauptsache in den Rand- und den an sie grenzenden Intermediärsinus.

Füllungslücken im normalen inguinalen Knoten werden von Rüttimann (1963) und Wirth (1966) durch fibrotische Veränderungen und durch Verfettung der Knoten erklärt. Nach Kubik (1975) kann eine Füllungslücke aber auch als physiologische Erscheinung interpretiert werden und beruht auf der internodalen Lokalisation der peripheren Gebiete. Die Kollektoren des ventromedialen Bündels füllen die untere Hälfte des zentralen Inguinalknotens. Die Füllungslücke in der oberen Knotenhälfte stellt das Drainagesegment der afferenten Oberschenkelgefäße dar, die vom ventrolateralen Bündel aus nicht gefüllt werden. Ein Beispiel dafür, daß die Lage und die räumliche Ausdehnung einzelner Knotensegmente nur an dreidimensionalen Bildern beurteilt werden kann (Stereotechnik, de Roo et al. 1980).

Auf Füllungsaufnahmen wird in der Hilusregion häufig ein Sinusnetz mit dazwischengelegenen Aussparungen beobachtet. Diese Defekte sind auf Speicheraufnahmen weit ausgeprägter, da das Kontrastmittel in die Sinus des Hilus entweder nicht oder in geringem Maße gespeichert wird. Die erforderliche vergleichende Beurteilung von Röntgenaufnahmen der Füllungs- und Speicherphase des Lymphsystems setzt einheitliche Aufnahmebedingungen voraus. Das betrifft sowohl den Zeitpunkt der Anfertigung der Röntgenaufnahmen als auch die vollständige Abbildung der zu erfassenden Regionen a.-p. und in beidseitigen Schrägprojektionen nach einem Basisaufnahmeprogramm.

Füllungs- und Speicheraufnahmen identischer Projektion ergänzen sich bezüglich der diagnostischen Aussagemöglichkeit. Da viele der lymphographischen Einzelsymptome sowohl bei benignen als auch bei malignen Prozessen auftreten können (Weissleder u. Peters 1971), außerdem von Varianten des Normalbefundes abzugrenzen sind, wird erst bei Kombination mehrerer Kriterien eine Wahrscheinlichkeitsdiagnose möglich.

Bei der Auswertung der nach Abschluß der Kontrastmittelinjektion angefertigten Lymphangiogramme

(Abb. 4.4) sind Lymphgefäßzahl, -kaliber und -verlauf im Seitenvergleich zu beurteilen (Abb. 4.5). Bei intakten Lymphdrainageverhältnissen und technisch einwandfreier Kontrastmittelapplikation ist eine annähernd symmetrische kontinuierliche Kontrastmittelfüllung der darstellbaren Gefäßregion zu verzeichnen. Füllungsdefekte lassen an Fehler im Injektionssystem, fehlerhafte Kanülenlage, zu geringe Kontrastmitteldosierung und zu frühe Anfertigung der Röntgenaufnahmen denken.

Die Zahl der im normalen Lymphangiogramm dargestellten Lymphgefäße ist individuell unterschiedlich, auch Differenzen im Seitenvergleich sind häufig. Verlaufsvarianten der Lymphgefäße mit Umgehung einzelner Lymphknoten oder ganzer Lymphknotengruppen sind von Lymphgefäßverdrängungen durch pathologische Lymphknotenprozesse bzw. Kollateralenfüllung zu unterscheiden. Die Weite der Lymphgefäße steht in Beziehung zur Lymphgefäßanzahl und zum Lebensalter der Patienten. Füllungsabbrüche meist dilatierter Lymphgefäße treten bei metastatischer Infiltration von Lymphknoten auf. Die verzögerte Entleerung von Lymphgefäßen ist jedoch kein absolutes Kriterium für eine Metastasierung.

Die retrograde Füllung von Lymphgefäßen setzt eine intravasale Druckerhöhung mit Insuffizienz des

einen zentripetalen Lymphstrom gewährleistenden Klappenapparats voraus. Partielle Blockaden der Lymphdrainage führen zu vermehrter Durchströmung segmentärer Querverbindungen innerhalb der benachbarten Lymphgefäßketten. Neben den lympholymphatischen Verbindungen stellen lymphovenöse Anastomosen einen weiteren Kompensationsmechanismus ausgeprägter Lymphdrainagestörungen dar.

Das Lymphangiogramm spielt auch für die Beurteilung von Lymphknotendefekten eine Rolle. Es ist von wesentlicher differentialdiagnostischer Bedeutung, ob der Defekt nur im Lymphadenogramm nachzuweisen ist oder mit einem im Lymphangiogramm erkennbaren Defekt kombiniert ist.

Die systematische Analyse der Lymphadenogramme (Abb. 4.6 und 4.7) muß folgende Kriterien umfassen: Größe und Form der Lymphknoten in allen Projektionen, Art der Speicherstruktur, Defektbildungen und deren Lokalisation im Lymphknoten, lokalisiertes oder generalisiertes Auftreten von Lymphknotenveränderungen. Zum Zeitpunkt der Speicheraufnahmen sind die Lymphgefäße kontrastmittelfrei; persistierend gefüllte Lymphgefäße weisen auf Lymphabflußstörungen hin.

Lymphknotengröße, -zahl und -form sind Varianten unterworfen; die Variationsbreite dieser Parameter sowie ihre Besonderheiten in den einzelnen Regionen sind durch anatomische und röntgenanatomische Vergleichsstudien bekannt. Bei derartigen Normvarianten fehlen Hinweise auf eine Lymphdrainagestörung. Von vorrangiger Bedeutung ist das Lymphangiogramm zur Einordnung fehlender Darstellung einzelner Lymphknoten bzw. Lymphknotengruppen. Nichtdarstellung von Lymphknoten im Abflußbereich von Organtumoren machen eine Metastasierung wahrscheinlich. Auffallend kleine Lymphknoten finden sich bei Patienten höheren Lebensalters, in Bestrahlungsgebieten sowie bei der fibrotischen Speicherform des Morbus Hodgkin in Gestalt von kleinsten Parenchymresten (FUCHS u. HÄRTEL 1968). Lymphknotenvergrößerungen mit Zeichen der Destruktion lymphatischen Gewebes treten lokalisiert in den regionären Lymphknotenstationen von Organtumoren bei fortgeschrittener Metastasierung auf. Meist generalisierte Lymphknotenvergrößerungen mit Strukturveränderungen, erhaltener Randkonturierung und gewöhnlich fehlender Störung der Lymphdrainage sind charakteristisch für den Befall der Lymphknoten bei malignen Lymphomen.

Bei der Auswertung der Lymphadenogramme sind weiterhin die Art von Lymphknotendefekten, ihre Lokalisation und Randkonturierung zu beurteilen. Die Kontrastdichte des Lymphknotenparenchyms sowie die Speicherstruktur sind zu beschreiben.

Die Gesamtinterpretation des Lymphogramms ergibt sich aus der Kombination der Befunde von Lymphangiogramm und Lymphadenogramm sowie der Erfassung der klinischen, laborchemischen und anamnestischen Daten.

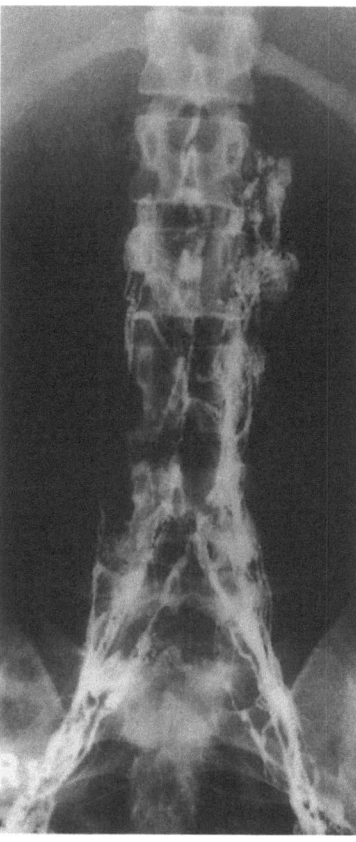

Abb. 4.4. Normales Lymphagiogramm der präsakralen und paravertebralen Lymphbahnen und -knoten

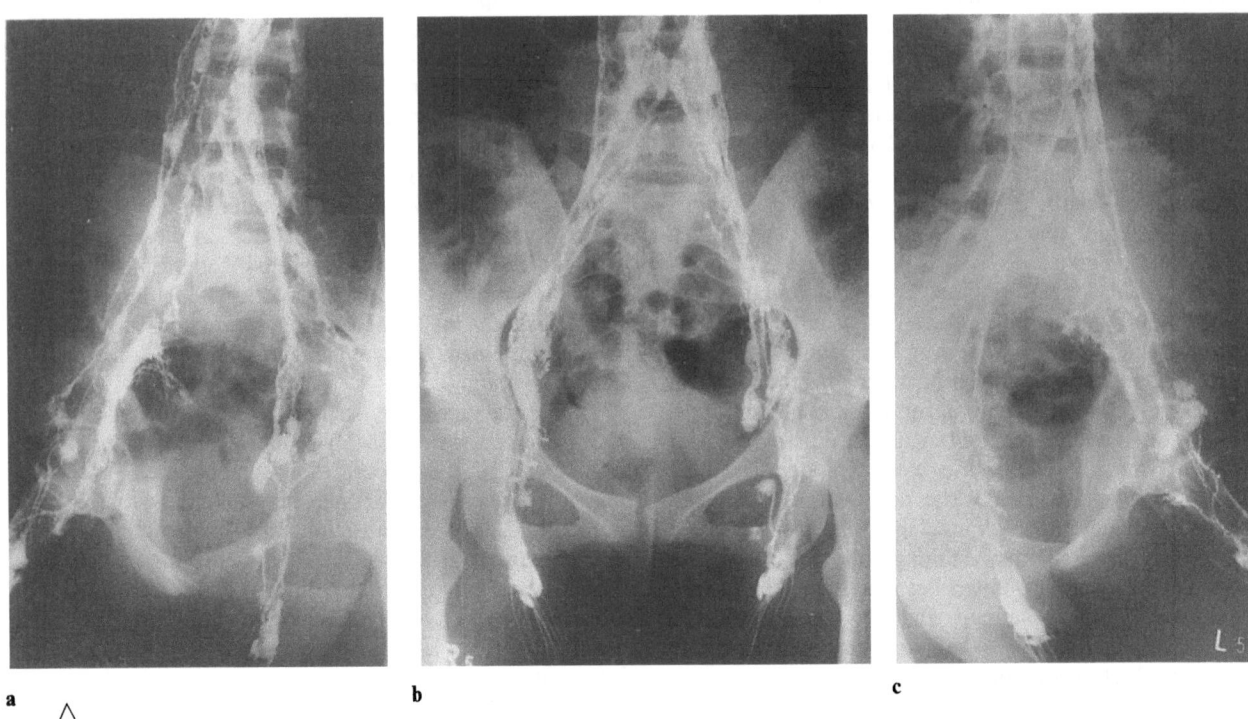

a   △   b   c

Abb. 4.5 a–c. Lymphangiogramm der retroperitonealen Lymphbahnen und -knoten in verschiedenen Aufnahmepositionen
(Standardaufnahmen). **a** Rechts schräg, 30°; **b** a.-p.; **c** links
schräg, 30°

Abb. 4.6 a–c. Unauffälliges Lymphadenogramm: Speicherauf-
nahme paravertebraler Lymphknoten in Standardposition
▽

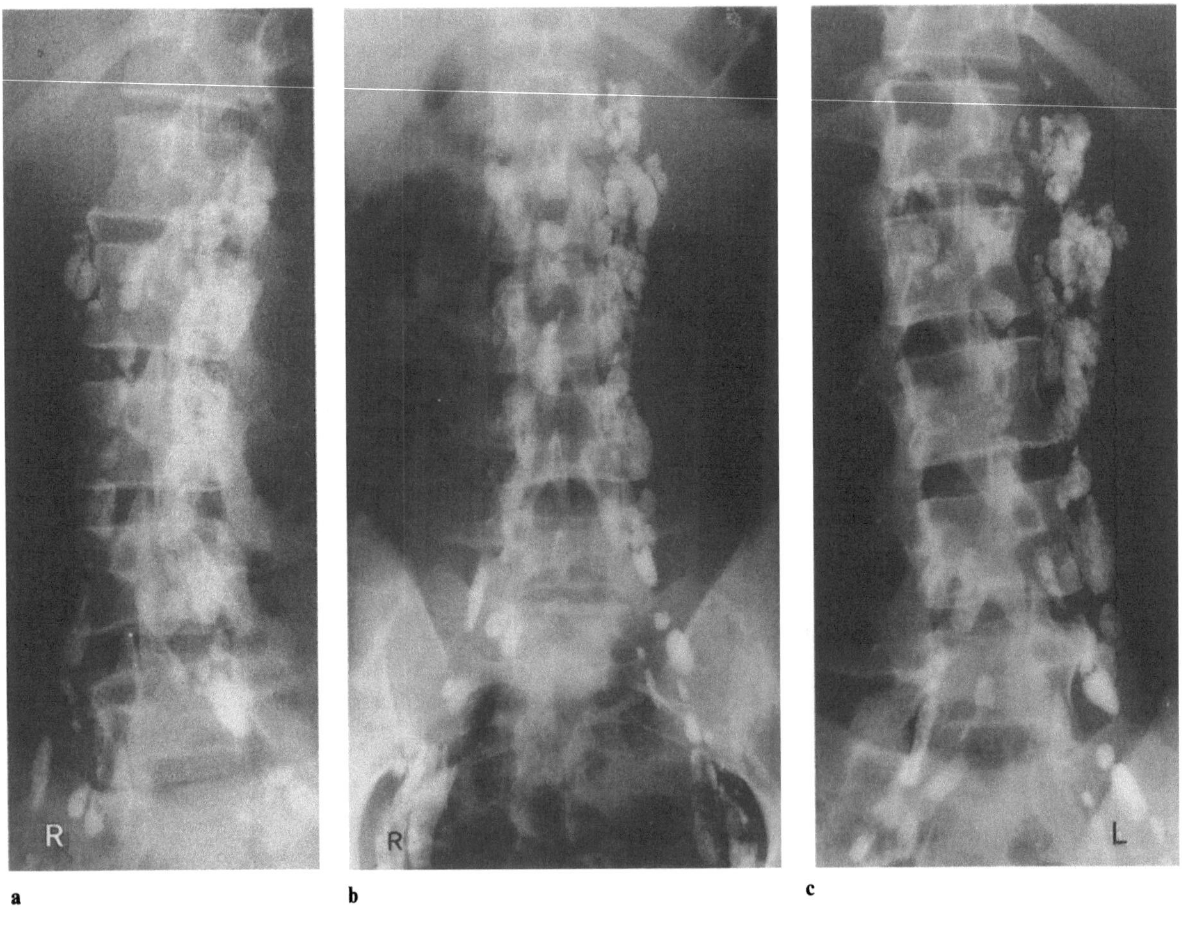

a   b   c

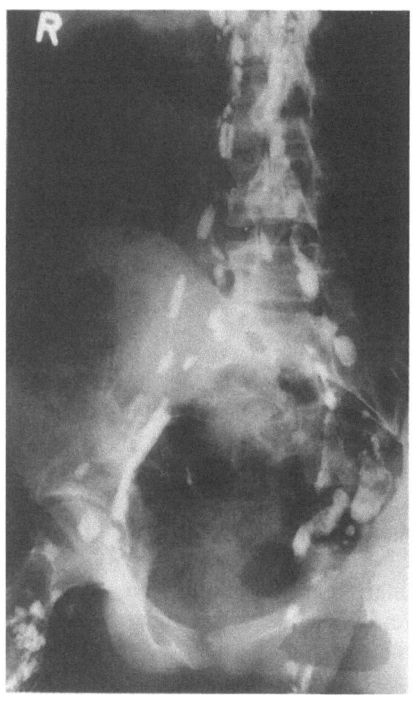 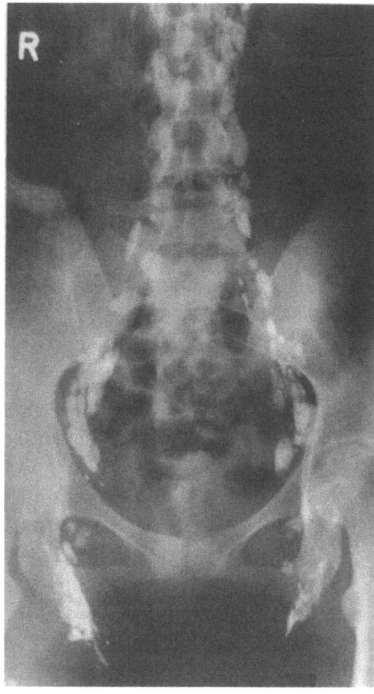 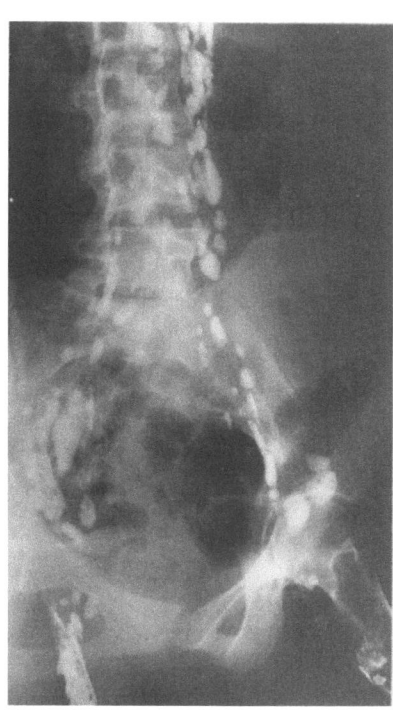

a   b   c

Abb. 4.7 a–c. Lymphadenogramm bei retroperitonealer Lymphographie. Darstellung der inguinalen, iliakalen und präsakralen Lymphknoten in den Standardprojektionen

4.2.3 Sonographie

M. GEBEL

Die Sonographie stellt heute ein etabliertes Verfahren in der klinischen Vorfelddiagnostik abdomineller Erkrankungen dar. Sie wird darüber hinaus als Ergänzung herkömmlicher Methoden auch für eine Vielzahl spezieller diagnostischer Aufgaben, wie z.B. nichtinvasive Herzdiagnostik (GRUBE 1985; OMOTO 1984), Staging von Ösophagus-, Magen- und Rektumtumoren (STROHMETAL 1985; SUGIMACHI et al. 1990; TIO et al. 1986), spezielle Gefäßdiagnostik (GEBEL 1990; UNLUE et al. 1990; TAYLOR et al. 1988) und Überwachungsmethode transkutaner Eingriffe eingesetzt (GEBEL et al. 1986a, 1988; GEBEL 1990; KATHREIN et al. 1989; OTTO u. WELLHAUER 1985). Als einfache, kontrastmittelunabhängige, beliebig wiederholbare und nebenwirkungsfreie Methode eignet sie sich auch in besonderem Maße zur Suchdiagnostik und Verlaufskontrolle von Erkrankungen des Lymphsystems.

Prinzip

Abweichend von den radiologischen und nuklearmedizinischen bildgebenden Verfahren werden bei der Sonographie "mechanische" Longitudinalwellen zur Ab-

bildung von Organen und ihren inneren Strukturen verwendet. Für den Aufbau eines Ultraschallbildes gibt der Sender einen kurzen Ultraschallimpuls in den Körper ab. An Grenzflächen von Geweben unterschiedlichen Schallwellenwiderstandes (Impedanz) kommt es jeweils zur partiellen Reflektion des Schallimpulses. Die Impedanz verhält sich proportional zur Dichte und Schallgeschwindigkeit des Gewebes. In die Schallgeschwindigkeit geht als Materialkonstante das Elastizitätsmodul ein. Die reflektierten Schallimpulse erreichen das Sendekristall, das in den Impulspausen als Empfänger dient, werden dort in ein elektrisches Signal umgewandelt und entsprechend ihrer Laufzeit auf einer Bildzeile als Leuchtpunkt abgebildet. Unterschiedliche Echoamplituden werden durch Grauabstufung sichtbar gemacht. Durch Änderung der Abstrahlungsrichtung oder Parallelverschiebung des Senders werden in dieser Weise neue Bildzeilen erzeugt. Während eines Abtastvorgangs entsteht hieraus ein Schnittbild, das die Konturen und inneren Strukturen von Organen sichtbar werden läßt (Abb. 4.8). Das Ultraschallbild wird je nach Bauart, Fokussierung, Bildverarbeitung und Eindringtiefe 6-bis 40mal in der Sekunde erneuert, so daß einerseits dynamische Vorgänge im menschlichen Körper sichtbar gemacht werden können, andererseits der Körper wegen der kurzen Bildaufbauzeit auch systematisch abgetastet werden kann (KARMANN 1988; WELLS 1977).

Bildaufbau

Für sonographische Untersuchungen stehen heute verschiedene Abtastverfahren zur Verfügung, die

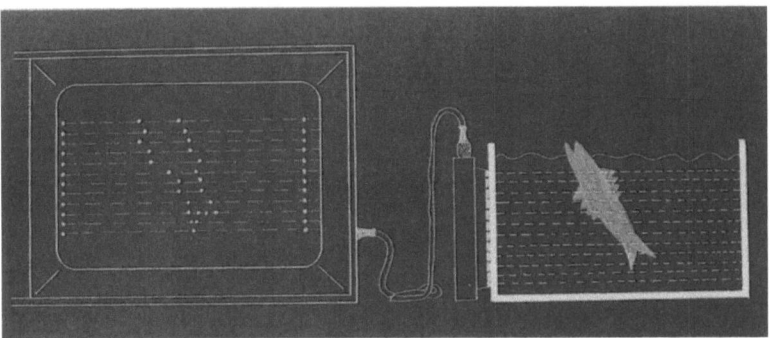

Abb. 4.8. Durch Parallelverschiebung des Senders/Empfängers durch Fortschalten der Sendeelemente werden neue Bildzeilen erzeugt. Während des Abtastvorganges entsteht hieraus ein zweidimensionales Schnittbild

nach dem Abbildungsformat und der Art der Abtastung unterschieden werden können. Nach dem Bildformat lassen sich Parallelscan (rechteckiges Bild, parallele Bildlinien), Sectorscan (spitzkegliges Bild, auseinanderstrebende Bildlinien), Trapezscan (trapezförmiges Bild, parallele Bildlinien, an den Seiten divergierende Bildlinien) und Curved-array-Scan (stumpfkegliges Bild, leicht divergierende Bildlinien) unterscheiden (Abb. 4.9).

Die Abtastung kann elektronisch oder mechanisch erfolgen. Bei Parallelscan ("cophased linear array": cophased = US-Wellen in gleicher Phase, array = Anordnung von Einzelelementen), Trapezscan [kombiniertes "cophased/phased linear array" ("phased array"= phasenverschobene Abstrahlung der US-Wellen von einer linearen Anordnung von Sendekristallen)] und "Curvearray"-Scan (gekrümmtes Linear array bzw. Konvexsonde) erfolgt die Abtastung elektronisch.

Zur Erzeugung eines Sektorscanbildes kann die Abtastung sowohl elektronisch wie mechanisch durchgeführt werden. Bei elektronischer Abtastung besteht der Wandler aus zahlreichen nebeneinander angeordneten kleinen Sendeelementen, die einzeln oder in Gruppen angesteuert werden können. Vereinfacht gesagt wird durch jedes Sendeelement bzw. Elementgruppe eine Bildzeile erzeugt. Erfolgt die Ansteuerung aller Sendeelemente einer Gruppe gleichzeitig, wird die Hauptwellenfront prograd abgestrahlt. Bei Fortschalten der Elementgruppen in dieser Weise entsteht ein Parallelscanbild oder bei gekrümmtem Array ein stumpfkegeliges Bild ("curved array" bzw. Konvexsonde). Durch sequentielle, zeitlich unterschiedliche Ansteuerung der Elemente einer Sendergruppe kann die Hauptwellenfront in unterschiedlichen Richtungen abgestrahlt werden (Phased-array-Sektorscan, Trapezscan).

Durch symmetrische, zeitlich unterschiedliche Ansteuerung der Elemente einer Sendegruppe kann

das Ultraschallfeld in beliebige Tiefen des Gewebes fokussiert werden. Während sich der abgestrahlte Ultraschallimpuls jeweils nur auf eine Ebene fokussieren läßt, kann durch kontinuierliche Schaltungsänderungen der Empfangskristalle eine gleitende Fokussierung (dynamische Fokussierung) erreicht werden (Abb. 4.10).

Für die Schaltungen der Kristallgruppen ist eine hohe Präzision erforderlich, die nur durch den Einsatz schneller Mikroprozessoren gewährleistet ist. Moderne Hochleistungsgeräte schalten, verstärken und dämpfen nicht nur Kristallgruppen, sondern jedes einzelne Sende-/Empfangskristall separat, so daß bis zu 128 unabhängig voneinander steuerbare Kanäle zur Verfügung stehen. Die Schaltungen ermöglichen es auch, die gesamte Arraybreite und damit die größtmögliche Apertur für den Signalempfang zu nutzen. Wegen des vergleichweise hohen Rechneraufwandes wurde für Geräte dieser Leistungsklasse der mißverständliche Begriff "Computersonographie" geprägt (HASSLES 1988).

Im Gegensatz zur elektronischen Abtastung werden bei der mechanischen Abtastung nur ein oder einige wenige große Wandler verwendet, die um eine Achse rotieren oder "wobbeln". Hierbei wird ein spitzkegliges Bild (Sektorscan) erzeugt. Mechanische Sektorscanner haben einen fixierten, durch die Kristallkrümmung vorgegeben Fokus. Eine empfangsseitige Fokussierung ist nicht möglich.

Neuerdings stehen aber auch variabel fokussierbare mechanische Sektorscanner (Annular array) zur Verfügung, deren Wandler aus mehreren großen ringförmigen Kristallen bestehen, die auf unterschiedliche Ebenen fokussiert sind (Abb. 4.11). Diese Wandler sind allerdings größer und technisch sehr viel aufwendiger als einfache mechanische Sonden, haben sich aber diesen und einfachen elektronischen Scannern gegenüber in Hinblick auf Schallfeldgeometrie und Signal-Rausch-Verhältnis über die gesamte Eindringtiefe als sehr vorteilhaft erwiesen.

Jedes der hier vorgestellten Ultraschallabtastverfahren hat hinsichtlich der Abbildungsqualität, der Abbildungsbreite und der Handhabung spezifische Vor- und Nachteile, die für die jeweilige diagnostische Aufgabe berücksichtigt werden müssen (Beispiele verschiedener Sondentypen: s. Abb. 4.12 und 4.13).

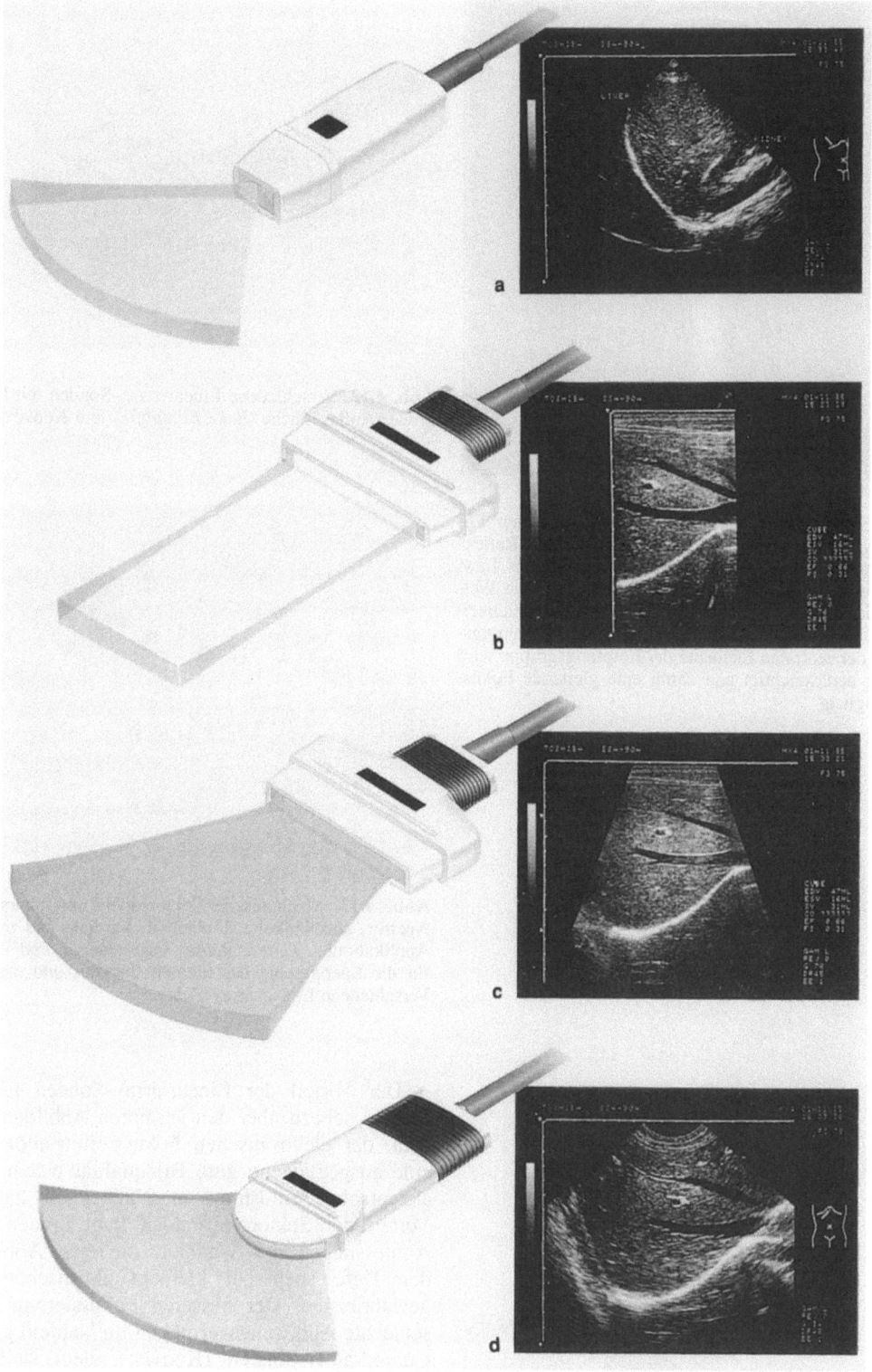

Abb. 4.9 a–d. Sonde, Schallfeld und Bilddarbietung eines elektronischen Sektor- bzw. Phased-array-Scanners (**a**), Linear-array-Scanners (**b**), Trapezscanners (**c**) und eines Curved-array-Scanners bzw. einer Konvexsonde (**d**)

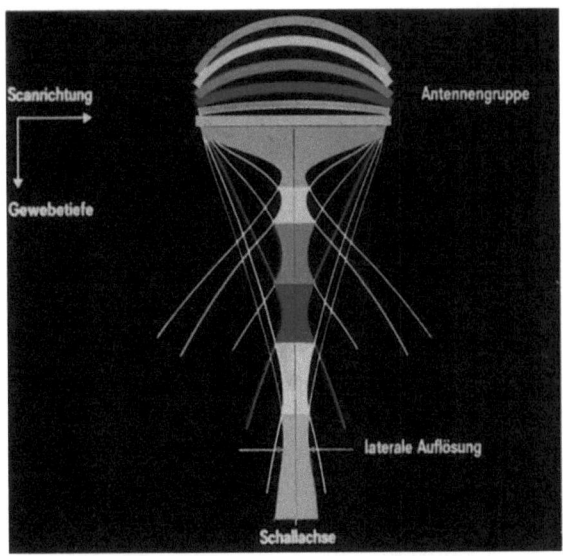

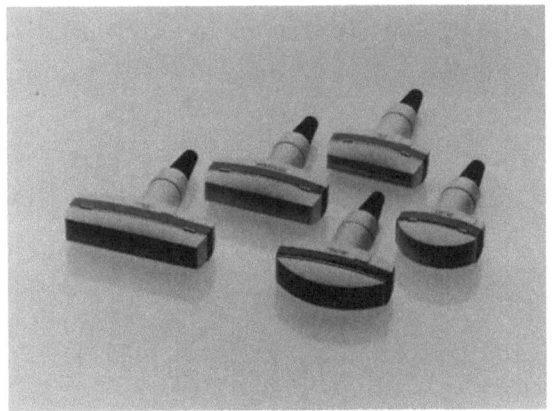

Abb. 4.12. Verschiedene Linear-array-Sonden mit kleiner und großer Auflagefläche (*linke Bildhälfte*) und Konvexsonden

Abb. 4.10. Schematische Darstellung der dynamischen Fokussierung während des Empfangs von Reflexionen. Reflektoren erzeugen Wellen, deren Krümmung vom Radius bzw. von der Entfernung vom Empfänger bestimmt wird. Die Wellenfront erreicht daher die Empfangselemente nicht gleichzeitig. Durch entsprechende symmetrische, gleitende Schaltungsverzögerung der zentralen Elemente der Empfangsgruppe wird dieser Effekt berücksichtigt und damit eine gleitende Fokussierung ermöglicht

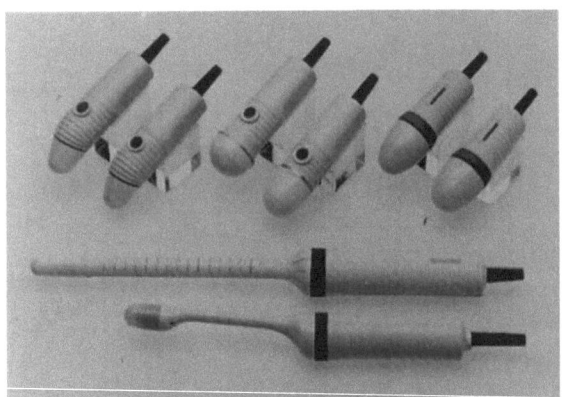

Abb. 4.13. Mechanische Sektorsoden mit unterschiedlicher Apertur, abgewinkelte Sonden für kardiale und transjuguläre Applikationen. *Untere Reihe:* Vaginalsonde und Rektalsonde für die Sonographie des kleinen Beckens und des Rektums. Verschiedene Linear-array-Sonden

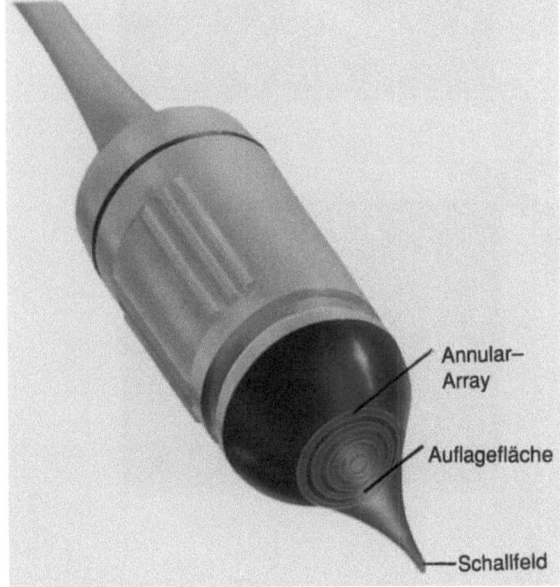

Abb. 4.11. Das Annular array besteht aus ringförmigen Sendekristallen, die auf unterschiedliche Ebenen fokussiert sind. Es resultiert ein schmales schlauchförmiges Schallfeld mit guter räumlicher Auflösung

Der Vorteil der Linear-array-Sonden liegt darin, daß sie nahezu über den gesamten Abbildungsbereich dank der elektronischen Fokussierungsmöglichkeiten eine ausgeglichene gute Bildqualität bieten und eine akzeptable Auflösung im Nahbereich haben. Der Vorteil der Sektorscansonden liegt in den geringen Abmessungen der Wandler, die eine Abbildung in der Tiefe auch bei kleinem akustischem Fenster gewährleisten. Der besseren Fokussierung steht das schlechte Auflösungsvermögen im Nahfeld gegenüber. Curved-array-Sonden (Konvexsonden) stellen einen Kompromiß zwischen Sektorscan- und Linear-array-Sonden dar und haben sich deshalb in der abdominellen Diagnostik durchgesetzt. Sie haben ein besseres Nahauflösungsvermögen als Sektorsonden, erreichen jedoch nicht deren Bildschärfe im Fokusbereich.

Für die Diagnostik oberflächlich gelegener Lymphknotenstationen sind daher ein Linear array ("short face"), für die optimierte Diagnostik abdomineller Lymphgefäße die Kombination von Lineararray- und Sektorscanner, Annular arrays mit großer Apertur oder Konvexsonden als besonders geeignet anzusehen.

Für die Darstellung paraösophagealer, paratrachealer, trachobronchialer, rektaler und anorektaler Lymphknoten sind besondere endoskopische Ultraschallsonden erforderlich (Abb. 4.14 und 4.15).

Auflösungsvermögen

Bei der Sonographie werden axiales, laterales und vertikales (Schichtdicke) Auflösungsvermögen unterschieden. Mit dem axialen Auflösungsvermögen ist die kleinste darstellbare Entfernung zweier in Schallausbreitungsrichtung gelegener Reflektoren gemeint. Das axiale Auflösungsvermögen des Ultraschalls ist

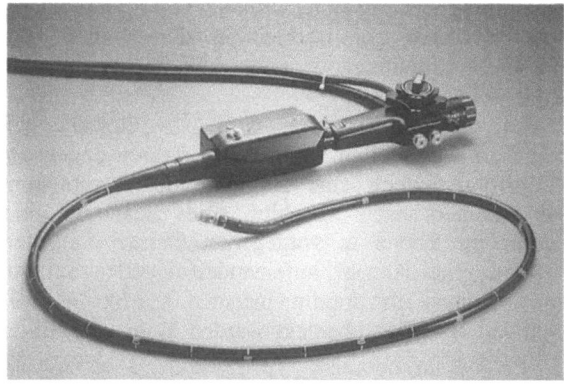

Abb. 4.14. Handelsübliche endoskopische Ultraschallsonde. An der Spitze eines handelsüblichen Endoskops ist ein rotierendes Sendekristall untergebracht. Die Fiberoptik zur kontrollierten Untersuchung ist bei diesem Gerät erhalten. Eine ultraschallgeleitete Nadelbiopsie ist möglich

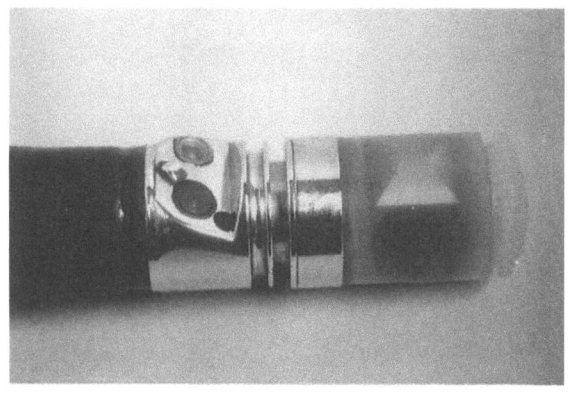

Abb. 4.15. Detailansicht der endoskopischen Ultraschallsonde. Die Fiberoptik ist abgewinkelt. Das in der Spitze verborgene Kristall rotiert um die Endoskopachse und erzeugt ein 360°-Rundblickbild

von der Wellenlänge und damit von der angewandten Ultraschallfrequenz abhängig. Da Ultraschallwellen als mechanische Wellen während der Ausbreitung im menschlichen Körper einer frequenzabhängigen Dämpfung, die die Eindringtiefe limitiert, unterworfen sind, muß für die jeweilige diagnostische Aufgabe der Kompromiß zwischen optimalem Auflösungsvermögen und genügender Eindringtiefe in den menschlichen Körper eingegangen werden. Für die Untersuchung des abdominellen Lymphsystems müssen bei Erwachsenen Schallfrequenzen von mindestens 3,5 MHz, bei Kindern 5 MHz eingesetzt werden (RICHTLINIEN 1993), für die sich bei einer optimalen Impulslänge von 2 Perioden ein Auflösungsvermögen von 0,9 mm bzw. 0,6 mm errechnen läßt. Bei der Untersuchung oberflächlich gelegener Organe wie den Halslymphknoten werden höhere Frequenzen (mindestens 5 MHz,) eingesetzt (RICHTLINIEN 1993), wobei sich das axiale Auflösungsvermögen noch einmal auf etwa 0,4 bzw. 0,3 mm steigern lässt. Die Eindringtiefe des Ultraschalls beträgt dann nur noch etwa 7–5 cm.

Das laterale Auflösungsvermögen beschreibt die kleinste darstellbare Entfernung zweier nebeneinanderliegender Punkte und hängt von der Frequenz, der Sendergröße (Apertur), von der Qualität der Sendekristalle und bei elektronischen Scannern vom Einsatz der dynamischen Fokussierung ab. Sie ist jedoch in jedem Fall selbst im Fokusbereich etwa 2-bis 4 mal schlechter als das axiale Auflösungsvermögen. Wegen der Keulenform des Schallfeldes ist das laterale Auflösungsvermögen ebenso wie das vertikale Auflösungsvermögen (Schichtdicke) bei vorgegebener Ultraschallfrequenz von der Eindringtiefe abhängig (KARMANN 1988; WELLS 1977).

Besonderheiten und Grenzbedingungen

Eine Besonderheit der Sonographie ist die Abbildung interner Organstrukturen. Für das Zustandekommen einer Reflexion muß sich die Differenz der Schallwellenwiderstände zweier aneinandergrenzender Gewebe genügend unterscheiden. Der Schallwellenwiderstand ist abhängig von der Dichte und der Elastizität des Gewebes. Diese zweifache Abhängigkeit verleiht dem Ultraschall neben dem "lebenden" Bild gegenüber anderen bildgebenden Methoden den Vorteil, auch Gewebe und Substanzen gleicher Dichte unterscheiden zu können, wenn sie sich in ihren elastischen Eigenschaften unterscheiden (z.B. Fibrinfäden in Flüssigkeiten, Cholesterinkristalle in gesättigter Cholesterinlösung, Texturmuster in Lymphknoten).

Werden die Impedanzunterschiede zweier aneinandergrenzender Medien zu groß, wird der Schallimpuls an dieser Grenzfläche totalreflektiert. Da hinter der Grenzfläche gelegenes Gewebe nicht mehr erreicht wird, kann dieses auch nicht dargestellt werden. Hinter einer derartigen Grenzfläche entsteht eine Schattenzone. Derartige Grenzbedingungen herrschen an den Grenzflächen Gewebe/Luft und Gewebe/Knochen. Sie schränken die Untersuchungsmöglichkeiten im Bereich der Halsweichteile, der Axillar- und Leistenregion und der Extremitäten praktisch nicht ein.

Die systematische Diagnostik der abdominellen Lymphgefäße erfordert jedoch eine ausgefeilte Untersuchungstechnik. Die Untersuchung paraösophagealer, tracheobronchialer, paragastrischer und rektaler Lymphknotenstationen ist nur mit speziellen endosonographischen Sonden möglich und setzt gute endoskopische wie sonographische Kenntnisse voraus (GEBEL 1990b; KOBAYASHI et al. 1988; KONDO et al. 1990; MITAKE et al. 1990; NELLESSEN et al. 1986; STROHM et al. 1985; SUGINACHI et al. 1990; TIO et al. 1986).

Neue Ultraschallmethoden

Farbdopplersonographie

Mit der Farbdopplersonographie (farbkodierte Duplexsonographie) besteht neuerdings die Möglichkeit, arterielle und venöse Blutgefäßversorgung der Lymphknoten darzustellen (Abb. 4.16) und Blutfluß und Gefäßwiderstand annähernd zu bestimmen (BJOESK u. LEVEN 1990; TSCHAMMLES et al. 1991).

Bei der Farbdopplersonographie wird zunächst ein Referenzschallimpuls in das Gewebe abgegeben. Trifft er auf Grenzflächen, kommt es jeweils zu einer Reflexion, die entsprechend ihrer Laufzeit registriert wird. Werden die Reflexionen eines unmittelbar folgenden Schallimpulses von dem ersten subtrahiert, so werden die Signale von stationären Grenzflächen eliminiert, während von sich bewegenden Grenzflächen die Phasendifferenz der Signale registriert, farbig kodiert und dem Grauwertbild überlagert wird. Das Vorzeichen der Phasendifferenz gibt die Flußrichtung, die Größe der Phasendifferenz die Flußgeschwindigkeit wieder. Da aber bei der Abbildung des Signals der Winkel, unter dem die Gefäße vom Schallimpuls getroffen werden,

nicht berücksichtigt wird, gibt das Farbsignal allein nur semiquantitative Informationen über die tatsächlich vorliegenden mittleren Flußgeschwindigkeiten wieder (GEBEL 1990a; OMOTO 1984; TAKAMOTO et al. 1988).

Mittlerweile wurden weitere Algorithmen bzw. Autokorrelationsverfahren zur farbkodierten Blutflußdarstellung entwickelt. Hervorzuheben ist hier das CVI-Verfahren (color velocitiy imaging), bei dem im Gegensatz zu den anderen Autokorrelationsverfahren die Blutflußgeschwindigkeit weitgehend winkelunabhängig gemessen und dargestellt wird (FERRARO u. ALGAZI 1992).

3D-Sonographie

Die 3D-Sonographie wurde bisher noch nicht systematisch zur Diagnostik von Erkrankungen des Lymphsystems eingesetzt. Es ist jedoch zu erwarten, daß mit diesem Verfahren über das räumliche Oberflächenverhalten und die räumliche Darstellung der inneren Struktur von Lymphknoten neue Kriterien zur Beurteilung der Dignität und zur Differentialdiagnose entwickelt werden können (Abb. 4.17).

Bei diesem Verfahren wird das Gewebe wie beim konventionellen Ultraschallverfahren abgetastet. Es erfolgt jedoch eine automatische Verschiebung des Scanners nach Abschluß eines Scans in einer definierten Ebene in vorgegeben kleinen Schritten, so daß eine Anzahl aufeinanderfolgender Schnitte eines Organs als dreidimensionale Matrix in einen digitalen Speicher abgelegt werden kann. Die Bilder

Abb. 4.16. Farbdopplersonographie eines entzündlich geschwollenen Lymphknotens mit erhöhter Durchblutung. Vene blau, Arterienäste hellrot

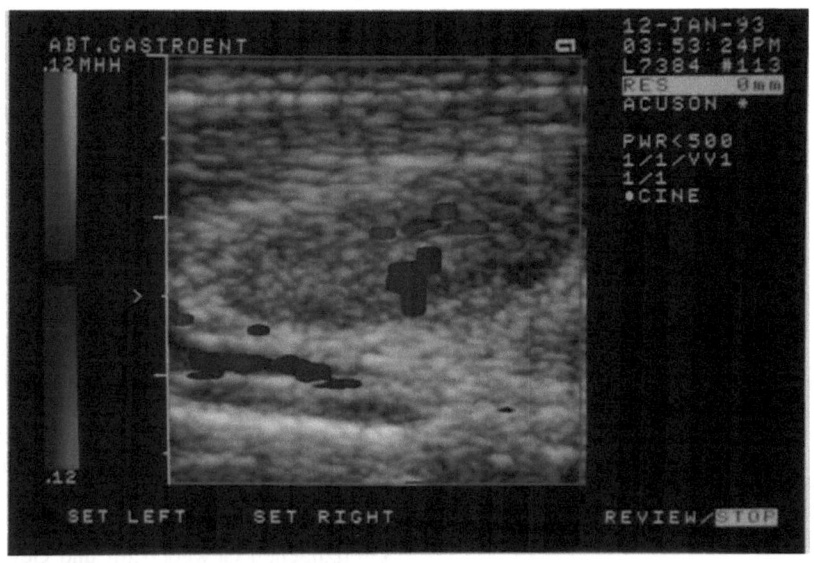

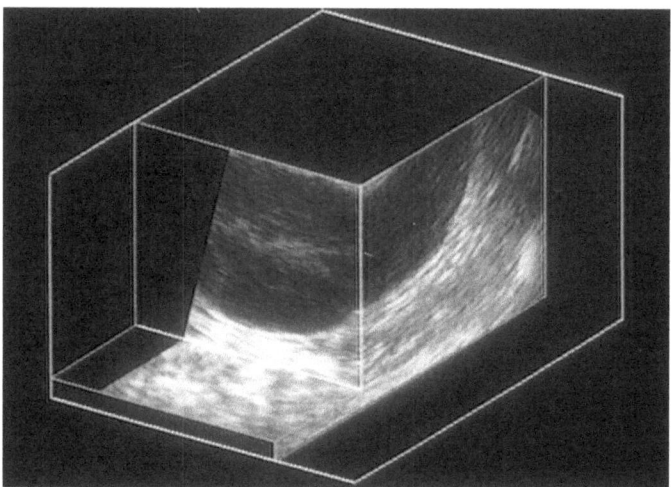

Abb. 4.17. 3D-Ultraschallbild einer großen Lymphknotenmetastase bei Samenblasenkarzinom. Im Blockschnittbild zeigt die
sagittale Schnittebene (*linke Blockseite*) die komplexe interne
Tumorstruktur, die Querschnittsebene (*rechte Blockseite*) die
laterale Ausdehnung

können aus dem Speicher in beliebigen Ebenen
herausgelesen werden. Die räumliche Ausbreitung
von Läsionen kann durch verschiedene Verfahren der
pseudodreidimensionalen Darstellung sichtbar gemacht
werden (COLET BILLON et al. 1992).

Rechnergestützte Bildverbesserung und Auswertung

Nur ein kleiner Teil der im Ultraschallsignal ent-
haltenen Informationen wird im Ultraschallbild als
grauabgestufte Bildpunkte dargestellt. Das menschli-
che Auge kann aber auch hiervon nur einen kleinen Teil nutzen, da in Abhängigkeit von der Um-
gebungshelligkeit nur 30–60 Graustufen differenziert
werden können. Durch Verwendung intelligenter Filter und histogrammabhängiger Spreizungen der Grau-
werttransformation können feine Läsionen sichtbar gemacht werden, die dem Auge andernfalls entgehen
(BLECK et al. 1992a,b). Statistische Parameter der Grau-
werthäufigkeit und -verteilung können bei der Unterscheidung benigner von malignen Lymphknoten helfen
(DELOCME et al. 1992).

Alle genannten Verfahren befinden sich noch im klinischen Erprobungsstadium, versprechen jedoch mit-
telfristig eine objektivier- und reproduzierbare Hilfe
bei der Differentialdiagnose von Lymphknotenerkrankungen.

4.2.4 Computertomographie

K.-H.G. MÜLLER

Die Einführung der Computertomographie brachte eine
Erweiterung der diagnostischen Untersuchungsmethoden, so daß heute auch Aufschlüsse über Lymphknoten
in lymphographisch schwer zugänglichen Regionen gegeben sind. Anderseits gibt sie nur wenig oder keine
Information über die Struktur der Lymphknoten und
ihre pathologischen Veränderungen.

Die computertomographische Aussage bezieht sich
allein auf Größe und Form der Lymphknoten. Die technisch durchführbare Dichtemessung des Lymphknotens
ermöglicht keine weitere Differenzierung, etwa die Unterscheidung entzündlicher oder tumoröser Strukturveränderungen (FROMMHOLD et al. 1979).

Lymphknotenstationen, die lymphographisch nicht
kontrastierbar sind, werden beurteilbar, dies ist einer
der entscheidenden Vorteile der Computertomographie.
Bei entsprechender Tumorlokalisation zählen hierzu
primäre Metastasen im kleinen Becken, Lymphknoten
im Leber-, Milz- und Nierenhilus, im großen
Netz, im Mesenterium, zökal, retrokrural sowie
hochparaaortal und intrathorakal. Vergrößerte, von
Tumorgewebe durchsetzte Lymphknoten lassen sich
auch bei fehlender lymphographischer Kontrastierung
mit der Computertomographie erfassen (Tabelle 4.1).
Zur computertomographischen Metastasendiagnostik
müssen Lymphknoten eine Mindestgröße von 1,5 cm
erreicht haben.

Der entscheidende Vorteil der computertomographischen Diagnostik liegt in der überlagerungsfreien
Darstellbarkeit aller Regionen des Körpers, in denen
sich Lymphome ausbilden können. Die eingeschränkte
räumliche Auflösung des Computertomogramms, die
unter optimalen Aufnahmebedingungen bei 2 mm ihre
Grenze erreicht, limitiert die Lymphknotendiagnostik
jener topographischen Regionen, in denen nur geringe

Tabelle 4.1. Methodische Vorteile von Computertomographie und Lymphographie

Computertomographie	Lymphographie
1. Erfassung lymphographisch nicht darstellbarer Lymphknotenstationen (Lymphknoten ab 1–2 cm Durchmesser nachzuweisen)	1. Nachweis von Metastasen, die nicht zu einer Lymphknotenvergrößerung geführt haben (Metastasen von 3 × 3 mm Größe abgrenzbar)
2. Größere diagnostische Breite durch Mitbeurteilung der parenchymatösen Bauchorgane und des Skelets	2. Differenzierungsmöglichkeit zwischen metastatischer, entzündlicher, degenerativer oder primär neoplastischer Lymphknotenveränderung
3. Räumliche Zusatzinformation durch Horizontalbilder	3. Hohes räumliches Auflösungsvermögen
4. Leicht wiederholbare nichtinvasive Untersuchung	4. Verlaufskontrollen bis zu 2 Jahren ohne Relymphographie möglich

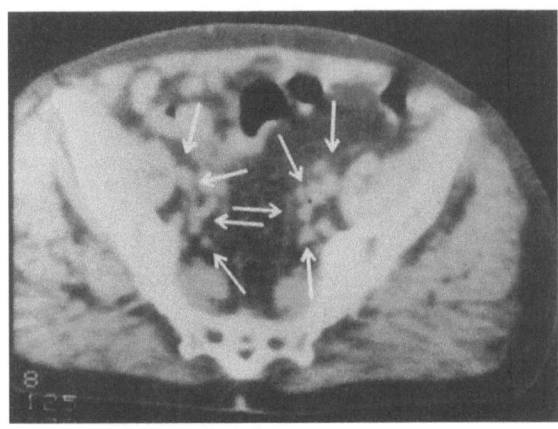

Abb. 4.18. Metastasen eines Blasenkarzinoms, vergrößerte Lnn. iliaci interni (links > rechts)

Drüsenvolumina eine Erkrankung dieses Organs bestimmen.

Die Strahlenbelastung liegt niedriger als bei konventioneller Röntgendiagnostik, da die eintreffende Dosis auf eine schmale Schicht begrenzt ist und die benachbarte Schicht nur durch Streustrahlung berührt wird. Das Risiko der Strahlengefährdung durch die Computertomographie ist, verglichen mit dem Nutzen dieser Methode, als gering anzusetzen (STIEVE et al. 1977). Die Gonadenbelastung ist bei der Untersuchung des lumbalen Bereichs im Vergleich zur konventionellen Röntgendiagnostik höher. So liegt die CT-Strahlendosis (20 Schnitte bei 500 mAs/120 kv) im weiblichen Becken bei ca. 27 mSv, während bei konventionellem Röntgen im Ovar 2,5 mSv und im Uterus 3 mSv gemessen werden. Die CT-Hodenbelastung liegt bei ca. 2,5 mSv, auch hier ist bei konventionellem Röntgen die Hodenbelastung kleiner (0,08 mSv).

HÜBENER und WALTER (1981) zeigen anhand von Beispielen Möglichkeiten der Computertomographie für die Lymphknotendiagnostik in den verschiedenen Körperregionen.

Die viszeralen Lymphknoten der Beckenorgane sind außerordentlich klein und erreichen kaum einen Durchmesser von 5 mm. Ebenso lassen die Lymphknoten um Rektum, Harnblase, Prostata oder Uterus eine computertomographische Identifikation unter normaler Bedingung nicht zu; wohl aber dann, wenn sie deutlich vergrößert sind (Abb. 4.18). In diesem Fall kann der Verdacht einer Tumorinvasion geäußert werden. Eine Stadieneinteilung von Beckentumoren bezüglich einer regionären lymphogenen Absiedlung wird zusätzlich durch die häufige Kombination tumoröser und in-

fektiöser Lymphome erschwert, die sich selbst bei Erkennung eines lymphknotenverdächtigen Tumors nicht differenzieren lassen.

Auch kleine Knoten im zentralen Lymphabflußgebiet der Vasa iliacae internae lassen sich allenfalls vermuten, gelegentlich auch mit schmalen Schichtdicken (2 mm) abbilden. Das Gefäßkonvolut im Becken, das von Nervensträngen und Plexus begleitet wird, erschwert bei der transversalen Schichtaufnahme und den orthograd getroffenen vasalen Strukturen die Identifikation eines Lymphknotens, der erst in Serientomogrammen aus der Analyse des topographischen Verlaufs der Gefäß- und Nervenstränge differenziert werden kann. Erst ein Überschreiten der Lymphknotenkapsel kann bei expansivem Wachstum einer Metastase zur sicheren Diagnose führen.

Vergrößerte Lymphknoten im inguinalen, iliaca-externa- und kaudalen Paraaortalgebiet sind der Computertomographie gut zugänglich, da sich die Lymphome im perivasalen Fettdepot von den übrigen Strukturen gut abgrenzen lassen. Die Lymphknotendiagnostik dieser Region sollte in jedem Fall vor einer Lymphographie stehen, da die zweifelsfreie CT-Diagnostik von Lymphomen oder Konglomerattumoren die Fußlymphographie entbehrlich macht.

Wesentlichstes Symptom eines neoplastischen Befalls stellt die Lymphknotenvergrößerung dar. Lymphknoten mit einem Durchmesser von mehr als 10 mm sind als verdächtig anzusehen. Es muß an Normavarianten und Vergrößerungen infolge reaktiver Hyperplasie gedacht werden (Abb. 4.19). Lymphknotenvergrößerungen sind paraaortal und hochiliakal besser abzugrenzen als tiefiliakal.

Pariiliakale und paraaortale Lymphknoten lassen sich mit einem Durchmesser von 10 mm (Abb. 4.20), bei ungünstigen Untersuchungsbedingungen von ca. 15 mm erkennen. Zur Abgrenzung des Dünndarmkonvoluts von retroperitonealen Gefäßstrukturen und Lymphknoten sollte dieses mit

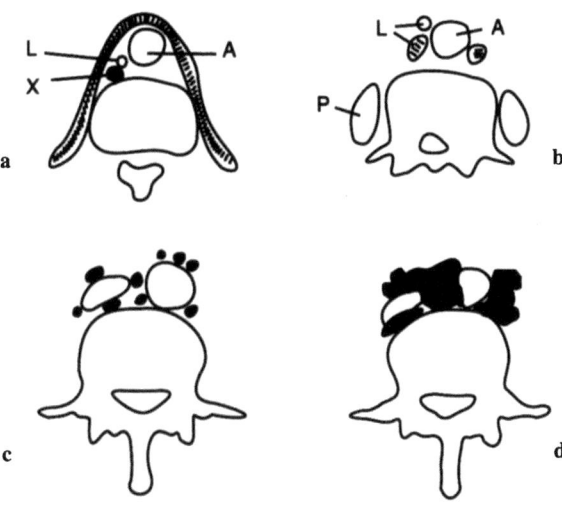

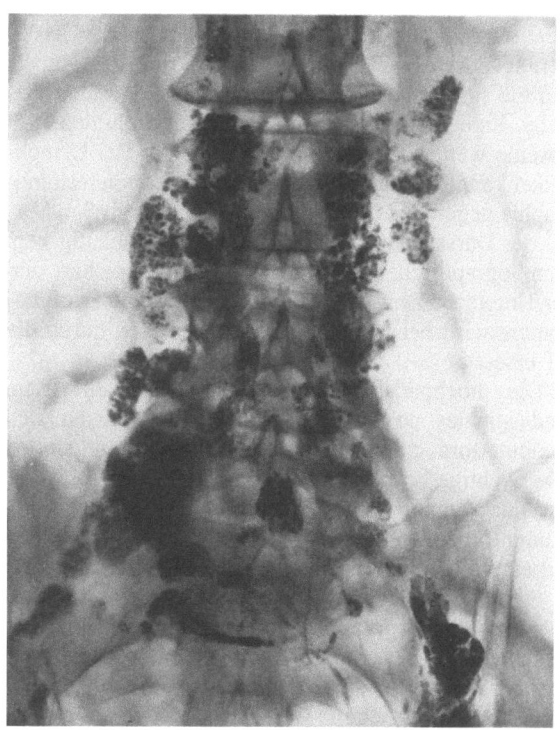

a

Abb. 4.19. a Schnitt in Höhe BWK 12 (*A* Aorta, *L* Lymphknoten, *X* V. azygos; *Schraffur:* Zwerchfellschenkel), **b** Schnitt in Höhe LWK 1/2 (*A* Aorta, *L* Lymphknoten, *P* Psoasmuskulatur). **c, d** Schnitte in Höhe LWK 2. Normale Lymphknoten um Aorta und V. cava caudalis (**c**), Lymphknotenbefall mit Impression der Aorta (**d**)

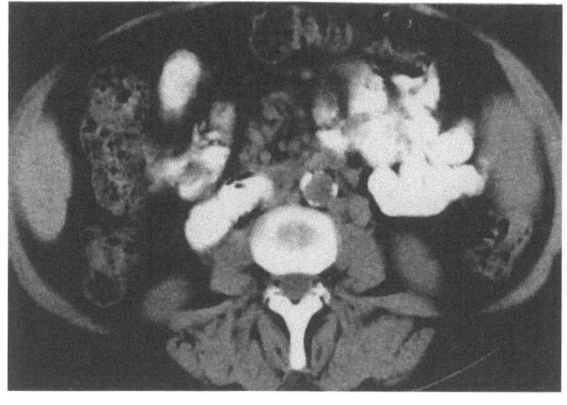

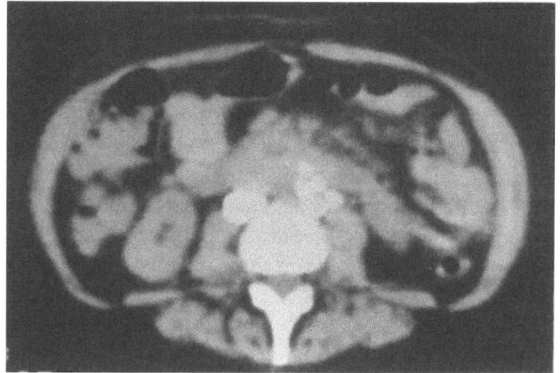

b

Abb. 4.20. Non-Hodgkin-Lymphom, vergrößerte konfluierende Lymphknoten paravertebral

Abb. 4.21 a, b. Staging bei Morbus Hodgkin. **a** Lymphographisches Bild mit typischem Speichermuster, **b** paravertebrale Lymphknoten im CT-Bild nach Lymphographie

750 ml einer verdünnten jodhaltigen Kontrastmittellösung markiert werden. Lymphknoten werden als rundliche Raumforderungen abgebildet, die sich in ihrer Dichte nicht von den Gefäßen unterscheiden. Nach intravenöser Kontrastgabe lassen sich Arterien und Venen gut von den Lymphknoten abgrenzen. Nach bipedaler Lymphographie lassen sich nicht selten hochparaaortal neben kontrastierten nichtkontrastmittelgefüllte Knoten abgrenzen, die im abdominellen Paraaortalgebiet als pathologisch gelten (Abb. 4.21).

Nach Lymphadenektomie nicht selten entstehende Chylome (Abb. 4.22) lassen sich durch Form und Dichtemessung der Raumforderung differenzieren.

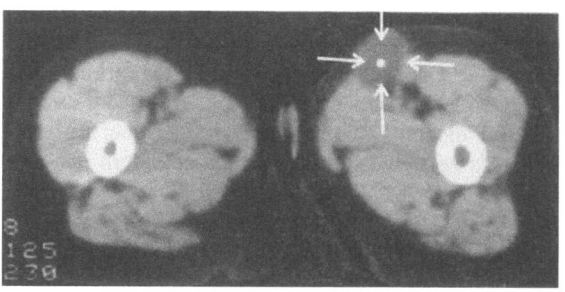

Abb. 4.22. Chylom in der linken Leiste nach Lymphknotenextirpation

Parailiakale und paraaortale Lymphknotenkonglomerattumoren entstehen bei fortgeschrittener Metastasierung durch eine tumoröse Destruktion der Kapsel und ein infiltratives Wachstum in die perivasalen Gewebe. Eine exakte Erfassung des Tumorvolumens gilt für eine weitere Therapie als unerläßlich. Bei Lymphknotenkonglomerattumoren bietet die Computertomographie gegenüber der Lymphographie den großen Vorteil der Darstellung des Tumors selbst, der häufig kein lymphographisches Kontrastmittel mehr speichert und zur Unterschätzung des Volumens führt. Die Lymphographie wird bei fortgeschrittenen Tumoren durch die CT ersetzt.

Die hochparaaortalen Lymphknoten, die Lnn. mediastinales posteriores und anteriores lassen sich computertomographisch sehr gut erkennen und stellen eine wichtige Lokalisierung für die Metastasierung dar. Sie sind lymphographisch meist nicht nachzuweisen, während die Computertomographie hier Lymphknoten mit einem Durchmesser von ca. 4 mm erfassen kann.

Schwieriger als die computertomographische Diagnostik der retroperitonealen Lymphknoten bleibt der Nachweis intraperitonealer Lymphome, die leichter erkennbar sind, wenn sie in der Nachbarschaft parenchymatöser Organe liegen. Wegen der individuellen Variabilität der abdominellen Strukturen lassen sich die mesenterialen Lymphome erst mit einer Mindestgröße von 10 mm erfassen.

Die mediastinalen Lymphome lassen sich vor allem im fetthaltigen Retrosternalraum sehr gut erkennen. Eine Abgrenzung zu den großen Gefäßen erfordert die intravenöse Gabe von Kontrastmittel. Ähnlich gut lassen sich die paraösophagealen und paratrachealen Knoten im oberen Mediastinum nachweisen, die anderen Untersuchungsverfahren kaum zugänglich sind.

Hiluslymphome lassen sich im dynamischen Kontrast-CT eindeutig abgrenzen (Abb. 4.23). Weitere Untersuchungen, wie die konventionelle Tomographie, sind nicht mehr erforderlich.

Die infra- und supraklavikulären Lymphome lassen sich mit der Computertomographie gut differenzieren, postoperativ ist die Trennung von Narbe und Rezidiv in vielen Fällen nicht ganz einfach. Gleiches gilt für die operierte und bestrahlte Axilla.

Wesentliches Symptom eines neoplastischen Lymphknotenbefalls stellt die Lymphknotenvergrößerung dar (Abb. 4.24). Lymphknoten mit einem Durchmesser von über 10–15 mm sind als verdächtig anzusehen. Generell weichen die Absorptionswerte befallener Lymphknoten nicht von denen der umgebenden Weichteilstrukturen ab, können aber bei seltener auftretenden extensiven Nekrosefeldern entsprechend hypodense Werte aufweisen. Das mehr infiltrative Wachstum führt zur Nichtabgrenzbarkeit der Aorta und V. cava sowie von ventraler und lateraler Kontur der Psoasmuskulatur. Bei der iliakalen Region ist auf Symmetrieabweichungen der Beckenweichteile, insbesondere der Iliopsoasmuskulatur, sowie auf glei-

che Lymphknotengröße der Gegenseite besonders zu achten.

Die Existenz kontrastierter Lymphknoten nach vorangegangener Lymphographie kann die diagnostische Abklärung nichtkontrastierter Lymphknoten erleichtern. So können dislozierte kontrastierte die nichtkontrastierten Lymphome umlagern und dadurch ein typisches Bild bieten. Auf Lymphogrammen schlecht erkennbare Reste subtotal aufgebrauchter Lymphknoten sind ausgezeichnet mit dem zugehörigen Malignomweichteilgewebe im computertomographischen Bild zu sehen.

HÜBNER (1981) teilt mit, daß der Einsatz der Computertomographie wie folgt zu bewerten ist:

1. Bei primären lymphatischen Systemerkrankungen und bei bevorzugt iliakal und lumbal metastasierenden Malignomen sollte die Computertomographie – neben der Sonographie – primär eingesetzt werden. Lymphknotenmetastasen ab

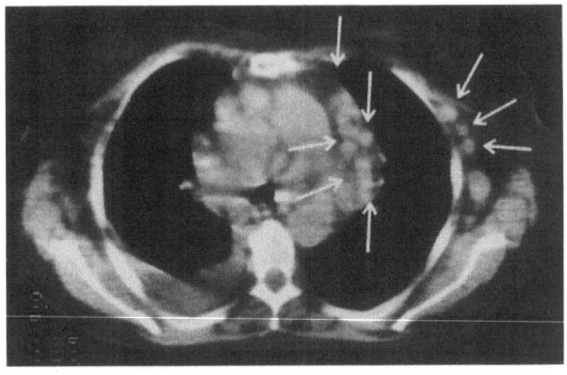

Abb. 4.23. Solitär abgrenzbare Lymphome im vorderen Mediastinum und der in linken Axilla bei zentroblastisch-zentrozytischem Lymphom

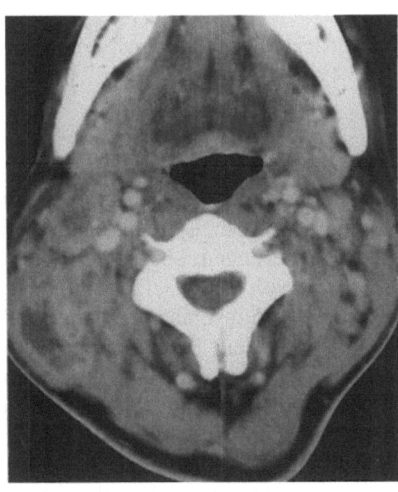

Abb. 4.24. Vergrößerter Halslymphknoten bei Tonsillen-Ca.

einer Größe von 15 mm lassen sich ohne Kontrastierung abgrenzen. Konglomerattumoren sind sicher diagnostzierbar; für die Festlegung des strahlentherapeutischen Zielvolumens ist dies eine unabdingbare Voraussetzung.

2. Eine bipedale Lymphographie ist nur noch dann erforderlich, wenn mit dem Ultraschall und der CT keine vergrößerten Lymphknoten nachgewiesen wurden und der Nachweis befallener Lymphknoten für die nachfolgende Therapie relevant ist.

3. Bei Tumoren mit nachgewiesenem retroperitonealem Lymphknotenbefall kann die Computertomographie in der Therapiekontrolle und Nachsorge meist eine hinreichende Beurteilung des Behandlungserfolges ermöglichen, Rezidive durch Vergleich erkennen und Relymphographien fast immer vermeiden.

4.2.5 Kernspintomographie

B. TERWEY und K.-H.G. MÜLLER

Durch die klinische Erprobung der Kernspintomographie beim Nachweis von Lymphgefäß- und Lymphknotenerkrankungen ist der diagnostische Wert dieser neuen Methode im Spektrum bewährter bildgebender Verfahren (Lymphographie, Lymphszintigraphie, Sonographie und Computertomographie) inzwischen erwiesen (REISER u. SEMMLER 1992). Es gibt hierfür verschiedene Gründe:

1. Die Zeit der Erprobung von Diagnosemöglichkeiten ist durch die Aufstellung vieler Geräte sowohl in Kliniken als auch Praxen in der Hand erfahrener Untersucher so ausgefeilt worden, daß die schnelle Entwicklung neuer Indikationen rasch in die Praxis umgesetzt wird.

2. Die systemimmanente Vielfalt variabler Meßbedingungen (Tabelle 4.2) und Meßergebnisse begründet einerseits den Erfolg der Kernspintomographie, sie erschwert aber auch heute noch den Vergleich mit anderen Verfahren.

Die Sensitivität und Spezifität der Kernspintomographie hat im Vergleich mit Computertomographie und Sonographie beim Nachweis von Lymphknoten- und Lymphgefäßerkrankungen den fast gleichen Stellenwert. Neben der variablen Schnittführung ist der ausgezeichnete Weichteilkontrast der rekonstruierten MR-Bilder einer der Hauptvorteile der Magentresonanztomographie, er beruht im Wesentlichen auf den unterschiedlichen Relaxationszeiten T1 und T2 der Gewebe, die komplexerweise die Wechselwirkung der Wasserstoffatomkerne mit ihrer Umgebung widerspiegeln.

Neben den Spinechosequenzen werden heute zunehmend Gradientenechosequenzen benutzt, während Inversion-Recovery nur selten angewandt wird.

Die Veränderungen von Kontrast der Gewebe mit Hilfe der Meßparameter ließen zu Beginn der Anwendung der Magentresonanztomographie Kontrastmittel überflüssig erscheinen. GRODD und BRASCH (1986) teilen mit, daß fast alle in der Magnetresonanztomographie eingesetzten und erprobten Kontrastmittel selbst im Bild nicht sichtbar sind. Sie beeinflussen jedoch die Sichtbarkeit der Protonen entweder in dem Sinne, daß diese während der Meßzeit ein stärkeres Signal aussenden (Verkürzung der Relaxastionszeit T1) oder daß sie schwächere Signale senden (Verkürzung der Relaxationszeit T2).

Abbildungseigenschaften

Die bildgebende Kernspintomographie beruht auf der Messung von Kernresonanzsignalen der Protonen. Das anatomische Schnittbild entsteht durch die Darstellung der gemessenen Signalintensitäten in abgestuften Grauwerten als Funktion des Ortes. Die Signalintensität und damit die Helligkeit eines Bildpunktes

Tabelle 4.2. Variable Meßparameter der Kernspintomographie

1. *Feldstärke* (0, 15–2, 0 Tesla)
2. *Meßvolumen*
   Single-Slice
   Multi-Slice
   Isotrope und anisotrope 3D-Technik
3. *Schichtorientierung*
   Sagittal
   Axial
   Frontal
   Frei wählbare schräge Ebenen
   Rekonstruierte gewölbte Ebenen
4. *Schichtdicken*
   0, 1–40 cm
5. *Schichtzahl*
   1 bis ca. 30 (abhängig von der Meßsequenz)
6. *Schichtfolge*
   In kontinuierlicher Reihenfolge
   Verschachtelt
7. *Schichtabstand* (zwischen den Schichtmitten)
   0–200%
8. *Meßfeld* (Field of view, Zoomfaktor)
   Ca. 8–50 cm
9. *Meßsequenzen*
   Spinechosequenzen (TR, TE variabel)
   Inversion-recovery-Sequenzen (TI, TR, TE variabel)
   Schnelle Sequenzen (Flipwinkel, TR, TE variabel)
10. *Bildmatrix*
    64 × 64, 64 × 128
    128 × 128, 128 × 256
    256 × 256, 256 × 512
    512 × 512
11. *Meßspulen*
    Körperspule, Kopfspule, Oberflächenspulen
12. *Orientierung der Auslesegradienten*
13. *EKG-Triggerung*
14. *Atemgating*

hängt von der Dichte der Protonen, ihren Relaxations-zeiten T1 und T2 und ihrer Bewegungsgeschwindig-keit und -richtung im untersuchten Volumen ab. Der Einfluß dieser MR-Parameter auf die Signalintensität und damit auf den Grauwert im Schnittbild kann durch die Art der Messung variiert werden. Eine Berechnung der Protonendichte, der T1- und der T2-Werte sowie der Flußgeschwindigkeit ist möglich. Die berechneten Daten können ebenfalls isoliert in Schnittbildern und darüber hinaus für die Berechnung virtueller Bilder be-nutzt werden.

Die Vielfalt der Informationen ermöglicht eine höhere variationsreiche Kontrastauflösung. Auf diese Eigenschaften gründen 2 Hoffnungen:

1. Vergrößerte Lymphknoten könnten leichter gegen normales Fettgewebe, normale Muskulatur, gegen Gefäße und andere Organgewebe abgegrenzt und deshalb auch eher entdeckt werden.
2. Die Messung der MR-Parameter könnte eine spe-zifische Gewebecharakterisierung zulassen, mit der erkrankte Lymphknoten von gesunden Lymphkno-ten zu unterscheiden sind (Dooms et al. 1985).

Des weiteren hofft man, mit Hilfe der Kernspin-tomographie maligne von benignen Lymphknoten zu trennen (Dooms et al. 1985; Lenz et al. 1986) und durch Verlaufsuntersuchungen die Therapieeffekte zu kontrollieren (Cohen et al. 1985).

Die in der Literatur veröffentlichten Ergebnisse der Kernspintomographie bei der Diagnostik von Lymph-knotenerkrankungen und die eigenen Erfahrungen sol-len im folgenden nach Körperregionen geordnet kri-tisch dargestellt werden, um daraus auf den Stellen-wert der Methode und ihre Zukunftsperspektiven zu schließen.

Zervikale Lymphknotenerkrankungen

Mit der Kernspintomographie können die anatomi-schen Strukturen der Halsweichteile einschließlich der Lymphknoten ebenso differenziert dargestellt werden wie mit der Computertomographie und der hoch-auflösenden Sonographie (Lenz et al. 1986; Stark et al. 1984; Steinbrich et al. 1985 b). Zur Differenzie-rung von Lymphknotenveränderungen sind optimale Bedingungen am MR-Tomographen und der Einsatz von Kontrastmittel erforderlich (Yousem et al. 1992).

Methodik

Tabelle 4.3 gibt einen Überblick über bisher beschriebene Untersuchungstechniken und macht deutlich, daß sich ein Untersuchungsstandard noch nicht durchgesetzt hat. An der Entwicklung seit 1984 ist zu erkennen, daß für die Abbildung zervikaler Lymphknoten die Messung des gesamten Halsvolumens in möglichst kurzer Zeit gewünscht wird. Lenz et al. (1986), Stark et al. (1984), Steinbrich et al. (1985) und Yousem et al. (1992) weisen auf die Vorteile der frontalen Schichtebene hin, mit der die Ausdehnung eines Prozesses in kraniokaudaler Richtung erfaßt und die Abrenzung zu Gefäßen und Muskeln verbessert wird. Bei optimalem Kontrast sollen Schichtdicke und Schichtabstand gering und das Auflösungsvermögen möglichst hoch sein. Zugleich darf die Darstellung der Anatomie nicht durch Bewegung (Atmung, Schluckbewegung, Gefäßpulsation und Fluß in den Gefäßen) gestört werden. Diese Forderungen lassen sich aufgrund der MR-spezifischen Eigenschaften allerdings nur äußerst mühevoll gleichzeitig erfüllen.

Tabelle 4.3. Untersuchungstechniken bei Kernspintomographie der Halslymphknoten

	STARK et al. (1984)	GLAZER et al. (1986)	STEINBRICH et al. (1985b)	LENZ et al. (1986)	YOUSEM et al. (1992)
Feldstärke	0,35 T	0,5 T	0,5 T	0,5/1,5 T	1,5 T
Meßvolumen	Multi-Slice	Multi-Slice	Multi-Slice	Multi-Slice	Multi-Slice
Schicht-orientierung	Transversal Frontal Sagittal	Transversal Frontal –	Transversal Frontal –	Transversal Frontal	Transversal
Schichtdicke	7 mm	5–10 mm	5–15 mm	5–10 mm	5 mm
Schichtabstand	4 mm	0–10 mm	?	0–10 mm	5 mm
Meßsequenzen	Spinecho 0,5/28/56 2,0/28/56	Spinecho 0,5/30–35 1,5/35/90	Spinecho 0,5/50 –	Spinecho 0,3–0,8/30–35 1,6–2,0/35/120	Spinecho 0,6–0,8/11–30 2,0–3,5/30–35/80–90
Bildmatrix	128 × 256 256 × 256	256 × 256 –	128 × 128 256 × 256	256 × 256 –	256 × 192
Ortsauflösung	1,7 × 1,7 mm 0,8 × 0,8 mm	1,2 × 1,2 mm –	1,7 × 1,7 mm 0,8 × 0,8 mm	1,2 × 1,2 mm 0,65 × 0,65 mm	0,8 × 1,2 mm
Spulentyp	Körperspule –	Kopfspule –	Kopfspule –	Kopfspule Oberflächenspule	Halsspule
Triggerung	Nein	Nein	Nein	Nein	Nein
Atemgating	Nein	Nein	Nein	Nein	Nein

Die Verbesserung des Signal-Rausch-Verhältnisses durch höhere Feldstärken allein ist dann kein Gewinn, wenn zugleich die Bewegungsartefakte zunehmen und eine Beurteilung der Lymphknoten behindern. Kurze Echozeiten, Kontrastgaben mit gutem Enhancement in T1- und T2-gewichteten Bildern sowie der Vergleich mit Nativbildern lassen die Sensitivität bis zu 67% steigen, die Spezifität liegt sogar zwischen 85 und 100% (YOUSEM et al. 1992).

Unabhängig von der Feldstärke sind sich alle Autoren einig, daß bei Einsatz der konventionellen Spinechosequenzen mindestens 2 verschiedene Repetitions- und Echozeiten gewählt werden müssen, um den Kontrast der Lymphknoten zum Fettgewebe einerseits und zum Muskelgewebe andererseits zu erhöhen. Auch für die Differenzierung des Signalverhaltens der Lymphknoten selbst sind immer 2 Meßsequenzen zur Gewinnung T1-gewichteter und T2-gewichteter Schnittbilder erforderlich, aus denen bei Bedarf T1- und T2-Relaxationszeiten sowie Protonendichte berechnet werden können.

Normalbefund

YOUSEM et al. (1992) zeigen, daß bei vergleichenden Untersuchungen mit CT und MR (1,5 Tesla) die Ergebnisse nicht signifikant voneinander abweichen. Sie konnten nachweisen, daß Patienten mit zentraler Lymphknotennekrose und Kapseldurchbruch des Tumors ins Halsfettgewebe schlechtere Überlebenschancen haben als Patienten mit nichtdestruierten Lymphknoten. LENZ et al. (1986) stellten ebenfalls fest, daß normale Lymphknoten durch die Kernspintomographie nicht gleich häufig und sicher nachgewiesen werden wie mit der Computertomographie. Dieses Ergebnis ist auf Teilvolumeneffekte zurückzuführen, bei denen das höhere Signal des Fettgewebes die signalarmen kleinen Lymphknoten in einer dicken Schicht verdeckt. Nur die Lymhknoten der oberen jugularen Gruppe mit einer Größe ab 8 mm lassen sich regelmäßig darstellen.

Von vielen Autoren (DOOMS et al. 1984, 1985, 1986; GLAZER et al. 1986; LENZ et al. 1986; LINDEMANN et al. 1986; STARK et al. 1984; STEINBRICH et al. 1985 b; VOGL et al. 1984) wurde die einfache Abgrenzung der Lymphknoten von den Gefäßen als Vorteil gegenüber der Computertomographie empfunden, bei der erst eine Kontrastmittelinjektion während der Untersuchung die sichere Differenzierung ermöglicht. Die niedrige Signalintensität in den Gefäßen ist Folge der Flußphänomene.

Normale Lymphknoten haben eine lange T1-Relaxation und sind deshalb im T1-gewichteten Bild dunkel innerhalb des signalintensiven hellen Fettgewebes (relativ kurze T1-Relaxationszeit) abgrenzbar. Im T2-gewichteten Bild sind normale Lymphknoten als Folge ihrer relativ längeren T2-Relaxationszeit etwas heller als Muskelgewebe (DOOMS et al. 1985).

Pathologische Befunde

STEINBRICH et al. (1985 b) sahen in 2 von 18 Fällen durch besseren Kontrast eine Überlegenheit der Kernspintomographie gegenüber der Computertomographie beim Nachweis von Lymphknotenvergrößerungen. Ein Unterschied zur diagnostischen Wertigkeit der hochauflösenden B-Bild-Sonographie wurde nicht beschrieben. DOOMS et al. (1985) haben versucht, maligne und beninge Lymphknoten mit Hilfe gemessener Signalintensitäten und Relaxationszeiten zu differenzieren. Eine derartige Unterscheidung war bei kleinen Lymphknoten während der Teilvolumeneffekte nicht möglich. Bei vergrößerten Lymphknoten ab 10 mm fanden sich bezüglich der T1-Relaxationszeiten keine Unterschiede zwischen entzündlichen Veränderungen einerseits und Lymphomen sowie Metastasen andererseits. Dagegen wurden in entzündlichen Lymphknoten signifikant höhere T2-Relaxationszeiten und höhere Protonendichten als bei Lymphomen und Metastasen gemessen. Die Autoren fanden, daß bei unspezifisch vergrößerten Lymphknoten das Signalverhalten keine Abgrenzung zu Metastasen und Lymphomen ermöglicht. Wie STARK et al. (1984) und SOM (1992) konnten auch sie zwischen Metastasen und Lymphomen wegen überlappender T1- und T2-Werte nicht differenzieren.

Im Widerspruch zu diesen Angaben stehen die Ergebnisse erster Untersuchungen von LENZ et al. (1986), die bei malignen Lymphomen eine deutlich kürzere T1-Relaxationszeit bei gleichzeitiger Verlängerung der T2-Relaxation fanden. Möglicherweise sind diese Ergebnisse darauf zurückzuführen, daß bei den von ihnen untersuchten Patienten schon eine Chemotherapie durchgeführt worden war (COHEN et al. 1985). Die Unterscheidung zwischen Lymphomen des Morbus Hodgkin von Non-Hodgkin-Lymphomen war nicht möglich. Im Gegensatz zu den malignen Lymphomen hatten Lymphknotenmetastasen von Plattenepithelkarzinomen der Kopf-Hals-Region ein Signalverhalten, das dem Signalverhalten von normalen Lymphknoten sehr ähnlich ist. Andere Lymphknotenmetastasen (DOOMS et al. 1985) wiesen dagegen eine verlängerte T1- und T2-Relaxation auf.

Nekrotische Zonen führen zu einer T1- und T2-Relaxationszeit wie zu einer Erhöhung der Protonendichte, ähnlich wie bei Entzündungen (VOGL et al. 1984; YOUSEM et al. 1992) und wie bei Halszysten (DOOMS et al. 1985). Besonders zu beachten sind die Probleme, die bei der Beurteilung postoperativer Zustände auftreten. Narben, ödematöse Schwellungen und kleine Einblutungen haben in Abhängigkeit vom Zeitpunkt der Untersuchung außerordentlich verschiedene Signalintensitäten und können zu Fehldeutungen führen (GLAZER et al. 1986a,b).

Die Kernspintomographie hat sich nach der Sonographie zur Methode der Wahl für die prätherapeutische Darstellung von Raumforderungen der Halsweichteile entwickelt. Sie ist auch für die Lymphknotendiagnostik einzusetzen. Insbesondere die genaue Lokalisation von Lymphknotenvergrößerungen bei metastastischem Befall kann wegen der spezifischen Drainagewege verschiedener Halsorgane (z. B. verschiedener Larynxabschnitte) für die Lokalisation eines okkulten Primärtumors von Bedeutung sein. Es können aus dem Signalverhalten der pathologischen Veränderungen keine Rückschlüsse auf die Histologie gezogen werden. Die Darstellung nach Kontrastmittel hat die Spezifität der Kernspintomographie nicht verbessert. PANUSCH et al. (1993) weisen auf die Untersuchung der Halsregion mit Inversion-recovery-fast-spin-Echo hin. Sie stellen fest, daß die kürzeren Echozeiten zu einer Verbesserung der Aussage führen. Wichtiger als die Inversion-Recovery ist das schnelle Spinecho.

Lymphknotenerkrankungen des Mediastinums und der Axilla

Die Kernspintomographie zum Nachweis von Metastasen bronchopulmonaler Tumoren sowie der Tumoren selbst und ihrer Invasion ins Mediastinum ist neben der Computertomographie ein ergänzendes Verfahren (WEBB et al. 1991). Im vorderen Mediastinum lassen sich Lymphknoten ebenso wie in der Axilla im Fettgwebe besser als mit der CT abgrenzen.

Methodik

WEBB et al. (1991) weisen darauf hin, daß die besten Ergebnisse mit EKG-Triggerung in Atemstillstand erzielt werden. Zur Auswertung werden Daten von 1024 Herzzyklen herangezogen. Es werden T1- und T2-gewichtete Bilder auf einer 256 × 256er Matrix erstellt. Die Echozeit TE beträgt 20 ms, die Schichtdicke 10 mm. Die Schichten werden transversal gelegt. Durch Herztriggerung und Atemstillstand wird die Untersuchungszeit stark verlängert.

Normalbefund

EPSTEIN et al. (1984), STEINBRICH et al. (1985a), KÖNIG (1986) und HAHN (1987) haben mit der Kernspintomographie normale Mediastinallymphknoten mit weniger als 10 mm Durchmesser nicht nachweisen können. Nur DOOMS et al. (1984) und WEBB et al. (1985, 1991) berichten über normale Lymphknoten mit Durchmessern von 5–10 mm unterhalb der Trachealbifurkation und zwischen Aorta und Pulmonalgefäßen.

Die Signalintensität normaler Lymphknoten im T1-gewichteten Bild ist geringer als die des Fettgewebes (DOOMS et al. 1985) und ermöglicht damit auch im Mediastium eine Abgrenzung, wenn die Schichtdicke kleiner gehalten werden kann. Die Möglichkeit zur übersichtlichen und kontrastreichen Darstellung der anderen Mediastinalstrukturen in verschiedenen Ebenen wird von den Autoren als besonders vorteilhaft

im Vergleich zur Computertomographie eingeschätzt. Auch die Cisterna chyli und der Ductus thoracicus sind im Frontalschnitt gegenüber dem benachbarten Fettgewebe gut abgrenzbar (Abb. 4.25). Im axillären Fettgewebe sind normale Lymphknoten ebenfalls wegen ihrer relativ kurzen T1-Relaxationszeit im T1-gewichteten Bild leicht zu erkennen (DOOMS et al. 1984; WIENER et al. 1986).

Pathologische Befunde

Der Nachweis vergrößerter Lymphknoten im Mediastinum und in der Axilla durch die Kernspintomographie ist ebenso sicher wie mit der Computertomographie (DOOMS et al. 1985; KRESTIN et al. 1986; STEINBRICH et al. 1985; WEBB et al. 1984, 1985, 1986, 1991).

Für die mediastinalen Non-Hodgkin-Lymphome fanden DOOMS et al. (1985) relativ lange T1-Relaxationszeiten, die im T1-gewichteten Bild eine gute Abgrenzung zum Fettgewebe ermöglichen und ebenso verlängerte T2-Relaxationszeiten, die im T2-gewichteten Bild eine Angrenzung zur Muskulatur gewährleisten (Abb. 4.26). Eine sichere Unterschei-

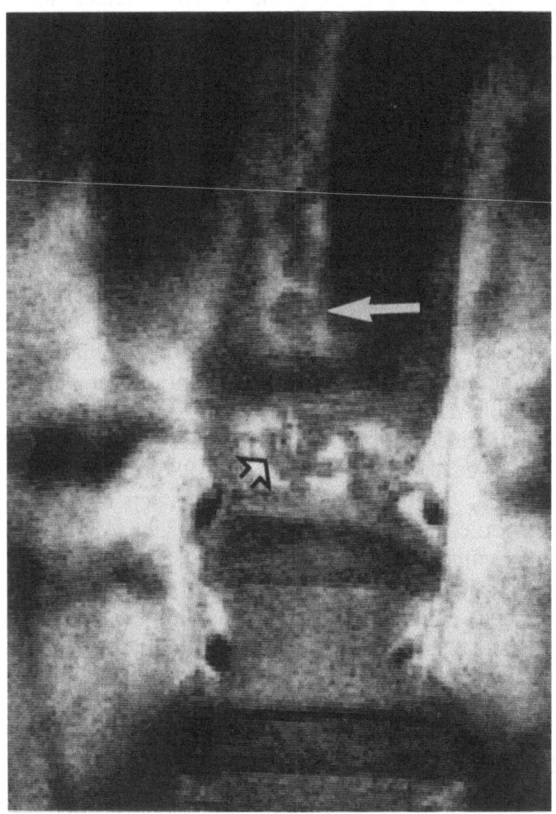

Abb. 4.25. Frontalschnitt, 8 mm Schichtdicke (SE, TR = 600 ms, TE = 30 ms) zur Darstellung der Cisterna chyli (*offener Pfeil*) und des Ductus thoracicus (*geschlossener Pfeil*), die sich dunkel vom benachbarten Fettgewebe abgrenzen lassen

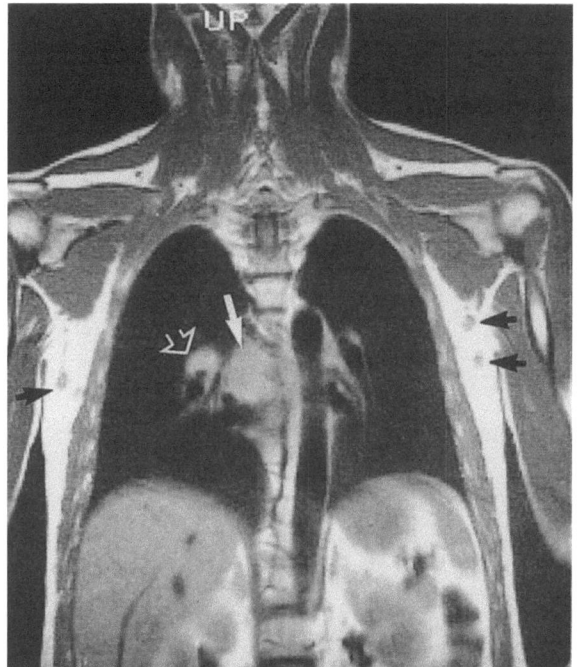

a

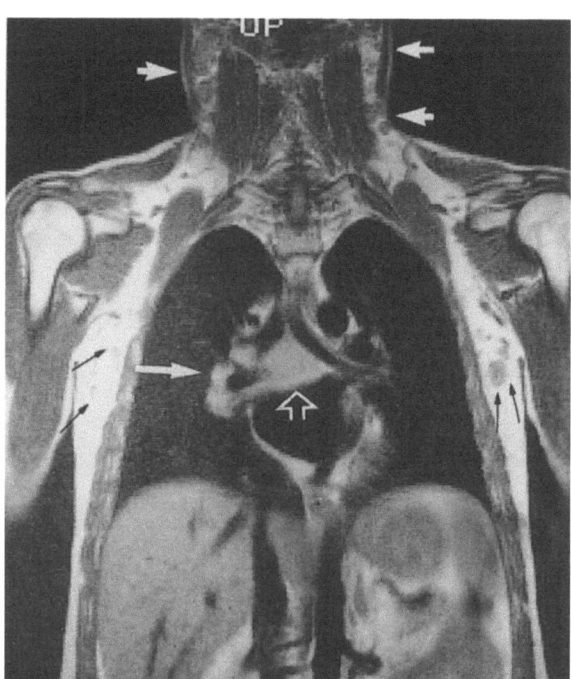

b

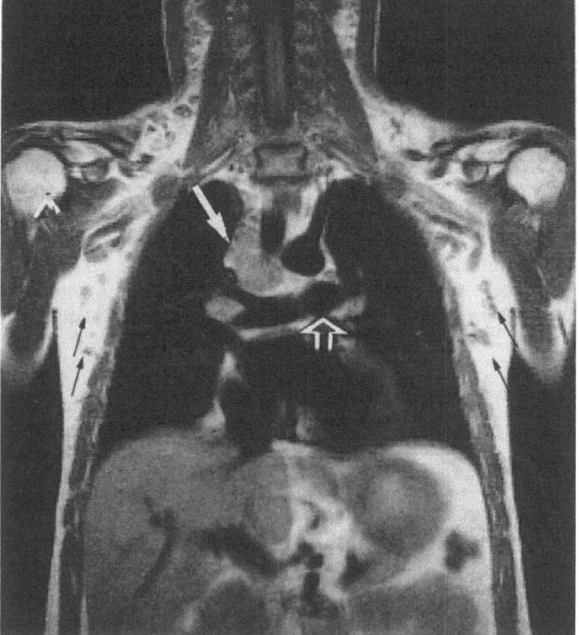

c

Abb. 4.26 a–c. Ausgewählte Frontalschnitte (Herztriggerung, 7 mm, SE, TR = 730 ms, TE = 30 ms) des Mediastinums eines 29jährigen Patienten mit einem unbehandelten lymphoblastischem Non-Hodgkin-Lymphom im Stadium III. **a** Dorsaler Frontalschnitt mit Darstellung signalarmer, vergrößerter Lymphknoten im axillaren Fettgewebe beidseits (*kleine Pfeile*), oberhalb der rechten V. pulmonalis (*offener Pfeil*) und rechts neben der V. azygos vor der Wirbelsäule (*geschlossener Pfeil*). **b** Weiter ventral gelegener Frontalschnitt mit Darstellung signalarmer Lymphknoten in den dorsalen und lateralen Halsweichteilen (*kleine Pfeile*), im axillaren Fettgewebe (*kleine lange Pfeile*), unterhalb der Carina (*offener Pfeil*) und am rechten Hilus (*geschlossener großer Pfeil*). **c** Noch weiter ventral gelegener Frontalschnitt mit signalarmen Lymphomen in den Halsweichteilen und in der Axilla beidseits (*kleine Pfeile*), zwischen Aorta, Trachea und A. pulmonalis (*offener Pfeil*) und an der Aufzweigung der rechten Pulmonalarterie (*geschlossener Pfeil*)

dung innerhalb der Lymphomarten war ebensowenig möglich wie die Abgrenzung zu Lymphknotenmetastasen des Bronchialkarzinoms und anderer Primärtumoren (Abb. 4.27). Bei Lymphknotenmetastasen des Bronchialkarzinoms wurden nicht in allen Fällen Signaldifferenzen zu tumorfreien Lymphknoten gefunden (Ross et al. 1984).

WEBB et al. (1991) zeigen, daß die Spezifität der MR allein 64%, zusammen mit der CT 67% beträgt.

Sie konnten bei 170 Patienten in kombinierten CT- und MR-Untersuchungen 118 Patienten mit T0-, T1- oder T2-Tumoren feststellen; 48 Patienten hatten Tumoren mit Stadium T3 und T4. Bei 155 Patienten wurde ein Lymphknotenstaging durchgeführt. Die Erfassung von Lymphknoten > 10 mm ist sowohl mit der MR als auch CT besser als bei kleinen Knoten. WEBB et al. (1991) geben der CT zur Abklärung bronchopulmonaler Tumoren den Vorzug. Die MR wird als ergänzendes

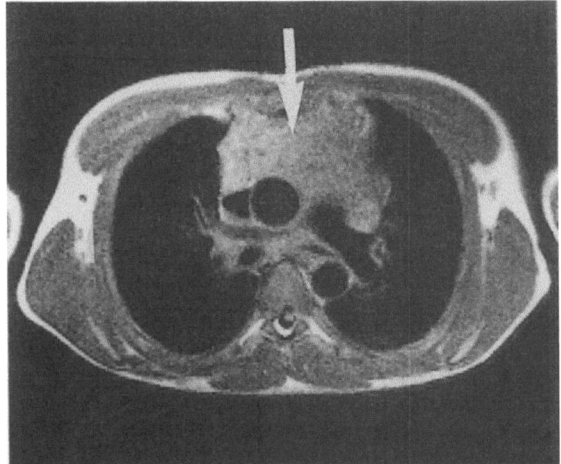

a

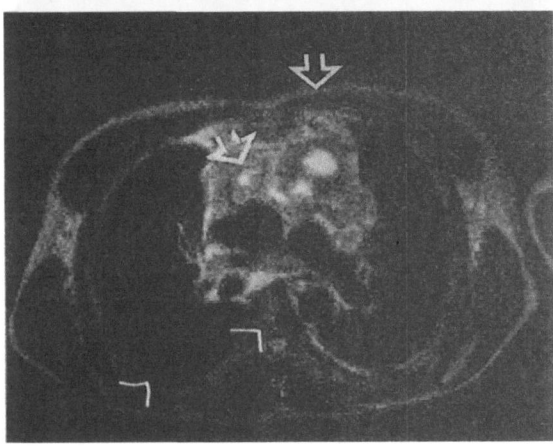

b

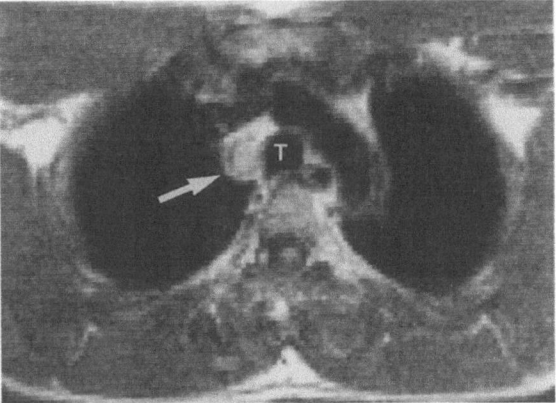

a

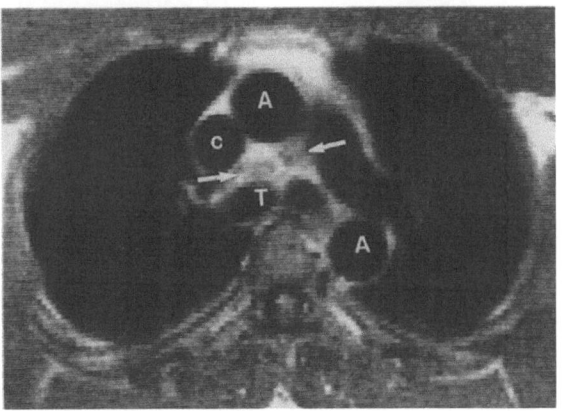

b

Abb. 4.27 a, b. 10 mm dicke Transversalschnitte des oberen Mediastinums eines 19jährigen Patienten mit histologisch gesichertem Morbus Hodgkin. Darstellung ausgedehnter Lymphknotenpakete (*Pfeile*) vor der Aorta und der Pulmonalarterie. Gute Abgrenzung von den Gefäßen. **a** Bei kurzer Repetitionszeit und kurzer Echozeit (SE, TR = 400 ms, TE = 35 ms) relativ homogene mittlere Signalintensität (*Pfeil*). **b** Im T2-gewichteten Bild (SE, TR = 1600 ms, TE = 140 ms) bestehen innerhalb des relativ signalintensiven Lymphknotenpakets Areale mit erheblich verlängerter T2-Relaxationszeit wie z.B. bei Nekrosen (*Pfeile*)

Abb. 4.28 a, b. Transversalschnitte des oberen Mediastinums (SE, TR = 1600 ms, TE = 35 ms) eines 31jährigen Patienten mit metastasierendem Hodenteratom. **a** Nachweis einer relativ zum Fettgewebe signalarmen Lymphknotenmetastase paratracheal rechts (*Pfeil*). **b** Nachweis von 2 kleineren, gegenüber dem Fettgewebe ebenfalls signalarmen Lymphknotenmetastasen (*Pfeile*) zwischen der Trachealbifurkation (*T*) und der Aorta (*A*) bzw. der V. cava superior (*C*)

Verfahren empfohlen. Sie erinnern daran, daß bei gleichwertiger Aussagekraft auch an die Kosten zu denken sei.

Lymphknotenmetastasen anderer Primärtumoren wie z. B. des Ösophagus, das Magen-Darm-Trakts, des Urogenitalsystems (Abb. 4.28), der endokrinen Organe und der Mamma wurden ebenfalls beschrieben (Dooms et al. 1985; Epstein et al. 1984; von Schulthess et al. (1986). Sie haben wie nahezu alle anderen malignen Veränderungen eine unspezifisch verlängerte T1- und T2-Relaxationszeit. Wichtig erscheint der Hinweis von Schulthess et al. (1986), daß die

Lymphknotenmetastasen sich inhomogener darstellen als die benignen Lymphknotenvergrößerungen.

Homogen war die Signalverteilung in den befallenen Lymphknoten von Patienten mit Morbus Boeck (Epstein 1984, Gamsu et al. 1983, 1984). Dooms et al. (1985) fanden in Sarkoidoselymphknoten signifikant kürzere Repetitionszeiten als in Lymphknotenmetastasen.

Akut entzündlich vergrößerte Lymphknoten haben im Unterschied zu den bisher erwähnten Erkrankungen erheblich verlängerte T1- und T2-Relaxationszeiten (Dooms et al. 1985). Der Befall durch Tuberkulose läßt sich dagegen bisher nicht von malignen Veränderungen unterscheiden.

Axilläre Lymphknotenmetastasen unterscheiden sich im Signalverhalten nicht von den Metastasen des Mediastinums und der Halsweichteile. Sie sind aber mit der entsprechenden Aufnahmetechnik (z. B.

Helmholtz-Spule) besonders gut vom reichlich vorhandenen Fettgewebe und von den Gefäßen abzugrenzen. Auch bei ihnen ist eine Verlängerung der T1- und T2-Relaxationszeit beschrieben.

Auch die Kernspintomographie nach Gd-DTPA ist nicht geeignet, zwischen entzündlich oder karzinomatös veränderten Lymphknoten zu unterscheiden. Darüber hinaus bleiben Mikrometastasen wie bei allen anderen bildgebenden Verfahren unentdeckt, so daß z. B. beim Mammakarzinom die Ausräumung regionärer Lymphknoten weiterhin erforderlich bleibt, bis eine gezielte Darstellung dieser Metastasen möglich ist. Es ist nicht zu erwarten, daß die Kernspintomographie hierzu geeignet ist.

Für das Staging von mediastinalen Lymphomen kann die Kernspintomographie wegen der einfacheren räumlichen Zuordnung der Lymphome und wegen der besseren Abgrenzbarkeit gegenüber den Gefäßen mit Gewinn eingesetzt werden. Der Vergleich mit der CT hat ergeben, daß beide Methoden etwa die gleiche Treffsicherheit haben.

Erkrankungen der Lymphknoten des Retroperitoneums und Abdomens

Wegen Zwerchfellbewegung, Gefäßpulsation und Darmmotilität ist es notwendig. Untersuchungen im Abdomen mit "Short-inversion-time-recovery" durchzuführen (HANNA et al. 1993). Zur Untersuchung des Retroperitoneums sind auch Magneten niedriger Feldstärken geeignet, da hier die Bewegung der Lymphknoten paravertebral, paraaortal und im Becken nicht mehr wesentlich durch Atmung und Darmbewegung beeinflußt werden.

Methodik

Die Kernspintomographie des Oberbauchs, des Retroperitoneums und des kleinen Beckens erfordert wegen der beschriebenen Artefakte durch Darmbewegung eine Vorbereitung des Patienten mit Spasmolytika (z.B. Glukagon).

Fluß- und Pulsationsartefakte können mit EKG-Triggerung verringert werden. Hilfreich sind auch Veränderungen der Gradientenschaltungen, durch die die Bewegungsartefakte aus der Untersuchungsregion herausgedreht werden können. Oberflächenspulen reduzieren das Artefaktproblem bei der Darstellung des Retroperitoneums, insbesondere der retrokruralen Lymphknotenvergrößerung.

Durch präzise gewählte Inversionszeiten bei Inversion-recovery-Sequenzen und mit selektiven Hochfrequenzimpulsen beim Chemical-shift-Imaging sind die Fettsignale und damit die Artefakte der Bauchdecken und Bauchfellbewegungen unterdrückbar (BYDDER et al. 1985).

SPECK (1991) schlägt vor, zur Kontrastierung des Magen-Darm-Trakts ähnlich wie bei der CT, Gadolinium-DTPA in nur 1 molarer Konzentration zu verabreichen. Es ist darauf zu achten, daß das Originalpräparat nur mit NaCl 0,9%, Glukose- oder Mannitlösung verdünnt wird, um die Stabilität des Präparates nicht zu gefährden. Die für die intravenöse Injektion vorgesehene 0,5molare Lösung ist für die Darmkontrastierung nicht geeignet.

Normalbefund

Normale Lymphknoten hinter den Zwerchfellschenkeln sind auch mit der Computertomographie schwer nachweisbar. Wenige Autoren haben mit der Kernspintomographie Lymphknoten in dieser Region ab 5 mm darstellen können. (ELLIS et al. 1984; KÜPER u. GRIEBEL 1986). Mesenteriale, paraaortale, parakavale und iliakale Lymphknoten lassen sich erst ab einer Größe von 10 mm nachweisen (ELLIS et al. 1984; LAWSON et al. 1985; ZIRINSKY et al. 1985). Zur Abgrenzung gegenüber den Gefäßen sind Frontalschnitte am besten geeignet (KÜPER u. GRIEBEL 1986; HRICAK 1993).

Pathologische Befunde

DOOMS et al. 1985 haben 25 Patienten mit abdominalen Lymphknotenerkrankungen untersucht und fanden ebenso wie andere Autoren (ELLIS et al. 1984; STEINBRICH et al. 1985; HANNA et al. 1993) Lymphknoten mit Durchmessern ab 10 mm mit einer geringeren Treffsicherheit als mit der Computertomographie. Die Abgrenzung von Lymphknotenmetastasen und Lymphozelen ist gut möglich (Abb. 4.29). Auch die Differenzierung von Lymphknotenmetastasen gegenüber der retroperitonealen Fibrose ist nach DOOMS et al. (1985) möglich, da sich bei der retroperitonealen Fibrose die T2-Relaxationszeit relativ verkürzt und die T1-Relaxationszeit dagegen verlängert.

HANNA et al. (1993) vergleichen bei 25 Patienten die Wertigkeit von MR-Imaging mit Lymphographie und CT. Sie teilen mit, daß in kleinen Lymphknoten Defekte mit der Lymphographie besser nachzuweisen sind. Mit CT und MR sind Lymphknoten in größerer Zahl abzugrenzen. Hier werden die Lymphknoten erfaßt, die bei der bipedalen Lymphographie nicht kontrastiert werden. Die Magnetresonanztomographie ist bei dünnen Schichten besser zur Darstellung der Lymphknoten im retroperitonealen Fett geeignet als die CT.

COHEN et al. (1985) haben bei 3 Kindern retroperitoneale Lymphome mit T1-gewichteten und T2-gewichteten Aufnahmen vor und nach Chemotherapie untersucht. Ähnlich wie DOOMS et al. (1985) fanden sie bei unbehandelten Patienten in den vergrößerten Lymphknoten lange T1- und lange T2-Relaxationszeiten. Die Messungen nach Therapie ergaben nicht nur eine Verkleinerung der Lymphknotentumoren, sondern auch eine bedeutende Verkürzung der T1-Relaxationszeit, die übrigens bei dem Patienten, der keine Remission erreichte, nicht festzustellen

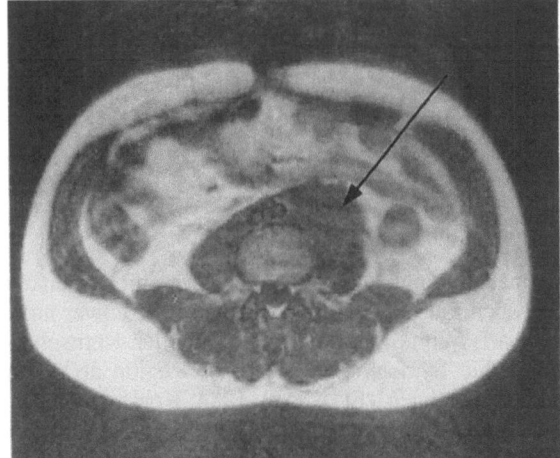

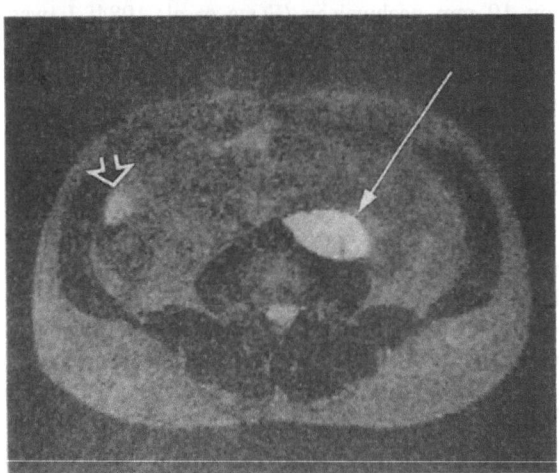

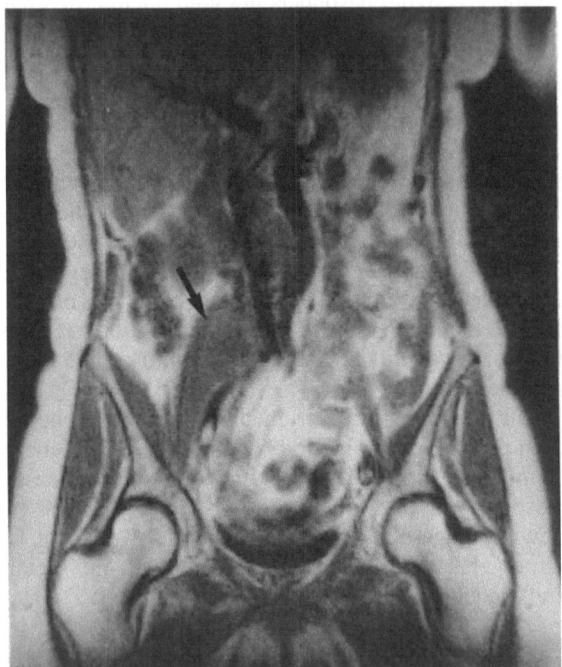

Abb. 4.30. Frontalschnitte des Retroperitoneums einer 63jährigen mit Darstellung einer Lymphknotenmetastase (*Pfeil*), die mit dem rechten M. psoas und mit den Iliakalgefäßen verbacken ist (Histologie: Adenokarzinom des Uterus). Die Metastase ist sowohl von den Gefäßen als auch vom Fettgewebe gut abgrenzbar (Schichtdicke 10 mm, SE, TR = 400 ms, TE = 30 ms)

Abb. 4.29 a, b. Transversalschnitte des Retroperitoneums eines 36jährigen Patienten mit Darstellung einer Lymphozele paraaortal links vor dem M. psoas (*Pfeil*) nach Lymphknotenausräumung bei metastasierendem Hodenteratom. **a** Die Signalintensität innerhalb der Lymphozele ist im T1-gewichteten Bild (SE, TR = 400 ms, TE = 35 ms) niedrig, so daß die Abgrenzung vom M. psoas kaum gelingt (*Pfeil*). **b** Im T2-gewichteten Bild (SE, TR = 1600 ms, TE = 140 ms) ist die Signalintensität im Vergleich zur Muskulatur und auch zum Fettgewebe als Hinweis auf eine lange T2-Relaxationszeit so hoch wie in der Darmflüssigkeit (*offener Pfeil*)

war. Therapieerfolge beim Hodgkin und Non-Hodgkin-Lymphom können so kontrolliert werden.

Ellis et al. (1984) beurteilen die Kernspintomographie beim Staging der Hodentumoren günstig. Es ergaben sich kaum Unterschiede zwischen der Computertomographie und der Kernspintomographie zur Bestimmung des Stadiums. Die Darstellung des Retroperitoneums erlaubt eine übersichtliche Abgrenzung der retroperitonealen Lymphknotenmetastasen von den signalarmen Gefäßen. Hierzu sind Frontalschnitte erforderlich.

Hricak (1993) verweist bei der Diagnostik von gynäkologischen Tumoren auf die MR, die im Vergleich zur intrauterinen Ultraschalluntersuchung bei der Abgrenzung großer Tumoren eine bessere Therapieplanung erlaubt. Lymphknotenmetastasen gynäkologischer Tumoren (Abb. 4.30), des Harnblasenkarzinoms und des Prostatakarzinoms sind ohne intravenöse Kontrastmittelgabe ab 10 mm zu erkennen (Hricak et al. 1983, 1986). Hingewiesen wird auf die höhere Sensitivität der MR gegenüber dem Ultraschall (Sensitivität bei Ultraschall 50%, MR 87%).

Nur mit der MR sind Tumorgewebe des Uterus im T2-gewichteten Bild von gesundem Gewebe aufgrund einer höheren Signalintensität zu trennen. MR und CT sind in der Abgrenzung befallener Lymphknoten gleichwertig. Zu beachten ist, daß nach Lymphographien mit öligem Kontrastmittel im T1-gewichteten Bild auch vergrößerte Lymphknoten übersehen werden, weil sie nicht mehr vom Fettgewebe zu unterscheiden sind (Buckwalter et al. 1986). Die Kernspintomographie der retroperitonealen Lymphknoten ist deshalb immer vor einer Lymphographie durchzuführen.

Diskussion

Mit der Kernspintomographie ist es möglich, ohne Kontrastmittel periphere Lymphbahnen (Abb. 4.31),

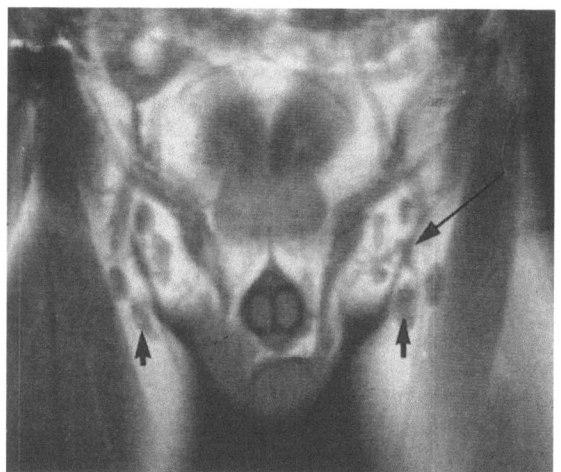

a

Abb. 4.31 a–c. Frontalschnitt der Leistenlymphknoten eines 29jährigen Patienten mit histologisch gesichertem lymphoblastischen Non-Hodgkin-Lymphom. **a** Im T1-gewichteten Bild (SE, TR=400 ms, TE = 35 ms gute Abgrenzbarkeit der signalarmen Leistenlymphknoten (*kleine Pfeile*) und Lymphgefäße (*langer Pfeil*) gegenüber dem signalreichen Fettgewebe und der Oberschenkelmuskulatur. **b** Im protonengewichteten Bild (TR=2000 ms, TE=35 ms) treten sog. Chemical-shift-Artefakte an den unteren Lymphknotenrändern stark hervor (*kleine Pfeile*). **c** Im T2-betonten Bild (SE, TR=2000 ms, TE=120 ms) sind Lymphknoten und Lymphbahnen deutlich schlechter von Fett und Muskulatur abzugrenzen

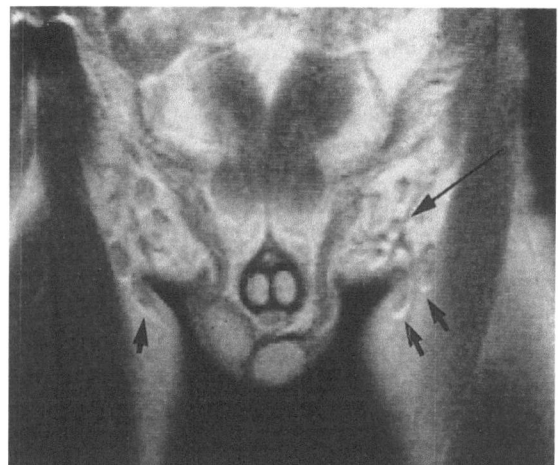

b

die Cisterna chyli und den Ductus thoracicus (s. Abb. 4.25) darzustellen. Ob sich diese Methode für die Differentialdiagnose des Lymphödems (Abb. 4.32) eignet, ist noch ungeklärt (GREGL et al. 1986). Bei der Diagnostik der Lymphknotenerkrankungen sind CT und MR weitgehend gleichwertig, bei Therapiekontrollen ist inaktives Lymphknotengewebe nach Strahlen- und Chemotherapie im T2-gewichteten Bild durch eine niedrigere Signalintensität als vitales Lymphknotengewebe zu differenzieren. LANIADO et al. (1992) weisen auf das veränderte Signalverhalten von Lymphknoten nach Strahlen- und Chemotherapie im T2-gewichteten Bild hin. Devitalisiertes Lymphomgewebe zeigt im T2-gewichteten Bild eine niedrigere Signalintensität als vitales Lymphomgewebe.

In allen Körperregionen beruht die Diagnose einer Lymphknotenerkrankung oder eines Befalls der Lymphknoten durch Metastasen sowohl mit der Kernspintomographie als auch der Computertomographie auf dem Nachweis der Volumenzunahme. Die Sensitivität von Computertomographie und Kernspintomographie beim Nachweis vergrößerter Lymphknoten ab 10 mm unterscheidet sich kaum. Eine histologische Zuordnung pathologischer Lymphknotenveränderungen durch die Analyse der Protonendichte, der T1- und T2-Relaxationszeiten ist nach LANIADO et al. (1992) möglich. Nach Strahlen- und Chemotherapie besteht die Möglichkeit, vitales von devitalisiertem Lymphomgewebe abzugrenzen. (Eine Übersicht über die vertretbaren Indikationen zur MR-Untersuchung gibt Tabelle 4.4.)

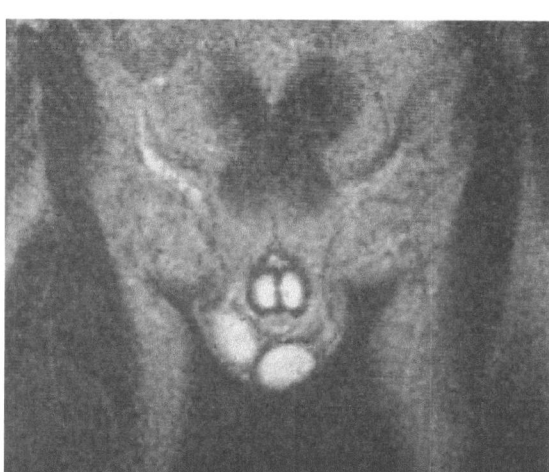

c

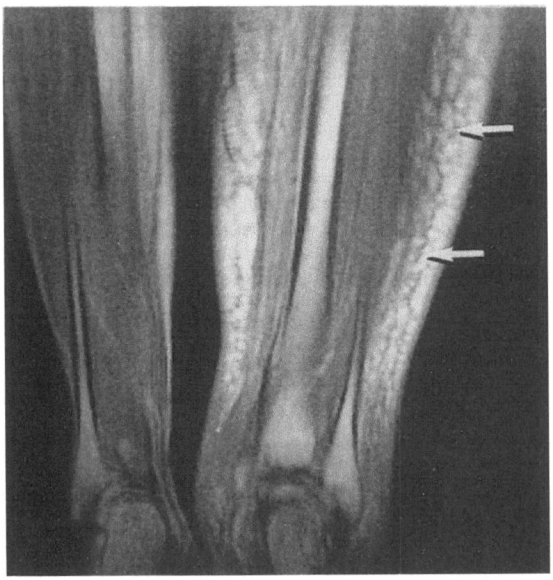

Abb. 4.32. Frontalschnitt eines Patienten mit primärem Lymphödem (SE, TR = 400 ms, TE = 35 ms, Schichtdicke = 10 mm). Darstellung der erweiterten Lymphbahnen als signalarme, z.T. korkenzieherartig verlaufende Gefäßstukturen (*Pfeile*). Ein Teil der signalarmen Strukturen entspricht sehr wahrscheinlich den beim chronischen Lymphödem vorhandenen septenartigen Fibrosierungen

Tabelle 4.4. Indikationen zur Kernspintomographie bei Lymphknotenerkrankungen (STAND 1993)

1. Präoperatives Staging von Tumoren der Halsweichteile

2. Staging der malignen Lymphome und Lymphknotenmetastasen im Mediastinum bei Patienten mit Kontrastmittelallergie und unklarem CT-Befund

3. Präoperatives Staging von Tumoren des Retroperitoneums bei Patienten mit Kontrastmittelallergie und mit unklarem CT-Befund

4. Präoperatives Staging bei Tumoren des kleinen Beckens

4.3 Ergänzende Verfahren

4.3.1 Zusatzuntersuchungen zur Lymphographie

K.-H.G. MÜLLER

Unter dem Begriff Zusatzuntersuchungen sind alle Methoden zu verstehen, die zu einer Ergänzung der Aussage von Lymphangiogrammen und -adenogrammen einer Lymphographie beitragen.

"Direkte" röntgenologische Zusatzverfahren

1. Gezielte Aufnahmen unter Durchleuchtungskontrolle: Mit Durchleuchtung und gezielten Aufnahmen ist es möglich, mit einfachen Mitteln marginale Defekte in Lymphknoten überlagerungsfrei zu erfassen.

2. Subtraktionsaufnahmen: Sie ermöglichen eine störungsfreie Darstellung der Lymphknoten. Das hauptsächliche Problem besteht in der erforderlichen identischen Aufnahmeposition vor und nach Kontrastmittelfüllung der Lymphknoten. Wegen des hohen zeitlichen und materiellen Aufwandes konnte sich die fotografische Subtraktion als Standardzusatzuntersuchung nicht durchsetzen.

3. Vergrößerungsaufnahmen: Lymphknotenvergrößerungsaufnahmen zeigen bezüglich Detailerkennbarkeit von Lymphknotenstrukturen und -defektbildungen nur geringe Vorteile gegenüber den Standardaufnahmen. Bewegungsunschärfen von Lymphknoten in der Umgebung pulsierender Gefäße bei langen Belichtungszeiten hat dieses Verfahren nicht zur Routineuntersuchung werden lassen.

4. Schichtuntersuchungen: Die Tomographie sollte bevorzugt

– bei unzureichender Beurteilbarkeit von Lymphknoten durch Übereinanderprojektion, überlagernde Knochenstrukturen, Kontrastmittelextravasate oder persistierend gefüllte Lymphbahnen,

– zur Abgrenzung nichtspeichernden tumorösen Gewebes bei subtotalem oder totalem Speicherausfall der Lymphknotenkette sowie

– zur besseren Detailerkennbarkeit

eingesetzt werden. Überzeugende Ergebnisse lassen sich bei mehrdimensionalen Verwischungsformen (spirale, hypozykloidale Verwischung) bei großen Schichtwinkeln und geringen Schichtabständen erreichen. Die Tomographie ist von allen direkten röntgenologischen Zuatzuntersuchungen die Methode mit der größten diagnostischen Bedeutung.

5. Stereoaufnahmen der kontrastierten Lymphknoten: DE ROO (1968) beschreibt die Stereoaufnahmetechnik zur besseren Beurteilung der Defektausdehnung in kontrastierten Lymphknoten. Ihr Einsatz ist seit Nutzung der CT und des Ultraschalls weitgehend verlassen.

"Indirekte" Zusatzverfahren, Untersuchungen mit Kontrastmitteln

1. Ausscheidungsurogramm: Mit Einführung der Lymphographie und seit Einsatz der Computertomographie bei der Metastasensuche im Retroperitonealraum hat das Urogramm an Bedeutung verloren. Bei Verlagerung der Nieren und Ureteren sollte stets an vergrößerte Lymphknoten des Retroperitonealraums gedacht werden. Die Häufigkeit pathologischer Urogramme ist vom Ausmaß und Sitz der Metastasen abhängig. Bei Systemerkrankungen und großen Konglomerattumoren kommen Verlagerungen der Ureteren relativ häufig vor.

2. Arteriographie: Der Lymphographie ist die Arteriographie unterlegen. Im Gegensatz zu den Lymphgefäßen, die mit der Lymphographie direkt kontrastiert

werden, lassen sich die arteriellen Gefäße der Lymphknoten nicht routinemäßig mit der Arteriographie darstellen. Im Arteriogramm lassen sich die bekannten
Tumorzeichen (pathologische Gefäße, arteriovenöse
Shunts, Gefäßverlagerungen, Kontrastmittelanreiche-
rungen in Tumoren) erst bei ausgedehnten Metastasen oder großen Tumoren erkennen. Bei Nierentu-
moren, Hodentumormetastasen, gynäkologischen Tumoren, Harnblasenkarzinomen und Systemerkrankungen ist die Angiographie zur Tumorgrößenbestimmung
heute nach der Sonographie, Computertomographie
und Magnetresonanz in den Hintergrund getreten.

3. Venographie: Die Phlebographie, z.B. Beckenve-
nographie bzw. Kavographie, ist eine Ergänzung zur
Lymphographie; jedoch ist auch diese Methode neben
den neuen bildgebenden Verfahren von untergeordneter
Bedeutung.

4.3.2 Ultraschallgesteuerte Feinnadelbiopsie

M. Gebel

Die Möglichkeit, mit Ultraschall eine kontrollierte
Biopsie von außen nicht sichtbarer oder tastbarerer
Organe auszuführen, wurde schon 1972 von Holm et
al. erkannt (Holm et al. 1972). Die Sonographie eignet
sich in idealer Weise zur kontrollierten perkutanen
Gewebeentnahme. Die apparativen Voraussetzungen
sind heute in nahezu jedem Krankenhaus gegeben. Es
fällt keine Strahlenbelastung an. Der Punktionsvorgang
kann kontinuierlich überwacht werden. Die Prozedur
selbst ist einfach und schnell durchzuführen (Gebel et
al. 1986a; Otto u. Wellauer 1985).

Indikationen und Kontraindikationen

Voraussetzungen für die ultraschallgeleitete Punktion
sind die sonographische Darstellbarkeit des Punktions-
ziels und die Abwesenheit von allgemeinen Kontraindikationen. Zu den Kontraindikationen zählen Gerinnungsstörungen und mangelnde Kooperationsfähigkeit
des Patienten (Gebel et al. 1986a). Auch die Lage der
Läsion kann eine Punktion verbieten, wenn beispielsweise hierzu die Milz durchquert werden müßte. Vor
der Punktion müssen auch potentiell gefahrbringende
Differentialdiagnosen in Betracht gezogen werden, wie
Aneurysmen der viszeralen Arterien und peritoneale
Echinokokkuszysten.

Methode

Für die ultraschallgeleitete Punktion stehen eine
Reihe von speziellen Biopsiesonden und Biopsiehilfen
zur Verfügung, die eine kontrollierte Nadelführung
ermöglichen (Abb. 4.33 und 4.34). Bei oberflächlichen
Lymphknoten sind übliche Biopsiesonden wegen der
fehlenden Nadeldarstellung im Nahfeld nutzlos. In
diesem Fall kann eine kontrollierte Punktion durch
schräges Einführen der Nadel in das Schallfeld

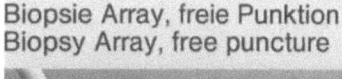
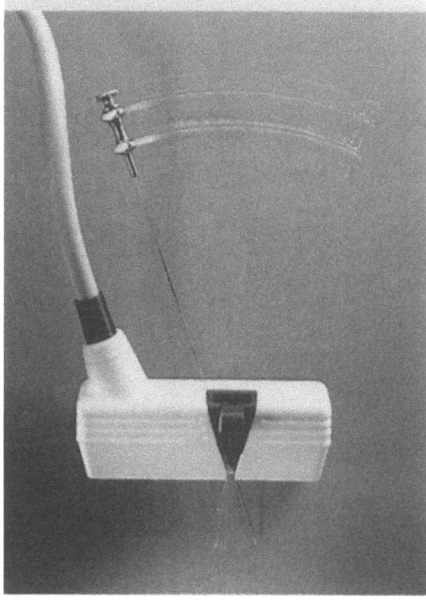

Abb. 4.33. Spezielle Linear-array-Biopsiesonde mit Demonstration der verschiedenen Stichwinkel

einer hochfrequenten diagnostischen Ultraschallsonde
ausgeführt werden.

Für die Feinnadelpunktion abdomineller Lymphknoten und Organe werden vollflexible Feinnadeln
mit einem Außendurchmesser von 0,6–1,0 mm verwendet. Das aspirierte Material wird auf entfettete
Objektträger ausgestrichen, luftgetrocknet und nach
Giemsa gefärbt (Gebel et al. 1986a). Für die Klassifikation von Non-Hodgkin-Lymphomen können gelegentlich immunzytochemische Spezialfärbungen notwendig werden, weshalb insbesondere bei letzterer Fragestellung genügend gute tumorzellhaltige Ausstriche
zur Verfügung stehen müssen.

Für den Punktionsvorgang selbst wird die Läsion
zunächst sonographisch optimal eingestellt, wobei die
jeweils eingeblendete Visierlinie auf das Zentrum der
Raumforderung gerichtet wird. Nach Lokalanästhesie,
die bei oberflächlichen Punktionen gut entfallen
kann, wird die Punktionsnadel in das Ultraschallfeld
vorgeführt. Die Nadelsspitze wird dabei als heller
Reflex sichtbar. Unter kontinuierlicher Beobachtung
wird sie dann in den Tumor plaziert, und dort
kann gezielt Material gesammelt werden (Abb. 4.35).
Die Ausstriche enthalten nicht nur Einzelzellen,
sondern häufig auch intakte Zellverbände, die
eine Artdiagnose über die Dignitätsdiagnose hinaus
erleichtern (Abb. 4.36 und 4.37).

Ergebnisse

Die Ergebnisse der ultraschallgeleiteten Feinnadelpunktion abdomineller Lymphknoten stehen denen

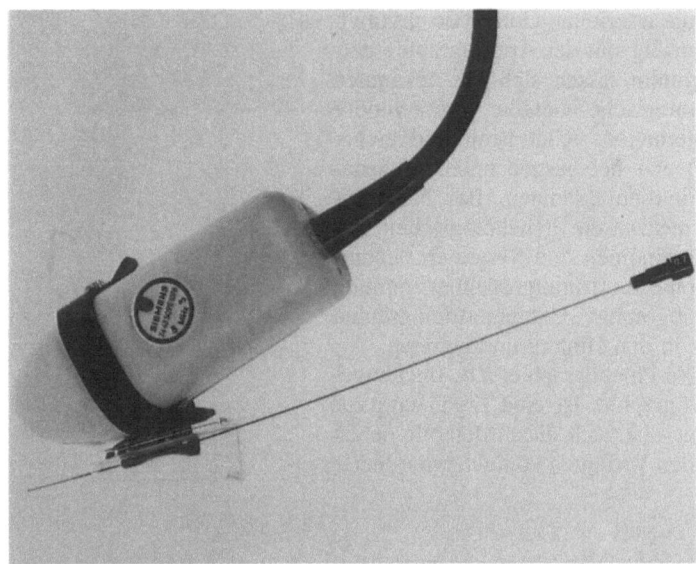

Abb. 4.34. Detailansicht des Sektorscanners mit aufgesteckter Biopsiehilfe. Da mechanische Sectorscanner nicht sterilisiert oder viruzid desinfiziert werden können, muß der Scanner für eine Biopsie in einen sterilen Plastiksack eingebettet werden (hier nicht abgebildet)

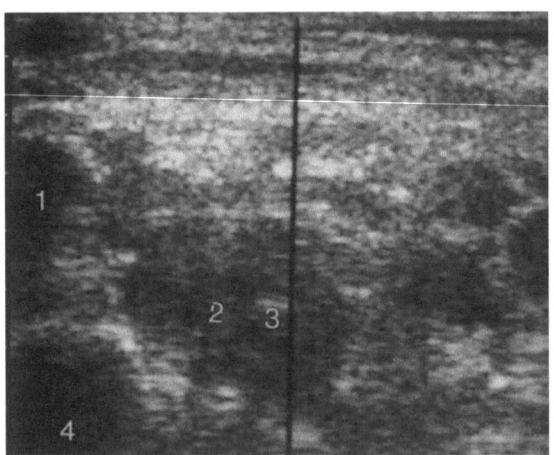

Abb. 4.35. Demonstration der Punktion einer paraaortalen Lymphknotenmetastase. Die Nadelspitze *(3)* wird unter kontinuierlicher Beobachtung in ein Lymphom *(2)* links neben Aorta *(1)* und Wirbelkörpern *(4)* geleitet, Visierlinie wo gezielt Material gesammelt wird. Die dunkle Linie ist die Visierlinie (Querschnittsbild)

der parenchymatösen Organe nicht nach. Bei Studien mit großen Fallzahlen (GEBEL et al. 1986a; OTTO u. WELLAUER 1985) wird eine Sensitivität der Malignitätsdiagnose von 83% bis 92 % bei einer Spezifität von 100% erreicht. Entgegen der besonders im angelsächsischen Sprachbereich noch kürzlich vorherr-

schenden Meinung (ERWIN et al. 1986) lassen sich zytologisch sehr gute Resultate bei der Artdiagnose von Lymphknotenmetastasen und bei der Klassifikation von Non-Hodgkin-Lymphomen erreichen, die den Ergebnissen der Histologie nicht nachstehen (GEBEL et al. 1986a; ZERMAN et al. 1985).

Auch bei oberflächlich gelegenen Lymphknoten wird die Feinnadelpunktion als Ergänzung von Palpation, Sonographie und anderen bildgebenden Verfahren zunehmend als notwendige Bereicherung angesehen, da die Dignität der gefundenen Lymphknoten mit den genannten Verfahren schwer einzuschätzen ist und die Histogenese maligner Lymphknoten sehr unterschiedliche therapeutische Vorgehensweisen implizieren kann (Baalenburg DE JONO et al. 1988; TIKKAKOSKI et al. 1991; VAN DEN BREKEL et al. 1991; VAN OVERHAGEN et al. 1991).

Eine zytologische Diagnose der Histogenese aus Lymphknoten ist in 62–66% der Fälle möglich (GEBEL et al. 1986a; TIKKAKOSKI et al. 1991), eine richtige Subklassifikation beim Non-Hodgkin-Lymphom in bis zu 90% der Fälle (GEBEL et al. 1986a).

Für die ultraschallgezielte Feinnadelpunktion spricht die einfache und für den Patienten nur eine geringe Belastung darstellende Prozedur, deren Ergebnis im Idealfall nach wenigen Minuten zur Verfügung steht.

Schwerwiegende Komplikationen der ultraschallgezielten Lymphknotenpunktion sind bisher nicht bekannt geworden (WEISS et al. 1988). Bei einem hepatischen Lymphangiom wurde allerdings ein Fall einer fatalen Lymphorrhö berichtet (BLECK et al. 1992a).

Zur Ergänzung der zytologischen Diagnose kann insbesondere bei zellarmen Lymphomen und bei der Klassifikation von retroperitonealen Sarkomen eine histologische Gewebsprobe erforderlich werden. Neuentwickelte Nadeltypen und automatische Biopsiesysteme

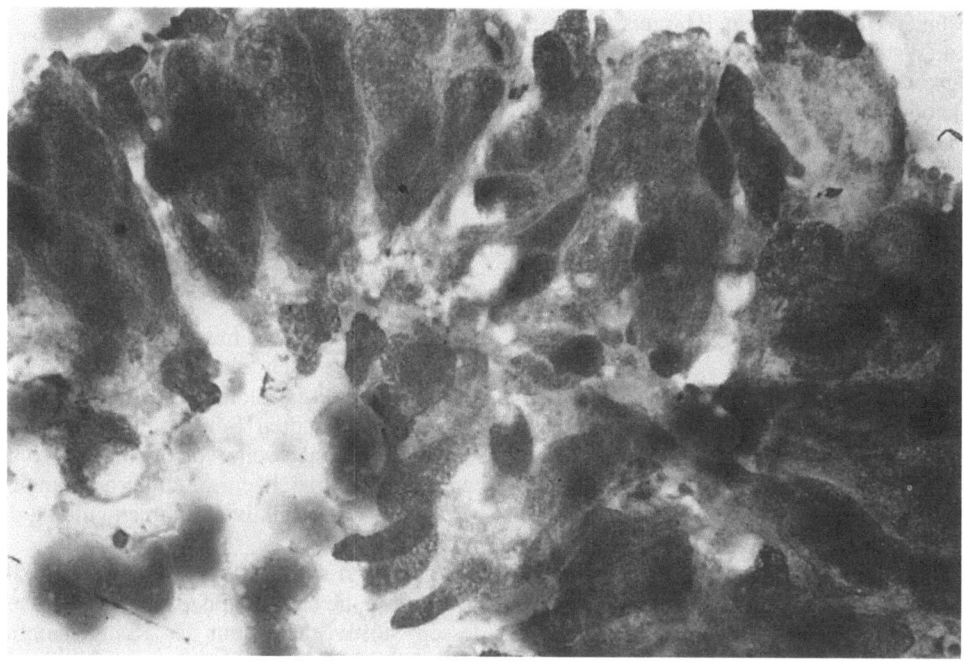

Abb. 4.36. Zytologischer Befund der Feinnadelbiopsie einer Lymphknotenmetastase eines Kolonkarzinoms (Färbung nach Giemsa)

Abb. 4.37. Zytologischer Befund der Feinnadelbiopsie eines paraaortalen Lymphknotens: zentrozytisch-zentroblastisches Non-Hodgkin-Lymphom

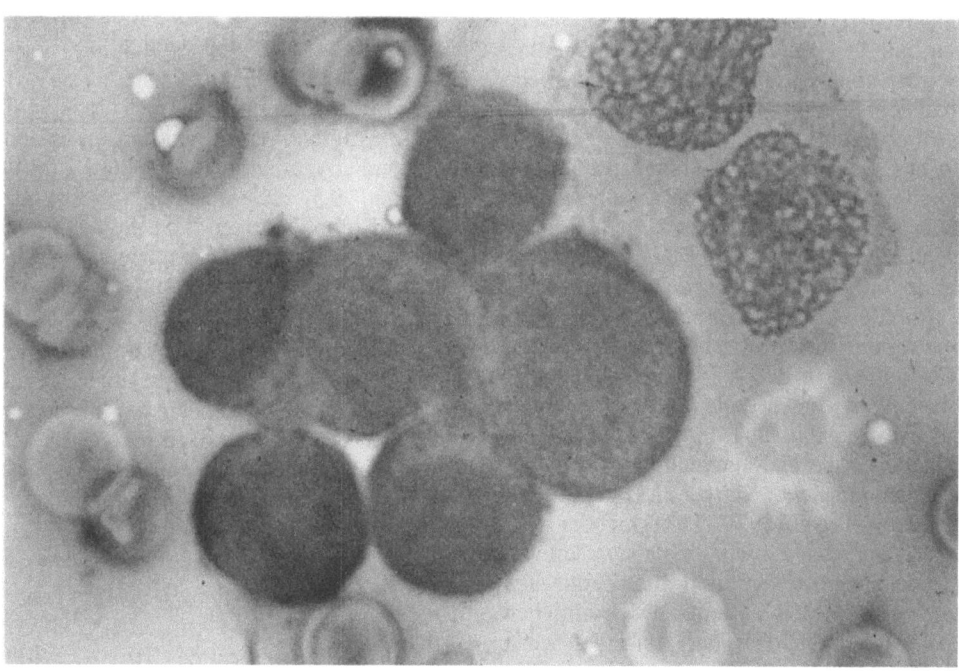

gestatten mit bisher gutem Erfolg auch eine Feinnadel-stanzbiopsie unter Ultraschallsicht (HAUENSTEIN et al. 1985; OTTO u. WELLAUER 1985).

Neuerdings wird die ultraschallgezielte Punktion von Lymphknoten auch bei der Lymphszintigraphie mit SPECT nach Injektion von ^{99m}Tc-Dextran zur drei-dimensionalen Lokalisation von Lymphknotenmetasta-sen beim Mammakarzinom und zur Bestrahlungspla-nung genutzt (UNLUC et al. 1990).

4.3.3 Endolymphatische Strahlentherapie

K. RIEDEN und K. ZUM WINKEL

Die endolymphatische Strahlentherapie oder endolym-phatische Radionuklidtherapie (ELRT) ist indiziert bei Patienten mit malignem Melanom der Extremitäten, Stadium I oder mehr, entsprechend Clark-Level III oder mehr, und einer Tumordicke von 0,76–2 mm (On-kologischer Arbeitskreis Heidelberg/Mannheim 1985). Die Behandlung des Hauttumors mittels intralym-phatischer Applikation von radioaktiven Substanzen ergibt sich aufgrund folgender Gesichtspunkte:

1. Infolge frühzeitiger lymphogener Metastasierung liegen im Stadium I bei ca. 25–38% (FORTNER et al. 1964) klinisch unauffälliger regionärer Lymphknoten bereits Mikrometastasen (kleiner als 2 mm) vor.
2. Das maligne Melanom weist eine relativ geringe Strahlensensibilität auf. Für eine ausreichende Tumorrückbildung ist deshalb eine Herddosis von 80 Gy und mehr erforderlich, wobei diese hohen Dosen nur mittels entsprechender Fraktionierung erreicht werden können. Selbst dann sind erhebliche Strahlenreaktionen des umgebenden gesunden Gewebes zu erwarten.

Alternativ zur radikalen Lymphknotenausräumung bietet sich somit die endolymphatische Applikation ra-dioaktiver Substanzen während einer Lymphographie als erfolgversprechende Methode an. Ziel dabei ist, un-ter Schonung des umgebenden Gewebes eine intensive Strahlendosis im Bereich der Lymphknoten zu errei-chen, während weitere therapeutische Maßnahmen wie Operation, Chemotherapie oder perkutane Stahlenthe-rapie nicht behindert werden sollen. In der Literatur wird eine positive Beeinflussung der 3- und 5-Jahres-Überlebenszeit durch die endolymphatische Strahlen-therapie bei Melanompatienten mitgeteilt (PETERS et al. 1979, 1981; TILKORN et al. 1979, 1981), wobei zwi-schen ELRT und operativer Lymphknotenausräumung hinsichtlich des diagnostischen und therapeutischen Effektes keine wesentlichen Differenzen beschrieben werden. Beim Vergleich beider Therapieformen weist jedoch die ELRT eine wesentlich geringere Komplika-tionsrate auf.

Radiopharmaka

In der Vergangenheit kamen bei der ELRT verschie-dene Radiopharmaka zum Einsatz: JANTET (1962) ver-wendete Radiogoldkolloid, das jedoch den Nachteil aufweist, aus den Lymphbahnen herauszudiffundieren bzw. nach Erreichen der Blutzirkulation über den An-gulus venosus im retikulo-endothelialen System der Leber und der Milz abgelagert zu werden, und so-mit unerwünschte Strahlenbelastungen dieser Organe zu verursachen.

RATTI (1967), CHIAPPA et al. (1971) und SEITZMAN et al. (1963) verabfolgten mit Jod-131 radioaktiv markier-tes Lipiodol (s. auch zum WINKEL et al. 1967), wobei der Nachteil dieses Radionuklids in der geringen Ener-gie der ausgesandten Betastrahlung mit einer durch-schnittlichen Reichweite von 1 mm in Weichteilgewe-ben liegt. Die gleichzeitig emittierte Gammastrahlung beträgt 10% der effektiven Strahlenwirkung des Radio-nuklids.

VECCHIETTI und ONNIS (1968) führten Tri-N-Octyl-Phosphat in die endolymphatische Strahlentherapie ein, dessen Stoffwechsel dem des Röntgenkontrastmittels Lipiodol gleicht. Die Substanz ist markiert mit Phosphor-32, der eine hochenergetische Betastrahlung mit einer durchschnittlichen Reichweite von 4 mm emittiert. Die physikalische Halbwertzeit beträgt 14,3 Tage, weshalb nach 4 Wochen 75% der maximalen Strahlendosis erreicht werden.

Nach standardisierten Richtlinien der "Deutschen Arbeitsgemeinschaft für endolymphatische Radionu-klidtherapie" werden 2 Applikationsformen der ELRT an der unteren Extremität durchgeführt:

1. Unilaterale Applikation von 5 mCi P-32-Tn-N-Octyl-Phosphat und 0,5 mCi Jod-131-Triolein in 3,5 ml Lipiodol an der erkrankten Extremität.
2. Bilaterale Applikation von jeweils 2 mCi Phosphor-32 und 0,5 mCi Jod-131 in 3,5 ml Lipiodol. (Um Komplikationen von Seiten der Lunge zu vermeiden, sollte bei Patienten jenseits des 60. Lebensjahres das Gesamtvolumen von 3 ml Lipiodol pro Extremität nicht überschritten werden.)

Die endolymphatische Radionuklidtherapie der oberen Extremität ist mit einer relativ hohen Komplikationsrate verbunden; die klinischen Resultate sind eher enttäuschend (MÜLLER et al. 1984). Hierbei kommt nur eine unilaterale Applikation des Radionuklids mit einem Gesamtvolumen von 2 ml Lipiodol in Frage.

Radioaktivitätsverteilung

Phosphor-32 ist in Form des Tri-N-Octyl-Phosphat in dem öligen Kontrastmittel Lipiodol homogen verteilt und wird zusammen mit diesem langfristig in den Lymphknoten abgelagert. Die ausschließliche Emission hochenergetischer Betastrahlen mit einer Reichweite von 4 mm führt einerseits zu einer hochdosierten Strah-lentherapie der Lymphknoten, andererseits zu einer geringen Strahlenbelastung des Personals. Abhängig von der Speicherkapazität der Lymphknoten wird ein Teil des Radiopharmakons nach Anschluß an den Blutkreislauf infolge der Größe der Fettmikronen in den Lungen abgelagert; gelegentlich läßt sich Radioaktivität in den mediastinalen und supraklavikulären Lymphknoten nachweisen. Um eine übermäßige Strahlenbelastung der Lungen (STAUCH et al. 1974) zu verhindern, sollte vor Durchführung der ELRT die Speicherkapazität der Lymphknoten geprüft werden. Sie ist herabgesetzt nach einer Lymphographie, nach perkutaner oder endolymphatischer Strahlentherapie der Lymphknoten, nach Lymphadenektomien und bei Lymphknotenaffektionen von Systemerkrankungen (ZUM WINKEL 1972). Wenngleich von Lymphknotenmetastasen solider Tumoren die Radioaktivität nicht aufgenommen wird, kann eine Metastasenrückbildung erwartet werden, wenn der metastatische Defekt allseits von Kontrastmittel umgeben ist und seine Größe einen Durchmesser von 8 mm nicht überschreitet.

– sowie bei Blockaden, Lymphkollateralen, pathologischem Verlauf der Lymphgefäße und bei lymphovenösen Shunts.

Als weitere Kontraindikationen gelten eine vorangegangene perkutane Strahlentherapie der retroperitonealen Lymphknoten und eine therapie-resistente respiratorische oder kardiale Insuffizienz sowie eine generalisierte Metastasierung (PFANNENSTIEL 1979; WEISSLEDER 1974).

Die *Strahlenbelastung* der Patienten durch die Lymphszintigraphie ist sehr gering; sie beträgt bei Applikation von 2 mCi ^{99m}Tc-Mikrokolloid pro Extremität im Bereich der Ovarien 0,001 Gy, der Testes 0,0001 Gy, der Injektionsstelle 0,29 Gy und der Lymphknoten 0,04–0,29 Gy.

Patientenauswahl

Vor Durchführung der endolymphatischen Strahlentherapie sind grundsätzlich folgende 2 Faktoren zu untersuchen:
1. Ausschluß größerer Lymphknotenmetastasen, weil in diesen Fällen die Behandlung als ineffektiv anzusehen ist.
2. Nachweis unversehrter Lymphabflußwege zur Vermeidung kutaner Strahlenschäden, die bei Übertritt des Radionuklids in das Gewebe entstehen.

Eine Überprüfung dieser Faktoren ermöglicht die *Lymphszintigraphie* mit ^{99m}Tc-Mikrokolloid (ZUM WINKEL 1972, 1982, 1990; MÜLLER et al. 1979). Diese relativ einfache Untersuchungsmethode beruht auf dem lymphatischen Transport von subkutan applizierten Radionukliden, da die Endothelien der Blutkapillaren für Kolloide impermeabel sind. Mit Hilfe einer Szintillationskamera und elektronischer Datenverarbeitung können Zeit-Aktivitäts-Kurven interessierender Körperregionen angefertigt und somit Informationen über Geschwindigkeit und Intensität des lymphatischen Kolloidtransports gewonnen werden. Statische Szintigramme 4–6 h p.i. lassen bei ungestörtem Lymphabfluß die Radioaktivitätsverteilung in den Lymphknoten und in der Leber erkennen (Abb. 4.38).

Kontraindikationen der endolymphatischen Radionuklidtherapie ergeben sich bei
– verzögertem Radiokolloidtransport,
– fehlender oder reduzierter Aktivität in den regionären Lymphknoten,
– solitären oder multiplen Defekten in der kettenartigen Aktivitätsverteilung der inguinalen, iliakalen und paraaortalen Lymphknoten (Abb. 4.39),
– Aktivitätsretention im Operationsgebiet bzw. distal der Exzisionsstelle (Abb. 4.40)

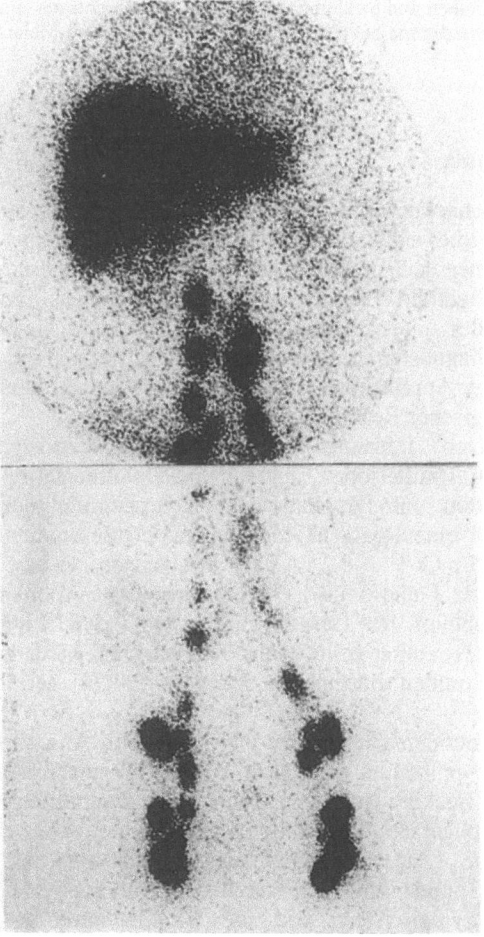

Abb. 4.38. Unauffälliges Lymphszintigramm 4 h nach subkutaner Injektion von je 2,5 mCi ^{99m}Tc-Lymphoszint. Symmetrische Radioaktivitätsverteilung in den inguinalen und retroperitonealen Lymphknoten. Radioaktivität in Leber und Harnblase

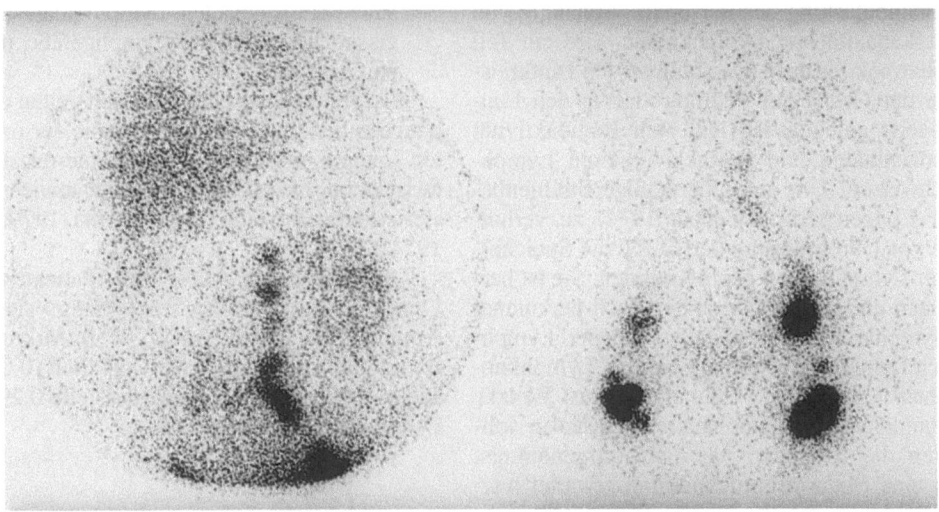

Abb. 4.39. Verminderte Aktivität im Bereich der iliakal-kommunen und paralumbalen Lymphknoten rechts als Hinweis auf Lymphome bei einem Patienten mit malignem Melanom

Technik

Üblicherweise wird bei unauffälliger Lymphszintigra-phie die endolymphatische Radionuklidtherapie 2–4 Wochen nach großflächiger Exzision des Primärtumors durchgeführt. Präparation und Punktion eines Lymph-gefäßes unterscheiden sich nicht von dem Vorgehen bei diagnostischer Lymphographie; wir lehnen die vor-herige Applikation von Methylenblau wegen häufiger allergischer Reaktionen ab.

Nach Infusion von 0,5 ml wasserlöslichem Kontrastmittel oder Lipiodol und Dokumentation der direkten intralymphatischen Kontrastmittelinjektion durch eine Röntgenaufnahme werden zusammen mit je 0,5 mCi ^{131}J je 2 mCi ^{32}P bei beidseitiger bzw. 0,5 mCi ^{131}J und 5 mCi ^{32}P bei einseitiger Applikation perfundiert. Das Gesamtvolumen von 3,5 ml Lipiodol pro Extremität sollte nicht überschritten werden, um die Strahlenbelastung der Lunge möglichst gering zu halten.

Routinemäßig werden unmittelbar im Anschluß an die Applikation und nach 24 h Röntgenaufnahmen des Beckens und Abdomens zur Beurteilung der Lymphgefäße bzw. der Lymphknoten angefertigt (Abb. 4.41). Szintigraphien im Anschluß an die ELRT und nach 24 h lassen die Aktivitätsverteilung im Lymphsystem und die Strahlenbelastung der Lungen erkennen (Abb. 4.42). Um den Abtransport des radioaktiven Lipiodols in das Blutgefäßsystem möglichst gering zu halten, ist von den Patienten im Anschluß an die Therapie während 24 h strikte Bettruhe einzuhalten.

Strahlendosis

Die von den Lymphknoten absorbierte Strahlendosis beträgt nach unseren Berechnungen mindestens 110 Gy (SCHEURLEN et al. 1968; ZUM WINKEL u. NEWIGER 1974), während PFANNENSTIEL (1979), PETERS (1974) und WEISSLEDER (1982) eine Dosis von 300 bis 1000 Gy bestimmten. Diese relativ großen Differenzen ergeben sich aus der verschieden durchgeführten Bestimmung des Lymphknotengewichts und der unterschiedlichen räumlichen Verteilung des Kontrastmittels, zumal die retroperitonealen Lymphknoten erheblich an Zahl und Größe variieren. Durchschnittlich ist jedoch nach KUBIK (pers. Mitteilung) mit 89 Lymphknoten mit einem jeweiligen Volumen von 0,7 ml zu rechnen. Übereinstimmend mit unseren Annahmen beträgt somit das durchschnittliche Volumen der mittels der ELRT erreichbaren Lymphknoten 60 ml. In jedem Fall ist die Strahlendosis im Bereich der retroperitonealen Lymphknoten erheblich höher, als sie durch eine perkutane Strahlentherapie erreicht werden kann.

Die durchschnittliche Strahlenbelastung der Lungen beträgt 1–2 Gy, der Ovarien 1 Gy und der Nieren, über die das Radionuklid hauptsächlich eliminiert wird, 0,5–1 Gy. Aus Gründen des Strahlenschutzes ist eine Isolierung der Patienten nur in den ersten Tagen nach der Therapie erforderlich. Gesetzlich ist eine stationäre Unterbringung von 48 h vorgeschrieben.

Strahlentherapeutische Effekte

Die endolymphatische Radiotherapie führt an ge-sunden und erkrankten Lymphknoten zu folgenden Veränderungen:
1. Infiltration von Leukozyten, Auftreten von Fibro-blasten und Riesenzellen, Erweiterung des Sinus und Bindegewebsreaktion in den Lymphknoten;
2. Atrophie des lymphoretikulären Gewebes;

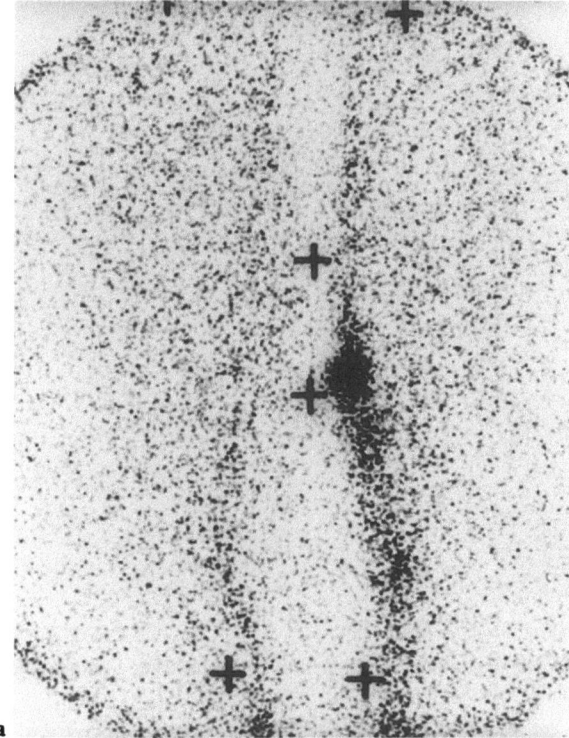

a

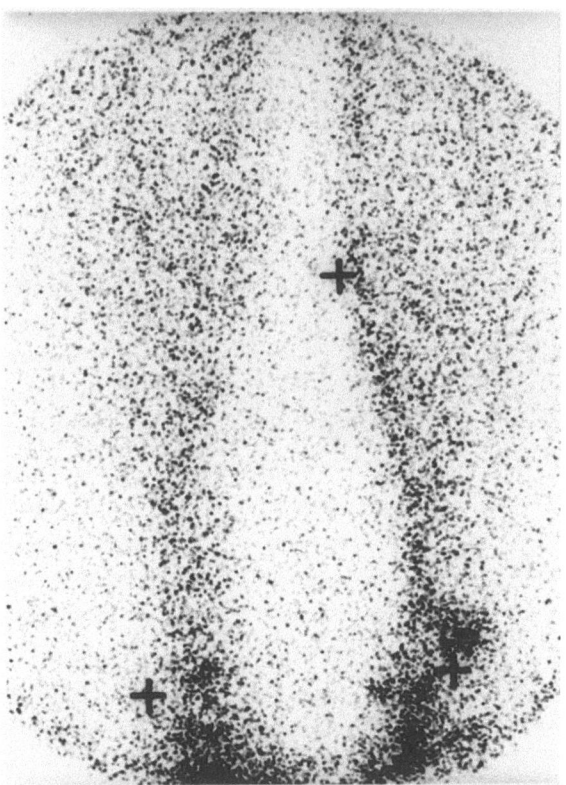

b

Abb. 4.40. a Aktivitätsretention im Operationsgebiet am linken Unterschenkel (Markierung), die eine derzeitige Radionuklidtherapie ausschließt. **b** Eine Verlaufskontrolle nach 5 Wochen ermöglicht bei unbehindertem Lymphabfluß die Durchführung der ELRT

3. extreme Fibrosierung der Lymphknoten, einhergehend mit
4. Größenreduktion der Lymphknoten (LANGE et al. 1975) auf 20% innerhalb von 3 Monaten (Abb. 4.43).

Als weitere Strahleneffekte sind vorübergehende Leuko- und Lymphozytendepressionen im peripheren Blut (LANGE et al. 1975) ohne klinische Nebenwirkungen sowie kurzfristige Fieberreaktionen zu erwähnen (Abb. 4.44). Veränderungen des Immunsystems konnten bisher weder klinisch noch experimentell nachgewiesen werden (PRAGER 1979). Da jedoch Immunreaktionen auftreten können, sollten chirurgische Eingriffe frühestens 4 Wochen nach Durchführung der Radionuklidtherapie vorgenommen werden.

Diagnostik

Neben der strahlentherapeutischen Wirkung auf die Lymphknoten ermöglicht die endolymphatische Strahlentherapie zusätzlich eine diagnostische Aussage, wobei die Lymphographieaufnahmen nach denselben Kriterien beurteilt werden, die im Rahmen der primär diagnostischen Lymphographie Anwendung finden. Auch hier können Speicherdefekte erst ab einer Größe von 10 mm mit ausreichender Sicherheit als metastatisch bedingt beurteilt werden, während kleinere Defekte nur durch Verlaufskontrollen zu verifizieren sind. Aufgrund eigener Erfahrungen und der von MÜLLER et al. (1980) veröffentlichten Ergebnisse kann davon ausgegangen werden, daß auch eine auf 3,5 ml pro Extremität begrenzte Kontrastmittelmenge eine suffiziente diagnostische Aussage zuläßt, wobei nach einer Studie von Müller die diagnostische Treffsicherheit bei bilateraler Injektion des radioaktiven Kontrastmittels um 15% höher liegt als bei unilateraler Applikation (MÜLLER et al. 1979).

Kriterium für ein erfolgreiches Ansprechen der Behandlung ist eine Größenreduktion um mindestens 30% sowohl der unauffälligen als auch der pathologisch strukturierten Lymphknoten, verifizierbar anhand röntgenologischer Verlaufskontrollen. Eine fehlende Verkleinerung der Lymphknoten oder Größenzunahme sind als unzureichender Therapieeffekt zu werten (Abb. 4.45).

Komplikationen

Als schwere Komplikation ist das Auftreten von Radioulzera anzusehen, bedingt durch Extravasate oder Lymphabflußbehinderungen und damit verbundener hoher lokaler Radioaktivitätsanreicherung. Leichte persistierende oder passagere Lymphödeme, Lymphangitiden oder eine Radiodermatitis werden in der Literatur mit 13–54% angegeben. Eine vorübergehende Amenorrhö fand CHIAPPA (1971) bei 12,7% menstruierender Patientinnen. Eine radiogene Schädigung der Lungen wurde bisher nur bei Patienten mit vorgeschädigten

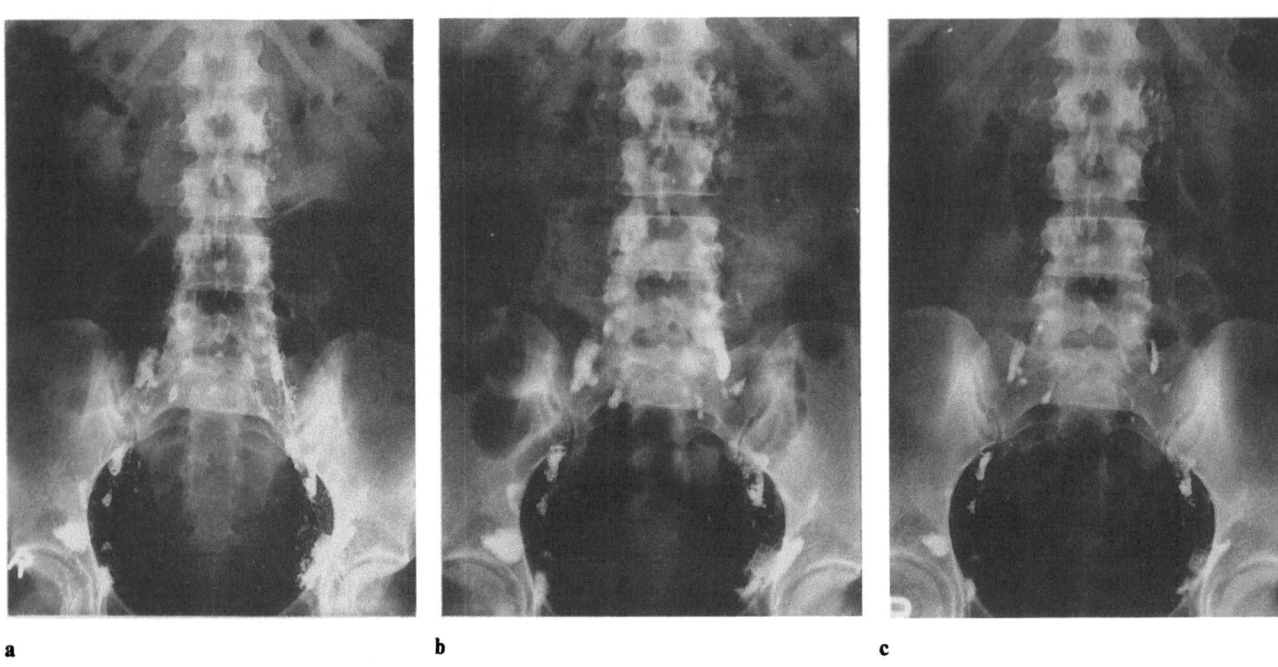

a   b   c

Abb. 4.41. Unauffälliges Lymphangiogramm im Anschluß an die ELRT (**a**) und 24 h p. i. (**b**). Verlaufskontrolle nach 6 Wochen: deutliche Größenreduktion sämtlicher Lymphknoten als Zeichen des positiven Therapieeffekts (**c**)

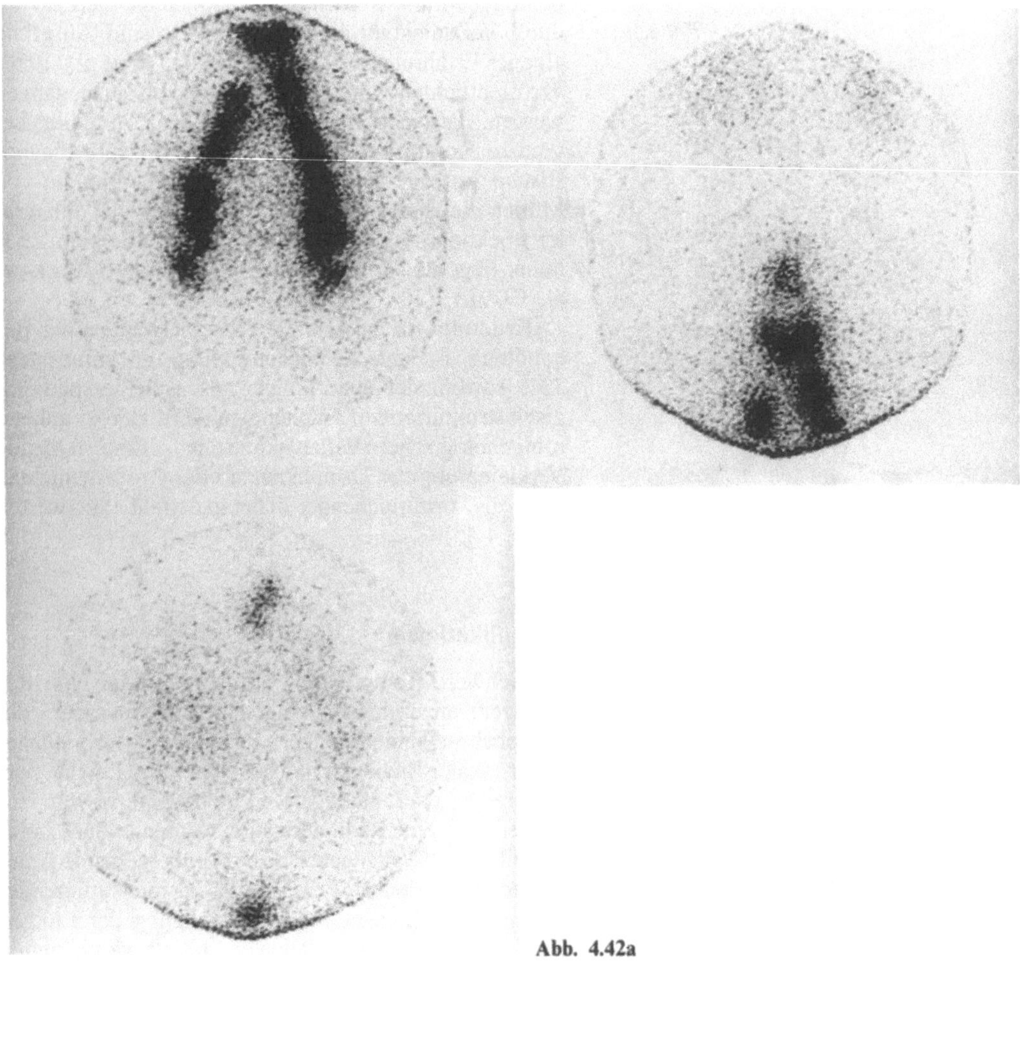

a   Abb. 4.42a

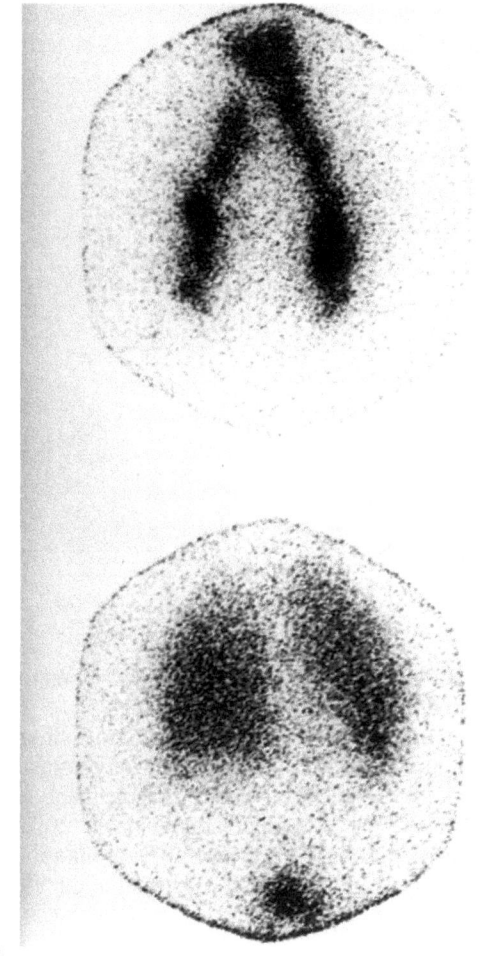

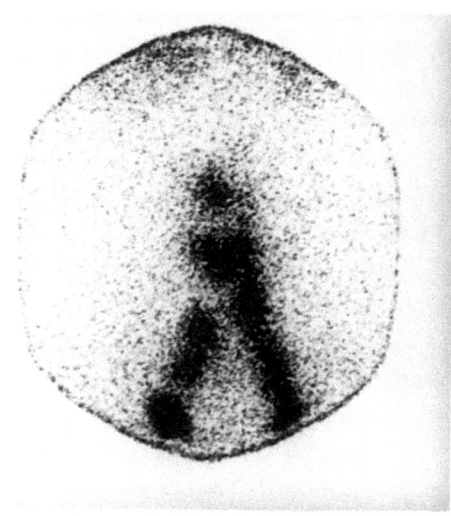

Abb. 4.42. a Szintigraphie im Anschluß an die Therapie mit überwiegender Aktivitätsverteilung in den Lymphknoten (*oben*) und im oberen Anteil des Ductus thoracicus; mäßige Lungenaktivität (*links unten*). Aktivitätsnachweis durch J-131-Triolein entsprechend P-32-Tri-N-Octyl-Phosphat. b Nach 24 h Aktivitätsablagerung in den Lymphknoten (*oben*) und zunehmende Lungenaktivität (*links unten*)

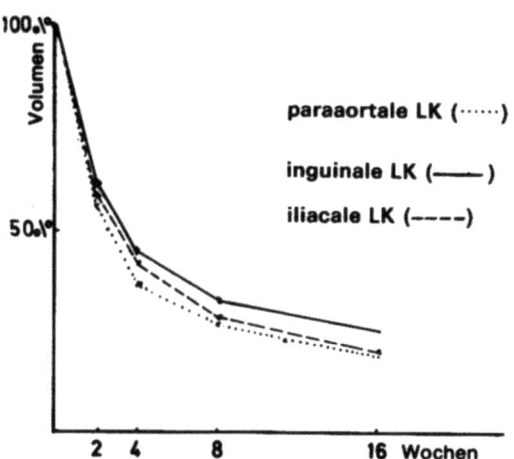

b

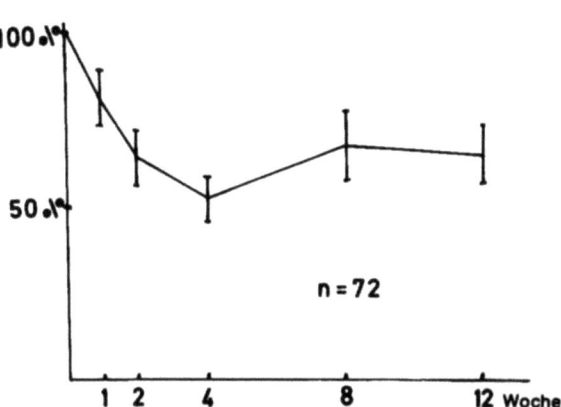

Abb. 4.43. Lymphographisch bestimmte Lymphknotenvolumina nach ELRT. Jeder Punkt kennzeichnet den Mittelwert aus 200 Lymphknoten; die Standardabweichung betrug 1,5–3,9% (Aus LANGE et al. 1975)

Abb. 4.44. Lymphozyten im peripheren Blut (in Prozent des Ausgangswertes) nach ELRT ($\bar{x} \pm$ SE)

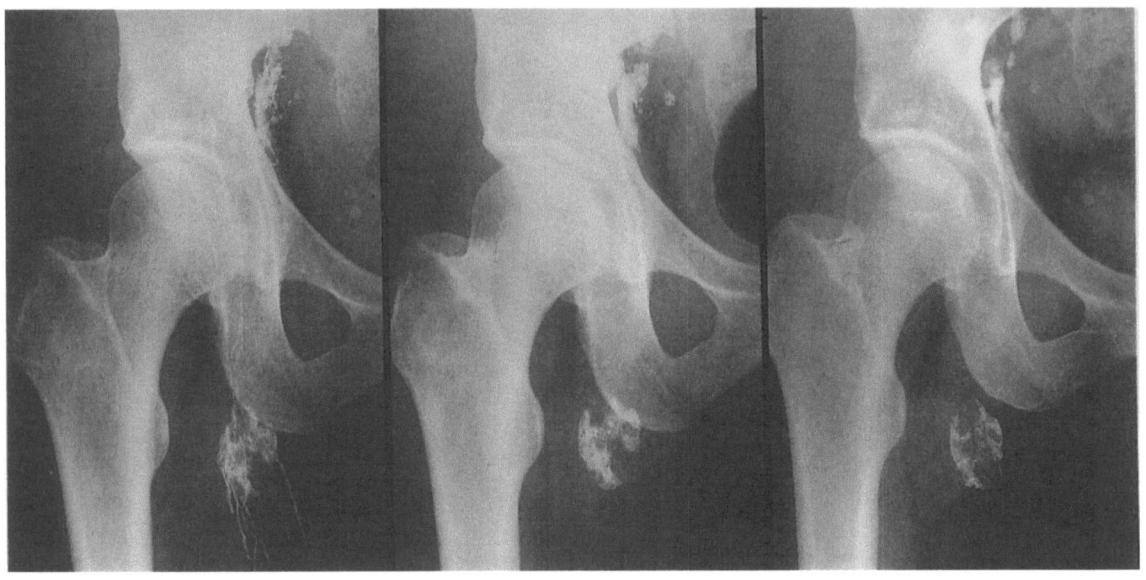

Abb. 4.45. Insuffiziente Radionuklidtherapie bei inguinalen Metastasen eines malignen Melanoms. Unvollständige Füllung im Lymphangiogramm (*links*), inguinale Defekte im Lymphadenogramm (*Mitte*). Größenzunahme der Defekte nach 14 Tagen (*rechts*). Gezielte Lymphadenektomie 4 Wochen nach Durchführung der ELRT, histologisch Melanommetastasen

Lungen mit eingeschränkter Lungenfunktion und bei vorausgegangener perkutaner Strahlentherapie des Mediastinums oder einzelner Lungenareale beschrieben (WEISSLEDER 1974).

Mit der beschriebenen Technik haben wir selbst nur sehr selten Komplikationen beobachtet. Schwere Komplikationen traten nicht auf.

Bisherige Ergebnisse

Seit ca. 30 Jahren werden Radionuklide zur endolymphatischen Strahlentherapie maligner Lymphknotenerkrankungen verwendet. Wenngleich anfangs alle primären und sekundären malignen Affektionen des lymphatischen Systems, dessen befallene Lymphknoten im Abflußgebiet punktierbarer Lymphgefäße lagen, als Indikation zur endolymphatischen Radionuklidtherapie angesehen wurden, hat die klinische Erfahrung gezeigt, daß die ELRT überwiegend bei peripher gelegenen malignen Melanomen entscheidende therapeutische (EDWARDS 1972; PETERS 1944; ZUM WINKEL et al. 1979) und diagnostische Effekte aufweist. Während bei gynäkologischen Karzinomen, Peniskarzinomen und malignen Hodentumoren die Radionuklidtherapie als insuffizient anzusehen ist, da die regionären Lymphknoten nicht vollständig erfaßt werden, zeigen die perkutane Strahlentherapie bzw. die Chemotherapie bei

malignen Lymphomen und Leukämien bessere und langfristigere therapeutische Ergebnisse.

Bei malignen Melanomen im Stadium I hingegen, die sich durch eine frühzeitige Mikrometastasierung und geringe Strahlensensibilität auszeichnen, ist die endolymphatische Strahlentherapie nach 20jähriger klinischer Erfahrung bei geringerer Komplikationsrate als zumindest gleichwertige Alternativmethode zur operativen Lymphknotenausräumung (VERONESI et al. 1977) anzusehen.

Die 5-Jahres-Überlebensrate im Stadium I beträgt nach Literaturangaben für Patienten mit alleiniger operativer Behandlung des Primärtumors 69,5%, mit zusätzlicher regionärer Lymphadenektomie 70–97% und für Patienten mit zusätzlicher endolymphatischer Strahlentherapie 77–86%. Allgemein sind bei bilateraler Radionuklidinjektion etwas bessere therapeutische Effekte zu erzielen als bei unilateraler Applikation.

Unter Berücksichtigung der Tiefeninvasion wurden folgende Ergebnisse mitgeteilt: Level 2 (bis 0,75 mm): 98% 10-Jahres-Überlebensrate, Level 3 (0,76–1,5 mm): 76% 5-Jahres-Überlebensrate und 71% 10-Jahres-Überlebensrate, Level 4 (1,51–3,0 mm): 73% 5-Jahres-Überlebensrate und 63% 10-Jahres-Überlebensrate, Level 5 (>3 mm): 72% 5-Jahres-Überlebensrate und 38% 10-Jahres-Überlebensrate (PETERS et al. 1981; MÜLLER R.P., Ergebnisse der endolymphatischen Therapie bei 310 Patienten mit malignem Melanom, pers. Mitteilung).

4.4 Farbstoffe, Kontrastmittel und Isotope zur Lymphographie

K.-H.G. MÜLLER

HUDACK und McMASTER beschrieben 1933 den Abtransport von Vitalfarbstoffen auf dem Lymphwege. Sie wiesen den Weg zur heute allgemein üblichen Technik der Markierung der Lymphgefäße durch subkutane Injektion von Patentblau. Da dieser Farbstoff selektiv über die Lymphgefäße abdrainiert wird, führt er zu deren Blaufärbung. Die selektive Anfärbung der Lymphbahnen durch Patentblau beruht auf dem Molekulargewicht des Farbstoffs von 17000.

Neben Patentblau können auch Evans-Blau, Kongorot und Indigokarmin als Markierungsfarbstoffe bei der Lymphographie eingesetzt werden.

Neben wasserlöslichen Kontrastmitteln, die sich nur zur Diagnostik bei Lymphödem bewährt haben, setzten sich Ethiodol, ein Äthylester des Mohnöls, sowie Lipiodol ultrafluid, ein Glycerolester mit 37% Jod, bei der Lymphographie als Kontrastmittel durch.

Die Kontrastinjektion erfolgt mittels eines elektromotorisch angetriebenen Injektors. Nach der Injektion von etwa 1–2 ml Kontrastmittel ist eine Röntgenaufnahme oder die Durchleuchtung der Extremitäten hilfreich, um zu überprüfen, ob das Kontrastmittel in den Lymphbahnen fließt. Nach VIAMONTE und RÜTTIMANN (1980) sind bei der bipedalen Lymphographie je Seite 5–8 ml (im Extremfall bis 10 ml), bei der Armlymphographie je Seite 3–5 ml und bei der zervikalen Lymphographie 2 ml öliges Kontrastmittel erforderlich. Die Kontrolle durch Röntgenaufnahme oder Fernsehdurchleuchtung während des Kontrastmitteleinflusses gilt als einzige zuverlässige Dosisbestimmung. Bei kompletter Darstellung der lumbalen Lymphknoten bzw. bei beginnender Füllung des Ductus thoracicus ist die Kontrastmittelinjektion zu beenden.

Als Anhaltszahl für die zulässige Kontrastmittelmenge empfiehlt sich als grobe Orientierung die Formel

$$\frac{\text{Körpergröße(cm)} - 100}{10}$$

Dies entspricht etwa der Menge von 0,1 ml/kg Körpergewicht beim Erwachsenen. Bei Kindern sollte die Menge von 0,08 ml/kg Körpergewicht nicht überschritten werden. Die Kontrastmittelgesamtdosis sollte 15 ml nicht überschreiten. DOLAN (1966) konnte zeigen, daß sowohl die Zahl der Komplikationen als auch ihre Intensität mit der Kontrastmittelmenge zunehmen. Er gibt folgende Zahlen an:

- bei weniger als 18 ml Kontrastmittel 13% Reaktionen,
- bei 18–20 ml Kontrastmittel 24% Reaktionen,
- bei mehr als 20 ml Kontrastmittel 48% Reaktionen.
Neben [198]Au als Kolloid (JANTET 1962) wird mit [131]J markiertes Lipiodol zur endolymphatischen Therapie und Darstellung der Lymphbahnen und Lymphknoten verwendet (s. 4.3.3).

4.5 Arm- und Beinlymphographie

K.-H.G. MÜLLER

KINMONTH (1952) entwickelte die heute noch allgemein gebräuchliche Untersuchungstechnik: Farbstoffmarkierte Lymphgefäße werden freigelegt, kanüliert und durch Applikation eines öligen bzw. wäßrigen Kontrastmittels dargestellt. Das chirurgische Vorgehen ist nicht schwer zu erlernen; dennoch ist eine praktische Unterweisung des Unerfahrenen in spezialisierten Instituten als unerläßlich anzusehen.

Eine spezielle Vorbereitung des Patienten ist nicht erforderlich. Wegen der Dauer der Untersuchung (ca. 90 min) ist der Patient bequem auf einem gepolsterten Untersuchungstisch eines Röntgengeräts mit Durchleuchtungsmöglichkeit zu lagern. Vor der Untersuchung sind zur Orientierung der pulmonalen und kardialen Situation aktuelle Thoraxaufnahmen anzufertigen.

Eine Aufklärung der Patienten über den Untersuchungsgang, die Blaufärbung des Urins durch den Vitalfarbstoff, die leichte Graufärbung der gesamten Haut für 1–2 Tage und das Farbstoffdepot über Monate wirkt beruhigend und kann Besorgnis vermeiden.

In Rückenlage wird in die Interdigitalfalten zwischen der 1. und 2. Zehe oder dem 2. und 3. Finger je 1 ml Vitalfarbstoff 1:1, mit Xylocain verdünnt, subkutan injiziert. Unter ständiger Bewegung der Füße im oberen Sprunggelenk kommt es nach ca. 20 min zu einer Anfärbung der Lymphgefäße, die als feine Striche mit einem Durchmesser von ca. 1 mm erscheinen.

Bei der Relymphographie sollte neben dem Farbstoffdepot zwischen der 1. und 2. Interdigitalfalte eine 2. Farbstoffinjektion zwischen der 4. und 5. Zehe erfolgen. Bei dermal backflow kann man noch durch Injektion des Farbstoffs unterhalb des Malleolus tibialis zur Darstellung punktionsfähiger Lymphgefäße kommen. Dieses Verfahren sollte auch zur Darstellung poplitealer Lymphknoten angewandt werden.

Nach erneuter Desinfektion der Haut und Abdecken mit sterilen Tüchern wird nach Lokalanästhesie die Präparation des Lymphgefäßes durchgeführt. In der Regel führt man einen Hautschnitt quer oder längs auf dem mittleren Fußrücken oder in Höhe der Diaphysen der Metacarpalia durch. Das freipräparierte Lymphgefäß wird mit einer nicht zugezogenen Ligatur fixiert. Eine Nadel, Kaliber 30 oder 40 mit Mandrin, wird in das Lymphgefäß eingeführt und mit der vorbeschriebenen Ligatur in dem Gefäß eingebunden. Bei Benutzung der automatischen Injektionsspritze wird ein Polyäthylenschlauch zwischen Nadel und Spritze verwendet. Injiziert werden maximal 0,2 ml Kontrastmittel pro Minute bei einem Druck von maximal 0,4 atü. Je Seite sollten bei der Beinlymphographie 5–8 ml, bei der Armlymphographie 3–5 ml Kontrastmittel nicht überschritten werden.

Unter Durchleuchtungskontrolle läßt sich der Fluß des Kontrastmittels bei der Fußlymphographie bis zu den paraaortalen bzw. bei der Armlymphographie bis

zu den axillären Lymphknoten verfolgen (Injektions-
dauer ca. 60–90 min).

Nach Abschluß der Kontrastmittelinjektion werden bei Bedarf einzelne Subkutannähte mit Cat-
gut 000 eingebracht. Anschließend erfolgt eine
sorgfältige Hautnaht. Danach werden Röntgenaufnahmen der Füllungsphase (Lymphangiogramm)
der Beckenlymphbahnen in a.-p.-Projektion sowie in
rechtsschräger und linksschräger Lage (30–45°) angefertigt. Es folgen gleiche Positionen von den paravertebralen Abflußwegen. 24 oder 48 h nach Injektion
des Kontrastöls werden in den oben beschriebenen
Positionen nochmals Aufnahmen der Speicherphase
(Lymphadenogramm) zur Dokumentation und Beurteilung der Lymphknoten angefertigt.

Bei der Armlymphographie ist zu beachten, daß der
Druck bei der Kontrastinjektion wegen des geringen
Kalibers der Lymphgefäße niedriger gehalten wird. Es
hat sich als vorteilhaft erwiesen, nur intermittierend
unter Einschaltung größerer Pausen das Kontrastmittel
einfließen zu lassen. Die Injektion wird bei erkenn-
barem Übertritt des Kontrastmittels in supraklavikulär
gelegene Lymphgefäße oder bei venösem Übertritt und
selbstverständlich beim Nachweis einer zentralen Ab-
flußblockade beendet.

In der Füllungsphase sind Röntgenaufnahmen
der lymphographierten Extremität vom Handrücken
bis zum Schultergelenk in 2 und mehr Ebenen
erforderlich. Nach 24–48 h werden die Aufnahmen
der Speicherphase der axillären und infraklavikulären
Lymphknoten angefertigt.

Die Dekontrastierung der axillären Lymphknoten
erfolgt im Vergleich zu den retroperitonealen Lymphknoten rasch, so daß therapiebedingte Verkleinerun-
gen oder progrediente Lymphknotenprozesse nur über
einen kurzen Zeitraum verfolgt werden können. Auch
bei der Armlymphographie ist eine Wiederholung der
Untersuchung möglich.

Durch die Armlymphographie gelingt es, mehr
axilläre Lymphknoten darzustellen, als mit der
Palpation zu erfassen sind, gleiches gilt für den
infraklavikulären Bereich.

4.6 Zervikale Lymphographie

K.-H.G. Müller

Fisch und Del Buono entwickelten 1963 eine Technik
zur Darstellung der zervikalen Lymphknoten von
einem retroaurikulären Injektionsort aus.

Zur Markierung der Lymphgefäße erfolgt die
Injektion einer Mischung aus Patentblau und Lokalanästhetikum ohne Adrenalin im Verhältnis
1:1. Die subkutane Injektion erfolgt an 3 Punkten in Verlängerung der Linea temporalis: Hinterfläche der Ohrmuschel, retroaurikuläre Falte und
Vorwölbungsbereich des Antrums. Sie sollte möglichst

oberflächlich vorgenommen werden; 0,2–0,3 ml
genügen je Injektionsstelle (Traissac 1968). Nach
Lokalanästhesie erfolgt die Inzision parallel zur retroaurikulären Falte. Traissac präpariert unter Benutzung des Operationsmikroskops das Lymphgefäß am
unteren Rand des retroaurikulären Muskels. Nach Ka-
theterisierung und Fixation des Katheders erfolgt die
Injektion von ca. 2 ml Kontrastmittel in ca. 60 min.
Der Injektionsablauf wird mit Serienaufnahmen be-
legt. Sobald sich der untere Teil der Jugularis-Karotis-
Kette kontrastiert hat, wird der Katheder entfernt.
Nach sorgfältigem Wundverschluß erfolgen Lymphangiogramme in 3 Ebenen. Nach 24–48 h werden die
Lymphadenogramme angefertigt.

Mit der lymphographischen Untersuchung des zervikalen Systems sollen nach Traissac in erster Linie
klinische, aber auch physiologische und pathophysiolo-
gische Fragen beantwortet werden. Die klinischen Indikationen betreffen den Nachweis bzw. Ausschluß von
Metastasen an den seitlichen Lymphknoten des Halses,
Metastasen maligner Tumoren im Hals-Nasen-Ohren-
Bereich.

Die zervikale Lymphographie konnte sich als
hochspezialisierte Routinemethode nicht durchsetzen.
Gründe dafür sind in der relativ schwierigen und
zeitaufwendigen Untersuchungstechnik zu suchen. Aus
diesem Grunde bleibt das Verfahren, in der Hand des
Trainierten, sehr speziellen Indikationen vorbehalten.

4.7 Indirekte Lymphangiographie

H. Weissleder

Der Einsatz radiologischer bildgebender Verfahren in
der Lymphgefäßdiagnostik ist nur dann erforderlich,
wenn mit klinischen Untersuchungsmethoden eine
eindeutige Diagnose nicht möglich ist oder eine exakte
Einordnung der Erkrankung nach morphologischen
und funktionellen Gesichtspunkten erwünscht ist.
Dies trifft häufig für die Gruppe der primären und
sekundären Lymphödeme, aber auch die Phlebolymphödeme und Lipolymphödeme zu.

Für die Diagnostik peripherer Lymphgefäßerkrankungen stehen mehrere bildgebende Untersuchungsverfahren mit unterschiedlichem Aussagewert
zur Verfügung. Wegen der möglichen Verschlimmerung der lymphostatischen Ödeme bei Verwendung
eines öligen Kontrastmittels scheidet die "direkte Lymphographie" für die Lymphödemdiagnostik weitgehend
aus.

Zur Beurteilung morphologischer Veränderungen an
peripheren Lymphkollektoren ist die "indirekte Lymphangiographie" als die Methode der Wahl anzusehen
(Weissleder 1990; Weissleder u. Weissleder 1989;
Wenzel-Hora et al. 1985). Bei einer Insuffizienz
der Lymphgefäßklappen ermöglicht die Untersuchung
auch eine Darstellung der initialen Lymphgefäße im
Bereich der betroffenen Region. Dynamische Vorgänge
lassen sich mit der indirekten Lymphangiographie nicht

erfassen. Zur Funktionsbeurteilung des Lymphsystems der Extremitäten muß zusätzlich die quantitative Lymphszintigraphie eingesetzt werden.

4.7.1 Definition

Die indirekte Lymphangiographie ist eine röntgenologische Methode zur Darstellung peripherer Lymphgefäße durch subepidermale Infusion eines geeigneten wasserlöslichen, nichtionischen, dimeren Kontrastmittels (PARTSCH et al. 1988, 1989; STÖBERL u. PARTSCH 1988; WEISSLEDER 1991; WEISSLEDER u. WEISSLEDER 1989; WENZEL-HORA et al. 1985). Die limitierenden Nachteile der direkten Lymphographie, nämlich ein hoher untersuchungstechnischer Aufwand sowie durch Kontrastmittel und Vitalfarbstoff bedingte Komplikationen und Nebenerscheinungen entfallen bei der indirekten Lymphangiographie.

4.7.2 Untersuchungstechnik

Voruntersuchung

Eine spezielle Voruntersuchung wird nicht benötigt. Grundsätzlich ist jedoch bei allen lymphangiographischen Untersuchungen eine klinische Basisdiagnostik als Ausgangsuntersuchung erforderlich. Darüber hinaus sollten die Ergebnisse vorangegangener sonographischer, röntgendiagnostischer, nuklearmedizinischer und kernspintomographischer Untersuchungen vorliegen.

Vorbereitende Maßnahmen

Ein ausführliches Vorgespräch mit dem Patienten ist empfehlenswert. Dabei sollen Informationen über die Notwendigkeit der Untersuchung, ihre technische Durchführung, mögliche Nebenerscheinungen und Aussagewert der Methode vermittelt werden. Eine medikamentöse Vorbereitung ist nicht erforderlich.

Durchführung

Für die Durchführung der indirekten Lymphangiographie wird lediglich ein Röntgenarbeitsplatz mit Obertischröhre benötigt. Eine BV-Einrichtung ist hilfreich, aber nicht unbedingt notwendig. Die Untersuchung des Patienten erfolgt in Rückenlage (Fokus-Film-Abstand 110 cm, Röhrenfokus möglichst 0,6 mm oder kleiner).

Die subepidermale Kontrastmittelinfusion bedingt einen Anstieg des lokalen Gewebedrucks. Dadurch wird ein Übertritt des Kontrastmittels in benachbarte initiale Lymphgefäße ermöglicht. Über die Eintrittspforte bestehen noch diskrepante Meinungen. Es wird sowohl ein Eintritt durch interendotheliale Spalten (Junctions) als auch ein Übertritt durch endständig

offene initiale Lymphgefäße diskutiert (CASTENHOLZ 1989; RAUTENFELD et al. 1989).

Bei klinisch nachweisbaren generalisierten Lymphödemen der Extremitäten kann die Infusion entweder in die dorsalen Anteile der Finger, Zehen und/oder Fuß- und Handrücken erfolgen. Ergänzende Kontrastmittelinfusionen in Unter- und Oberschenkel, aber auch in die Arme sind nur bei entsprechenden Fragestellungen indiziert. Die Wahl des Punktionsortes ist also von der Lokalisation der lymphogenen Schädigung abhängig.

Zur Vermeidung von technisch bedingten Fehldiagnosen sollte bei diskreten Lymphödemen der unteren Extremitäten die Kontrastmittelinfusion grundsätzlich in den dorsalen Anteil der Zehen erfolgen. Diese Empfehlung beruht auf der Tatsache, daß sich bei primären Lymphödemen die morphologischen Veränderungen zuerst an der 2. und 3. Zehe manifestieren (SCHWARZ 1990). Erst im weiteren Verlauf der Erkrankung und bei fortgeschrittenen Formen sind die diagnostischen Aussagen bei einer Kontrastmittelinfusion in weiter proximal gelegene Stromgebiete bezüglich der Aussagefähigkeit der Methode als gleichwertig einzustufen. Lymphgefäßveränderungen bei lokalen Ödemen lassen sich am besten durch Infusionen in den distalen Schwellungsbereich erfassen.

Die Infusionsgeschwindigkeit beträgt im Durchschnitt 0,15 ml/min Langsamere Infusionen führen zu einer verminderten Kontrastdichte in den Lymphgefäßen. Eine Gesamtmenge von 2–4 ml Kontrastmittel Iotrolan (ISOVIST 300/Schering) je Punktionsstelle kann als ausreichend angesehen werden. Lediglich bei Ektasien der Lymphkollektoren und angiomatösen Veränderungen werden größere Volumina benötigt.

Etwa 3–5 min nach Infusionsbeginn erfolgt die erste Röntgenaufnahme. Zu diesem Zeitpunkt ist bereits eine epidermale Hautquaddel erkennbar. Die nachfolgenden Aufnahmen in 2 Ebenen werden im Abstand von jeweils 5 min angefertigt. Sobald das gewünschte Lymphgefäßareal ausreichend dargestellt ist, kann die Untersuchung abgebrochen werden. Unter diesen Voraussetzungen beträgt die Untersuchungsdauer etwa 20–30 min.

Mit folienlosen Röntgenfilmen wurden bisher die besten Ergebnisse erzielt. Film-Folien-Kombinationen haben sich nicht bewährt. Eine empfehlenswerte Alternative zum folienlosen Röntgenfilm ist die Xeroradiographie (TIEDJEN u. HEIMANN 1990). Aufgrund des Effekts der Konturverstärkung werden Grenzlinien zwischen Bereichen unterschiedlicher Dichte besser sichtbar. Deshalb sind auch schwach kontrastierte Lymphgefäße noch nachweisbar. Diese Aufnahmetechnik erlaubt auch den Einsatz von Kontrastmitteln mit geringerer Jodkonzentration. Bei der Möglichkeit einer digitalen Verarbeitung von Röntgenfilmen kann auf die Xeroradiographie selbstverständlich verzichtet werden.

4.7.3 Nebenwirkungen

Die ambulant durchführbare Untersuchung ist für den Patients wenig belastend. Ernsthafte Nebenerscheinungen wurden bei den eigenen 183 untersuchten Patienten bisher nicht beobachtet (Tabelle 4.5). Lediglich 16 Patienten gaben während der Infusion spontan ein leichtes Brennen unterschiedlicher Stärke entweder ein- oder doppelseitig an. Ursächlich wird für das Brennen im Depotbereich nicht das Kontrastmittel, sondern in erster Linie eine mechanische Gewebeläsion verantwortlich gemacht (Weissleder 1990).

Die vereinzelt registrierten lokalen allergischen Hautveränderungen (Gmeinwieser et al. 1988) sind dagegen sehr wahrscheinlich durch das Kontrastmittel bedingt. Generalisierte allergische Reaktionen wurden bisher nicht beobachtet.

Lokale Reizerscheinungen, z.B. Schmerzen und Entzündungen, wie sie von den ionischen Kontrastmitteln nach unbeabsichtigter interstitieller Injektion bekannt sind, wurden bisher nicht gesehen. Tierexperimentelle Untersuchungen haben allerdings gezeigt, daß die morphologischen Veränderungen im Injektionsbereich gekennzeichnet sind durch blande entzündliche Reaktionen mit vereinzelten Granulozyten, Lymphozyten und Makrophagen. Diese morphologischen Veränderungen bilden sich jedoch innerhalb von einer Woche wieder zurück (Wenzel-Hora et al. 1982).

4.7.4 Indikationen und Kontraindikationen

Die Indikationen zur indirekten Lymphangiographie ergeben sich aus den Möglichkeiten der Methode.

Tabelle 4.5. Nebenwirkungen der indirekten Lymphangiographie

Symptome	Patientenzahl	Autoren
Brennen im Infusionsbereich	16/183	Eigene Ergebnisse
Lokale Nekrosen KM-Depot	4/183	Eigene Ergebnisse
Verschlimmerung Lymphödem (vorübergehend)	1/183	Eigene Ergebnisse
Lokale Schmerzen, Erythem	1/ 70	Partsch et al. 1989
Urtikaria	1/ 70	Partsch et al. 1989
Lokale Allergie	2/ 19	Gmeinwieser et al. 1988
Winzige Hautnekrosen	2/ 56	Gmeinwieser 1989, pers. Mitteilung
Leichtgradiges Erysipel	1/ 56	Gmeinwieser 1989, pers. Mitteilung
Verschlimmerung Lymphödem (vorübergehend)	4/ 56	Gmeinwieser 1989, pers. Mitteilung

Zum gegenwärtigen Zeitpunkt konzentriert sich die Anwendung auf lokalisierte und generalisierte Weichteilschwellungen der Extremitäten und des Körperstammes bedingt durch

- primäre und sekundäre Lymphödeme,
- Lipolymphödeme und
- Phlebolymphödeme.

Auch bei der Abklärung von Extremitätenschwellungen unklarer Genese hat die Methode ihre Bedeutung.

Bei Gutachten, versicherungsrechtlichen Fragen und im Rahmen der Diagnostik artifizieller Lymphödeme kann die indirekte Lymphangiographie durch Nachweis oder Ausschluß einer lymphogenen Schädigung hilfreich und für die endgültige Beurteilung endscheidend sein.

Nach plastischen chirurgischen Eingriffen oder Replantationen vermittelt die Untersuchungsmethode Aussagen über den Regenerationszustand der Lymphgefäße (Piza-Katzer et al. 1987). Ihr Einsatz ist auch zur Beurteilung lokalisierter, traumatisch bedingter Lymphgefäßveränderungen indiziert.

Ähnlich wie bei Untersuchungen mit anderen jodhaltigen Röntgenkontrastmitteln sollte auf die Durchführung der indirekten Lymphangiographie bei latenter und manifester Hyperthyreose oder bekannter Kontrastmittelallergie verzichtet werden. Strahlenschutzbedingte Kontraindikationen müssen beachtet werden.

4.7.5 Ergebnisse

Normales Lymphangiogramm

Das Kontrastmitteldepot zeigt in ödemfreien Regionen eine rundliche oder ovale Form. Die Anreicherung des Kontrastmittels ist in den ersten Minuten nach Infusionsbeginn meist homogen. Später werden auch angedeutet retikuläre oder streifige Strukturen beobachtet. Die Randkonturen sind bei den homogenen Depots unscharf. Bei retikulären Depotstrukturen finden sich zipflige Randausziehungen. Diese Speichermuster werden im Bereich der Zehen, Finger, Fußrücken und Handrücken gefunden. Weiter proximal und am Körperstamm sind die Kontrastmitteldepots meist etwas grobretikulär strukturiert.

Aus den Kontrastmitteldepots entspringen durchschnittlich 1–3, maximal 5 Lymphgefäße. Der Ursprungsort liegt zu 95% im lateralen oder proximalen Depotanteil. In wenigen Fällen wurde auch ein Abgang der Lymphkollektoren aus dem distalen Depotbereich beobachtet. Dies ist jedoch nicht mit einem Reflux in periphere Strombahnen gleichzusetzen. Normalerweise schützen die Klappen der Präkollektoren das Kapillargebiet gegen einen Reflux. Deshalb sind initiale Lymphgefäße beim Gesunden auch nicht darstellbar.

Bedingt durch eine frühzeitige paravasale Kontrastmitteldiffusion in das benachbarte Gewebe können

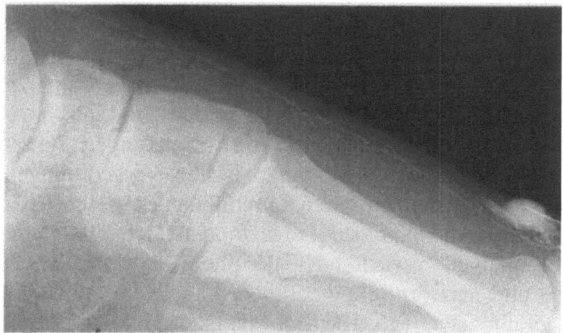

Abb. 4.46. Normales Lymphangiogramm. Homogen strukturiertes subepidermales Kontrastmitteldepot mit kleineren zipfligen Ausziehungen. Auf dem Fußrücken 2 unauffällige Lymphkollektoren

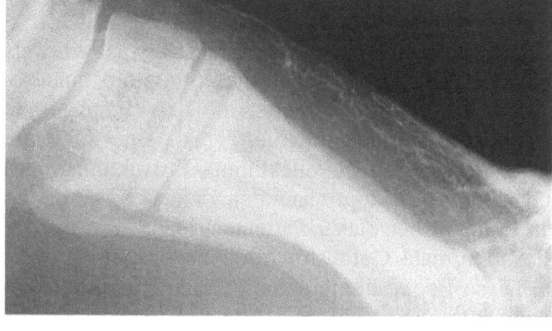

Abb. 4.47. Abnormales Lymphangiogramm bei primärem Lymphödem des linken Beines. Netzförmig angeordnete Gefäßstrukturen. Irregulär verlaufende Lymphgefäße mit Kaliberdifferenzen im Bereich des Fußrückens. Weichteilschwellung

Lymphkollektoren durchschnittlich nur auf einer Länge von 40–50 cm dargestellt werden. Dieser Nachteil läßt sich auch nicht durch eine Erhöhung der Infusionsgeschwindigkeit oder des Volumens verhindern.

Die peripheren Lymphkollektoren zeigen einen vorwiegend gestreckten Verlauf. Ihre Lumina differieren zwischen 0,2 und 0,6 mm (Abb. 4.46). Als Referenzmaß für die Beurteilung der Gefäßlumina dient der Durchmesser der Infusionskanüle, z.B. 0,4 mm bei Butterfly G27.

Abnormales Lymphangiogramm

Primäres Lymphödem

Abnormale lymphangiographische Befunde bei primären Lymphödemen sind Folge einer insuffizienten Drainagefunktion, bedingt durch eine Dysplasie der Lymphgefäße (Hyperplasie, Hypoplasie, Aplasie). Netzförmig angeordnete Lymphgefäße (Abb. 4.47 und 4.48), vorwiegend in unmittelbarer Nachbarschaft des Kontrastmitteldepots und meist in Verbindung mit einer retrograden Darstellung peripherer Stromgebiete, werden bei Lymphödemen sehr häufig angetroffen (STÖBERL et al. 1990; WEISSLEDER 1991). Bei diesen retikulären Strukturen handelt es sich aufgrund histologischer und fluoreszenz-mikrolymphangiographischer Untersuchungen um dilatierte initiale Lymphgefäße auf dem Boden einer lymphogenen Abflußbehinderung mit Insuffizienz der Lymphgefäßklappen in den Präkollektoren.

Form, Struktur und Größe des Kontrastmitteldepots haben nach den bis jetzt vorliegenden Erfahrungen keine diagnostische Bedeutung. Relativ kleine Depots oder eine fehlende Darstellung bei gleichzeitigem Nachweis netzförmig angeordneter Lymphgefäße sind wahrscheinlich durch Direktpunktionen erweiterter peripherer Lymphgefäße des Koriums bedingt.

Diskrete röntgenologische Zeichen einer lymphogenen Schädigung manifestieren sich in unmittelbarer Nachbarschaft des Kontrastmitteldepots.

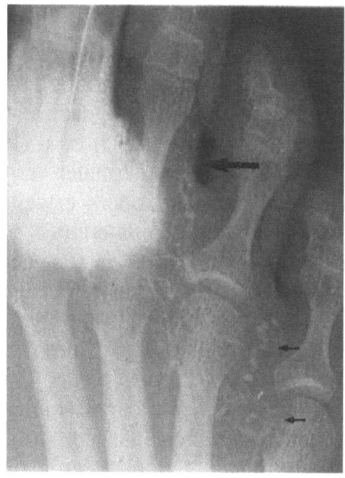

Abb. 4.48. Abnormales Lymphangiogramm bei primärem Lymphödem des linken Beines. Nach szintigraphischen Kriterien Schweregrad III. Geringer dermal backflow, 3. laterale Zehe (*dicker Pfeil*). Irregulär, z.T. korkenzieherartig verlaufende Lympfgefäße interdigital IV/V (*kleine Pfeile*)

Zur Erfassung dieser Gefäßveränderungen müssen unbedingt Aufnahmen wenige Minuten nach Beginn der Kontrastmittelinfusion angefertigt werden. Durch kontinuierliche Größenzunahme des Depots während der Infusion können sich solche Veränderungen in der Spätphase der Untersuchung infolge Überlagerung dem diagnostischen Nachweis entziehen.

Die Lumina der Lymphkollektoren sind nicht einheitlich. Neben normalen Gefäßlumina werden sowohl erweiterte (hyperplastische) als auch englumige (hypoplastische) Lymphgefäße beobachtet. Englumige und zahlenmäßig verminderte Lymphkollektoren werden bei primären Lymphödemen häufiger angetroffen als bei den sekundären Formen. Verlaufsunregelmäßigkeiten, Obstruktionen und Kollateralgefäße gehören ebenfalls zum typischen Bild einer lymphogenen Schädigung. Tubuläre Strukturen lassen sich als

Folgen des Kontrastmittelabflusses über adventitielle Lymphkapillaren erklären.

Bei dem zu Rezidiven neigenden Erysipel wird als häufigstes lymphangiographisches Symptom eine retrograde Auffüllung erweiterter initialer Lymphgefäße (insuffiziente Drainagefunktion) und eine fehlende Darstellung von Lymphkollektoren (Obstruktionsfolge) beobachtet. Am kontralateralen, klinisch gesunden Bein konnten bei dieser Patientengruppe in 50% der Fälle abnormale Gefäßstrukturen nachgewiesen werden. Diese Beobachtung spricht für eine latente Lymphangiopathie (STÖBERL u. PARTSCH 1989).

Eine Anreicherung des Kontrastmittels Iotrolan (ISOVIST 300/Schering) in Lymphknoten war bisher nur möglich, wenn die subepidermale Infusion in unmittelbarer Nachbarschaft der Lymphknoten erfolgte. Der sehr schwache Kontrast reichte jedoch in keinem Fall für eine Beurteilung der Lymphknotenstruktur aus. Die Ursache liegt in einer ungenügenden Kontrastmittelkonzentration, bedingt durch die sehr schnell einsetzende Diffusion.

Die indirekte Lymphographie ermöglicht eine Einteilung der primären Lymphödeme nach unterschiedlichen Lymphgefäßmustern (PARTSCH et al. 1984, 1988)

Typ I: Aplasie initialer dermaler Lymphgefäße bei Nachweis abnormaler oder erweiterter subkutaner Lymphkollektoren (bilaterales, kongenitales Lymphödem Nonne Milroy).

Typ II: Netzartige Hyperplasie initialer Lymphgefäße und Darstellung weniger superfizialer peripherer Lymphkollektoren (milde Form eines distalen Lymphoedema praecox und tardum).

Typ III: Hyperplasie initialer Lymphgefäße und peripherer Lymphkollektoren (ausgeprägte Form eines distalen und proximalen Lymphoedema praecox und tardum).

Typ IV: Reduzierte oder fehlende Darstellung initialer Lymphgefäße und peripherer Lymphkollektoren, möglicherweise bedingt durch ausgeprägte Gewebsfibrosen (chronisches Lymphödem, Lymphoedema tardum).

Artifizielles Lymphödem

Die durch Selbstschädigung hervorgerufenen Lymphödeme an Armen und Beinen (vorwiegend Strangulationsödeme) sind lymphangiographisch meist als solche identifizierbar. Bei den eigenen 4 Patienten bestand eine erhebliche Diskrepanz zwischen klinischen und lymphangiographischen Befunden. Trotz ausgeprägter Schwellungen der betroffenen Extremitäten waren die lymphangiographischen Veränderungen nur sehr diskret. Distal des Abschnürungsbereichs fanden sich gering dilatierte, geschlängelt verlaufende Lymphkollektoren und Kaliberdifferenzen. Proximal der Stauung waren die Lumina der Lymphkollektoren kaliberenger oder normal. Gefäßverschlüsse, Kollateralgefäße und ein Reflux in periphere Stromgebiete wurden bisher nicht registriert.

Sekundäres Lymphödem

Störungen der Transportkapazität der Lymphgefäße bei lokalisierten und generalisierten benignen Ödemformen (posttraumatisch, postentzündlich, iatrogen, parasitär) und malignen Erkrankungen führen zu ähnlichen lymphangiographischen Veränderungen, wie sie bei den primären Lymphödemen beschrieben wurden. Als häufigste Form fanden sich erweiterte, geschlängelt verlaufende, periphere Lymphkollektoren und netzförmig angeordnete initiale Lymphgefäße (Gefäßmuster Typ III nach Partsch), bedingt durch Rückstau des Kontrastmittels in periphere Stromgebiete. Diese Konstellation bedeutet jedoch nicht, daß alle proximalen Lymphkollektoren geschädigt sein müssen. Normalkalibrige, unauffällige Lymphkollektoren sind in diesem Zusammenhang durchaus keine Seltenheit. Eine fehlende Darstellung von Lymphgefäßen kann bei korrekter Untersuchungstechnik als Folge einer Obliteration gedeutet werden.

Wegen der Ähnlichkeit der Lymphgefäßveränderungen bei primären und sekundären lymphostatischen Ödemen ist eine differentialdiagnostische Trennung zwischen beiden Erkrankungen ohne Kenntnis der Anamnese und des klinischen Befundes nicht möglich (PARTSCH et al. 1988).

Lipödem, Lipolymphödem

Hierbei handelt es sich um eine Erkrankung mit einer symmetrischen Fettgewebsvermehrung, vorwiegend vom Beckenkamm bis zum Knöchel reichend (Reithosenform). Ein gleichzeitiger Befall der Arme findet sich seltener. Die während Orthostase auftretende Erhöhung des kapillaren Ultrafiltrats führt bei verminderter Geweberesistenz und mangelndem interstitiellen Druckanstieg im Fettgewebe zu einer vermehrten Ödembereitschaft. Hände und Füße sind unauffällig (FÖLDI u. KUBIK 1989).

Bei fehlender lymphogener Schädigung werden am Fuß, Unter- und Oberschenkel sowie an den oberen Extremitäten lediglich geschlängelt verlaufende, z.T. kaliberenge, sonst aber unauffällige Lymphkollektoren beobachtet. Das Kontrastmitteldepot ist im Zehen- und Fußrückenbereich meist unauffällig. In der Knöchelregion und am distalen Unterschenkel finden sich dagegen gefiederte oder flammenförmig strukturierte Depots (STÖBERL et al. 1986). Diese Strukturformen entstehen sehr wahrscheinlich durch eine Kontrastmittelausbreitung entlang der Bindegewebssepten des Fettgewebes.

Kombinationsformen (Lipolymphödeme), möglicherweise Folge einer sekundären Schädigung durch Erhöhung der lymphpflichtigen Last, sind vorwiegend gekennzeichnet durch den Nachweis retikulärer Gefäßstrukturen (erweiterte initiale Lymphgefäße) in der Nachbarschaft der Kontrastmitteldepots, Kontrastmittelreflux in periphere Stromgebiete und geschlängelt verlaufende Lymphkollektoren (Abb. 4.49

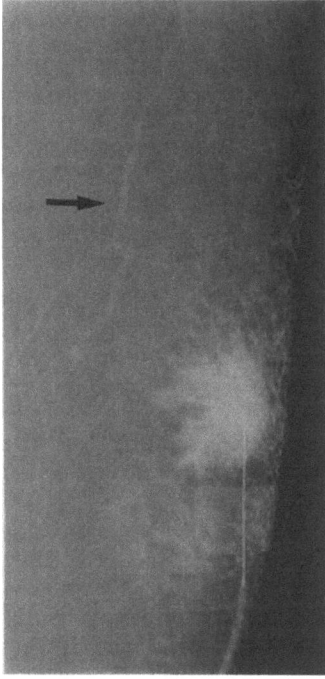

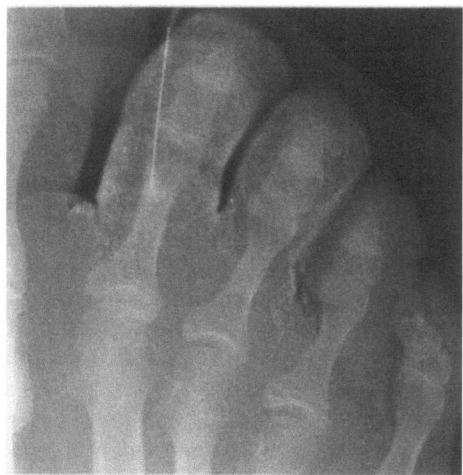

Abb. 4.50. Abnormales Lymphangiogramm bei Lipolymphödem am linken Bein. Schweregrad III nach szintigraphischen Kriterien. Nur schemenhafte Darstellung des Kontrastmitteldepots (am ehesten Folge einer unbeabsichtigten Direktinjektion des Kontrastmittels in erweiterte initiale Lymphgefäße). Ausgeprägter Reflux in periphere Stromgebiete der 2.-4. Zehe

Abb. 4.49. Abnormales Lymphangiogramm bei Phlebo-Lipo-Lymphödem am rechten Bein. Schweregrad III nach szintigraphischen Kriterien. In der Nachbarschaft des Kontrastmitteldepots für Lymphödem typische retikuläre Strukturen (erweiterte initiale Lymphgefäße). Dilatierter Lymphkollektor (*Pfeil*) am distalen Unterschenkel

und 4.50). Diese Veränderungen sind sowohl an Zehen und Fußrücken, aber auch an den Unterschenkeln nachweisbar (HUMMEL u. WEISSLEDER 1989). Im Gegensatz zu primären Lymphödemen wurden hyperplastische Lymphkollektoren bei den eigenen 134 untersuchten Extremitäten bisher nicht beobachtet. Auch in der Literatur fehlen entsprechende Hinweise. Eine fehlende Darstellung von Lymphkollektoen gehört zu den selteneren Symptomen.

Größe, Form und Struktur der Kontrastmitteldepots im Bereich der Zehen und Fußrücken zeigen keine Unterschiede gegenüber den primären Lymphödemen. Die bei den Lipödemen am Unterschenkel beschriebenen Depotstrukturen sind auch bei den Kombinationsformen nachweisbar.

Phlebolymphödem
(chronisch venös-lymphostatische Insuffizienz)

Bei der chronisch venösen Insuffizienz Stadium II und III ist die lymphpflichtige Last erhöht. Im Bereich der dermatosklerotischen Hautbezirke werden deshalb als Anpassung an das vermehrte Flüssigkeitsvolumen erweiterte epifasziale Lymphkollektoren nachweisbar. Die erweiterten initialen Lymphgefäße zeigen Kalibersprünge und Kontrastmittelextravasate. Außerdem finden sich netzförmige Strukturen (dermal backflow)

als Hinweis auf eine zusätzlich bestehende lokale Lymphtransportstörung (PARTSCH 1989; PARTSCH et al. 1988; STÖBERL et al. 1990).

Haut und Lymphgefäße

Nach subepidermaler Infusion wurde bei papillomatösen Hautveränderungen häufig ein direkter Kontrastmittelübertritt in erweiterte initiale Lymphgefäße beobachtet, ohne daß sich vorher ein Kontrastmitteldepot bildet. Dieser direkte Kontrastmittelübertritt in erweiterte initiale Lymphgefäße kann als Folge einer lokalen Störung der Lymphdrainage der Haut gedeutet werden. Als Diagnose wurde der Begriff lymphostatische Stauungspapillomatose vorgeschlagen (STÖBERL u. PARTSCH 1989).

Auf die im Zusammenhang mit lymphostatischen Ödemen und ihren Kombinationsformen nachweisbaren verschiedenen Hautveränderungen (chronisch-entzündlich, ekzematös, traumatisch, Strangulationsfolgen, Metastasen, Lokorezidive maligner Tumoren etc.) wird hier nicht eingegangen.

4.7.6 Wertigkeit

Die Vorteile der indirekten Lymphangiographie sind nicht von der Hand zu weisen; die Methode ist einfach, wird von den Patienten ohne weiteres toleriert und vermittelt Informationen über Stromgebiete, die mit der direkten Lymphographie nicht erfaßbar sind. Darüber hinaus können auch sehr engkalibrige normale Lymphgefäße dargestellt werden, die sich wegen mangelnder Punktierbarkeit dem Nachweis der direkten Lymphographie entziehen. Die Untersuchung ist risikoarm und mit geringem apparativen Aufwand überall durchzuführen.

Da in frühen Stadien einer lymphogenen Schädigung lymphangiographische Symptome sehr diskret sind, werden eine optimale Aufnahmetechnik und eine sorgfältige Analyse der Röntgenaufnahmen (Lupe) als unbedingte Voraussetzung für eine korrekte Diagnose angesehen. Je mehr Einzelsymptome vorliegen, um so höher ist die Treffsicherheit der Methode. Aufgrund der bisherigen Erfahrungen sind folgende Aussagen möglich:

- Die indirekte Lymphangiographie gestattet eine Objektivierung und Dokumentation morphologischer Lymphgefäßveränderungen bei lokalisierten und generalisierten lymphostatischen Ödemen.
- Lymphödemfrühformen der Extremitäten sind nur dann erfaßbar, wenn bereits morphologische Veränderungen vorliegen.
- Für eine Funktionsdiagnostik ist die Methode zum gegenwärtigen Zeitpunkt noch nicht geeignet.
- Eine Differentialdiagnose zwischen primären und sekundären Lymphödemen ist nicht möglich. Lymphgefäßveränderungen bei reinen Lip- und Phlebödemen lassen sich meist von denjenigen der primären und sekundären Lymphödeme abgrenzen.
- Bei Ödemen unklarer Genese beschränkt sich die Differentialdiagnose in erster Linie auf den Ausschluß oder Nachweis einer lymphogenen Schädigung. Darüber hinaus können im Rahmen der weiteren Abklärung des dicken Beins Unterschiede der Gefäßstrukturen differentialdiagnostisch hilfreich sein.
- Initiale Lymphgefäße und Präkollektoren sind nur im dilatierten Zustand lymphangiograpisch darstellbar.
- Subfasziale Lymphgefäße entziehen sich dem diagnostischen Nachweis.
- Mißbildungen lassen sich nur dann erfassen, wenn sie Anschluß an das subkutane Lymphgefäßnetz haben.
- Für eine diagnostisch verwertbare Lymphknotendarstellung ist das verwendete wasserlösliche, nichtionische, dimere Kontrastmittel ungeeignet.

Zwischen der Häufigkeit krankhafter Lymphgefäßveränderungen und den szintigraphisch ermittelten Lymphödemschweregraden bestehen enge Beziehungen (Tabelle 4.6). Ausgeprägte Lymphödeme mit szintigraphischen Schweregraden III und IV zeigten in 85,7% der Fälle netzförmige Gefäßstrukturen und in 71,4% einen Kontrastmittelreflux in periphere Stromgebiete. Abnormale Lymphgefäßveränderungen fanden sich bei sämtlichen untersuchten Extremitäten dieser Gruppe. Bei leichteren Lymphödemformen (szintigraphischer Schweregrad I und II) betrug die Gesamtübereinstimmung 46,1% bzw. 62,0%. Lymphödempatienten mit unauffälligen szintigraphi-

Tabelle 4.6. Häufigkeit lymphangiographischer Einzelsymptome bei Lymphödempatienten und Lymphödemschweregrade nach szintigraphischen Kriterien. Die Anzahl der untersuchten Extremitäten und der Einzelsymptome ist getrennt ausgewiesen

	Schweregrade			
	0	I	II	III/IV
Extremitäten gesamt	n=91	n=52	n=29	n=28
ILG-Befunde				
Anzahl Lymphkollektoren				
1–3/Depot	79	34	12	0
4–5/Depot	8	4	7	2
Hyperplasie Kollekt.	0	1	3	7
Hypoplasie Kollekt.	3	18	14	14
Retikulär	4	6	11	24
Reflux	4	12	13	20
Oblit.-/Kollateralgef.	1	2	3	14
Abnormale Extremitäten	8/91	24/52	18/29	28/28
Prozent	8,7	46,1	62,0	100

schen Befunden zeigten bisher lymphangiographisch nur in 8,7% der Fälle Abweichungen von der Norm.

Da die indirekte Lymphangiographie vorwiegend Informationen über morphologische Veränderungen vermittelt, hat sie als alleinige Untersuchungsmethode bei der Abklärung von Extremitätenödemen nur einen begrenzten Aussagewert. Zur Funktionsbeurteilung eines geschädigten peripheren Lymphsystems ist deshalb ergänzend eine quantitative Lymphszintigraphie erforderlich.

Indirekte Lymphangiographie und Funktionslymphszintigraphie sind jedoch keine konkurrierenden, sondern sich gegenseitig ergänzende Untersuchungsmethoden mit unterschiedlichen diagnostischen Schwerpunkten. Aussagen über die Lymphbildung sind mit beiden Methoden allerdings nicht möglich.

4.7.7 Zusammenfassung

Diagnostischer Schwerpunkt der ambulant durchzuführenden indirekten Lymphangiographie ist die Objektivierung einer lymphogenen Schädigung bei Extremitätenödemen unklarer Genese.

Da eine lymphangiographische Funktionsdiagnostik zum gegenwärtigen Zeitpunkt noch nicht möglich ist, erfordert eine umfassende Diagnostik von unklaren lymphostatischen Ödemen neben der klinischen Basisdiagnostik in erster Linie eine quantitative Lymphszintigraphie.

Indirekte Lymphangiographie und quantitative Lymphszintigraphie sind zwei sich gegenseitig ergänzende bildgebende Untersuchungsmethoden zur Beurteilung von Morphologie und Funktion von Lymphstromgebieten. Diagnose, Differentialdiagnose und Schweregradeinteilung von lymphostatischen Extremitätenödemen zählen zu den wichtigsten Indikationen dieser risikoarmen bildgebenden Untersuchungsverfahren.

4.8 Quantitative Lymphszintigraphie

H. WEISSLEDER

Bei der diagnostischen Abklärung von lymphostatischen Ödemen und ihren Kombinationsformen hat die quantitative Lymphszintigraphie inzwischen einen hohen Stellenwert erreicht. Grundvoraussetzung war eine weitgehende Standardisierung des gesamten Untersuchungsablaufs mit dem Ziel, reproduzierbare und vergleichbare Ergebnisse zu erhalten.

4.8.1 Definition

Die quantitative Lymphszintigraphie ist ein nichtinvasives, risikoarmes nuklearmedizinisches Untersuchungsverfahren, das in erster Linie zur Erfassung dynamischer Vorgänge (Funktionsdiagnostik) in epi- und subfaszialen Lymphstromgebieten der oberen und unteren Extremitäten eingesetzt wird.

4.8.2 Prinzip

Die Methode beruht auf der Tatsache, daß subkutan injizierte, radioaktiv markierte Humanalbumine lymphogen abtransportiert und in den nachgeschalteten Lymphknoten gespeichert werden. Dieser Vorgang läßt sich mit Hilfe einer Gammakamera bildlich darstellen. Der gleichzeitige Einsatz einer elektronischen Datenverarbeitung ermöglicht Aussagen über die Transportgeschwindigkeit der radioaktiven Substanz in den Lymphgefäßen der Extremitäten und ihre prozentuale Anreicherung in den regionalen Lymphknoten.

Das Verfahren ermöglicht außerdem eine bildliche Darstellung der Lymphkollektoren und regionalen Lymphknoten. Dies hat diagnostisch allerdings nur eine untergeordnete Bedeutung und dient lediglich der groben Orientierung über die Morphologie der untersuchten Lymphstromgebiete.

4.8.3 Untersuchungstechnik

Die Untersuchung erfolgt am liegenden Patienten. Eine spezielle Vorbereitung ist nicht erforderlich.

Unmittelbar nach subkutaner Injektion von 37 MBq ^{99m}Tc-Humanserumalbumin (Nanocoll) in 0,3 ml Lösung (interdigital in Hand- oder Fußrücken) erfolgt die Messung der injizierten Radioaktivitätsdosis mit der Gammakamera. Diese Messung dient als Ausgangsbasis für die spätere Berechnung der Uptakewerte über den regionalen Lymphknoten. Anschließend werden kontinuierliche Messungen der Impulsraten über der inguinopelvinen oder axillären Region durchgeführt.

Da der Lymphfluß unter Ruhebedingungen extrem langsam ist, muß während der gesamten Untersuchung eine aktive oder passive körperliche Belastung möglichst unter standardisierten Bedingungen durchgeführt werden (WEISSLEDER et al. 1992;

WEISSLEDER u. WEISSLEDER 1988). Eine ähnliche Stimulierung des Lymphsystems läßt sich auch durch lokale Wärmeanwendung erreichen (BRÄUTIGAM et al. 1992).

Bei der Interpretation der Ergebnisse sollte berücksichtigt werden, daß die Lymphknoten-Uptakewerte auch vom Injektionsort der radioaktiven Substanz abhängig sind. Nach intramuskulärer Injektion (subfaszialer Transport) ist beispielsweise unter Normalbedingungen die Speicherung in den regionalen inguinalen Lymphknoten deutlich geringer als nach subkutaner Injektion (epifaszialer Transport). Intradermale Injektionen des Radiopharmakon sollten vermieden werden. Bei dieser Technik können unbeabsichtigte, aber mögliche intralymphatische Injektionen zu einer Verfälschung der Ergebnisse führen. Die Lymphdrainage aus dem subepidermalen Plexus und der Subkutis ist nämlich unterschiedlich. Während die Drainage aus der Subkutis bei allen Formen des Lymphödems gestört ist, werden Abflußstörungen aus dem subepidermalen Plexus nur bei massiven Lymphödemformen mit Befall der gesamten Extremität beobachtet (MOSTBECK et al. 1986).

Im europäischen Raum werden inzwischen mehrere technisch unterschiedliche szintigraphische Untersuchungsverfahren zur Funktionsbeurteilung peripherer Lymphstromgebiete angeboten (MOSTBECK et al. 1986; PECKING et al. 1984; TIEDJE 1986; TIEDJE u. MAREES 1990; WEISSLEDER et al. 1992; WEISSLEDER u. WEISSLEDER 1988). Alle Anwender sind sich darüber einig, daß die Injektion der radioaktiven Substanz subkutan erfolgen sollte. Unterschiede bestehen in der Art und Dauer der körperlichen Belastung, in der Berücksichtigung oder Vernachlässigung der Gewebeabsorption und/oder Backgroundkorrektur sowie in der Einbeziehung statischer Aufnahmen in die Diagnostik.

Um eine vergleichende Beurteilung der Untersuchungsergebnisse bei Verwendung unterschiedlicher Methoden zu ermöglichen, müssen bestimmte Anforderungen an die technische Durchführung der quantitativen Lymphszintigraphie gestellt werden. Zur apparativen Ausrüstung gehören eine Gammakamera mit Rechnereinheit und entsprechender Software. Die Benutzung eines bewährten Radiopharmakons, einheitliche Radioaktivitätsdosis und Injektionsvolumina, subkutane Injektion, einheitlicher Injektionsort und eine standardisierte körperliche Belastung sind weitere Forderungen. Darüber hinaus wird empfohlen, die Gewebeabsorption im Meßbereich zu berücksichtigen und eine Zerfalls- und Backgroundkorrektur durchzuführen. In der BRD wird inzwischen einheitlich der Lymphknoten-Uptakewert in Prozent, 60 min nach Injektionsbeginn, als Basis für die diagnostische Beurteilung verwendet (WEISSLEDER et al. 1992).

4.8.4 Strahlendosis

Aktuelle Angaben über die Strahlenbelastung bei der quantitativen Lymphszintigraphie liegen nicht vor. Bezüglich früherer Literaturangaben zu diesem Thema

Tabelle 4.7. Strahlendosis bei Lymphszintigraphie nach subkutaner Injektion von 1 mCi (37 MBq) [99 mTc] Lymphoscint

Organ	rad/1 mCi (zum Winkel 1982)	mrad/1 mCi (Bronskill 1983)
Injektionsort	18,5 +/– 4,5	444
Lymphknoten	10,0 +/– 3,0	2
Lymphgefäße	0–4	–
Ovarien	0,03	> 1
Hoden	0,004	–

wird auf die Tabelle 4.7 verwiesen (Bronskill 1983; zum Winkel et al. 1982).

4.8.5 Ergebnisse

Die Beurteilung der Funktion des peripheren Lymphsystems beruht auf der Erfassung der Transportzeit des radioaktiven Indikators vom Injektionsort bis zur entsprechenden Lymphknotenstation (Ankunftszeit in Minuten) und der Ermittlung der Speicherkapazität der regionalen Lymphknoten (Uptake in %) 30, 60 und 120 min nach Untersuchungsbeginn. Die Ergebnisse der statischen Lymphszintigraphie (Morphologie) sollten zur Vermeidung von Fehlinterpretationen bei der Gesamtbeurteilung mitberücksichtigt werden.

Normales quantitatives Lymphszintigramm

Unter der Voraussetzung einer standardisierten Ergometer Belastung mit 25 Watt werden bei gesunden unteren Extremitäten Ankunftszeiten zwischen 2 und 8 min gemessen (Tabelle 4.8). Die 60-min-Uptakewerte im inguinoiliakalen Bereich schwanken zwischen 4% und 23%, die 120-min-Werte zwischen 10% und 32%. Seitendifferenzen bis zu 20% haben keine diagnostische Bedeutung, sofern auch der klinische Befund unauffällig ist.

Eine Abhängigkeit der Uptakewerte vom Alter der Patienten konnte bisher nicht nachgewiesen werden. Hochnormale Werte sind suspekt auf eine kompensatorische Mehrleistung des Lymphsystems. Eine solche Konstellation wurde bisher bei der chronisch-venösen Insuffizienz und idiopathisch zyklischen Ödemen gesehen.

Präfasziale Lymphkollektoren stellen sich als gut abgrenzbare bandartige Radioaktivitätsanreicherungen dar. Aussagen über die Zahl der Lymphgefäße und ihre Lumenweite sind nicht möglich. Eine Speicherung des Radiopharmakons in den Lymphknoten führt zu fokalen Radioaktivitätsanreicherungen unterschiedlicher Größe. Eine Beurteilung der Lymphknotenstruktur gestattet diese Methode allerdings nicht.

Abnormales quantitatives Lymphszintigramm

Primäre und sekundäre Lymphödeme sowie ihre Kombinationsformen zeigen je nach Ausprägung mehr oder weniger verlängerte Ankunftszeiten (s. Tabelle 4.8). Die Lymphknotenuptakewerte sind entsprechend erniedrigt. Lymphkollektoren und Lymphknoten der betroffenen Extremitäten stellen sich im statischen Szintigramm, bedingt durch den reduzierten Transport des Radiopharmakons, weniger deutlich dar als unter normalen Bedingungen. Bei ausgeprägten chronischen Lymphödemformen gelingt eine szintigraphische Darstellung von Lymphkollektoren und Lymphknoten in der Regel nicht.

Das bedeutet jedoch keineswegs ein vollständiges Fehlen, eine hochgradige Hypoplasie oder eine Obliteration. Lymphszintigraphische Kontrolluntersuchungen nach einer konsequenten physikalischen Entstauungstherapie haben nämlich gezeigt, daß sowohl Lymphkollektoren als auch Lymphknoten bei solchen Patienten noch darstellbar sind. Der Grund liegt in der Verbesserung der Lymphzirkulation durch therapeutische Maßnahmen. Die dadurch bedingte vermehrte Radioaktivitätsanreicherung in den Lymphgefäßen pro Zeiteinheit führt zu besseren Meßbedingungen.

Lokalisierte oder generalisierte flächige Anreicherungen der radioaktiven Substanz sind Ausdruck eines "dermal backflow", bedingt durch eine Klappeninsuffizienz in den Präkollektoren. Auch diese Veränderungen sind therapeutisch beeinflußbar, entscheidend ist allerdings die Ausgangssituation.

Basierend auf den Parametern Ankunftszeit/min und Lymphknotenuptake [%] kann eine Schweregradeinteilung der Lymphödeme nach szintigraphischen Kriterien vorgenommen werden (Tabelle 4.8 und Abb. 4.51). Dies erleichtert die Kommunikation mit den überweisenden Ärzten. Es ist jedoch zu berücksichtigen, daß eine exakte Schweregradeinteilung ähnlich wie bei der klinischen Stadieneinteilung von Krankheiten nicht immer möglich ist. Darüber hinaus sind die szintigraphisch ermittelten Schweregrade nicht in jedem Fall mit den klinischen Krankheitsstadien gleichzusetzen. Als Faustregel mag gelten, daß Lymphödeme mit den szintigraphischen Schweregraden I und II meist dem klinischen Stadium I (Reversibilität) entsprechen, während die Schweregrade III und IV dem Stadium II (spontane Irreversibilität) zuzuordnen sind.

Tabelle 4.8. Szintigraphische Kriterien für die Einteilung der Beinlymphödeme nach Schweregraden, basierend auf eigenen Untersuchungsergebnissen (591 Patienten, 1172 Extremitäten)

Grad	Ankunftszeit (AT) [min]	Lymphknotenuptake inguinal [%]	
		60 min	120 min
Normal	2–8	4,0–23,0 (10,0)	10,0–32,0 (17,6)
I	> - 10	2,0–4,0 (2,9)	6,0–10,0 (7,2)
II	> - 10	1,3–2,5 (1,7)	3,0–6,0 (4,6)
III	> - 20	0,3–1,3 (0,8)	0,5–3,0 (1,3)
IV	> - 100	0,1–0,3	0,1–0,5

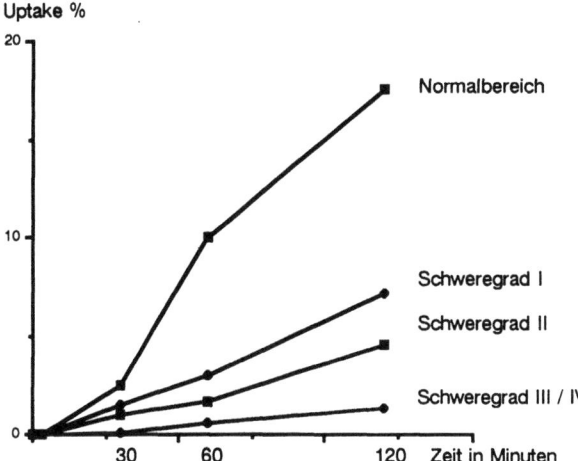

Abb. 4.51. Durchschnittliche Uptakewerte bei Patienten mit Lymphödemen der unteren Extremitäten. Gegenüberstellung der Normalwerte und der Schweregrade nach szintigraphischen Kriterien

Aufgrund neuerer Untersuchungen scheint die getrennte szintigraphische Darstellung der epi- und subfaszialen Lymphregionen gegenüber der alleinigen Beurteilung epifaszialer Stromgebiete die Sicherheit der diagnostischen Aussage bei Ödemen der unteren Extremitäten zu erhöhen (BRÄUTIGAM et al. 1992). Zur Erhärtung dieser Auffassung sind allerdings ergänzende Untersuchungen an einem größeren Patientenkollektiv erforderlich.

4.8.6 Nebenwirkungen

Über unerwünschte Begleitreaktionen bei lymphszintigraphischen Untersuchungen nach Verabreichung von ^{99m}Tc-Nanocoll gibt es bisher keine Hinweise. Der Hersteller verweist lediglich auf die Möglichkeit eines Kolloideffektes nach Injektion des Nanokolloids.

4.8.7 Indikationen und Kontraindikationen

Die quantitative Lymphszintigraphie wird schwerpunktmäßig zur Funktionsbeurteilung peripherer Lymphstrombahnen eingesetzt. Aussagen über morphologische Veränderungen an Lymphgefäßen und Lymphknoten sind zwar möglich, eine Detailerkennbarkeit wie bei den lymphangiographischen Verfahren muß unter den heutigen Gegebenheiten als Wunschtraum eingestuft werden.

Hauptanwendungsgebiete der Methode sind primäre und sekundäre Lymphödeme im klinischen Stadium I (Reversibilität) und II (spontane Irreversibilität) sowie Extremitätenschwellungen unklarer Genese. Eine lymphostatische Elephantiasis (Stadium III) benötigt in der Regel keine Abklärung durch die quantitative Lymphszintigraphie.

Aussagen über die Restfunktion des geschädigten Lymphsystems und differentialdiagnostische Hinweise bei Extremitätenödemen unklarer Genese dienen der besseren Einordnung der Gesamterkrankung. Das Verfahren gibt jedoch keinen Aufschluß über Störungen der Lymphbildung. Im einzelnen ergeben sich die im folgenden genannten Einsatzmöglichkeiten:

Primäres Lymphödem

Hier können Lymphödemfrühformen bei entsprechendem Verdacht, aber Fehlen von eindeutigen klinischen Befunden objektiviert werden.

Prätherapeutische Basisuntersuchungen dienen hauptsächlich zur Erfassung der Restfunktion des geschädigten Lymphsystems (Schweregradeinteilung). Posttherapeutische Kontrollen (Wiederholungsuntersuchung) haben das Ziel, den Therapieeffekt zu objektivieren und das weitere therapeutische Vorgehen festzulegen.

Sekundäres Lymphödem

Die prätherapeutische Basisuntersuchung ist auch hier die häufigste Anwendungsform. Die Methode hat wie bei den primären Lymphödemen die Aufgabe, vor der geplanten komplexen physikalischen Entstauungstherapie den aktuellen Funktionzustand des geschädigten Lymphsystems zu bestimmen. Posttherapeutische Untersuchungen nach einer konservativen und/oder operativen Behandlung dienen der Objektivierung des Therapieeffektes und als Ausgangsbasis für weitere therapeutische Maßnahmen.

Der präoperative Einsatz vor geplanten chirurgischen Eingriffen am Lymphsystem ist eine weitere Indikation. Nur unter diesen Voraussetzungen sind postoperativ exakte Aussagen über Funktionsänderungen möglich. Es kann in diesem Zusammenhang auch die Frage beantwortet werden, ob die Kompensationsmechanismen des Systems ausreichen, zumindest die normale lymphpflichtige Last der betroffenen Extremitäten vollständig zu bewältigen.

Ähnlich wie die indirekte Lymphangiographie kann die Lymphszintigraphie auch zur Beurteilung von posttraumatischen Lymphgefäßregenerationen eingesetzt werden (PIZA-KATZER et al. 1987).

Bei geplanten mikrochirurgischen Transplantationen von Lymphgefäßen (z.B. bei Postmastektomie-Armlymphödem) ist eine präoperative Untersuchung zur Bestimmung der Ausgangssituation mit objektiver Beurteilung und Messung des Lymphtransports ebenso erforderlich wie die postoperative Kontrolle (BAUMEISTER u. SIUDA 1988).

Bei phlebolymphostatischen Ödemen im Zusammenhang mit einer primären Varikose ist die Kenntnis über das Ausmaß der lymphogenen Schädigung als Entscheidungshilfe für die Indikationsstellung einer möglichen Venenoperation nicht zu unterschätzen. In diesem Zusammenhang erhält die Aussage Bedeutung, unter welchen Bedingungen durch die Operation mit einer Verschlimmerung des Lymphödems zu rechnen ist. Die kompensatorische Mehrleistung des Lymphsystems bei einer chronisch-venösen Insuffizienz läßt sich lymphszintigraphisch von einer Funktionsminderung bei diesen Kombinationsformen trennen.

Lymphogene Schäden bei frühen und fortgeschrittenen Stadien des postthrombotischen Syndroms lassen sich bei einer gleichzeitigen Untersuchung des epi- und subfaszialen Lymphsystems aufgrund typischer lymphszintigraphischer Muster besser differenzieren (BRÄUTIGAM et al. 1992).

Bei orthopädischen Erkrankungen mit Extremitätenödemen z.B. vor geplanten Hüftgelenkoperationen dient die Methode zur Differenzierung des Ödems und Beurteilung des Schweregrads einer möglichen lymphogenen Schädigung. Bedeutsam ist dabei die Aussage, ob durch die Operation mit einer Verschlimmerung des Lymphödems zu rechnen ist. Das szintigraphische Ergebnis gibt auch einen wichtigen Hinweis bei der Entscheidung, ob präoperativ eine konservative Ödembehandlung erforderlich ist.

Lipödeme mit oder ohne Schwellneigung können daraufhin untersucht werden, ob bereits Einschränkungen der lymphatischen Transportkapazität nachweisbar sind. Bei Kombinationsformen (Lipolymphödem) dient die Methode zur Beurteilung des Schweregrades der bereits vorliegenden lymphogenen Schädigung.

Ferner kann die Methode bei gutachterlichen Fragestellungen wie beispielsweise dem Nachweis oder Ausschluß einer posttraumatischen oder iatrogenen lymphogenen Schädigung hilfreich sein. Bei bekannten lymphostatischen Ödemen werden Aussagen über die Restfunktion des geschädigten Lymphsystems erwartet.

Lymphödem bei malignen Erkrankungen

Bei dieser Gruppe kann die quantitative Lymphszintigraphie nur als Ergänzungsuntersuchung angesehen werden, um die Lokalisation und Ausdehnung der Obstruktion und den Schweregrad der lymphogenen Stauung zu erfassen.

Kontraindikationen

Kontraindikationen ergeben sich nur aus Strahlenschutzgründen, sofern die beschriebene Untersuchungstechnik eingehalten wird. Lokale Schäden an Lymphgefäßen und Lymphknoten wurden bisher nicht beobachtet.

4.8.8 Wertigkeit

Lymphszintigraphische Untersuchungen dienen in erster Linie der Beurteilung des epi- und subfaszialen Lymphtransports in den Extremitäten. Hauptschwerpunkt der quantitativen Lymphszintigraphie ist die Erfassung dynamischer Vorgänge (Funktionsdiagnostik). Hierbei steht die Bestimmung der Restfunktion des geschädigten Lymphsystems (Schweregradeinteilung lymphostatischer Ödeme) im Vordergrund des Interesses.

Eine lymphszintigraphische Differentialdiagnose ist nur in begrenztem Umfang möglich. Patienten mit einem postthrombotischen Syndrom haben beispielsweise gegenüber Gesunden einen deutlich reduzierten subfaszialen Lymphtransport (MOSTBECK et al. 1986). Bei der chronisch-venösen Insuffizienz (Stadium II und III) fanden sich dagegen als Folge einer kompensatorischen Erhöhung der Transportkapazität erhöhte Uptakewerte über den inguinoiliakalen Lymphknoten (PARTSCH 1989).

Diskrepante lymphszintigraphische Befunde können verschiedene Ursachen haben. Die fehlende Berücksichtigung anatomischer Varianten, unbeabsichtigte intravenöse Injektionen (meist bei einer gleichzeitig bestehenden chronisch-venösen Insuffizienz) und Unkenntnis von Vorschädigungen des Lymphsystems sind die häufigsten Gründe für Fehlinterpretationen. Auch eine ungenügende körperliche Belastbarkeit während der Untersuchung kann bei Unkenntnis zu Fehleinschätzungen führen. Eine Basisuntersuchung des Patienten durch den untersuchenden Radiologen oder Nuklearmediziner wird nicht nur aus diesen Gründen für unbedingt notwendig gehalten.

Transportstörungen können auch dadurch vorgetäuscht werden, daß zwischengeschaltete popliteale oder kubitale Lymphknoten den Transport des Tracers zur Meßregion verzögern. Analogaufnahmen dieser Regionen sind für eine korrekte Interpretation der Befunde erforderlich.

Ein normales quantitatives und qualitatives Lymphszintigramm schließt eine lymphogene Ursache einer bestehenden Extremitätenschwellung mit einer Wahrscheinlichkeit von mehr als 90% aus. Wie eigene vergleichende Untersuchungen (indirekte Lymphangiographie und quantitative Lymphszintigraphie) gezeigt haben, konnten nur bei 8,7% der szintigraphisch normalen Extremitäten lymphangiographisch am gleichen Tage krankhafte Befunde erhoben werden (s. Tabelle 4.6).

Abnormale lymphszintigraphische Ergebnisse sind Ausdruck einer primären oder sekundären Schädigung des Lymphsystems. Da eine szintigraphische Differentialdiagnose nicht möglich ist, benötigt man für weitere Aussagen anamnestische Angaben und die Ergebnisse der klinischen Basisuntersuchung.

Für erfahrene Lymphologen bereitet die Diagnose und Differentialdiagnose von Lymphödemen mittels einer Basisdiagnostik (Anamnese, Inspektion, Palpation, Stemmer-Hautfaltenzeichen) in der Regel keine Schwierigkeiten. Frühformen, Kombinationsformen, Grenzbefunde, aber auch artifizielle Lymphödeme können allerdings diagnostische Probleme aufwerfen. In diesen Fällen ist der Einsatz bestimmter bildgebender Untersuchungsverfahren wie Funktionslymphszintigraphie und indirekte Lymphangiographie eine große Hilfe bei der Diagnosesicherung und meist wegweisend für das weitere Vorgehen. Kombiniert eingesetzt, gestatten diese beiden Methoden außerdem eine Quantifizierung der lymphogenen Schädigung (Schweregrad) und eine Einteilung der Lymphödeme nach morphologischen Gesichtspunkten.

Für die große Zahl der Nichtlymphologen dienen die genannten bildgebenden Untersuchungsverfahren in erster Linie der differentialdiagnostischen Abklärung von Extremitätenödemen unklarer Genese und/oder der Bestätigung der Verdachtsdiagnose "Lymphödem". Wie bereits erwähnt, besteht außerdem die Möglichkeit, das Lymphödem nach szintigraphischen Kriterien zu quantifizieren. Wichtig ist in diesem Zusammenhang, rechtzeitig latente Formen eines Lymphödems zu erfassen, um durch entsprechende Therapie einer Chronifizierung vorzubeugen. Langfristige Belastungen der Lymphgefäße führen bekanntlich zu einer Lymphangiosklerose. Daraus resultiert eine zunehmende Funktionseinbuße mit Verschlimmerung der Erkrankung.

Die lymphszintigraphischen Untersuchungsergebnisse haben auch Auswirkungen auf die Behandlungsstrategie. Eine komplexe physikalische Entstauungsbehandlung wird bei der Lymphödembehandlung nicht schematisch, sondern individuell angewandt. Hierbei spielen die Häufigkeit und die Dauer ebenso eine Rolle wie die Art der Kompressionsbehandlung nach erfolgter manueller Lymphdrainage.

4.8.9 Zusammenfassung

Die quantitative Lymphszintigraphie ist eine risikoarme Untersuchungsmethode zur Funktionsbeurteilung peripherer Lymphstrombahnen. Die Methode ermöglicht eine Schweregradeinteilung der Extremitätenlymphödeme und ihrer Kombinationsformen nach szintigraphischen Kriterien und dient somit der Objektivierung einer lymphogenen Schädigung. Eine detaillierte Beurteilung morphologischer Veränderungen an den Lymphgefäßen ist nur durch die indirekte Lymphangiographie möglich.

5 Komplikationen und Fehlermöglichkeiten der Lymphographie

K.-H.G. Müller

Eine statistische Untersuchung von Koehler (1968) basiert auf den Erfahrungen von 73 Untersuchern und umfaßt 32 000 Lymphographien. Folgende Komplikationsraten werden aufgeführt:

Lungeninfarkte	81	(1: 400)
Lungenödeme	10	(1: 3200)
Pneumonien	13	(1: 2500)
Hämoptysen	10	(1: 3200)
Kardiovaskulärer Kollaps	6	(1: 5000)
Reaktion auf Kontrastmittel	40	(1: 800)
Farbstoffreaktion	57	(1: 600)
Zerebrale Komplikationen	9	(1: 3500)

In dieser Sammelstatistik sind 18 Todesfälle erfaßt, was einer Häufigkeit von 1 : 1800 entspricht. (In der eigenen Statistik aus 3000 Lymphographien, die wir 1978 auswerteten, fanden sich keine Todesfälle.) Neben Komplikationen am Injektionsort lassen sich solche an den Lymphgefäßen, an Organen sowie allgemeine Komplikationen und Nebenwirkungen nachweisen.

Wundinfektionen und verzögerte Wundheilung am Injektionsort finden sich nach Koehler (1968) in 0,1–15% der Fälle. Bei den besonders hohen Zahlen, die im übrigen die Ausnahme darstellen, muß an eine nicht optimale Technik gedacht werden. Ursache dieser Komplikation ist in erster Linie eine unzureichende Aseptik. Eine weitere Rolle der verzögerten Wundheilung bilden gestörte Durchblutung und Lymphödem stärkeren Grades (Fuchs 1965; Koehler 1968). Die generelle Applikation von Antibiotika in die Inzisionswunde, wie sie von einigen Untersuchern durchgeführt wird, ist nicht erforderlich. Gelegentlich kommt es nach der Lymphographie zur Ausbildung von *Lymphfisteln* und *Pseudolymphzysten,* die nach Angaben von Keinert et al. (1983) zwischen 0,1% und 1% liegen sollen. Aus dem eigenen Untersuchungsgut konnten wir in 2% der Fälle Lymphfisteln abgrenzen, diese waren nicht mit einem Kompressionsverband zu beheben. Prophylaktische Ligaturen halten wir nicht für erforderlich. *Nekrosen der Haut* im Inzisionsgebiet oder an der Patentblauinjektionsstelle werden als seltene Komplikation beschrieben (Fuchs 1965; Platzbecker et al. 1973).

Durch zu hohen Kontrastmitteldruck in den Gefäßen kommt es zu *Kontrastmittelaustritten* (Köhler et al. 1969). Lameer (1966, 1969) gibt als Grenzwert 0,5 atü an. Dieser Wert wird nach seiner Ansicht normalerweise nicht erreicht. Bei Lymphblockade, hypoplastischen Gefäßen oder zu schneller Injektion kann er jedoch überschritten werden, und es kommt zu Extravasaten. Leichte ziehende Schmerzen in Ober- und Unterschenkel, die relativ häufig auftreten, sind durch die Dehnung der Gefäßwände bei der Injektion bedingt. Sie verschwinden bei Nachlassen des Drucks sofort wieder. *Entzündliche Veränderungen* sollen nach Sieber (1966) infektionsbedingt sein. Sie treten nach Gabe von öligem Kontrastmittel sehr selten auf.

Ödembildung nach Lymphographie und die *Zunahme bereits bestehender Lymphödeme* werden von vielen Autoren beschrieben (Fuchs 1965; Sieber 1966; Köhler et al. 1969). Die Ursache ist bei bereits bestehendem Lymphödem in einer Verstopfung der noch vorhandenen, ohnehin insuffizienten Abflußbahnen durch das ölige Kontrastmittel zu sehen. Ödembildung als Folge der Lymphographie muß ähnlich gedeutet werden. Solchen Fällen liegt offenbar eine latente Insuffizienz des Lymphgefäßsystems zugrunde. Wihsgott et al. (1971) diskutieren neben der rein mechanischen Ursache des Lymphödems einen Fremdkörperreiz durch das Kontrastmittel.

Nach Koehler (1967) und Köhler et al. (1969) lassen sich folgende *pulmonale Komplikationen* nachweisen:

Lungeninfarkte	81	(1:400)
Lungenödeme	10	(1:3200)
Pneumonien	13	(1:2500)
Hämoptysen	10	(1:3200)

Ursache der Lungenkomplikationen ist der Übertritt von Kontrastmittel in den kleinen Kreislauf. In ihm wirken die Lungenkapillaren als Filterstation, in der das Kontrastmittel zunächst festgehalten wird. Unter normalen Verhältnissen gelangt, protrahiert über den Ductus thoracicus, das Kontrastmittel in die V. subclavia. Malek et al. (1960) konnten diesen Übertritt im Tierversuch und Weissleder (1964) am menschlichen Ductus thoracicus kinematographisch nachweisen. Neben diesem Weg sind, besonders bei Blockierung des Lymphabflusses, lymphovenöse Anastomosen für den Übertritt von Kontrastmittel ins Blut verantwortlich zu machen (Belan et al. 1963). Die Angaben über die Häufigkeit des Übertritts von Kontrastmittel in die Lungenkapillaren reichen von weniger als 10% bis zu 86% (Gerteis u. Greuel 1967; Gregl et al. 1968). Die Verstopfung der Lungenkapillaren führt zur Beeinträchtigung der Lungenfunktion. Zwischen dem Schweregrad der pulmonalen Komplikationen und der applizierten Kontrastmittelmenge besteht ohne Zweifel ein Zusammenhang. Dolan (1966) konnte zeigen, daß sowohl die Zahl der Komplikationen als auch ihre Intensität mit der Kontrastmittelmenge zunehmen (s. 4.4). Bei Patienten mit gestörter Lungenfunktion, mit Störungen der Lungenperfusion, mit Diffusionstörungen, also Patienten mit obstruktiven Ventilationsstörungen, chronischen Lungenstauungen bei Herzvitien und Herzinsuffizienz, bei Altersemphysem ist Zurückhaltung bei der Lymphographie geboten.

Zerebrale Zwischenfälle bei der Lymphographie gehören zu den schwersten, glücklicherweise auch sehr seltenen Komplikationen dieser Untersuchungsmethode. KOEHLER (1967) berichtet über 9 Zwischenfälle, von denen 3 letal ausgingen. Im eigenen Untersuchungsgut konnten wir bei 3000 Untersuchungen keinen zerebralen Zwischenfall beobachten. NELSON et al. (1965) berichten über einen Fall mit zahlreichen Fettembolien im Gehirn nach Injektion von 20 ml Ethiodol.

Es ist wahrscheinlich, daß die Ölembolien ihren Weg in den großen Kreislauf über intrapulmonale Shunts nehmen.

Renale Komplikationen sind in der Literatur mit wenigen Ausnahmen nicht zu finden. Dies mag daran liegen, daß viele Embolien in den Nieren klinisch stumm bleiben.

Ölembolien der Leber nach Lymphographie sind selten. CHAVEZ et al. (1965) berichten in einer Sammelstatistik bei 18371 Lymphographien über 36 Fälle (0,19%). Im eigenen Krankengut fanden wir eine Ölembolie in der Leber bei 3000 Lymphographien. Klinische Erscheinungen waren, wie auch bei Chavez, nicht vorhanden. Für den Eintritt des Kontrastmittels in die Leber werden 2 Wege diskutiert:
1. lymphoportale Anastomosen,
2. lympholymphatische Verbindungen zur Leber.

Komplikationen an der Schilddrüse sind extrem selten. Ebenso sind Komplikationen am Herzen selten nachzuweisen. GERTEIS u. GREUEL (1967) beobachteten einige Male eine vorübergehende Rechtsverbreiterung des Herzens, die sie als "Cor pulmonale" ansahen.

Die renalen, pulmonalen und kardiovaskulären Folgereaktionen lassen sich in der Regel bei ganz gezielter, auf den einzelnen Patienten genau abgestimmter Kontrastmittelinjektion weitgehend vermeiden. In der Regel sollten bei einer Lymphographie über die unteren Extremitäten nicht mehr als 5–8 ml, an den oberen Extremitäten 3–5 ml und bei der zervikalen Lymphographie maximal 2 ml Lipiodol je Seite injiziert werden.

An *allgemeinen Komplikationen* lassen sich Fieber, Kopfschmerzen, Schlaflosigkeit und Übelkeit sowie Kollapszustände nachweisen:
Temperaturerhöhungen nach der Untersuchung werden mit 5–65% angegeben. Die Temperaturerhöhungen treten einige Stunden nach der Lymphographie auf, gewöhnlich erfolgt nach 24 h Normalisierung. Als Ursache wird ein Fremdkörperreiz durch das injizierte Kontrastmittel angesehen (RÜTTIMANN 1965). Die er-

heblichen Differenzen in der Häufigkeitsangabe sind z.T. sicher durch ungenügende Beobachtungen der Patienten bedingt, z.B. wenn diese auf anderen Stationen liegen oder die Untersuchung ambulant durchgeführt wird. Eine Therapie dieser flüchtigen Erscheinung ist nicht erforderlich.

Kollapszustände sind von KOEHLER (1968) in der genannten Sammelstatistik mit 15 Fällen entsprechend einer Häufigkeit von 1 : 2700 beschrieben worden. *Kopfschmerzen, Schlaflosigkeit* und *Übelkeit* sind sehr subjektiv und daher nicht in Zahlen zu erfassen. Wenn überhaupt nötig, wird hierbei rein symptomatisch behandelt.

Die *allergische Reaktion auf Patentblau* kann durch Triphenylmethan-Verbindungen (Farbstoffe der Textil- und Lebensmittelindustrie, in der Landwirtschaft und in Externa der Dermatologie) gebahnt sein. Es ist anzunehmen, daß gegen Patentblau überempfindliche Patienten schon früher Kontakt gehabt haben. Bei Vorliegen dieser Allergie kann die Lymphographie trotzdem ohne vorherige Anfärbung der Lymphgefäße durchgeführt werden.

Die klinischen Erscheinungen können sich auf *urtikarielle Symptome* beschränken, also auf die Bildung von Quaddeln, die gelegentlich bläulich tingiert sind, und Juckreiz. Auch die Ausbildung eines typischen Quincke-Ödems wurde beobachtet, ebenso Glottisödeme mit entsprechenden Symptomen wie Dyspnoe, Stridor und Erstickungsanfällen. Auch ein Lungenödem kann sich entwickeln. Neben diesen Erscheinungen gibt es Kreislaufsymptome mit allen Zeichen des Schocks, und schließlich wurden zentralnervöse Veränderungen wie tonischklonische Krämpfe und Bewußtseinsverlust beobachtet (PLATZBECKER et al. 1970)

Im allgemeinen lassen sich diese Reaktionen, die meist unmittelbar nach Injektion des Farbstoffs auftreten und dann dramatisch ablaufen können, relativ gut beherrschen; als Therapie kommen je nach Schwere des Falles Antihistaminika, Kortisonderivate und Infusionen zur Anwendung. Selten ist eine Intubation erforderlich.

Die Kenntnis der Nebenwirkungen und Komplikationen einerseits und der diagnostische Nutzen der Lymphographie andererseits verpflichten dazu, bei der Indikationsstellung einen kritischen Maßstab anzulegen. Die aus diesen Reaktionen ableitbaren Kontraindikationen müssen unbedingt beachtet werden.

Lokale Kontraindikationen:
– Erysipel an der für die Lymphographie vorgesehenen Extremität,
– akute Thrombophlebitis,
– Ulcus cruris,
– ausgeprägte Narbenzustände inguinal.

Allgemeine Kontraindikationen:
– Einschränkung der Lungenfunktion,
– akute pulmonale Prozesse,
– Herzfehler mit Rechts-links-Shunt,

- Störungen der Schilddrüsenfunktion,
- Kontrastmittel- und Jodunverträglichkeit,
- Überempfinlichkeit gegen Patentblau.

Fortgeschrittenes Alter allein stellt keine Kontraindikation zur Lymphographie dar. Bei diesen Patienten sind die gleichen Kriterien anzuwenden wie bei anderen auch (Sokol et al. 1977).

Fehlerquellen

Rüttimann (1966) beschreibt die technischen Fehler und Möglichkeiten der falschen Interpretation des Lymphogramms. Er zeigt anhand einer Arbeitshypothese die Möglichkeiten für eine erfolgreiche lymphographische Diagnostik und Differentialdiagnostik.

1. Technische Fehler und deren Vermeidung:
   - Fehlende Füllung einer Seite oder von Teilgebieten der Lymphkette,
   - nicht gleichzeitige Füllung bei bilateraler Lymphographie (Anlaß zu Fehldeutungen).
   - Bei bilateraler Injektion sollen 2 Injektionsspritzen verwendet werden, um eine schlechtere Füllung infolge erhöhten Widerstandes einer Seite zu vermeiden.
   - Kontrolle mittels Durchleuchtung oder Probeaufnahme einige Minuten nach Beginn der Injektion an den Extremitäten, um eine kontinuierliche Füllung zu garantieren.
2. Kenntnis der Anamnese, z.B. ob Ödeme, Infektionen, Traumata an den Extremitäten vorliegen, ob Operationen im Bauchraum durchgeführt wurden usw.
3. Der klinische Befund muß dem Radiologen bekannt sein. Insbesondere ist es wesentlich, daß er selbst eine Palpation, vor allem der Inguinalgegend und des Abdomens, vornimmt (eine Leistenhernie kann z.B. ähnliche Verdrängungserscheinungen im Bereich der inguinalen Lymphknoten hervorrufen wie ein Tumor).
4. Die Lymphographie soll als diagnostische Methode nicht überfordert werden, also keine Mikrodiagnostik. Nur eindeutige Befunde sollen als pathologisch angegeben werden.

Als wichtigste Quellen der Fehldeutung müssen wir die degenerativen Veränderungen betrachten. Oft werden einzelne Lakunen anfänglich als Frühmetatasen angesprochen. Auf Metastasen kann man sich nur festlegen, wenn mehrere Lakunen akkumuliert vorkommen und die Speicherstruktur in auffallender Weise gestört ist.

Sehr wichtig sind bei unklarem Befund fortlaufende Kontrollen, um eine zusätzliche Größenzunahme der Lakunen feststellen zu können. Lipomatös veränderte Partien im Zentrum oder in Hilusnähe des Lymphknotens lassen sich gegenüber dem funktionierenden Lymphknotengewebe leicht abgrenzen. Hier ist der Lymphknoten nie vergrößert. Nicht ausgedehnte Fibrosen zeigen kaum einmal Passagestörungen oder Blockadezeichen. Erst ausgedehnte Fibrosen können zur Gefäßdilatation, lokalisierten Stauungen oder Kollateralenbildung führen.

6 Normvarianten und Fehlbildungen

K.-H.G. MÜLLER

Das gesamte Spektrum der Erkrankungen des Lymphsystems läßt sich nur differentialdiagnostisch erfassen, wenn neben der normalen Lymphzirkulation auch deren anatomische Varianten und Fehlbildungen bekannt sind. Hauptursache der lymphatischen Obstruktion ist der maligne Tumorbefall. Aber auch benigne Tumoren, Traumen, kongenitale Fehlbildungen des Lymphsystems und entzündliche Prozesse können die Ursache sein.

6.1 Lymphödeme

Die Lymphödeme wurden von ALLEN et al. (1946) in nichtentzündliche und entzündliche Formen eingeteilt. Nach mehrfacher Modifizierung dieser Einteilung hat sich die Unterscheidung zwischen primären und sekundären Lymphödemen durchgesetzt.

Bei den *primären* oder *idiopatischen Lymphödemen* wird eine angeborene Dysplasie des Lymphsystems angenommen (Abb. 6.1), deren Stärke nicht nur die Schwere des Ödems, sondern auch den Zeitpunkt der klinischen Manifestation bestimmt.

Das kongenitale Lymphödem tritt am häufigsten in der nichthereditären Form auf und kann obere und untere Extremitäten in unterschiedlicher Kombination befallen. Die hereditäre Form ist sehr selten und dominant vererbbar (Milroy's disease).

Das Lymphoedema praecox (ALLEN, 1946) befällt überwiegend Frauen und tritt bei 80–90% der Patienten im Alter von 9–28 Jahren auf, oft nach geringfügigem Trauma oder ohne auslösende Ursache (Abb. 6.2). Das Lymphoedema tarda (Auftreten nach dem 35. Lebensjahr) unterscheidet sich nur durch den zeitlichen Beginn und ist viel seltener als ersteres (KINMONTH et al. 1957).

Die Ursache des Lymphödems ist häufig eine Hypoplasie der Lymphbahnen, d.h. Reduzierung der Lymphgefäße nach Zahl und/oder Kaliber an Arm und Bein. Die Aplasie wird angenommen, wenn nach subkutaner Farbstoffinjektion eine pathologische Farbstoffdiffusion auftritt (Abb. 6.3) und kein punktierbares Lymphgefäß zu präparieren ist.

Diese beschreibende Klassifikation ohne Berücksichtigung anderer Faktoren unter Annahme einer anlagebedingten Dysplasie läßt die Fragen nach dem bevorzugten Befall der linken Seite, dem Überwiegens des weiblichen Geschlechts sowie dem gehäuften Auftreten in der Pubertät, Adoleszenz oder Schwangerschaft offen. Auch können eine Hypoplasie der Lymphbahnen

ohne Lymphödem, andererseits ein Lymphödem ohne lymphographisch und histologisch pathologischen Befund bestehen.

Aufgrund histologischer Untersuchungen grenzen KAINDL et al. (1960) die Lymphangiopathia obliterans als degenerative Veränderung von der echten primären Hypoplasie ab, die sie für extrem selten halten. Die verminderte Gefäßzahl wäre demnach ein Zwischenstadium bei dem Destruktionsprozeß, der in völligem Verschluß und Fehlen von Lymphgefäßen enden kann.

Bei den *sekundären* oder *erworbenen Lymphödemen* ist die Ursache meist bekannt. Sie treten in der Regel unilateral auf, die Lymphgefäße der anderen

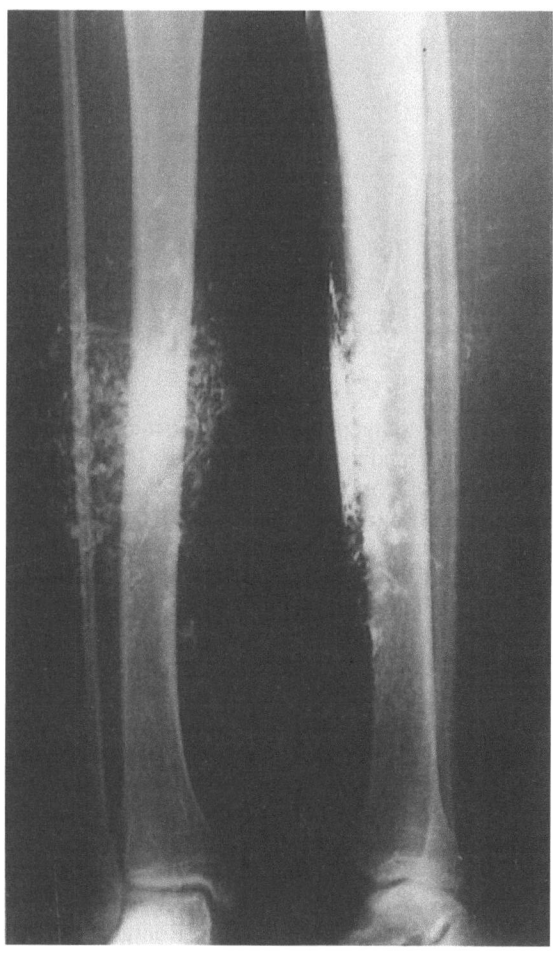

Abb. 6.1. Angeborene Dysplasie des Lymphsystems

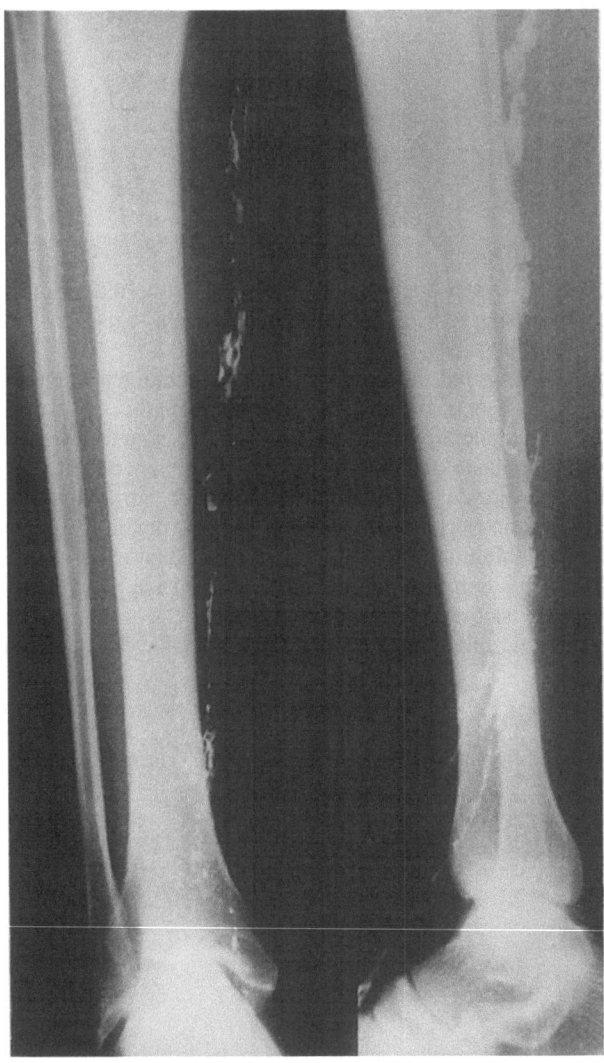

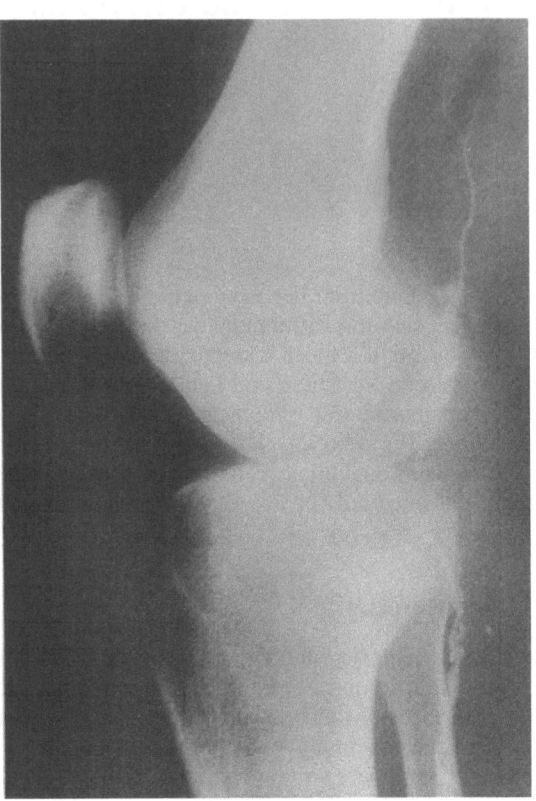

b

a

Abb. 6.2. Lymphoedema praecox. Fehlbildungen peripherer Lymphbahnen am rechten Bein. Ausgeprägte Kontrastmittelaustritte entlang der Lymphgefäße

Extremität sind röntgenologisch und histologisch normal. Klinisches und lymphographisches Bild werden beim sekundären Lymphödem von der Lokalisation der Schädigung bestimmt und können besonders bei den entzündlichen und posttraumatischen Formen örtlich begrenzt sein. Ein wichtiges Unterscheidungsmerkmal ist die Verteilung der Lymphgefäße, die bei primärem Lymphödem oft auffällig reduziert ist, während beim sekundären Lymphödem eine zahlenmäßige Verminderung in der Regel nicht nachweisbar ist. Zu den entzündlichen Lymphödemen gehören Ödeme nach infizierten Gewebsverletzungen, chronischen Lymphangitiden, rezidivierendem Erysipel und bei postthrombotischem Syndrom der tiefen Venen.

Nichtentzündliche sekundäre Lymphödeme werden verursacht durch inguinale oder axilläre Tumorinfiltration, postoperativ durch radikale Lymphknotenausräumung sowie durch intensive Röntgenbestrahlung. Weiterhin gehören in diese Gruppe die posttraumatischen Lymphödeme sowie postoperative Ödeme

nach Eingriffen am Gefäßsystem. Lymphographisch besteht oft ein ausgesprochener Gefäßreichtum mit irregulär und leicht geschlängelt verlaufenden, engkalibrigen Gefäßen, daneben finden sich segmentäre Gefäßunterbrechungen, Paravasate sowie dermale und subdermale Kollateralnetze unterschiedlicher Ausdehnung.

Bei *posttraumatischen Lymphödemen* werden der Zustand der subkutanen Lymphgefäße und die Stärke des Ödems von Art und Stärke des Traumas mit z.B. multiplen Zerreißungen und Unterbrechungen der Gefäße sowie Extravasaten bestimmt. Zu den posttraumatischen Lymphödemen gehören auch die postoperativen Ödeme nach rekonstruktiven Gefäßeingriffen im Femoropoplitealbereich und nach venösen Strippingoperationen. Die Lymphangiographie ist hier keine obligate Untersuchungsmethode und sollte nach Möglichkeit nur dann durchgeführt werden, wenn daraus therapeutische Konsequenzen gezogen werden können (Müller 1977).

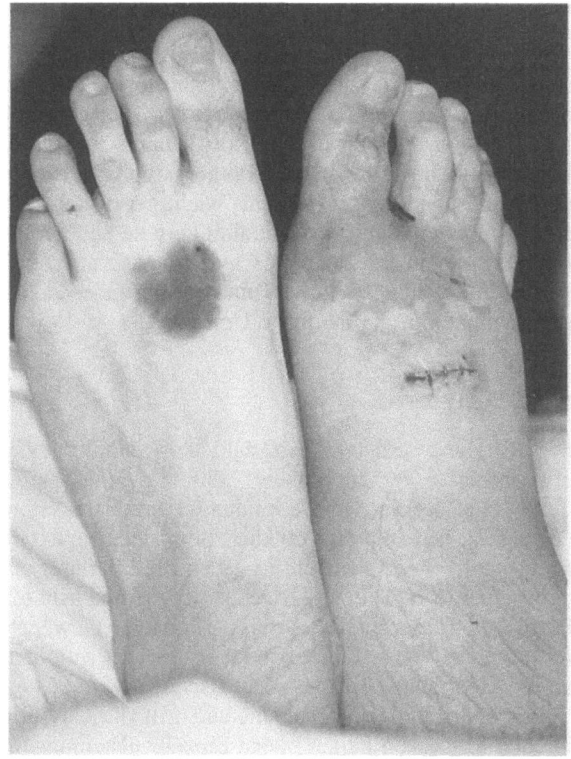

Abb. 6.3. Dermal backflow: diffuse Verteilung des injizierten Farbstoffes in Kutis und Subkutis

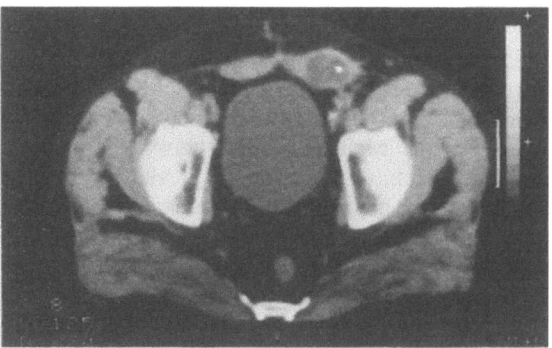

Abb. 6.4. Chylom oberhalb der linken Leiste

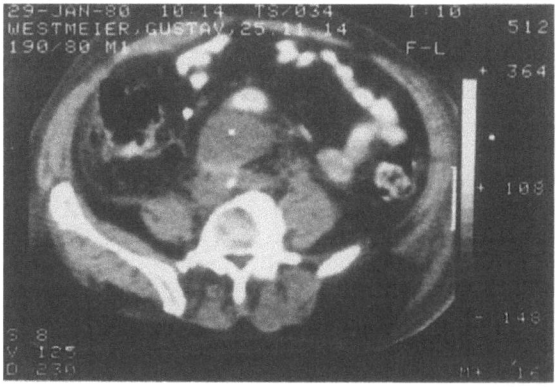

Abb. 6.5. Chylom retroperitoneal nach Lymphadenektomie

6.2 Lymphozelen

Lymphozelen sind umschriebene Ansammlungen von Lymphe im Wundbereich bzw. im interstitiellen Gewebe. Sie entstehen posttraumatisch oder postoperativ nach Lymphknotenentfernung in Axilla, Leistenbeuge oder retroperitoneal (Abb. 6.4 und 6.5). Die Größe ist abhängig von dem Kaliber der durchtrennten Gefäße, dem intralymphatischen Druck sowie der Ausbildung eines adäquaten Kollateralkreislaufs. Größere klinische Bedeutung haben pelvine Lymphozelen nach Lymphadenektomie wegen gynäkologischer Tumoren oder nach paraaortaler Lymphadenektomie bei Hodentumoren. Das klinische Bild wird von der Lokalisation und Größe der Pseudolymphzysten bestimmt. Kleinere Chylome bleiben symptomlos und können sich zurückbilden, große rufen postoperativ oder erst nach mehreren Monaten Symptome hervor. Verdrängungserscheinungen der umgebenden Organe, besonders an Blase, Darm und Ureter, können schwere Komplikationen bis zum völligen Harnwegverschluß neben Lymphödem und venöser Stauung hervorrufen.

6.3 Chylöser Reflux

Das klinische Bild des Chylusrefluxes ist sehr mannigfaltig und abhängig von Art, Ausmaß und Lokalisation der Schädigung. Normalerweise wirken die Klappen der Lumbalstämme, der renalen Lymphgefäße, die der Genitalien und der Beine dem Reflux von Chylus entgegen. Sind diese insuffizient, z.B. durch kongenitale Fehlbildung oder sekundär durch von distal nach proximal aufsteigende Infektionen mit stufenweiser Zerstörung des Klappenapparats oder auch durch intralymphatische Druckerhöhung, z.B. durch Verlegung des Ductus thoracicus oder Verschluß der retroperitonealen Lymphbahnen, entsteht der Chylusreflux. Dabei spielt wahrscheinlich die nachfolgende Sklerose der Lymphknoten oder ihre anlagebedingte Dysplasie eine wichtige Rolle. Insuffizienter Klappenmechanismus und Wegfall der Barrierefunktion der Lymphknoten sind die wichtigsten Voraussetzungen für den Chylusreflux (WALLACE et al. 1964).

In den Körperhöhlen kommt es durch Chylusreflux zur Dilatation und Ruptur der Lymphgefäße und zu chylösen Ergüssen.

6.3.1 Chylaszites

Chylaszites kommt sowohl bei erworbenen als auch kongenital bedingten Leiden nicht selten neben dem Chylothorax vor. Ist bei Erwachsenen sowohl für den Chylaszites als auch den Chylothorax ein maligner Tumor die häufigste Ursache, so handelt es sich bei den jüngeren Patienten fast immer um eine kongenitale Fehlbildung. Angeborene Fehlbildungen des Ductus thoracicus oder seiner Zuflüsse, wie Aplasie, Stenose oder Ektasie, oder auch eine fehlende Verbindung des Ductus thoracicus mit den intestinalen Lymphbahnen ist Ursache eines Chylaszites bei Säuglingen und Kleinkindern (SCHOEN 1969). Der spontane Chylaszites ist nach SCHOEN zu 36–78% durch einen bösartigen, meist retroperitoneal oder intraperitoneal gelegenen Tumor, oft durch maligne Lymphome bedingt (Abb. 6.6). Seltener wird er durch benigne Tumoren, Lymphadenitiden, Peritonitis, Pankreatitis, parasitäre Obstruktion und Leberzirrhose verursacht.

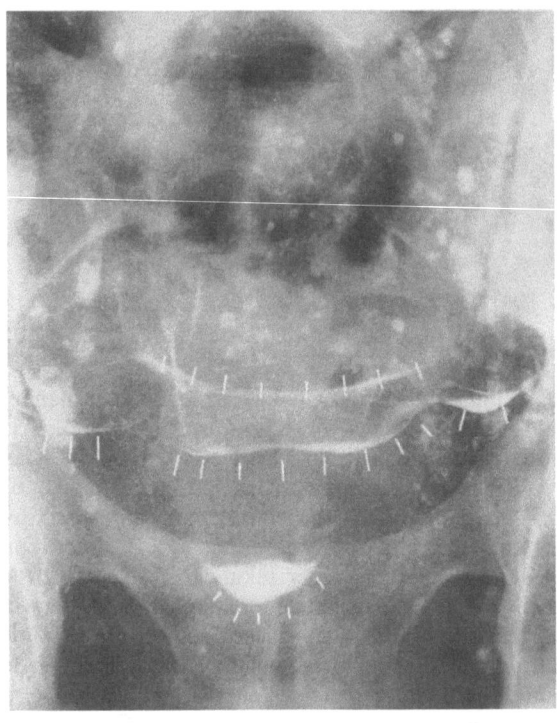

Abb. 6.6. Chylaszites nach bestrahltem Morbus Hodgkin, Stadium IV

6.3.2 Chylothorax

Während ein Trauma als Ursache des Chylaszites sehr selten ist, ist der traumatische Chylothorax mit 30–50% der mitgeteilten Fälle häufig (SCHOEN 1969). Durch Kompression oder Obstruktion des Ductus thoracicus kommt es beim spontanen Chylothorax zur Chylostase und Wandschädigung, wobei als wichtiger dritter Faktor die unzureichende Kollateralbildung zu nennen ist. Bei den spontan entstandenen Chylothoraxformen sind, wie oben erwähnt, maligne Tumoren, besonders maligne Lymphome, die häufigste Ursache.

6.3.3 Chylurie

Die Chylurie entsteht aufgrund kongenitaler oder erworbener Veränderungen des Lymphsystems durch eine fistelartige Verbindung zum Harnsystem (Abb. 6.7). Das seltene Krankheitsbild ist als parasitäre Form häufiger in Gebieten, in denen die Filariasis endemisch auftritt. Seltene Ursachen der nichtparasitären Form sind Tumorbefall des retroperitonealen Gewebes, entzündliche Prozesse oder retroperitoneale Lymphangiome. Sehr selten ist die traumatische Chylurie.

Als selbständiges Krankheitsbild tritt die Chylurie in einer Reihe von Fällen (meist Einzelbeobachtungen) auf, für die eine kongenitale Gefäßanomalie anzunehmen ist (MÜLLER 1976). Allen gemeinsam sind lumbale Lymphektasien der erkrankten Seite, manchmal auf den oberen Lumbalbereich beschränkt, eine fehlende oder geringe Anfärbung der lumbalen Lymphknoten und ein meist regelrechter Ductus thoracicus.

Die Lymphographie ist bei allen Formen der Chylurie indiziert. Sie stellt nicht nur die lymphourinöse Fistel, sondern auch die Lymphektasien im Nieren- und Lumbalbereich dar. Die Therapie der nichtparasitären Form ist meist operativ und besteht in sorgfältiger Entfernung aller vorhandenen Lymphektasien.

▷

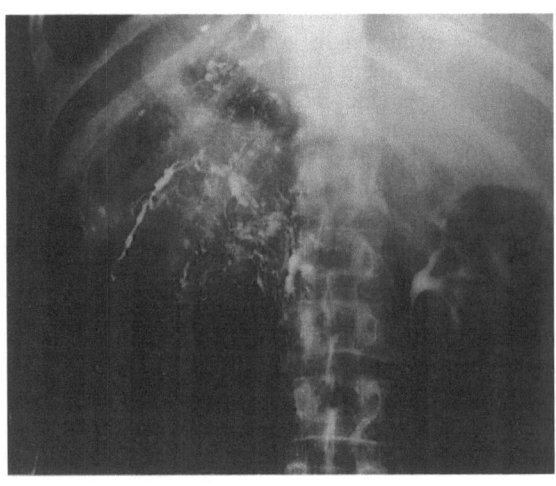

Abb. 6.7. Chylurie bei Fehlbildung infra- und supradiaphragmaler Lymphbahnen

7 Erkrankungen des Lymphknotens

E. KAISERLING

7.1 Vorbemerkungen

Nodales und extranodales lymphatisches Gewebe: Die Lymphknoten sind nur ein Teil des gesamten lymphatischen Gewebes. Man unterscheidet ein nodales und ein extranodales lymphatisches System. Das extranodale System ist weiter zu untergliedern und beinhaltet als größtes Kompartiment das mukosaassoziierte lymphatische Gewebe (MALT). Dieses läßt sich wiederum in ein gastrointestinales und bronchopulmonales MALT, das lymphatische Gewebe der Schleimhäute des Nasen-Rachen-Raums und das okulokutane lymphatische Gewebe unterteilen. Weitere Kompartimente des extranodalen lymphatischen Systems sind die Milz, das lymphatische System des Knochenmarks, des Thymus und der Haut, um nur einige zu nennen. Das nodale und extranodale lymphatische Gewebe hat viele morphologische und funktionelle Gemeinsamkeiten. Es gibt aber auch wichtige und prinzipielle Unterschiede zwischen beiden Systemen. So führen entzündliche Alterationen des mukosaassoziierten lymphatischen Gewebes, beispielsweise im Gastrointestinaltrakt, überraschenderweise oft nicht zu einer Mitreaktion der regionären Lymphknoten. Im vorliegenden Beitrag werden wir uns vornehmlich mit Erkrankungen der Lymphknoten (LK) befassen. Die reaktiven Veränderungen des extranodalen lymphatischen Gewebes werden nicht gesondert besprochen. Die wichtigsten Lymphome dieses Systems finden sich in Abschn. 7.3.3.

Makroskopie pathologisch veränderter Lymphknoten: Die Dignität oder Ätiopathogenese von Lymphknotenveränderungen ist aufgrund makroskopischer Parameter wie Größe, Form, Farbe, Konsistenz, Abgrenzbarkeit, Verschieblichkeit oder Beschaffenheit der Schnittfläche nur selten zu bestimmen. Die Gefahren einer Fehlinterpretation sind groß. So kann sich z.B. hinter einem vergrößerten und deshalb tumorverdächtigen LK eine klinisch bedeutungslose lipomatöse Atrophie verbergen. Die vermeintliche Lymphknotenvergrößerung ist bei der lipomatösen Atrophie durch eine Vakatfettwucherung vorgetäuscht, das lymphatische Parenchym ist weitgehend atrophisch. Solche LK können auch computertomographisch als vergrößert und tumorverdächtig imponieren (SMITH 1986). Zur Kennzeichnung dieser Gegebenheit spricht man aus Sicht des histologischen Befundes deshalb von einer Pseudohypertrophie des LK.

Auch Pigmentablagerungen, im LK oft schon makroskopisch sichtbar, sind in diagnostischer Hinsicht vieldeutig. Eine Braunfärbung kann von einer alten Einblutung oder von Melanin (z.B. bei dermatopathischer Lymphadenitis) herrühren. Nicht verschiebliche LK sind meist Folge einer Perilymphadenitis bei einem Zustand nach Lymphadenitis. Eine Lymphknotenverkäsung, kenntlich durch ein grauweißes, pastenartiges oder körniges Material, lenkt den Verdacht zunächst in Richtung auf eine Tuberkulose. Käsige Nekrosen sieht man aber auch bei anderen entzündlichen Lymphknotenerkrankungen oder auch bei malignen Lymphomen. Erfahrene Kliniker vermögen beispielsweise eine Sarkoidose des LK palpatorisch und makroskopisch zu diagnostizieren, Karzinommetastasen von einem primären Lymphom zu unterscheiden oder bei der ileozökalen Lymphadenitis eine Pseudotuberkulose zu diagnostizieren. Letztlich bedarf es aber auch in solchen Fällen einer histologischen Diagnose.

Wertigkeit der Lymphknotenzytologie: Der Wert einer zytologischen Untersuchung von Lymphknotenpunktaten wird überschätzt. Im Vergleich zur Histologie ist ein zytologischer Befund von erheblich geringerer Aussagekraft. Gleichwohl ist die Lymphknotenpunktionszytologie bei geeigneter Fragestellung eine wichtige Methode, mit der man in etwa 60% der Fälle (Literatur bei KOSS 1992) auf einen chirurgischen Eingriff verzichten kann. Einen hohen Stellenwert hat die Zytologie vor allem bei der Identifikation von Lymphknotenmetastasen. Diagnostische Probleme ergeben sich bei der zytologischen Auswertung von Punktionspräparaten dann, wenn es um die sichere Abgrenzung eines reaktiven, vor allem virusbedingten Prozesses gegenüber einem malignen Lymphom geht (KOSS et al. 1992). Für eine verläßliche Subtypisierung eines Lymphoms ist eine punktionszytologische Untersuchung aber wenig geeignet. Ähnliches gilt auch für Ausstrichpräparate vom peripheren Blut. Eine sichere Differenzierung der verschiedenen leukämischen Non-Hodgkin-Lymphom-Subtypen ist an Blutausstrichen nur bei einem Teil der Lymphome möglich (PETRASCH u. LENNERT 1991). Die histologische Begutachtung eines LK ist und bleibt der unentbehrliche Grundstein der Lymphom- und Lymphadenitisdiagnostik.

7.2 Gutartige Lymphknotenveränderungen

Bei der Besprechung der gutartigen Lymphknotenveränderungen werden wir uns bei den nachfolgenden Beschreibungen vornehmlich den Lymphadenitiden zuwenden und die gutartigen Lymphknotenneoplasien nur streifen. Die reaktiven Lymphknotenveränderungen sind bei der großen Zahl der in Betracht kommenden Ursachen auch in ihrem histologischen Erscheinungsbild äußerst vielgestaltig. Gemäß des jeweils vorherrschenden Musters lassen sich die unterschiedlichen morphologischen Bilder bestimmten histologischen und zytologischen Grundmustern zuordnen. Wenn wir von Überschneidungen absehen, können die in Tabelle 7.1 zusammengestellten Grundformen unterschieden werden.

Entzündliche Infiltrate des Lymphknotens (Lymphadenitis)

Die entzündliche Infiltration des LK umfaßt zum einen die große Gruppe der Lymphknotenveränderungen, bei denen sich keine eindeutigen Anhaltspunkte für die zugrundeliegenden Ursachen ergeben. Zum anderen sind hier Entzündungen, die durch Viren, Bakterien oder Protozoen hervorgerufen werden, einzuordnen. Die banale *eitrige Lymphadenitis* entsteht metastatisch nach Infektionen im Quellgebiet der Lymphbahnen und wird durch Eitererreger wie Staphylokokken, Streptokokken, Kolibakterien und andere Keime hervorgerufen.

Lymphadenitiden, bei denen Histiozyten mit *Erythro- und/oder Leukophagozytose* das morphologische Bild bestimmen (Übersicht bei WODA u. SULLIVAN 1993), können folgenden Krankheitsbildern angehören (a–e):

a) Das *virusassoziierte hämophagozytische Syndrom*, bei dem unterschiedliche Viren (Epstein-Barr-Virus, Zytomegalievirus, Herpes-simplex-Virus, Varicella-

Tabelle 7.1. Histologische Grundformen der Lymphadenitis

1. Entzündliche Infiltrate (eitrig, retikulozytär abszedierend, histiozytär, histiozytär nekrotisierend, histiozytär epitheloidzellig, epitheloidzellig, granulomatös)
2. Follikuläre lymphatische Hyperplasie (Hyperplasie der B-Knötchen)
3. Plasmazellhyperplasie und Hyperplasie der Markstränge
4. Hyperplasie der T-Region/interfollikuläre Hyperplasie
5. Lymphknotenveränderungen durch Speichermakrophagen/Histiozyten
6. Reaktive Langerhanszell-Histiozytose
7. Sinusreaktionen
8. Blutgefäßhyperplasie/-ektasie
9. Zustand nach abgelaufener Lymphadenitis

Zoster-Virus, Adenovirus, Parvovirus B19) nachgewiesen wurden, geht mit Fieber, einer generalisierten LK-Vergrößerung, einer Hepatosplenomegalie und Panzytopenie einher.

b) Bei der *familiären erythrophagozytischen Lymphohistiozytose,* gekennzeichnet durch schwere Allgemeinsymptome, eine Leukopenie, Gerinnungsstörungen und teils durch einen erhöhten Triglyzerid-, Cholesterol- oder Typ-IV-Lipoproteinspiegel (LADISCH et al. 1982), finden sich verschiedene Immundefekte mit Störungen der Lymphozyten- und Makrophagenfunktionen. Eine gesteigerte Proliferation und Phagozytose ist nicht nur im LK, sondern in allen Organen des RES zu verzeichnen. Eine Störung im Interleukin-2/Interleukin-2-Rezeptorsystem wird als ätiologischer Faktor diskutiert (KATAOKA et al. 1990). Im Fall eines von uns beobachteten 8 Wochen alt gewordenen weiblichen Säuglings lag eine massive Erythrophagozytose in LK, Knochenmark und Milz durch CD68-positive Makrophagen vor (Abb. 7.1). Die Milz wies ein 15fach gegenüber der Norm erhöhtes Gewicht auf. Der Verlauf dieser Erkrankung ist fatal. Kürzlich wurde allerdings über einen inzwischen 8jährigen Verlauf bei aggressiver Chemotherapie mit VP-16 berichtet (FORT u. KAMEN 1993).

c) Die *Sinushistiozytose mit massiver Lymphadenopathie* (Rosai-Dorfman), bei der teils chronische Infektionen mit gramnegativen Bakterien, teils erhöhte Virustiter nachgewiesen wurden, ist histologisch durch die bevorzugt in den Lymphknotensinus gelegenen Makrophagen mit Hämophagozytose und positiver Immunreaktion für S-100-Protein und Lysozym gekennzeichnet.

d) Differentialdiagnostisch ist bei einer ausgeprägten Hämophagozytose mit Allgemeinsymptomen noch an das *X-gebundene lymphoproliferative Syndrom,* welches häufig in Form einer fatalen Mononucleosis infectiosa in Erscheinung tritt, zu denken.

e) Bei dem von NEZELOF et al. (1989) beschriebenen *chronischen Lymphadeno-Hepato-Splenomegalie-Syndrom des Kindesalters* sind die Sinus des LK reich an Makrophagen, eine Hämophagozytose wird aber vermißt. Richtungsweisend ist hier das Fehlen der Keimzentren und die Hyperplasie der Plasmazellen. Bei dem Befund einer massiven Erythro-und/oder Leukophagozytose muß bedacht werden, daß auch bei der malignen Histozytose und bei malignen Lymphomen eine massive Hämophagozytose vorliegen kann (Lit. bei HORNY et al. 1988; PILERI et al. 1990).

Bei den *retikulozytär abszedierenden Lymphadenitiden* ist in erster Linie an eine Pseudotuberkulose (Yersiniose), Katzenkratzkrankheit, Lymphogranuloma inguinale, an Tuberkulose und Listeriose (bei hoher Virulenz der Erreger), eine Infektion mit Corynebacterium ovis oder Pasteurella multocida, Pseudomonas mallei (Rotz), Pseudomonas pseudomallei (Pseudo-

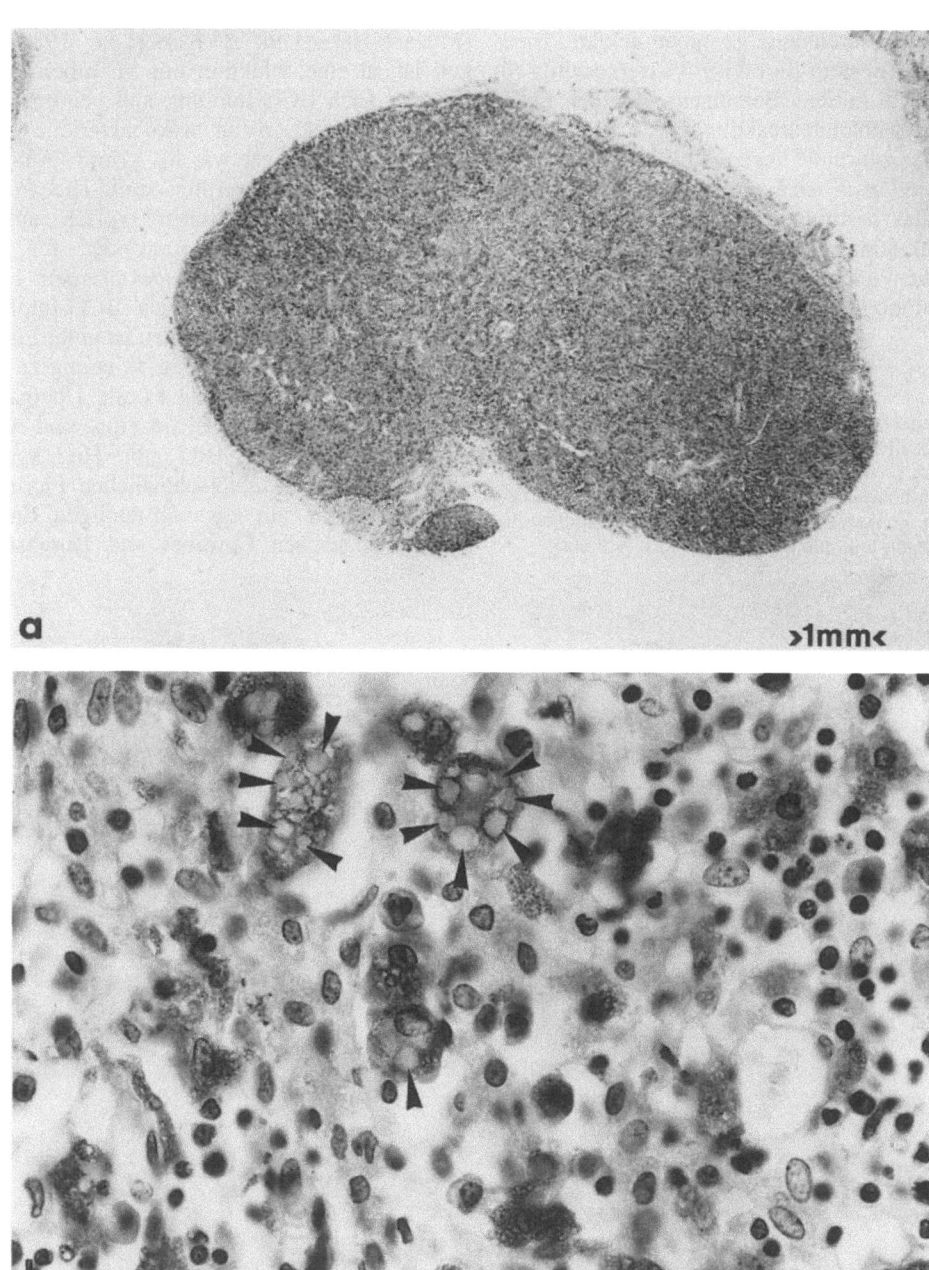

Abb. 7.1a,b. Lymphknoten im Falle einer erythrophagozytischen Lymphohistiozytose mit massiver Erythrophagozytose durch KP1-(CD68-)positive Makrophagen. Eine Gliederung in T- und B-Knötchen wird vollständig vermißt (**a**). Die phagozytierten Erythrozyten sind durch *Pfeilspitzen* markiert (**b**). Autopsiepräparat, **a**: X 10 **b**: X 670

rotz), an die Tularämie oder auch an Pilzinfektionen zu denken (Lit. bei HENRY u. SYMMERS 1992). Zum typischen makroskopischen Bild gehört, daß sich auf der frischen Schnittfläche des weichen und ödematösen LK kleine gelbliche Herde oder Streifen abzeichnen.

Histologisch finden sich Granulome, die aus palisadenförmig gestellten Epitheloidzellen bestehen und zentral segmentkernige Granulozyten und Zelldetritus enthalten.

Eine besondere Form der entzündlichen Lymphknotenveränderungen ist die vornehmlich in Japan auftretende *Kikuchi-Lymphadenitis*, eine histiozytische, nekrotisierende Lymphadenitis. Sie betrifft vornehmlich jugendliche Frauen und geht mit einer Schwellung der Halslymphknoten, einer Leukopenie und Fieber einher. Typisch sind disseminierte Einzelzellnekrosen, Kernfragmente, eine Hyperplasie der Makrophagen und eine Vermehrung der plasmozytoiden Monozyten (SUMIYOSHI et al. 1993). Die Ätiologie dieser Erkrankung ist nicht geklärt. Eine Virusinfektion (Epstein-Barr-Virus, Herpesvirus-6) wird vorrangig diskutiert. Bei einem Teil der Fälle dürfte dieser Lymphknotenreaktion eine Infektion mit Y. enterocolitica zugrunde liegen (RIVANO et al. 1987).

Bei der *granulomatösen Lymphadenitis,* bei der Epitheloidzellen das bestimmende zytologische Element sind (Abb. 7.2), kommt keineswegs nur eine Tuberkulose in Betracht. Vielmehr ergibt sich in solchen Fällen in Hinblick auf mögliche Grunderkrankungen ein brei-

tes differentialdiagnostisches Spektrum (Tabelle 7.2) (MÜLLER-HERMELINK u. KAISERLING 1980). Zu denken ist an eine Infektion mit M. tuberculosis, einen Zustand nach BCG-Impfung und bei Immundefekten (z.B. HIV-Infektion) an mykobakterielle Infektionen, die oft durch Erreger wie M. avium (Abb. 7.3) oder M. fortuitum hervorgerufen sind. Die früher scharf gezogene Grenze zwischen typisch ausgebildeten Epitheloidzellgranulomen und der für Immundefekte typischen sog. *mykobakteriellen Histiozytose* (KAISERLING et al. 1972) nach BCG-Impfungen mit diffusen histiozytären Infiltraten ist unter Einbeziehung der HIV-Infektion nicht mehr so streng zu ziehen. Es hat sich herausgestellt, daß es alle Übergangsformen zwischen einer diffusen Histiozytose und einem durch Granulome geprägten Bild gibt. Hier spiegeln sich morphologisch die unterschiedlichen Phasen des Immundefekts bis hin zur vollständigen Entvölkerung des lymphatischen Gewebes und Durchsetzung des

Abb. 7.2. Riesenzelle vom Langhans-Typ bei einer kleinherdigen Epitheloidzellreaktion des Lymphknotens bei einem malignen Lymphom (zentroblastisches Lymphom). Der Gefrierbruch macht den hohen Organellengehalt des Zytoplasmas besonders deutlich. Zellkerne (*K*) sind mehrfach angebrochen. In der Kernnähe liegen multiple Golgi-Felder (*g*). X 9 000

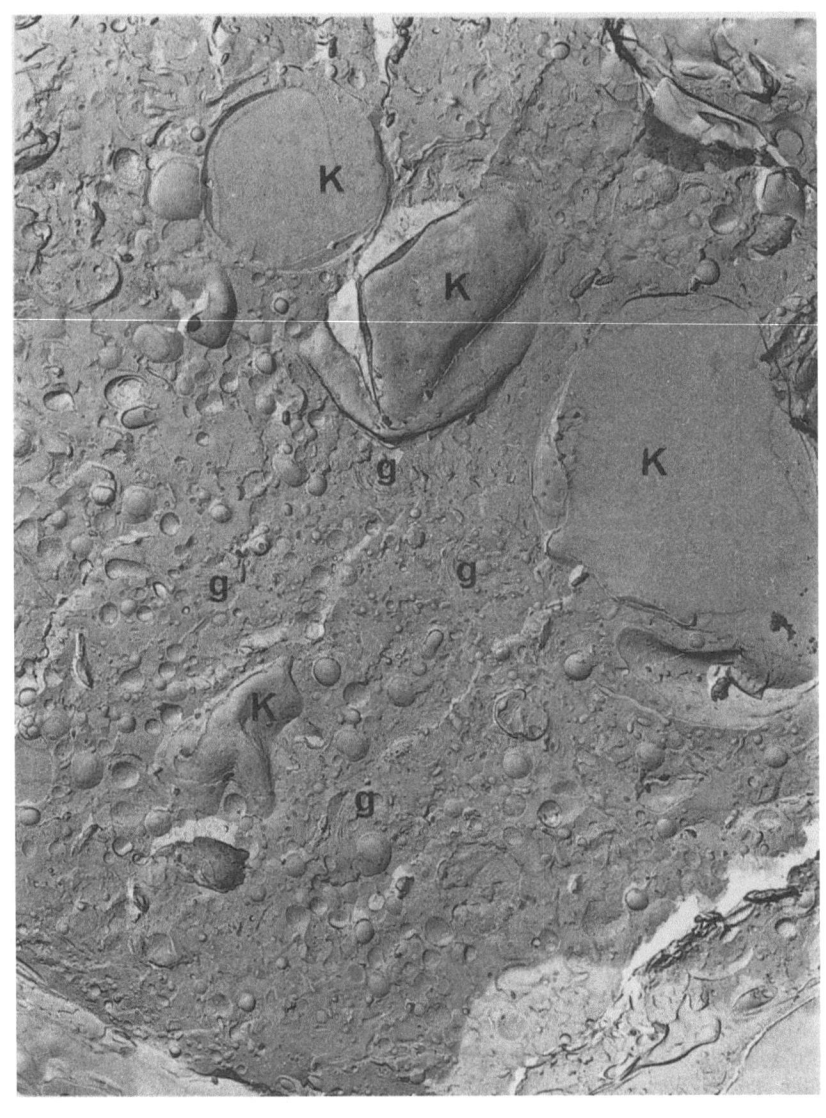

Tabelle 7.2. Epitheloidzellige granulomatöse Lymphadenitiden

Bakteriell bedingte Epitheloidzellgranulome
Bei Erregern wie Mykobakterien, Salmonellen, Listeria monocytogenes, Yersinia pseudotuberculosis
Morbus Whipple (Tropheryma whippelei)
Fatale Granulomatose des Kindesalters

Tuberkuloide Fremdkörpergranulome
Hypersensitivitätsgranulome, z.B. bei Beryllium und Zirkonium
Quarzgranulome, z.B. bei Silikose
Reaktionen auf Medikamente
Zustand nach Lymphographie

Hypersensitivitätsgranulome ungeklärter Ätiologie
Sarkoidose, Morbus Crohn, Wegener-Granulomatose, Granulomatose Churg-Strauss

Granulome bei Tumoren
Granulome in Tumoren/Metastasen: Seminom, Dysgerminom, Nierenzellkarzinom, lymphoepitheliales Karzinom Schmincke, Hodgkin- und Non-Hodgkin-Lymphome
Granulome in regionären, selbst nicht tumorbefallenen Lymphknoten: Sarcoid-like lesion

Kleinherdige Epitheloidzellreaktion
Toxoplasmose, Lues, Mononucleosis infectiosa, Histoplasmose, Brucellose, unbekannte Erreger

Lymphknotens mit bakterienhaltigen, nicht aktivierten Makrophagen wider.

Weitere Krankheitsbilder, die bei Epitheloidzellgranulomen zu bedenken sind, sind insbesondere die Sarkoidose, der Morbus Crohn und der Morbus Whipple (vgl. Tabelle 7.2). Allen granulomatösen Reaktionsformen gemeinsam ist, daß es sich um Immunreaktionen vom verzögerten Typ (bei bekanntem, oft aber auch unbekanntem persistierendem Antigen) handelt. Hinsichtlich der zytologischen Zusammensetzung gibt es von Granulom zu Granulom Unterschiede, die zum Teil differentialdiagnostische Rückschlüsse erlauben (BRINCKER u. PEDERSEN 1991, FACHETTI et al. 1992). So fehlen in den Granulomen bei der Tuberkulose und Sarkoidose B-Zellen, bei der Sarcoid-like lesion und der kleinherdigen Epitheloidzellreaktion der Toxoplasmose (die allerdings keine eigentlichen Granulome aufweist) sind hingegen B-Zellen vorhanden.

Der *inflammatorische Pseudotumor* des Lymphknotens, ein von PERRONE et al. (1988) geprägter Begriff, beschreibt eine Lymphadenopathie, die durch eine entzündliche Infiltration des LK mit Proliferation von Blutgefäßen, Fibroblasten und Myofibroblasten hervorgerufen wird. Meist liegt bei diesem ätiologisch ungeklärten und oft mit Fieber und Nachtschweiß einhergehenden Prozeß eine solitäre, seltener generalisierte LK-Schwellung vor (DAVIS et al. 1991). Ob es sich um einen eigentlichen Tumor oder um einen entzündlichen Prozeß handelt, ist nicht ganz geklärt. Das histologische Bild erinnert bei Dominanz von Spindelzellen und bei bevorzugter Lokalisation in

Lymphknotensinus an Granulationsgewebe, so daß eine entzündliche Genese wahrscheinlicher ist.

Follikuläre lymphatische Hyperplasie (FLH)

Die FLH – gemeint ist damit eine Vermehrung der aus Keimzentren und Lymphozytenwall bestehenden B-Knötchen – ist eine häufige Reaktionsform des LK. Gleichwohl ist zu bedenken, daß die Grenzen zwischen einer noch physiologischen Keimzentrumsreaktion, einer gesteigerten und schließlich pathologischen Zunahme der B-Knötchen fließend sind. Groß ist die Zahl der Keimzentren insbesondere im Kindesalter, wo eine FLH der zervikalen LK und im Gewebe des Waldeyer-Rachenrings auch unter physiologischen Verhältnissen zu beobachten ist.

Klinisch geht die FLH mit einer Vergrößerung der betroffenen LK einher. Die Ursachen der FLH sind vielfältig (Tabelle 7.3). Ist der Prozeß auf einen regionalen LK begrenzt, sollte zunächst nach einem chronisch entzündlichen Prozeß im Zuflußgebiet gesucht werden. Das klassische Beispiel dafür ist das apikale Granulom. Es sollte aber nicht unerwähnt bleiben, daß sich oft weder klinisch noch pathologisch-anatomisch eine befriedigende Ursache für eine FLH finden läßt. Bei der histologischen Untersuchung sind zelluläre Zusammensetzung und Größe der Follikel sorgfältig zu beachten, da differentialdiagnostisch die sog. progressiv transformierten Keimzentren (LENNERT u. MÜLLER-HERMELINK 1975; FERRY et al. 1992), das noduläre Paragranulom und Keimzentrumslymphome abgegrenzt werden müssen. Eine generalisierte Lymphknotenvergrößerung mit FLH findet man insbesondere bei hyperimmunisatorischen Prozessen. Diese lassen sich hinsichtlich der auslösenden Ursache pathologisch-anatomisch meist nicht näher einengen. Differentialdiagnostisch sind eine floride rheumatoide Arthritis, das Felty-(Still-)Syndrom und die chronische benigne Lymphadenopathie des Kindesalters zu bedenken. Virusinfektionen (z.B. HIV) kommen vor allem dann in Betracht, wenn die FLH über mehrere Monate persistiert. Im histologischen Bild sieht man dicht bei dicht gelagerte Keimzentren (Abb. 7.4). Findet man außer floriden Keimzentren zudem auch noch eine

Tabelle 7.3. Formen und Ursachen der follikulären lymphatischen Hyperplasie

Regionäre Lymphknotenvergrößerung
- Chronische Entzündung (z.B. apikales Granulom, Tonsillitis, Lues I, Kimura's disease)
- Tumoren im Zuflußgebiet

Generalisierte Lymphknotenvergrößerung
- Hyperimmunisatorische Prozesse (z.B. rheumatoide Arthritis, Felty-(Still-)Syndrom, Sjögren-Syndrom, systemischer Luypus erythematodes)
- Erregerbedingte Erkrankungen (Toxoplasmose, Virusinfektionen, Katzenkratzkrankheit, Lues II)
- AIDS-Lymphadenopathie

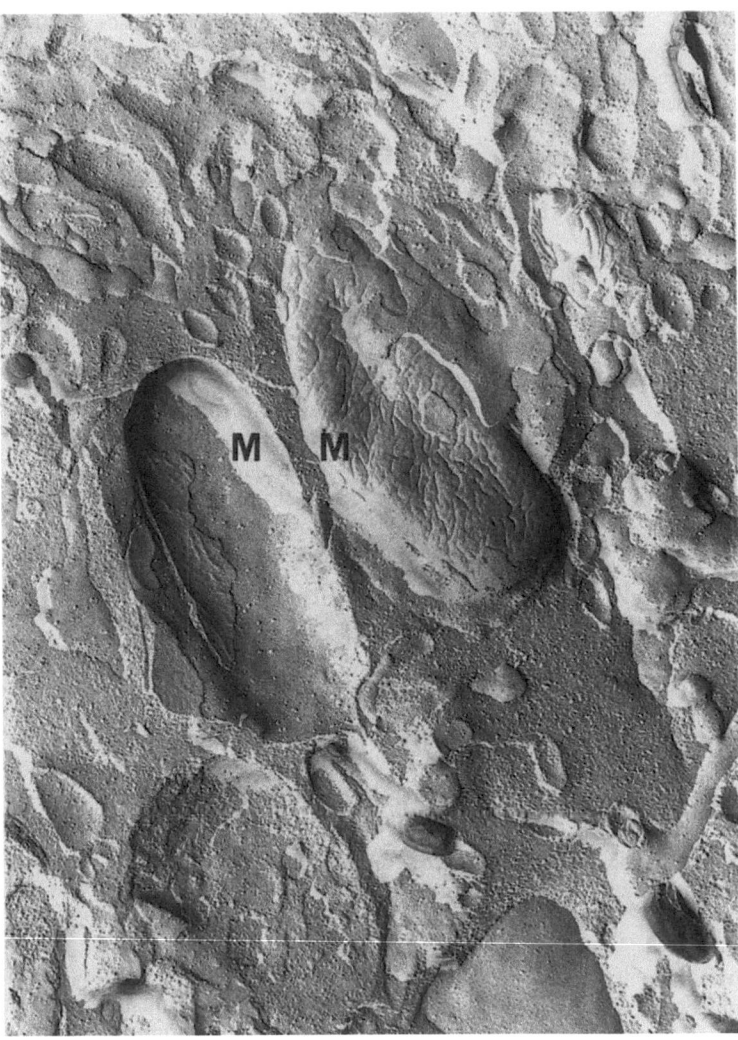

Abb. 7.3. Zwei Mykobakterien (*M*) im Zytoplasma eines Makrophagen bei HIV-bedingter mykobakterieller Histiozytose des Lymphknotens. Durch die hier verwendete Gefrierbruchtechnik gewinnen die Erreger ein plastisches Aussehen. X 62

Perilymphadenitis oder Vaskulitis, so sprechen diese Veränderungen für eine Lues. Eine Toxoplasmose läßt sich wahrscheinlich machen, wenn sich histologisch das Vollbild der sog. Piringer-Lymphadenitis (definiert durch eine bunte Pulpahyperplasie, eine kleinherdige Epitheloidreaktion und eine unreife Sinushistiozytose) findet. Für die endgültige Diagnose einer Lues oder Toxoplasmose ist die Bestätigung durch die Serologie aber unerläßlich.

Die *Lymphadenopathie Kimura*, ein ätiologisch ungeklärtes, überwiegend in Asien vorkommendes Krankheitsbild, geht mit einer FLH und einer Vermehrung eosinophiler Granulozyten einher. Die Keimzentren sind zum Teil vaskularisiert und können partielle Nekrosen aufweisen (HUI et al. 1989).

Bildet sich eine FLH zurück (Keimzentrumsinvolution), so werden die Keimzentren kleiner, sie "brennen aus". Zwischen den Fortsätzen der nun dicht zusammengerückten dendritischen Retikulumzellen liegen amorphe und granuläre Eiweißpräzipitate. Bei der Differentialdiagnose der FLH ist auch der M. Castleman zu beachten, der im Rahmen der Plasmazellhyperplasie besprochen wird (s. unten).

Auf die *AIDS-Lymphadenopathie* (Literatur bei CHADBURN et al. 1989; IOACHIM et al. 1990; BARONI u. UCCINI 1993) soll nachfolgend kurz eingegangen werden. Die Lymphadenopathie im Rahmen des erworbenen Immundefektsyndroms (AIDS) zeigt als auffälligste Frühveränderung eine FLH. In dieser Phase werden bisweilen auch Riesenzellen vom Typ der Warthin-Finkeldey-Zellen gefunden, die allerdings weder für die HIV-Infektion noch für andere Erkrankungen (Masern) spezifisch sind (KAMEL et al. 1992). Die Keimzentren verlieren im Verlauf der HIV-Infektion durch eine lymphozytäre Infiltration ihre

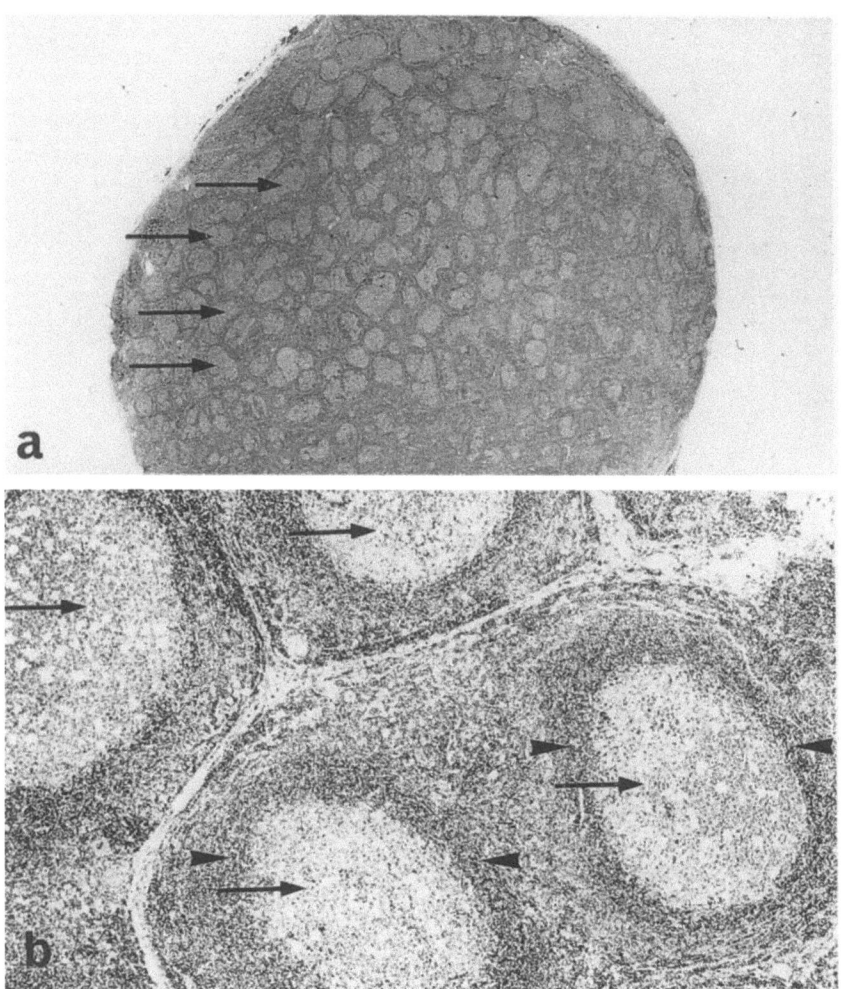

Abb. 7.4a,b. Lymphknoten mit ausgeprägter follikulärer lymphatischer Hyperplasie. Die für einem Lymphknoten sonst typische Gliederung in Rindenpulpa, parakortikale Pulpa und Markpulpa ist hier verlorengegangen. Die Follikel bestehen aus Keimzentren (*Pfeile*) mit einem schmalen Lymphozytenwall (*Pfeilspitzen*). **a** ca. 7fach, **b** X 145

scharfe Zeichnung. Es entsteht ein mottenfraßartiges Bild. Diesen Veränderungen folgt dann eine partielle Involution der Keimzentren und schließlich eine Hyalinisierung. Im Bereich der thymusabhängigen Regionen des LK, der sog. T-Knötchen, erfolgt eine Venolenproliferation. Der LK wird dann zunehmend lymphozytenarm. Die Phase der Follikelinvolution und Lymphozytendepletion geht klinisch mit einem Gewichtsverlust, Nachtschweiß, Diarrhö und Erbrechen einher. In der Phase des Lymphozytendepletion werden gehäuft opportunistische Infektionen beobachtet.

Von den zahlreichen sich im lymphatischen Gewebe manifestierenden Komplikationen der HIV-Infektionen, sei auf die wichtigsten *opportunistischen*

Infektionen, wie Infektionen mit Mycobacterium avium, Mycobacterium genavense (BÖTTGER et al. 1992) Zytomegalievirus, Kryptokokken und Toxoplasmen verwiesen. Das Spektrum der möglichen Mikroorganismen ist äußerst breit und nimmt ständig zu (ROTTERDAM 1993). Bei einer Infektion mit atypischen Mykobakterien findet man – bei der Besprechung der Granulome wurde bereits darauf hingewiesen – typischerweise einen kompletten Umbau des LK mit dicht bei dicht gelagerten Histiozyten, in denen man zahlreiche PAS-positive, Ziehl-Neelsen-positive Erreger findet. Zwei Erreger im Zytoplasma eines Makrophagen sind in Abb. 7.3. dargestellt. Es fällt auf, daß diese Zellen einen geringen Gehalt an Zytoplasmaorganellen aufweisen und somit als nichtaktivierte Makrophagen anzusprechen sind. Unlängst sahen wir bei einer HIV-positiven Patientin den ungewöhnlichen Befund eines mit Echinococcus alveolaris besiedelten LK (Abb. 7.5). Hier war es innerhalb von wenigen Monaten zu einer exzessiven Vermehrung von Parasiten in der Leber (Lebergewicht 4300 g) bei nahezu komplett fehlender zellulärer Ab-

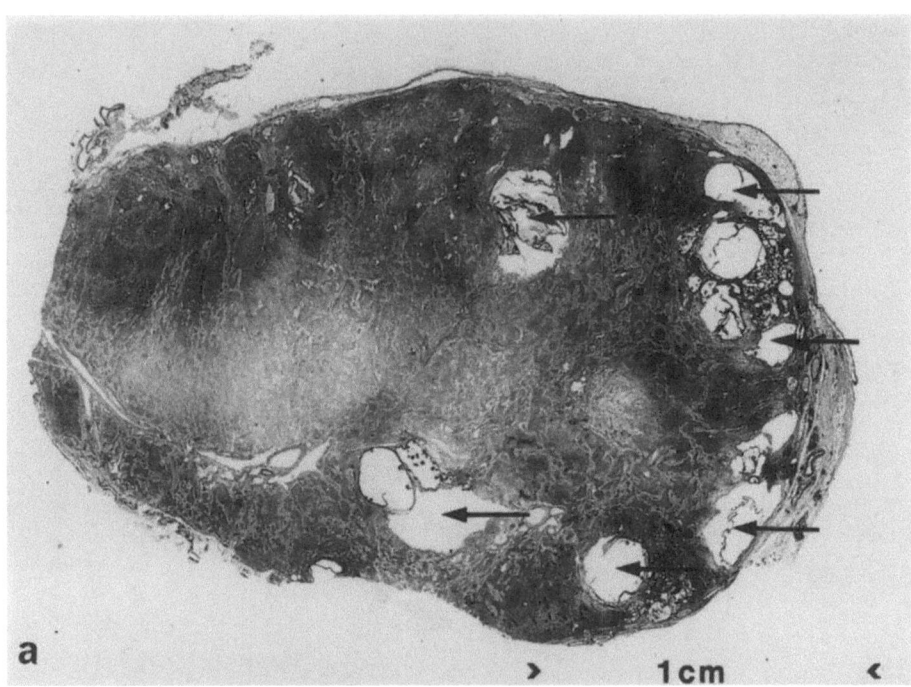

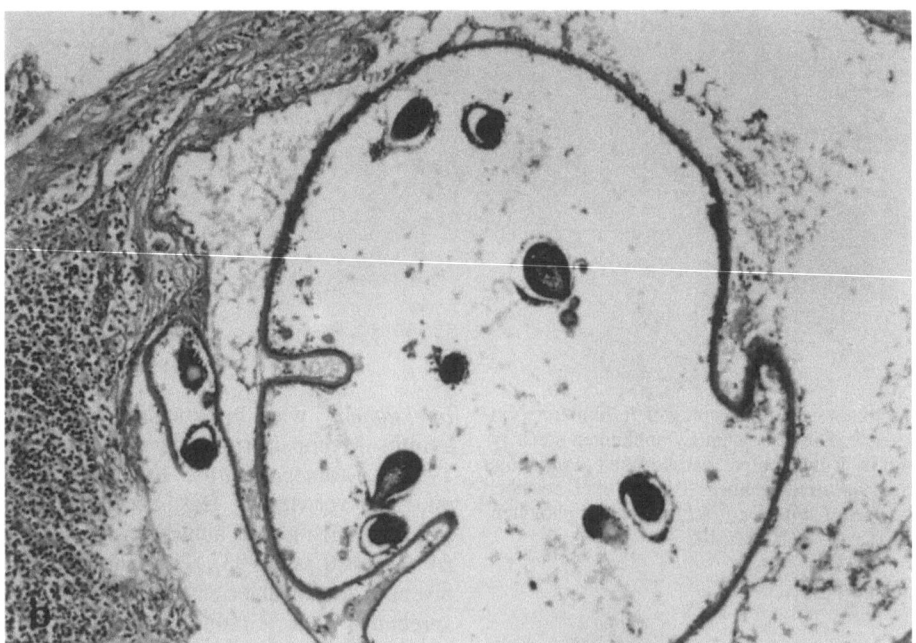

Abb. 7.5. a Schnittbild eines Lymphknotens mit multiplen Echinokokkuszysten (*Pfeile*), in denen sich bei stärkerer Vergrößerung (**b**) zahlreiche Parasiten nachweisen lassen. Die Patientin ist ca. 1 Jahr nach einer HIV-Infektion gestorben. Autoptisch fand sich ein ausgedehnter Befall der Leber. Vereinzelte Parasiten waren auch in der Lunge zu finden. **a:** ca. 5fach, **b:** X 45

wehrreaktion (keine Fibrose, nur wenige Makrophagen und T-Lymphozyten, fast vollständiges Fehlen von Epitheloidzellen) gekommen. Differentialdiagnostisch ist bei einer Vergrößerung der LK und Auffälligkeiten im extranodalen Gewebe bei immundefizienten Patienten auch an HIV-assoziierte Malignome, so an B-Zell-Lymphome (z.B. Burkitt-Lymphom, immunoblastisches Lymphom), T-Zell-Lymphome (z.B. peripheres T-Zell-Lymphom, T-lymphoblastisches Lymphom, angiozentrisches Lymphom) (GOLD et al. 1990) und das Kaposi-Sarkom zu denken.

Histologisch stellt die Diagnose einer FLH im allgemeinen kein Problem dar. Bisweilen kann man die Diagnose aufgrund der körnig erscheinenden Schnittfläche vermuten. Differentialdiagnostisch sind 3 Punkte zu bedenken.

1. Eine FLH kann in Verbindung mit den sog. progressiv transformierten Keimzentren, hinter denen sich ein Hodgkin-Lymphom (noduläres Paragranulom) verbergen kann, auftreten.
2. Bisweilen ist eine FLH schwer von einem follikulären Keimzentrumslymphom (CB/CC) abzugrenzen. Der zonale Aufbau des Follikels, eine hohe mitotische Aktivität und das Vorkommen von Sternhimmelmakrophagen sprechen für einen nichtneoplastischen Prozeß.
3. Bei extranodaler FLH (z.B. in der Magenschleimhaut) ist nicht selten bereits gleichzeitig ein malignes Lymphom (MALTom) nachweisbar, welches das Keimzentrum mantelartig umschließt.

Plasmazellhyperplasie und Hyperplasie der Markstränge

Die Plasmazellhyperplasie (Plasmozytose) des LK ist entweder ein parallel zu anderen Veränderungen (FLH, Sinushistiozytose) verlaufender Prozeß, oder sie steht ohne weitere zusätzliche Befunde ganz im Vordergrund. Die Notwendigkeit, die Plasmazellhyperplasie als besondere Reaktionsform abzugrenzen, wird evident, wenn man sich Fälle verdeutlicht, bei denen man aufgrund der großen Zahl von Plasmazellen geneigt ist, an ein Plasmozytom des LK zu denken. Primäre Plasmozytome der LK sind selten. Im Zweifelsfalle läßt sich die Dignität des Prozesses durch die Mono- oder Polyklonalität der gebildeten Immunglobuline bestimmen. Die möglichen Ursachen der Plasmazellhyperplasie sind in Tabelle 7.4. aufgeführt. Auf die relativ seltenen primären Plasmozytome des LK wird bei der Besprechung der niedrigmalignen B-Zell-Lymphome eingegangen (s. unter 7.3.1).

Beim *Morbus Castleman* (angiofollikuläre Lymphknotenhyperplasie) sind Fälle mit regionalem Befall (60% der Fälle betreffen die mediastinalen LK), multizentrische (bevorzugt werden intraabdominale und retroperitoneale LK) und generalisierte Formen zu unterscheiden. Bei den generalisierten und multizentrischen Formen ist auf mögliche und in ihren Beziehungen

Tabelle 7.4. Plasmazellhyperplasie/Hyperplasie der Markstränge

1. Chronische bakterielle Infektionen
2. Rheumatoide Arthritis
3. Lymphogranulomatosis X (angioimmunoblastische Lymphadenopathie mit Dysproteinämie)
4. HIV-Infektion (persistierende generalisierte Lymphadenopathie)
5. Plasmazellreiche Variante des Morbus Castleman
6. Chronisches Lymphadeno-Hepato-Splenomegalie-Syndrom des Kindesalters (NEZELOF et al. 1989)

bis heute noch unklare Zusammenhänge mit der HIV-Infektion, dem Kaposi-Sarkom und malignen Lymphomen zu verweisen (FRIZZERA et al. 1985; HALL et al. 1989; ISAACSON 1989; WEST 1989). Morphologisch unterscheidet man einen hyalinvaskulären Typ, den Plasmazelltyp und den Mischtyp. Der hyalinvaskuläre Typ, der bei weitem vorherrscht (KELLER et al. 1972) und bevorzugt mediastinale LK betrifft, ist durch Lymphfollikel und ungewöhnlich strukturierte Keimzentren gekennzeichnet. Der Tumor wird als Hamartom angesehen. Für diese Annahme sprechen das Vorkommen atypischer Gefäße im interfollikulären Raum sowie das Auftreten von venolenartigen Gefäßen innerhalb der Keimzentren. Beide Argumente haben aber nur wenig Beweiskraft. Beim Plasmazelltyp des Morbus Castleman ist zu bedenken, daß vergleichbare morphologische Befunde auch bei anderen Krankeitsbildern, und zwar bei Autoimmunerkrankungen, der rheumatoiden Arthritis und in LK, die im Abflußgebiet von Karzinomen liegen, gefunden werden können (FRIZZERA 1985). Beim typischen Plasmazelltyp des Morbus Castleman liegt eine hochgradige, überwiegend polyklonale Vermehrung der Plasmazellen vor. Klinisch besteht eine Immunglobulinerhöhung bei extremer BSG-Beschleunigung. Nach Entfernung der betroffenen LK erfolgt meist eine schnelle Rückbildung der Symptome.

Hyperplasie der T-Region (parakortikale Hyperplasie/interfollikuläre Hyperplasie)

Bei der Hyperplasie der T-Region gilt es zumindest 2 Formen zu unterscheiden (Tabelle 7.5). Zum einen kann die Hyperplasie durch eine Vermehrung der interdigitierenden Retikulumzellen (IDC) bedingt sein, zum

Tabelle 7.5. Formen und Ursachen der Hyperplasie der T-Region/interfollikuläre Hyperplasie

Dominanz der interdigitierenden Retikulumzellen (insbesondere bei dermatopathischer Lymphadenitis)
Dominanz der lymphatischen Zellen (überwiegend als sog. bunte Pulpahyperplasie mit Vermehrung von T- und B-Zellen)
Dominanz der Makrophagen/phagozytierender Retikulumzellen

anderen kann die Vergrößerung der T-Knötchen durch
eine Vermehrung der lymphatischen Zellen hervorgerufen werden. Meist geht die Hyperplasie der T-Zellen
gleichzeitig mit einer Venolenvermehrung einher.

Eine Vermehrung der IDC ist, wie von uns erstmals 1977 beschrieben (RAUSCH et al. 1977), bei der
dermatopathischen Lymphadenitis zu beobachten. Der
Befund einer dermatopathischen Lymphadenitis deutet
darauf hin, daß im Zuflußgebiet des LK eine chronisch
entzündliche Hauterkrankung besteht. Eine systematische Untersuchung von GOULD et al. (1988) hat allerdings gezeigt, daß dies nicht für alle Fälle gilt und
die Ursache der parakortikalen Hyperplasie nicht immer zu ermitteln ist. Bei einem Teil der Fälle fehlen
entzündliche Hautveränderungen. Außer den IDC werden bei der dermatopathischen Lymphadenitis einzelne
Langerhans-Zellen sowie melaninhaltige Makrophagen
in den LK gefunden. Bisweilen kann man das Melanin
auf der frischen Schnittfläche auch mit bloßem Auge
erkennen.

Eine Vermehrung der lymphatischen Zellen, die
sowohl die T-Region als auch die interfollikuläre Zone
betrifft, findet sich in Kombination mit einer FLH oder
im Rahmen der sog. *bunten Pulpahyperplasie.* Bei
der bunten Pulpahyperplasie liegt eine Vermehrung
der T- wie auch B-Zellen vor. Ursächlich ist bei solchen Veränderungen an Virusinfektionen (infektiöse
Mononukleose, Röteln, Zytomegalie, Herpes-simplex-
Lymphadenitis) oder an bakterielle Erkrankungen (Y.
pseudotuberculosis und enterocolitica, L. monocytogenes), an eine Toxoplasmose oder an eine Reaktion auf
Medikamente (z.B. Hydantoinpräparate) zu denken.

Besondere diagnostische Schwierigkeiten können
sich ergeben, wenn die gewohnten Lymphknotenstrukturen wie T- und B-Knötchen vollständig fehlen
und die Lymphknotenarchitektur zerstört erscheint.
In der Abgrenzung zu malignen Lymphomen sprechen einzelne noch erhaltene B-Knötchen, eine bunte
Zytologie, d. h. ein Nebeneinander von kleinen, mittelgroßen und großen lymphatischen Zellen, sowie fokale
Nekrosen für ein reaktives Geschehen. Zur Sicherung
eines reaktiven Prozesses, z.B. einer Virusinfektion,
kann das serologische Nachweisverfahren ausschlag-
gebend sein. Jeder Pathologe und Kliniker kennt jene
Einzelfälle, bei denen eine sichere Unterscheidung
zwischen malignen und reaktiven Prozessen erst durch
den klinischen Verlauf evident wurde (z.B. bei einigen
Fällen der Lymphogranulomatosis X). Eine virus-
und bakterienspezifische Immunhistochemie, mole-
kularbiologische Untersuchungen oder der Nachweis
von Chromosomenaberrationen sind in solchen Fällen
wichtige diagnostische Bereicherungen, sie lösen aber
keineswegs alle Problemfälle.

Lymphknotenveränderungen durch Speichermakrophagen/Histiozyten

Aufgrund ihres hohen Gehalts an Makrophagen reagieren die LK wie auch Milz, Leber und Knochenmark
bei Erkrankungen, die zu einer Anhäufung nicht oder
nur eingeschränkt abbaubarer Metaboliten oder Fremd-
stoffe führen, mit morphologischen Auffälligkeiten
der Makrophagen. Eine Ablagerung endogener Materialien ist bei den primären Speicherkrankheiten zu
finden (Tabelle 7.6). Die chemische Natur des gespei-
cherten Materials läßt sich histologisch meist nicht
exakt definieren, gelegentlich aber vermuten. Recht
charakteristisch sind die für den Morbus Gaucher
typischen sog. Gaucher-Zellen mit einem feingra-
nulierten, milchglasartigen (PAS-, Sudanschwarz-B-,
saure-Phosphatase-positiven) Zytoplasma. Bei der
Niemann-Pick-Erkrankung (Sphingomyelinlipoidose)
gibt das gespeicherte Material den Organen wie
Milz, Leber und LK eine gelbe Farbe. Beim Morbus
Gaucher haben Milz, Leber und LK hingegen eine
blasse Schnittfläche. Die Zeroidspeichererkrankung ist
gekennzeichnet durch eine Anhäufung zeroidhaltiger
Makrophagen, die sog. "sea blue histiocytes", die
bei Giemsa-Färbung blaugrün gefärbt sind. Bei der
Ablagerung von endogenem Pigment ist an Blutpigment,
Gallepigment, Melanin, Lipofuszin und Zeroid
zu denken. Damit verbunden ist die Frage nach
Blutungen, hämolytischen Erkrankungen, nach einer
Hämochromatose, Galleabflußstörungen, Melanommetastasen, einer dermatopathischen Lymphadenitis,
heterotopen Nävuszellnävi, einer Pseudomelanosis und
nach dem Brown-Bowel-Syndrom. Die im LK gespei-
cherten Substanzen exogener Herkunft sind gleichfalls
vielfältig und aufgrund des histologischen Bildes allein oft nicht exakt zu definieren. Meist kommt diesen
Substanzen kein Krankheitswert zu. Das Ausmaß
des abgelagerten anthrakotischen Pigments im LK
kann allerdings extreme Formen annehmen. Während
geringe Mengen reaktionslos abgelagert werden, kann
eine starke Pigmenteinlagerung mit Ausbildungen von
Nekrosen und Fistelbildungen einhergehen. Ablagerungen von unpigmentierten Materialien sieht man

Tabelle 7.6. Lymphknotenvergrößerung durch Speichermakro-
phagen

Primäre Speichererkrankungen
- Lipoidosen (M. Gaucher, M. Niemann-Pick)
- Amaurotische familiäre Idiotie
- Mukopolysaccharidosen (M. Fabry-Anderson, M. Farber)
- Wolman-Krankheit
- Zeroidspeicherkrankheiten

Sekundäre Speichererkrankungen
- Sekundäre Lipoidosen (Diabetes mellitus, Hyperthyreoidis-
  mus, nephrotisches Syndrom)

Speicherung von endo- und exogenem Material/Pigment
- Hämosiderin, konjugiertes Bilirubin, Melanin, anthrakoti-
  sches Pigment, Kunststoffe (z. B. Silikon), Zeroid

bisweilen in regionären LK nach Implantationen von kunststoffhaltigen Prothesen, wobei die LK erheblich vergrößert sein können.

Histiocytosis X (Langerhanszell-Histiozytose)

Lymphadenopathien aufgrund einer Histiocytosis X sind relativ selten. Gleichwohl können die LK bei allen 3 Formen der Histiocytosis X (Abt-Letterer-Siwe-Syndrom, Hand-Schüller-Christian-Erkrankung, eosinophiles Granulom) durch tumorartige Infiltrate betroffen sein. Außer den Fällen, die mit disseminiertem Organbefall einhergehen, sieht man gelegentlich auch einen ausschließlichen Lymphknotenbefall (eosinophiles Granulom des LK), ohne daß weitere Manifestationen nachweisbar sind. Auch ein solitärer Befall des extranodalen lymphatischen Gewebes ist möglich. Kürzlich beobachteten wir bei einem 32jährigen Mann eine Tonsillen-Langerhanszell-Histiozytose ohne weitere Organmanifestationen (ISSING et al. 1993). Da Langerhanszell-Histiozytosen gelegentlich im Zusammenhang mit verschiedenen malignen Tumoren (myeloproliferative Erkrankungen, Lymphome, Karzinome) auftreten, sind bei einer solitären Langerhanszell-Histiozytose entsprechende Differentialdiagnosen zu beachten (EGELER et al. 1993; KAISERLING et al. 1994).

Sinusreaktionen des Lymphknotens

Bei den Sinusreaktionen des LK ist zu unterscheiden, ob eine Sinusalteration durch eine Anhäufung von Zellen oder durch Strukturveränderungen der Sinus selbst vorliegt. Zelluläre Sinusreaktionen sind meist Begleitphänomene anderer Reaktionsmuster des LK, der bunten Pulpahyperplasie, der FLH oder der eitrigen Lymphadenitis. Nur selten sieht man ausschließlich auf Sinus beschränkte Reaktionen. Die wichtigsten in Betracht kommenden zellulären Reaktionsformen sind in Tabelle 7.7. aufgeführt. Nach der jeweils vorherrschenden Zellpopulation ist eine eitrige Entzündung, ein sog. Sinuskatarrh, eine Sinushistiozytose, eine Erythrophagozytose, eine hämophagozytische Sinushistiozytose (Rosai-Dorfman), ein virusassoziiertes hämophagozytisches Syndrom oder eine sog. unreife Sinushistiozytose, die eine intrasinusoidale B-Zellproliferation darstellt (STEIN et al. 1984; PIRIS et al. 1986), zu diagnostizieren. Diese reaktiven Sinusreaktionen bedürfen auch insofern einer sorgfältigen zytologischen Analyse, als kleine Karzinommetastasen, Metastasen von malignen Melanomen, Infiltrate maligner Lymphome (Haarzellleukämie, Ki-1-Lymphom) oder eine Histiocytosis X schwer abgrenzbar sein können. Die Erythrophagozytose in den Sinus axillärer LK mit oder ohne vorangegangenes Trauma ist nach Befunden von LISTINSKY (1988) ein häufiger Befund, dem aber kein Krankheitswert zukommt.

Tabelle 7.7. Sinusreaktionen

Zelluläre Reaktionsformen
- Eitrige Entzündung (Abflußgebiet akut entzündlicher Prozesse)
- Sinuskatarrh und Sinushistiozytose (z. B. bei chronischen Entzündungen oder Tumoren im Zuflußgebiet, Z. n. Lymphangiographie)
- Hämophagozytische Sinushistiozytose (Rosai-Dorfman)
- Virusassoziiertes hämophagozytisches Syndrom
- Erythrophagozytose
- Intrasinusoidale B-Zell-Proliferation (sog. unreife Sinushistiozytose bei: Piringer-Lymphadenitis, Mononucleosis infectiosa, eitriger Entzündung im Zuflußgebiet des LK, Yersinia-enterocolitica-Lymphadenitis, AIDS-Lymphadenopathie, selten beim Morbus Hodgkin)
- Granulomatöse Sinusreaktion
- Siegelringzell-Sinushistiozytose
- Entzündliche Pseudotumoren des Lymphknotens

Vaskuläre Reaktionsformen
- Fibrose/Obliteration des Sinus (z. B. bei Zustand nach abgelaufener eitriger oder tuberkulöser Lymphadenitis, Lymphknoteninfarkt, Bestrahlung eines Lymphknotens oder Lymphoms oder einer Lymphknotenmetastase)
- Vaskuläre Sinustransformation
- Kaposisarkomartige Sinusreaktionen

Die Sinuslichtung bleibt bei den meisten entzündlichen Erkrankungen des LK unverändert und stellt ein recht stabiles Strukturelement des LK dar. Sie bleibt beispielsweise auch nach einer autologen Transplantation des LK meist erhalten (KAISERLING u. RADU 1993). Liegt eine Zerstörung der Sinus vor, so ist davon auszugehen, daß ein Prozeß vorangegangen ist, der mit einer ausgedehnten Nekrose des Lymphknotenparenchyms verbunden war (Zustand nach eitrig abszedierender Entzündung, LK-Infarkt, Bestrahlung des LK, Tumormetastasen).

Die *granulomatöse Sinusreaktion des Lymphknotens* ist durch Fremdkörperriesenzellen, aktivierte Makrophagen und teils auch durch Epitheloidzellen gekennzeichnet. Es handelt sich dabei teils um eine reine Fremdkörperreaktion, teils um eine Fremdkörperreaktion vom verzögerten (granulomatösen) Typ. Differentialdiagnostisch ist u.a. an einen Zustand nach Lymphographie, eine Reaktion auf Silikon (z.B. Mammaplastik), einen Prothesenkunststoffabrieb oder eine Polyvinylpyrrolidon-Injektion zu denken.

Die *Siegelringzell-Sinushistiozytose* ist eine von GOULD et al. (1989) beschriebene gutartige LK-Veränderung in einem axillären LK bei Zustand nach Mastektomie. Bei einem solchen Befund müssen differentialdiagnostisch Siegelringzellkarzinome und wohl auch Siegelringzellymphome bedacht werden (s. 7.3.1)

Beim sog. *entzündlichen Pseudotumor* des LK, über den bei Darstellung entzündlicher Infiltrate des LK schon gesprochen wurde, sind die Sinus des LK oft vollständig durch Fibroblasten und Myofibroblasten verlegt.

Unter der *vaskulären Sinustransformation*, ein erstmals von HAVERKAMP et al. (1971) beschriebener Befund, versteht man einen blutgefäßartigen Umbau der Lymphknotensinus bei chronischer Lymphstauung oder bei Lymphbahnverschluß mit oder ohne begleitende venöse Stauung (STEINMANN et al. 1982). Die zugrundeliegenden Abflußstörungen des LK haben unterschiedliche Ursachen. Sie können auf eine mechanische oder entzündliche Veränderung in der Umgebung des LK zurückzuführen sein. Diesem morphologischen Substrat ist insofern Rechnung zu tragen, als es gelegentlich auch in Nachbarschaft zu malignen Tumoren sichtbar wird, und zwar ohne daß der LK selbst Metastasen aufweist. Beschrieben wurde eine vaskuläre Sinustransformation auch bei thrombotischen Verschlüssen großer venöser und kleiner perinodaler Blutgefäße, nach vorangegangener Operation oder Bestrahlung, bei kardialer Stauung oder in Assoziation mit Hämangiomen im Zuflußgebiet des betreffenden LK. Wir selbst fanden eine vaskuläre Sinustransformation auch bei portaler Stauung und beim hämorrhagischen Darminfarkt in intraabdominalen LK. Weiterhin sahen wir eine vaskuläre Sinustransformation in axillären LK beim Stewart-Treves-Syndrom (Angiosarkom nach Mastektomie mit chronischem Lymphödem).

Hinter dem Begriff *kaposisarkomartige Sinusreaktion* verbirgt sich der Befund, daß Sinuswandzellen bisweilen tumorartig proliferieren und man an ein Kaposi-Sarkom erinnert wird. Derartige Veränderungen fanden wir gelegentlich auch bei chronischer Lymphstauung und bei der AIDS-Lymphadenopathie. Ob es sich hier um Veränderungen einer initialen Neoplasie handelt, ist noch ungewiß.

Blutgefäßhyperplasien und -ektasien im Lymphknoten

Die arteriellen und venösen Blutgefäße des LK sind sowohl Vasa privata als auch Vasa publica. Während die lokalen Immunreaktionen eines LK über die afferenten Lymphbahnen vermittelt werden, erfolgt die Stimulation als Folge einer generalisierten Reaktion über die Blutgefäße. Eine spezielle Rolle kommt hierbei den epitheloiden Venolen, dem bevorzugten Ort der Lymphozytenrezirkulation, zu. Haben die Venolen ein hohes Endothel, so ist das der morphologische Ausdruck einer lebhaften Lymphozytenrezirkulation. Abgeflachte Endothelien deuten hingegen auf eine verminderte Rezirkulation hin. Entsprechend sieht man hochendotheliale Venolen sowohl bei einer follikulären lymphatischen Hyperplasie als auch bei einer Hyperplasie der T-Region, insbesondere bei der bunten Pulpahyperplasie. Zahlreich sind die Gefäße auch bei der angiofollikulären Hyperplasie (M. Castleman), der Lymphogranulomatosis X und gelegentlich auch in den frühen Phasen der AIDS-Lymphadenopathie. Geradezu angiomartige Proliferate von epitheloiden Venolen fanden wir schließlich auch in LK bei gene-

ralisierter Mastozytose (HORNY et al. 1992). Bei einer lipomatösen Atrophie des LK oder in Spätstadien der HIV-Infektion trifft man hingegen auf Venolen mit niedrigen Endothelien, in beiden Fällen der Beleg für eine verminderte Lymphozytenrezirkulation. Die Angiomatose (Hämangiomatose) des LK ist eine Gefäßdilatation dünnwandiger Gefäße, die das lymphatische Gewebe partiell verdrängt und als eine tumorbedingte Gefäßalteration mit Vasodilatation, nicht aber als Hämangiom zu verstehen ist. Differentialdiagnostisch sind die Blutgefäßhyperplasien und Ektasien des LK von primären und sekundären Gefäßtumoren des LK abzugrenzen. Zu bedenken sind das Kaposi-Sarkom, Angiosarkome und die seltenen primären nodalen Hämangiome, die angiomyomatösen Hamartome, die epitheloiden Gefäßtumoren, die polymorphen Hämangioendotheliome und Lymphangiome (CHAN et al. 1992).

Zustand nach abgelaufener Lymphadenitis

Die Mehrzahl der entzündlichen Lymphadenitiden heilt ohne bleibende Veränderungen des LK ab. Das gilt vornehmlich für jene Reaktionsformen, die mit einer Hyperplasie des ortsständigen lymphatischen Gewebes einhergehen. Die Restitutio ad integrum durchläuft Stadien, in denen sich noch Reste der zuvor dominierenden Strukturelemente nachweisen lassen. Beispiele dafür sind die sog. ausgebrannten Keimzentren, d.h. Knötchen, die nur noch aus dichtgepackten dendritischen Retikulumzellen bestehen, Anhäufungen von Makrophagen, die Zellreste oder Pigmente enthalten, oder der Nachweis von Venolen mit verbreiterter Basalmembran.

Typischer Hinweis auf lang dauernde entzündliche Prozesse sind fokale *Fibrosen, Hyalinosen* oder *Verkalkungen* in Trabekeln, der Lymphknotenkapsel oder im Bereich des Hilus. Derartige Veränderungen sind bevorzugt in inguinalen und iliakalen LK, nur selten in axillären, mesenterialen oder zervikalen LK zu finden. Die Ursachen für diese topographischen Besonderheiten sind nicht geklärt. Möglicherweise kommen iliakal und inguinal zusätzliche Faktoren wie eine Lymphostase bei gestörtem Lymphabfluß zum Tragen. Flächenhafte Fibrosen lassen darauf schließen, daß Teile des lymphatischen Gewebes zuvor zerstört wurden, wie etwa bei vorangegangener eitrig abszedierender oder granulomatöser Entzündung. Bei einer vollständigen Lymphknotenfibrose stellt sich die Frage nach einem vorangegangenen Lymphknoteninfarkt, einem Zustand nach Bestrahlung, einem Zustand nach Therapie eines malignen Tumors, nach einer vorangegangenen Lymphknotentuberkulose oder einer Silikose. Hinzuweisen ist auf die bemerkenswerte Tatsache, daß auch bei einer totalen oder subtotalen Lymphknotenfibrose die Randsinus des LK oft noch erhalten sind.

Bei einer LK-Verkalkung ist differentialdiagnostisch in besonderem Maße an die Tuberkulose zu denken.

Bereits 2 Monate nach der Infektion kann eine Ver-
kalkung histologisch und bisweilen auch makroskopisch nachweisbar sein. Solche dystrophen Verkalkungen können sich aber auch nach vorangegangener eitriger Lymphadenitis oder anders bedingten Nekrosen
einstellen.

Bei konventioneller Färbung kann die Fibro-
hyalinose des LK oft nicht von einer *Amyloidose*
unterschieden werden. Amyloidablagerungen im LK
sind relativ häufig. Bei der primären Amyloidose
können die LK, die in nahezu 70% der Fälle mehr
oder weniger stark betroffen sind, erheblich vergrößert
sein. Bei der sekundären Amyloidose ist nur mit
kleineren Amyloiddepositionen (in ca. 50% der Fälle)
zu rechnen. Die LK-Amyloidose geht in der Regel
mit einer Lymphgefäßamyloidose einher. Die Lymphgefäßamyloidose (z.B. der Lymphgefäße des Darms,
der Niere, der Lunge oder des Herzens) ist bei generalisierter Amyloidose oft nachweisbar (KAISERLING u.
KRÖBER 1994). Sie ist häufiger als eine Amyloidose
des lymphatischen Gewebes.

7.3 Maligne Lymphome

Zu den malignen Lymphomen in dem von uns hier
verwendeten Sinne zählen Tumoren, bei denen nach
Morphologie, zellulärer Funktion, oder hinsichtlich
molekulargenetisch faßbarer Merkmale, Beziehungen
zu lymphatischen Zellen bestehen. Man unterscheidet
Non-Hodgkin-Lymphome und Hodgkin-Lymphome,
wohl wissend, daß wir die eigentlichen Stammzellen
der Hodgkin-Lymphome bislang nicht kennen. In
den gegenwärtig aktuellen Lymphomklassifikationen
wird das Kriterium, ob es sich um ein Lymphom mit
Primärsitz im LK oder um ein extranodales Lymphom
handelt, kaum berücksichtigt. Eine solche Klassifikation, die auch organspezifische Besonderheiten
berücksichtigen muß und ein spezifisches Staging
erforderlich macht, wird in naher Zukunft zu sehr
differenzierten Unterteilungen führen.

Wenn wir von den Tumoren des lymphatischen
Gewebes sprechen, sind außer den Lymphomen im
engeren Sinne auch *andere mesenchymale Tumoren*,
z.B. Tumoren der Retikulumzellen, der phagozytieren-
den Zellen (Histiozyten), Tumoren der Fibroblasten
und Myofibroblasten sowie Neubildungen der Blut-
und Lymphgefäße mit zu bedenken. Neoplasien der
Retikulumzellen (interdigitierende und dendritische
Retikulumzellen) sind äußerst selten (WEISS et al.
1990), wohl seltener als in der Literatur beschrieben (MIETTINEN et al. 1993). Ein Teil der bislang
publizierten Fälle dürfte einer Überprüfung mit den
heute verfügbaren Methoden nicht standhalten. Von
den seltenen mesenchymalen Tumoren seien erwähnt:
das primäre Kaposi-Sarkom des LK, hämorrhagische
Spindelzelltumoren des LK, die gutartigen Myofibro-
blastome des LK (WEISS et al. 1989) und das seltene
Angiomyolipom, der von uns kürzlich beobachtete

fibromastozytische Tumor des LK (HORNY et al. 1994)
und die oben schon erwähnten primären vaskulären
Tumoren des LK. Erwartungsgemäß fanden wir nach
noch nicht publizierten Befunden im Angiomyolipom
eines pararenal gelegenen LK eine positive HMB45-
Reaktion (KAISERLING et al. 1994). Auch an die
Möglichkeit, daß maligne Melanome ihren Primärsitz
im LK haben können, ist gegebenenfalls zu denken
(SHENOY et al. 1987; HARA 1993). Ausgangspunkte
sind wohl die sog. Nävuszellnester des LK (ECKERT et
al. 1987).

Die *histiozytischen Lymphome* waren nach Maßgabe
der Lymphomklassifikation von Rappaport eine häufige
Lymphknotenneoplasie. Die histiozytischen Lymphome im heutigen Sinne (true histiocytic lymphomas), d.h. Tumoren des mononukleär-phagozytischen
Systems, sind äußerst selten und machen nur etwa
1–4% der malignen Lymphome aus. Bei der Diagnose
dieses Tumors kommt der immunhistochemischen
Zellcharakterisierung mit Antikörpern (z.B. Lysozym, KP1/CD68, Ki-M1P, PG-M1/CD68) und der
Ausschlußdiagnose eines T- oder B-Zell-Lymphoms
mittels Gen-Rearrangement-Studien ein hoher Stellenwert zu (RALFKIAER et al. 1990). Die Subtypisierung
der histiozytischen Lymphome in gutdifferenzierte,
schlechtdifferenzierte und pleomorphe histiozytische
Lymphome erfolgt nach konventionellen histologischen Kriterien. Der Tumor, der primär meist die Haut
betrifft, hat eine schlechte Prognose. Außer nodalen
histiozytischen Lymphomen (HSU et al. 1991) gibt
es selten auch solche Tumoren im Dünndarm, wie
kürzlich von MIETTINEN et al. (1993) beschrieben.

Von den histiozytischen Lymphomen sind die maligne Histiozytose (und die histiozytische medulläre
Retikulose) abzugrenzen. Es handelt sich dabei um
eine diffuse oder multifokale, nicht lokalisierte Proliferation mononukleärer Phagozyten mit Befall von LK,
Milz, Leber und Knochenmark. Weitere Neoplasien,
die abgegrenzt werden müssen, sind die tumorbildende Monozytenleukämie und das Lymphom der sog.
plasmozytoiden Monozyten, früher plasmozytoide T-
Zellen genannt (KAISERLING 1977; MÜLLER-HERMELINK
et al. 1983; BEISKE et al. 1986). Kürzlich gelang
uns der immunzytochemische und ultrastrukturelle
Nachweis, daß plasmozytoide Monozyten bei einer Leukämie auch im peripheren Blut vorkommen
(HORNY et al. 1994). Bei einer Histiozytose mit oder
ohne Hämophagozytose ist schließlich noch zu bedenken, daß bei T-Zell-Lymphomen eine massive
Vermehrung von Histiozyten vorliegen kann (FALINI et
al. 1990; PILERI et al. 1990; GONZALEZ et al. 1991) und
dies auch in seltenen Fällen bei B-Zell-Lymphomen
möglich ist (SHIMADA et al. 1993). Fehlinterpretationen
unter Annahme einer malignen Histiozytose oder eines
virusassoziierten hämophagozytischen Syndroms sind
dann möglich. Auch maligne fibröse Histiozytome
sind als primäre Lymphknotentumoren beschrieben
worden. Dabei handelt es sich aber um einen mesenchymalen und nicht um einen Tumor mit Bezug zu

den Zellen des mononukleär-phagozytischen Systems (JWAŠAKI et al. 1992).

7.3.1 Non-Hodgkin-Lymphome

Klassifikation

Maßstab und Bezugspunkt der derzeit relevanten Lymphomklassifikationen ist das normale lymphatische Gewebe mit seinen verschiedenen zytologisch, immunhistochemisch oder molekulargenetisch unterscheidbaren Zellformen. Die sog. Kiel-Klassifikation aus dem Jahre 1974 (GERARD-MARCHANT et al. 1974) hat sich im europäischen Raum weitgehend durchgesetzt. Im Jahre 1988 haben sich durch die aktualisierte Kiel-Klassifikation der Non-Hodgkin-Lymphome noch einige Modifikationen, Erweiterungen und teilweise auch Vereinfachungen ergeben (STANSFELD et al. 1988). In der 1992 von LENNERT und FELLER publizierten Klassifikation (Tabelle 7.8) sind noch einige kleinere Ergänzungen vorgenommen worden. Die Tatsache, daß nodale und extranodale Lymphome nicht als getrennte Entitäten aufgeführt werden, mag man bedauern (WRIGHT 1989). Eine allgemeingültige Klassifikation der extranodalen Lymphome liegt jedenfalls derzeit noch nicht vor. Auf die wichtigen extranodalen Lymphome, insbesondere die sog. MALTome, wird noch in einem gesonderten Abschnitt eingegangen (s. 7.3.3).

Es soll in diesem, sich vornehmlich an der Kiel-Klassifikation orientierenden Beitrag nicht unerwähnt bleiben, daß derzeit von der sog. Internationalen Lymphoma Study Group unter Federführung von NANCY HARRIS an einer von der Kiel-Klassifikation abweichenden Lymphomklassifikation gearbeitet wird. Diese Klassifikation, die wohl noch 1994 publiziert wird, soll als Abkürzung für "Revised European American Lymphoid Classification" die Bezeichnung R.E.A.L.-Klassifikation tragen. Sie zeigt in vielen Punkten Übereinstimmungen mit der Kiel-Klassifikation. So sind die meisten Lymphomentitäten in beiden Schemata vertreten. Das Einteilungsprinzip der R.E.A.L.-Klassifikation weist aber im Vergleich zu anderen Klassifikationen einige prinzipielle Unterschiede auf. Im Vordergrund der R.E.A.L.-Klassifikation steht nicht mehr die Frage, von welchen Strukturen des normalen lymphatischen Gewebes das Lymphom seinen Ausgang nimmt, sondern die Frage nach 1. dem histologischen, 2. dem immunphänotypischen und 3. dem mit genetischen Techniken faßbaren Bild des Tumors. Berücksichtigung soll in dieser Klassifikation auch das klinische Bild und der Verlauf der Erkrankung finden. Die Unterteilung der Lymphome in niedrig- und hochmaligne Tumoren wird nicht mehr in dieser strengen Gliederung vollzogen und soll, sobald entsprechende Befunde vorliegen, differenzierter als bislang erfolgen. Der Bezug, den das Lymphom zum normalen Immunsystem einnimmt, wird in der R.E.A.L.-Klassifikation von nachgeordneter Bedeutung sein. Gleichwohl wird weiterhin auch von T- und B-Zell-Lymphomen sowie von Precursor-Neoplasien (lymphoblastische Lymphome und Leukämien, prä-B- und prä-prä-B-Lymphome) und den Lymphomen des peripheren lymphatischen Systems gesprochen.

Bei Anwendung der Einteilungsprinzipien, wie sie von der R.E.A.L.-Klassifikation vorgeschlagen werden, wird es notwendig sein, die Lymphome noch stärker

Tabelle 7.8. Aktualisierte und erweiterte Kiel-Klassifikation der Non-Hodgkin-Lymphome (STANSFELD et al. 1988; LENNERT u. FELLNER 1992)

B-Lymphome	*T-Lymphome*
Lymphome von niedrigem Malignitätsgrad	
Lymphozytisch	Lymphozytisch
– chronische lymphatische Leukämie	– chronische lymphatische Leukämie
– Prolymphozytenleukämie	– Prolymphozytenleukämie
– Haarzellenleukämie	Kleinzellig zerebriform
Lymphoplasmozytisch/-zytoid (Immunozytom)	Mycosis fungoides, Sézary-Syndrom
Plasmozytisch (Plasmozytom)	Lymphoepitheloid (Lennert-Lymphom)
Zentroblastisch-zentrozytisch, follikulär +/− diffus, diffus	Angioimmunoblastisch (AILD, LgrX)
Mantelzellymphom (Zentrozytisch)	T-Zonen-Lymphom
Monozytoid	Kleinzellig, pleomorph (HTLV1 +)
Lymphome von hohem Malignitätsgrad	
Zentroblastisch (monomorph, polymorph, multilobated, zentrozytoid)	Mittelgroßzellig und großzellig, pleomorph (HTLV1 +/−)
Immunoblastisch (plasmoblastisch)	Immunoblastisch (HTLV1 +/−)
Großzellig-anaplastisch (Ki-1 +)	Großzellig anaplastisch (Ki-1 +)
Burkitt-Lymphom	
Lymphoblastisch	
Seltene Typen	Seltene Typen

zu unterteilen. Eine solche stärkere Unterteilung der Lymphome birgt Vor- und Nachteile. Sie ermöglicht klinische Studien, die auf eine differenziertere Therapie hinzielen, bedeutet aber für den klinischen und morphologisch-diagnostischen Bereich eine neue und wohl auch längere Phase der Verunsicherung. Aus wissenschaftlicher Sicht ist einer differenzierten Klassifikation sicherlich der Vorzug zu geben. Ob es allerdings derzeit notwendig und sinnvoll ist, eine prinzipiell neue Klassifikation zu erstellen, erscheint mir hinsichtlich der aktuellen klinischen Relevanz fraglich. Zum gegenwärtigen Zeitpunkt erscheint es mir eher angebracht, an der aktualisierten Kiel-Klassifikation festzuhalten und diese im Bedarfsfall dem aktuellen Wissensstand und den klinischen Erfordernissen anzupassen.

Das Grundprinzip der Kiel-Klassifikation, Lymphome von niedrigem und solche von hohem Malignitätsgrad zu unterscheiden, wird zumindest in den nächsten Jahren auch weiterhin Gültigkeit haben. Dabei ist zu berücksichtigen, daß sich der Malignitätsgrad auf den Spontanverlauf der Erkrankung und nicht auf die therapeutische Beeinflußbarkeit bezieht (BRITTINGER u. ENGELHARD 1992). Die T-Zell-Lymphome, die in der aktualisierten Klassifikation gesondert aufgeführt werden, finden nun eine stärkere Beachtung. Dadurch, daß einige Subtypen der Lymphome nicht mehr aufgeführt werden und zum anderen seltene Lymphomentitäten unter der Gruppe "seltene Typen" global zusammengefaßt wurden, hat die aktualisierte Kiel-Klassifikation an Transparenz gewonnen. Zu den seltenen Typen zählen aber durchaus wichtige Entitäten, wie z.B. die Posttransplantationslymphome, die Non-Hodgkin-Lymphome darstellen (NALESNIK et al. 1988), teils aber auch an Hodgkin-Lymphome erinnern (NALESNIK et al. 1993). Bei einem Teil der Posttransplantationslymphome ist die Monoklonalität als Malignitätskriterium nur bedingt relevant (SWERDLOW 1992). Neu aufgenommen wurde das monozytoide B-Zell-Lymphom, das lymphoepitheloide Lymphom (Lennert-Lymphom), das großzellig-anaplastische T- oder B-Zell-Lymphom (Ki-1+) sowie das gesondert aufgeführte und von lymphoblastischen Lymphomen abgegrenzte Burkitt-Lymphom. Das zentrozytische Lymphom heißt heute Mantelzellymphom, wenngleich auch die alte Bezeichnung noch gebräuchlich ist.

Die bereits in der klassischen Kiel-Klassifikation gültigen Kriterien gelten auch weiterhin (LENNERT et al. 1978; LENNERT u. FELLER 1990, 1992):

1. Bei den Non-Hodgkin-Lymphomen von niedrigem Malignitätsgrad herrschen kleine lymphatische Zellen vor (z.B. Lymphozyten). "Blasten" (z.B. Immunoblasten oder Zentroblasten) sind bei diesen Lymphomentitäten nicht oder nur vereinzelt nachweisbar.

2. Bei Lymphomen von hoher Malignität sind "Blasten" vorherrschend (z.B. Immunoblasten, Zentroblasten, Lymphoblasten). Weiterhin gilt, daß Wachstumstyp (follikulär oder diffus), Fehlen oder Nach-

weis eines leukämischen Blutbildes oder auch einer Paraproteinämie keine Einteilungsprinzipien der Klassifikation sind.

3. Die morphologische Lymphomdiagnose und Subtypisierung richtet sich auch weiterhin vorrangig auf eine lichtmikroskopische Beurteilung, die ohne zusätzliche Hilfsmittel in ca. 80% der Fälle möglich ist. Bei etwa 20% der Lymphome sind ergänzende immunhistochemische Untersuchungen notwendig. Eine Unterteilung in hohe oder niedrige Malignität ist in der Regel aber auch ohne immunhistochemische Verfahren möglich. Nur bei einem sehr geringen Prozentsatz der Lymphome bedarf es molekulargenetischer Untersuchungen, um so eine Rekombination des T-Zell-Rezeptorgens, der lymphomassoziierten Onkogene (bcl-1, bcl-2 oder c-myc) oder der schweren Immunglobulinkettengene zum Nachweis der Monoklonalität zu erfassen.

Die malignen Non-Hodgkin-Lymphome sind in unseren Breiten weit überwiegend (ca. 80%) B-Zell-Lymphome, wobei niedrigmaligne Lymphome zahlenmäßig vorherrschen. Nach Daten von LENNERT und FELLER (1992) ist das Verhältnis der niedrigmalignen zu den hochmalignen Non-Hodgkin-Lymphomen wie 1,7 : 1. Bei den B-Zell-Lymphomen sind die niedrigmalignen Typen mehr als doppelt so häufig wie die hochmalignen. Bei den T-Zell-Lymphomen sind hochmaligne etwa gleich häufig wie niedrigmaligne Tumoren. Ca. 20% der Non-Hodgkin-Lymphome sind T-Zell-Lymphome, wobei hier nur eine leichte Dominanz der niedrigmalignen Lymphome besteht (1,1 : 1). Niedrigmaligne Lymphome werden vorwiegend im höheren Lebensalter mit einem Gipfel im 6. und 7. Lebensjahrzehnt beobachtet und treten nur ausnahmsweise vor dem 20. Lebensjahr auf. Hochmaligne Non-Hodgkin-Lymphome sind bei Dominanz der lymphoblastischen Lymphome und großzellig-anaplastischen Lymphome insbesondere im Kindesalter gehäuft zu finden. Bei fast allen malignen Lymphomen fällt eine Prädominanz des männlichen Geschlechts auf.

Für den klinischen Verlauf, die Prognose und die Therapie ist nicht nur die Art des Lymphoms, sondern auch die Ausbreitung des Tumors von Bedeutung. Die stadiengerechte Einteilung der Lymphome erfolgt nach der primär für die Hodgkin-Lymphome entwickelten und von MUSSHOFF und SCHMIDT-VOLLMER (1975) modifizierten Ann-Arbor-Klassifikation (Tabelle 7.9). Während bei den niedrigmalignen Non-Hodgkin-Lymphomen oft schon bei der Erstdiagnose ein Stadium IV, d.h. ein disseminierter Befall auch extralymphatischer Organe oder Gewebe vorliegt, sind die malignen Lymphome von hoher Malignität bei der Primärdiagnose oft noch lokalisierte Tumoren. Da bei der chronischen lymphatischen Leukämie bereits bei der initialen Diagnose ein Stadium IV der Ann-Arbor-Klassifikation zu diagnostizieren wäre, wird bei diesem Lymphom, wie auch bei fortgeschrittenen Immunozytomen, die Rai- und/oder Binet-Klassifikation

Tabelle 7.9. Stadieneinteilung der Non-Hodgkin-Lymphome, entsprechend einer Modifikation der Ann-Arbor-Klassifikation (MUSSHOFF u. SCHMIDT-VOLLMER 1975, Z Krebsforsch 83: 323)

Primär nodaler Befall	Stadium	Primär extranodaler Befall
Befall einer Lymphknotenregion	I	Lokalisierter Befall eines extralymphatischen Organs oder Gewebes (I_E)
Befall von 2 benachbarten Lymphknotenregionen ober- oder unterhalb des Zwerchfells (II_1) oder einer Lymphknotenregion mit lokalisiertem Übergang auf ein benachbartes Organ oder Gewebe (II_{1E})	II_1	Lokalisierter Befall eines extralymphatischen Organs einschl. der regionalen Lymphknoten oder eines weiteren benachbarten extralympathischen Organs ober- oder unterhalb des Zwerchfells (II_{1E})
Befall von 2 nicht benachbarten oder mehr als 2 benachbarten Lymphknotenregionen ober- und unterhalb des Zwerchfells (II_2) einschl. eines lokalisierten eines extralymphatischen Organs oder Gewebes (II_{2E})	II_2	Lokalisierter Befall eines extralymphatischen Organs und Lymphknotembefall, der über die regionalen Lymphknoten hinausgeht und auch einen weiteren lokalisierten Organbefall einschließen kann (II_{2E})
Befall von Lmyphknotenregionen ober- und unterhalb des Zwerchfells (III) einschl. eines lokalisierten Befalls eines extralymphatischen Organs oder Gewebes (III_E) oder eines Befalls der Milz (III_S) oder von beiden (III_{SE})	III	Lokalisierter Befall eines extralymphatischen Organs und Lymphknotenbefall ober- und unterhalb des Zwerchfells einschl. eines weiteren lokalisierten Befalls eines extralymphatischen Organs oder Gewebes (III_E) oder eines Befalls der Milz oder von beidem (III_{SE})
Lymphknotenbefall mit diffusem oder disseminiertem Befall extralymphatischer Organe und Gewebe	IV	Diffuser oder disseminierter Organbefall mit oder ohne Lymphknotenbefall

angewandt (Tabelle 7.10. und 7.11.). Prognostisch bedeutungsvoll ist auch, ob es sich um ein primär hochmalignes Non-Hodgkin-Lymphom oder um ein hochmalignes Lymphom auf dem Boden eines primär niedrigmalignen Lymphoms (sukzedan hochmalignes Lymphom) handelt. Im letztgenannten Fall ist die Prognose besonders ungünstig.

Insgesamt ist die Prognose der Non-Hodgkin-Lymphome relativ günstig. Im Anfangsstadium der Erkrankungen können heute 90% der Patienten definitiv geheilt werden. Auch in fortgeschrittenen Stadien ist noch in 60–70% der Fälle eine komplette Remission zu erreichen, die bei mehr als der Hälfte der Fälle länger als 5 Jahre anhält.

B-Zell-Lymphome von niedrigem Malignitätsgrad

Lymphozytische maligne Lymphome

Zu den lymphozytischen Lymphomen werden die zahlenmäßig dominierende chronische lymphatische Leukämie (B-CLL), die seltene chronische lymphatische Leukämie vom T-Zell-Typ, die gleichfalls seltenen Prolymphozytenleukämien (T und B) und die Haarzellenleukämie gerechnet. Wie bei allen malignen Lymphomen von niedrigem Malignitätsgrad sind kleine lymphatische Zellen die bei weitem vorherrschende Zellpopulation. Blasten fehlen oder sind nur vereinzelt vertreten.

Chronische lymphatische Leukämie

Die chronische lymphatische Leukämie vom B-Typ (B-CLL) ist eine Erkrankung des höheren Lebensalters. Stets liegt bereits bei der Diagnosestellung eine Generalisation mit Knochenmark- und Lymphknotenbefall und oft bereits eine Infiltration von

Tabelle 7.10. Klinische Stadieneinteilung der chronischen lymphatischen Leukämie[1] Rai-Klassifikation). (Aus RAI et al. 1975)

Stadium   0 Lymphozytose im peripheren Blut gleich/mehr als 15 000/μl[2] und im Knochenmark gleich/mehr als 40%

Stadium   I Stadium 0 mit Lymphknotenvergrößerung

Stadium   II Stadium 0 mit Leber- und/oder Milzschwellung mit oder ohne Lymphknotenvergrößerung

Stadium   III Stadium 0 mit Anämie (Hämoglobin < 11 g/dl, Hämatokrit < 33%) mit oder ohne Lymphknotenvergrößerung, Leber- und/oder Milzschwellung

Stadium   IV Stadium 0 mit Thrombozytopenie (< 10000/μl) mit oder ohne Anämie, Lymphknotenvergrößerung, Leber- und/oder Milzschwellung

[1]   Unterteilung in A- und B-Kategorien wie bei der Ann-Arbor-Klassifikation: Die B-Kategorie wird gegeben bei Verlust von mehr als 10 Prozent des Körpergewichts in den letzten 6 Monaten und/oder bei Fieber über 38°C und/oder bei Nachtschweiß ohne anderen Grund.

[2]   Gleich/mehr als 5000/μl entsprechend einer Vereinbarung beim "Workshop on Classification of Chronic Lymphocytic Leukaemia", Paris, 17.–18. November 1979.

Milz und Leber vor. Die Bezeichnung "Leukämie" schließt nicht aus, daß es vereinzelt nichtleukämische B-CLL-Fälle gibt. Die B-CLL hat meist einen langen klinischen Verlauf, d.h eine recht günstige Prognose. Es gibt aber in Abhängigkeit vom Stadium auch rasch zum Tode führende Krankheitsfälle. Die klinische Stadieneinteilung der CLL erfolgt nach einer von der Ann-Arbor-Klassifikation abweichenden Stadieneinteilung nach RAI et al. (1975). Klinisch bedeutsam ist, daß bei einer gemäß der Kiel-Klassifikation diagnostizierten B-CLL keine mo-

Tabelle 7.11. Klinische Stadieneinteilung der chronischen lymphatischen Leukämie (Binet-Klassifikation). (Aus BINET et al. 1981, Cancer 48: 198)

			Stadium
Hämoglobin	Gleich/mehr als 10 g/dl	Weniger als 3 Regionen[a] befallen	A
und			
Thrombozyten	Gleich/weniger als 100 000/μl	3 oder mehr als 3 Regionen[a] befallen	B
Hämoglobin	Weniger als 10 g/dl	Beliebige Zahl befallener Regionen[a]	C
und/oder			
Thrombozyten	Weniger als 100 000/μl		

[a] Als jeweils eine Region gelten: (ein- oder beidseitige) zervikale, axilläre, inguinale Lymphome, Leber, Milz.

noklonale Gammopathie vorliegt, vielmehr häufig eine Hypogammaglobulinämie besteht. Nach der britischen Nomenklatur gehen in die B-CLL auch Lymphome ein, die sekretorische Immunglobuline bilden. Nach den Kriterien der Kiel-Klassifikation kommen bei der B-CLL keine immunhistochemisch darstellbaren sekretorischen Immunglobuline in den Tumorzellen vor, Oberflächenimmunglobuline (IgM, IgD, κ und λ) sind hingegen nachzuweisen. Im histologischen Bild sieht man bei der CLL eine relativ einförmige Population von kleinen Lymphozyten, zwischen denen einzelne Prolymphozyten und Paraimmunoblasten zu finden sind. Herrschen Prolymphozyten vor, kann es sich um eine prolymphozytenreiche oder tumorbildende B-CLL handeln. Insbesondere die letztgenannte Form ist als prognostisch ungünstig zu bewerten. Ein Übergang der B-CLL in ein malignes Lymphom von höherem Malignitätsgrad ist bei etwa 16% der Fälle zu beobachten. Dabei kann es sich bei Vorherrschen von Prolymphozyten um eine prolymphozytenreiche oder um eine tumorbildende B-CLL handeln. Herrschen Immunoblasten (oder Zentroblasten) vor, spricht man vom sog. Richter-Syndrom.

Haarzellenleukämie

Die Haarzellenleukämie ist eine chronisch verlaufende Erkrankung mit meist hochgradiger Splenomegalie und Panhämozytopenie. Nur bei ca. 20% der Fälle liegt eine leichte Lymphadenopathie vor. Eine histologische Untersuchung des Knochenmarks ist von hohem diagnostischem Wert. Man sieht eine meist diffuse, fokale, paratrabekuläre oder interstitielle Infiltration durch eine monotone Population von Zellen mit hellem Zytoplasma und einem unregelmäßig gestalteten Kern. Zytologisch sind die Tumorzellen durch haarartige Fortsätze der Zelloberfläche gekennzeichnet, gleichwohl kein Merkmal von hoher diagnostischer Bedeutung, da bei einem Teil der Fälle Zytoplasmafortsätze vollständig fehlen.

In der Milz liegen die Tumorzellen vorwiegend in der roten Pulpa, sind teilweise durch Zytoplasmafortsätze innig verzahnt und wandern von der Pulpa in die Sinus, wie sich dies elektronenmikroskopisch besonders gut zeigen läßt (Abb. 7.6). Typisch, aber nicht spezifisch, ist die granulär positive, tartratresistente saure Phosphatasereaktion der (unfixierten) Tumorzellen im Blut- und Knochenmarkausstrich. Die Tumorzellen sind in ihrer Beziehung zu Zellen des normalen lymphatischen Gewebes schwer zu definieren. Durch zahlreiche immunhistochemische und einzelne molekulargenetische Befunde ist nachgewiesen worden, daß die Haarzellen spezielle B-Lymphozyten darstellen. Haarzellen reagieren mit verschiedenen B-Zellmarkern positiv und exprimieren die Antigene CD22, CD20 und CD19. Sie exprimieren aber auch myelomonozytäre Antigene wie CD11c (Ki-M1), gelegentlich CD11b, CD68 (KP1 und PG-M1), S-100-Protein und weisen in einzelnen (HTLV-II-positiven) Fällen Merkmale von T-Zellen oder von T- und B-Zellen auf. Als Stammzelle der Haarzellenleukämie wird daher auch an eine pluripotente Zelle gedacht. Differentialdiagnostisch ist die Haarzellenleukämie von anderen NHL niedriger Malignität wie der CLL, der Prolymphozytenleukämie und vom "splenischen B-Lymphom mit zirkulierenden villösen Lymphozyten" abzugrenzen. Die villösen Lymphozyten, die nicht nur die Milz, sondern nach eigenen Befunden auch die LK mit betonter sinusoidaler Infiltration bevölkern können, reagieren im Unterschied zu Haarzellen CD5 positiv und CD11c negativ (MELO et al. 1987).

Lymphoplasmozytisches/lymphoplasmozytoides malignes Lymphom (Immunozytom)

Hinter diesen Begriffen verbergen sich niedrigmaligne B-Zell-Lymphome, die aus kleinen Lymphozyten und Zellen, die zur Bildung sekretorischer Immunglobuline befähigt sind, bestehen. Retinierte Immunglobuline stellen sich lichtmikroskopisch als PAS-positive

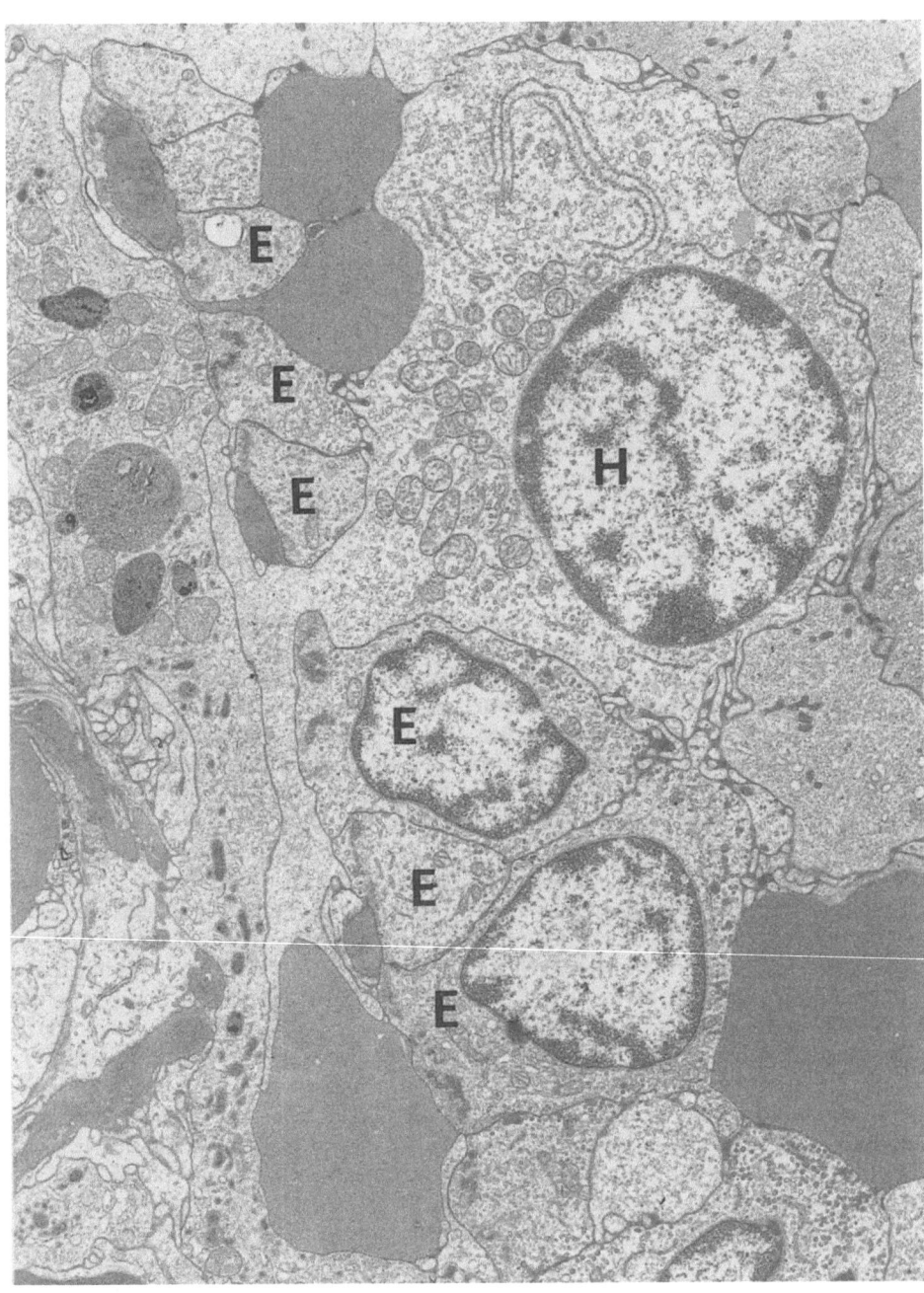

Abb. 7.6. Elektronenmikroskopische Darstellung von Haarzellen (*H*) in einem Milzsinus. Die Zytoplasmafortsätze haben die Sinusendothelien (*E*) beim Durchtritt durch die Sinuswand auseinandergedrängt. X 79 000

Zytoplasma- oder Kerneinschlüsse dar. Elektronenmikroskopisch sieht man amorphe Ablagerungen in den Zisternen des Ergastoplasmas (Abb. 7.7). Bisweilen kommen auch extrazelluläre Immunglobulinpräzipitate vor (Abb. 7.8). Werden die Immunglobuline an den Extrazellulärraum abgegeben, so besteht klinisch eine Paraproteinämie. Das ist bei ca. 36% dieser Lymphome der Fall. Zytologisch werden heute nur noch 2 Subtypen des Immunozytoms unterschieden:

1. das lymphoplasmozytische Immunozytom, der früheren Macroglobulinaemia Waldenström entsprechend;
2. das lymphoplasmozytoide Immunozytom, bei dem klassische Plasmazellen fehlen.

Bei Tumoren, die früher als polymorpher Subtyp des Immunozytoms klassifiziert wurden, ist zu prüfen, ob der Tumor tatsächlich ein Immunozytom ist oder ob es sich nicht um ein hochmalignes oder um ein in Transformation befindliches Lymphom handelt. Hin-

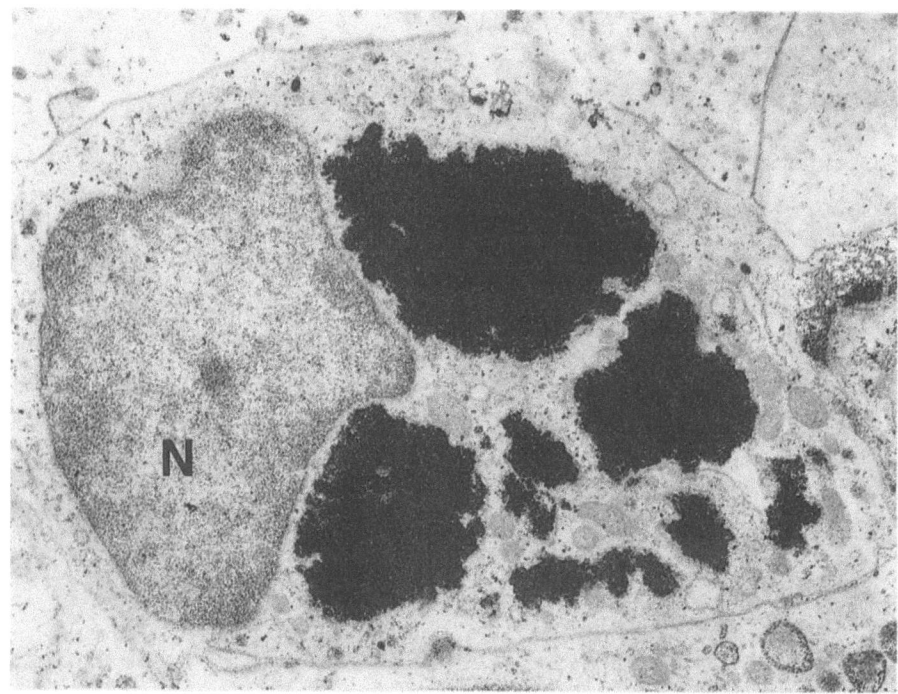

Abb. 7.7. Tumorzellen bei einem Immunozytom. Die in den Zisternen des Ergastoplasmas gelegenen Immunglobulineinschlüsse geben bei der hier verwendeten Silber-Methenamin-Kontrastierung einen intensiven Kontrast (*N* Zellkern). X 1400

sichtlich klinischer Parameter lassen sich verschiedene Manifestationsformen des Immunozytoms unterscheiden: lymphonoduläre, splenomegale, okulokutane Immunozytome und Immunozytome des MALT. Beim splenomegalen Typ stehen klinisch die hochgradige Vergrößerung der Milz und die monoklonale Gammopathie ganz im Vordergrund. Lymphknotenvergrößerungen können dabei vollständig fehlen. Wie andere Lymphome niedriger Malignität können auch Immunozytome in Lymphome hoher Malignität übergehen. Das ist in etwa 5% der Fälle zu erwarten.

Plasmozytisches Lymphom (Plasmozytom)

Beim plasmozytischen Lymphom sind 2 Formen zu unterscheiden: das Plasmozytom des Knochenmarks (plasmozytäres Myelom) und das extramedulläre Plasmozytom. Hinsichtlich ihrer Organmanifestationen, immunphänotypischer Parameter und vor allem aufgrund eines unterschiedlichen klinischen Verlaufs sind das Myelom und das extramedulläre Plasmozytom als differente Entitäten anzusehen.

Finden sich im LK atypische Plasmazellen, handelt es sich entweder um ein Immunozytom, um eine Mye-

lommetastase oder um ein extramedulläres Lymphknotenplasmozytom. Beim Immunozytom ist die Zahl der Plasmazellen gering. Hier herrschen kleine Lymphozyten vor. Bei den beiden anderen Lymphomen ist das histologische Bild durch einen nur aus Plasmazellen bestehenden Tumor bestimmt. Zytologisch sieht man ein oft sehr monotones, seltener pleomorphes, immer aber durch das Fehlen von Plasmazellvorstufen (Immunoblasten, Plasmoblasten, Proplasmazellen) gekennzeichnetes Bild. Eine monotone Zytologie spricht für ein primäres Lymphknotenplasmozytom. Bei einer Pleomorphie der Tumorzellen ist zu bedenken, daß auch eine Myelommetastase vorliegen könnte. Bei dem oft langjährigen Verlauf eines Myeloms ist eine Metastasierung in LK und andere Organe kein seltenes Ereignis. Primäre Lymphknotenplasmozytome gehen hingegen nur selten mit einer sekundären Besiedlung des Knochenmarks einher. Unter den 25 von uns beobachteten Fällen war dies nur in 2 Fällen zu belegen (MENKE et al. 1993). Ein Übergang in ein Myelom ist damit aber nicht verbunden. Immunhistochemisch weisen Plasmozytome, insbesondere das Myelom, sehr häufig ungewöhnliche Phänotypen auf, die bei differentialdiagnostischen Erwägungen zu berücksichtigen sind (PETRUCH et al. 1992, 1993). So reagieren beispielsweise 50% der Myelome CD30(Ki-1)+. Die 5-Jahres-Überlebensrate des extramedullären Plasmozytoms liegt etwa bei 50%. Der Lymphknotenbefall bei einem primären Knochenmarkplasmozytom ist als wesentlich ungünstiger zu veranschlagen.

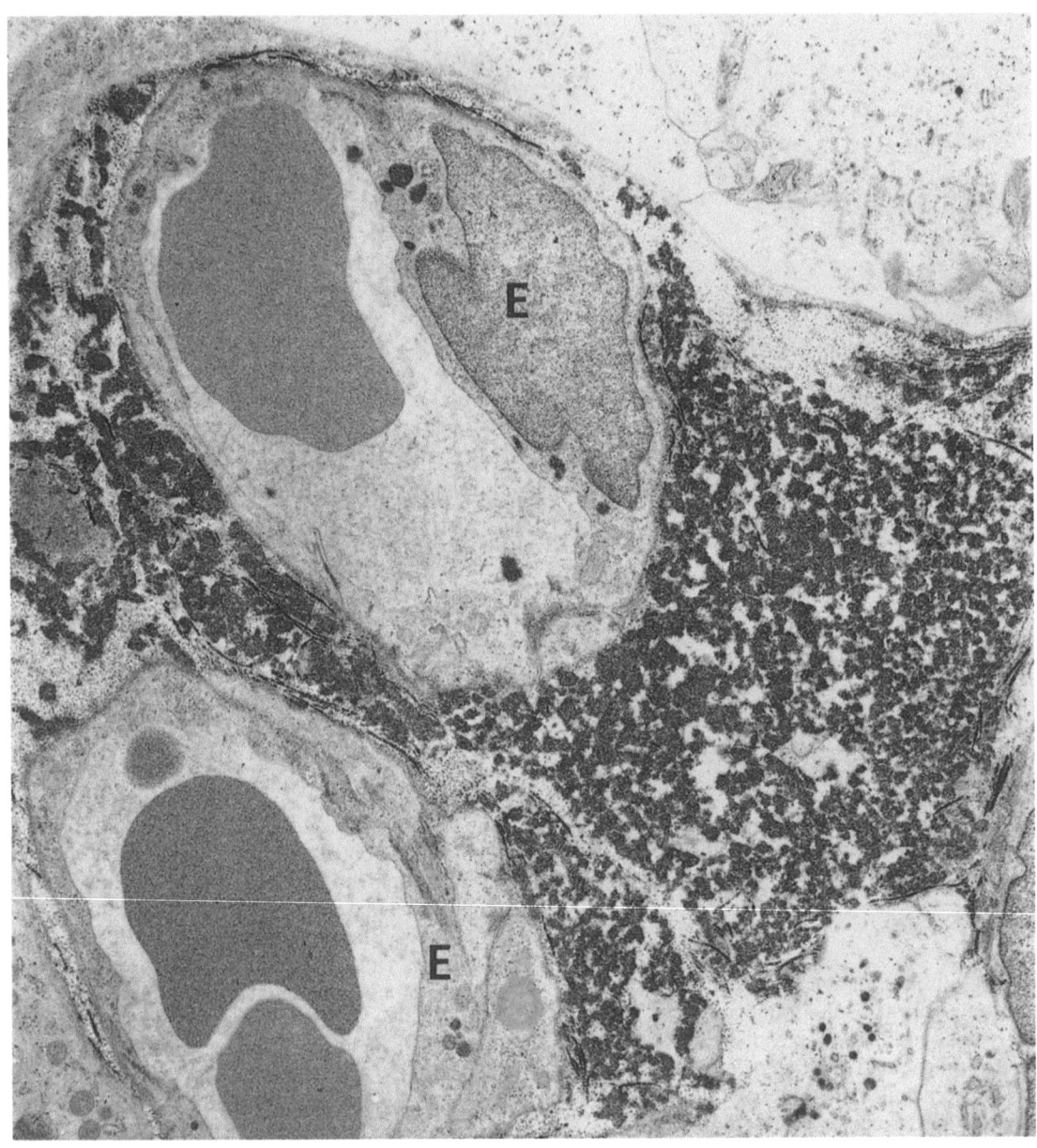

Abb. 7.8. Ausgedehnte Immunglobulinpräzipitate in Umgebung einer Kapillare (*E* Endothel) bei einem sekretorischen Immunozytom mit Paraproteinämie. Silber-Methenamin-Kontrastierung. X 14000

Zentroblastisch-zentrozytisches malignes Lymphom

Das zentroblastisch-zentrozytische (CB/CC) maligne Lymphom ist in unseren Breiten die häufigste Neoplasie unter den Non-Hodgkin-Lymphomen. Es trug früher die Bezeichnung großfollikuläres Lymphoblastom Brill-Symmers. Diese Tumoren befallen bevorzugt die zervikalen und inguinalen LK. Bei ca. 2 Dritteln der Patienten liegt bei der Erstdiagnose bereits ein Stadium III oder IV vor. – Die Prognose dieses Lymphoms ist relativ gut. Ein Übergang in ein Lymphom von hohem Malignitätsgrad, wie dies in Abb. 7.9 dokumentiert ist, ist allerdings kein seltenes Ereignis (10–15% der Fälle). In seiner klassischen Ausprägung besteht das Tumorgewebe aus dicht bei dicht liegenden neoplastischen Keimzentren, in denen Zentrozyten vorherrschen und auch immer einzelne neoplastische Zentroblasten zu finden sind. Weiterhin kommen im Tumorgewebe auch follikuläre dendritische Retikulumzellen vor, ein generell für Keimzentrumstumoren typischer Befund. Eine seltene Variante des follikulären Lymphoms ist das zentroblastisch-zentrozytische Siegelringzellenlymphom (Abb. 7.10), welches vom Siegelringzellenlymphom vom T-Zell-Typ und von der Siegelringzell-Sinushistiozytose (Gould et al. 1989) abzugrenzen ist und zu Verwechslungen mit Siegelringzellkarzinomen verleitet. Für den

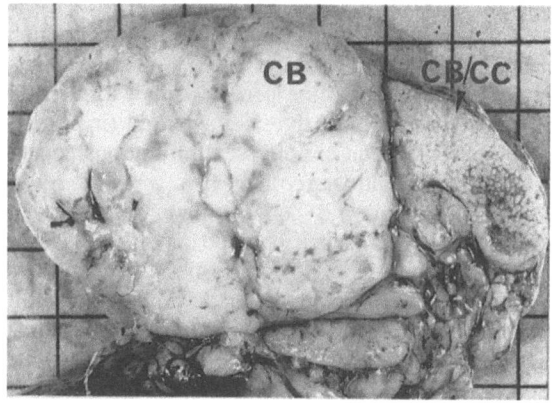

Abb. 7.9. Frische Schnittfläche eines malignen Lymphoms. Auf der einen Seite sieht man follikuläre Strukturen. Es handelt sich um ein folliküläres, zentroblastisch-zentrozytisches Lymphom (*CB/CC*). Der größere Anteil der Schnittfläche zeigt ein homogenes Bild (*CB*). Hier finden sich histologisch Infiltrate eines hochmalignen B-Zell-Lymphoms (zentroblastisches Lymphom), welches sich synchron mit dem niedrigmalignen Lymphom ausgebildet hat. Lupenvergrößerung, ca. 2, 5X

Morphologen ergibt sich eine bisweilen schwierige Differentialdiagnose in der Abgrenzung dieses Lymphoms gegenüber einer follikulären lymphatischen Hyperplasie. In diesem Zusammenhang ist es wichtig zu wissen, daß CB/CC-Lymphome am häufigsten im 6. Lebensjahrzehnt zu finden sind und vor dem 20. Lebensjahr extreme Raritäten darstellen.

Mantelzellymphom (zentrozytisches Lymphom)

Das zentrozytische Lymphom ist ein niedrigmalignes Lymphom, welches nach heutigem Verständnis nicht mehr von den Zentrozyten, sondern von den Mantelzellen des Keimzentrums abzuleiten ist.

Gleichwohl bleibt dieses Lymphom ein Keimzentrumslymphom. In diesem Sinne ist auch die Anwesenheit der (alterierten?) follikulären dendritischen Retikulumzellen zu interpretieren. Die inzwischen allgemein akzeptierte Bezeichnung dieses Lymphoms lautet heute Mantelzellymphom (BANKS et al. 1992).

Histologisch findet man bei diesem Lymphom ein monotones, durch kleine und mittelgroße Zellen geprägtes Bild. Die Tumorzellen exprimieren B-Zell-Marker, reagieren im Unterschied zu den monozytoiden B-Zellen CD5+ und sind CD10-. Der Tumor ist meist ungegliedert, teils nodulär und enthält grob alveolär formierte Gitterfasern. Die Tumorzellen haben pleomorphe und unregelmäßig gestaltete Kerne. Bei Giemsa-Färbung erscheint das Zytoplasma transparent. Plasmazellen oder plasmozytoide Zellen können vorkommen. Blasten werden vermißt. Bei der Primärdiagnose des Mantelzellymphoms liegt meist bereits eine Generalisation (Stadium III oder IV) vor.

Die Prognose dieses Tumors ist schlechter als die des CB/CC-Lymphoms oder der B-CLL. Aufgrund der mittleren Überlebenszeit von weniger als

Abb. 7.10. Ungewöhnlicher Subtyp eines follikulären zentroblastisch-zentrozytischen Lymphoms (sog. Siegelringzellenlymphom vom B-Zell-Typ) mit zahlreichen siegelringzellartigen Tumorzellen (*Pfeile*). X 360

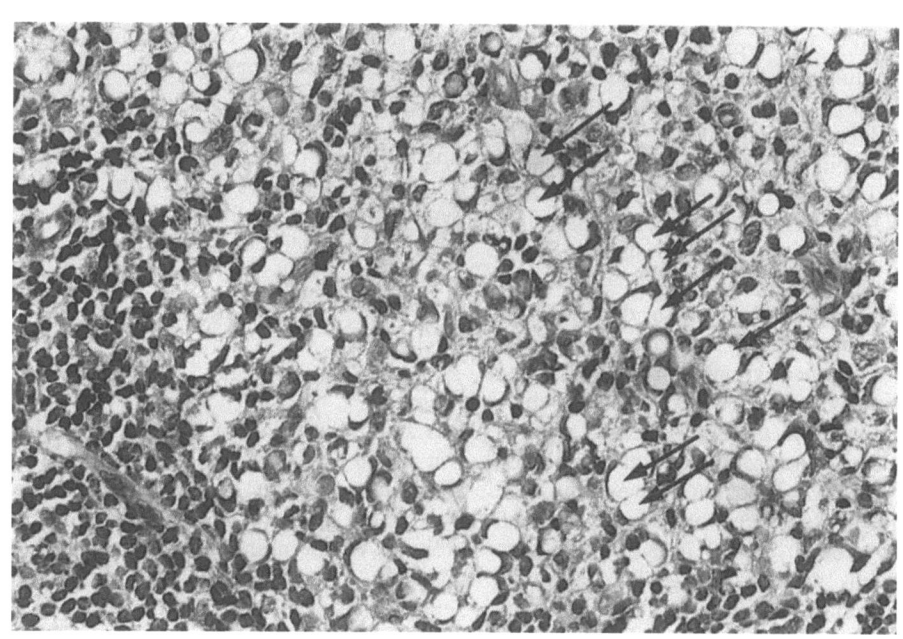

5 Jahren wird der Tumor als Lymphom von intermediärer Malignität eingestuft. Ein Plateau wird in der Überlebenskurve nicht erreicht. Übergänge zu hochmalignen Lymphomen sind nur selten zu beobachten. Der Häufigkeitsgipfel des Mantelzellymphoms liegt wie bei der B-CLL und beim Immunozytom zwischen dem 60. und 70. Lebensjahr.

Monozytoides B-Zell-Lymphom

Das monozytoide B-Zell-Lymphom ist ein seltenes, erstmals 1986 von SHEIBANI et al. beschriebenes, überwiegend nicht leukämisch verlaufendes Lymphom von niedriger Malignität. Hinsichtlich der klinischen Merkmale ist der Tumor mit anderen niedrigmalignen Lymphomen vergleichbar. Unter Therapie ist meist eine komplette Remission zu erzielen. Der Tumor neigt aber zum Relaps. Die Langzeitprognose ist relativ gut (COGLIATTI et al. 1990).

Es gibt nodale (bei überwiegendem Befall zervikaler LK) und extranodale (vor allem im Magen und Speicheldrüsen) Manifestationsformen. Im nichtneoplastischen lymphatischen Gewebe trifft man monozytoide B-Zellen bei der unreifen Sinushistiozytose und bei der myoepithelialen Sialadenitis. Die eigentliche Mutterzelle des monozytoiden Lymphoms ist wahrscheinlich die sog. Marginalzonenzelle. Die nichtneoplastischen monozytoiden B-Zellen sind deutlich größer als Lymphozyten und durch einen unregelmäßig geformten Kern gekennzeichnet. Es gibt aber auch monozytoide B-Zellen, die deutlich größer sind, einen runden Kern, einen prominenten Nukleolus und ein basophiles Zytoplasma besitzen. Diese monozytoiden Blasten, die nach Ansicht von PLANK et al. (1993) transformierte monozytoide B-Zellen darstellen, können sowohl bei reaktiven Prozessen als auch bei monozytoiden B-Zell-Lymphomen vorherrschen (SHEIBANI et al. 1988, 1990; NGAN et al. 1991; NATHWANI et al. 1992). Das typische monozytoide B-Zell-Lymphom ist hingegen kleinzellig und somit ein Lymphom von niedriger Malignität. Die Tumorzellen sind mittelgroße B-Zellen, haben einen unregelmäßig geformten Kern und ein definiertes immunhistochemisches Markerprofil (L26+, CD19+, CD20+, CD22+, CD5-, bcl-2-, CD25-, CD10-). Außer diesen Zellen können einzelne Immunoblasten und plasmazellulär differenzierte Tumorzellen vorkommen. Bei einer Dominanz von Blasten ist zu bedenken, daß es selten auch großzellige monozytoide B-Zell-Lymphome gibt, die synchron mit dem niedrigmalignen monozytoiden Lymphom oder im Verlaufe der Erkrankung (subsequent) auftreten können. In solchen Fällen ist wie bei einem Lymphom von hoher Malignität zu therapieren (SHEIBANI et al. 1990). Zu beachten ist weiterhin, daß der Tumor nach den Befunden von NATHWANI et al. (1992) und SLOVAK et al. (1993) in Kompartimente mit unterschiedlich differenzierten Tumoranteilen (composite lymphomas, wobei als 2. Komponente lymphozytische Lymphome, Mantelzellymphome und

Keimzentrumslymphome in Betracht kommen) gegliedert sein kann. Im LK werden 3 Infiltationsformen beobachtet (SHIN u. SHEIBANI 1993): eine die Sinus betreffende Infiltration, eine perifolliculäre Infiltration der Tumorzellen um reaktive Keimzentren (marginal-/mantle-zone-like) und ein diffuses Infiltrationsmuster. Oft liegen Kombinationen vor.

Das monozytoide B-Zell-Lymphom hat seinen Häufigkeitsgipfel zwischen dem 60. und 70. Lebensjahr. Zum Zeitpunkt der Diagnose liegt in etwa 70% der Fälle noch ein lokalisierter Lymphknotenbefall vor. Bei über 30% besteht gleichzeitig eine extranodale Manifestation des Tumors. Bemerkenswert ist weiterhin, daß dieses Lymphom in vielen Fällen mit einem Sjögren-Syndrom oder anderen Autoimmunerkrankungen einhergeht (NGAN et al. 1991; SHIN et al. 1991).

Zwischen dem monozytoiden B-Zell-Lymphom und niedrigmalignen Lymphomen des mukosaassoziierten lymphatischen Gewebes (MALT-Lymphomen) bestehen enge Beziehungen und Überlappungen (ISAACSON 1990). Der wichtigste Unterschied liegt in der Manifestationsform: Das MALTom befällt primär extranodales Gewebe, das monozytoide B-Lymphom ist primär ein nodales Lymphom. Ob es sich um streng getrennte Entitäten handelt, ist derzeit noch nicht geklärt.

B-Zell-Lymphome von hohem Malignitätsgrad

Wie bei den niedrigmalignen Lymphomen sind auch die hochmalignen Lymphome überwiegend B-Zell-Lymphome. Man hat bei der Diagnose in Hinblick auf die Prognose (und Therapie) zu unterscheiden, ob es sich um ein primäres hochmalignes Lymphom oder um ein simultan mit einem niedrigmalignen Lymphom aufgetretenes Non-Hodgkin-Lymphom handelt. Weiterhin ist es möglich, daß sich ein Lymphom hoher Malignität im Verlauf (subsequent oder sukzedan) einer bereits bestehenden Lymphomerkrankung einstellt. Hochmaligne Lymphome, vor allem primär hochmaligne Non-Hodgkin-Lymphome, können zu einem hohen Prozentsatz in langjährige Vollremission gebracht werden. Das gilt nicht für niedrigmaligne Lymphome, die ja nicht selten bereits initial im Stadium III bis IV vorliegen. Die Prognose der sukzedanen hochmalignen Lymphome ist als besonders ungünstig zu bezeichnen.

Zentroblastisches Lymphom

Das zentroblastische Lymphom ist ein hochmalignes, von den in Keimzentren vorkommenden Zentroblasten abzuleitendes B-Zell-Lymphom. Die Prognose dieses Lymphoms ist nicht nur von dem Stadium der Ausbreitung, sondern in besonderem Maße auch davon abhängig, ob es sich um ein primäres oder sekundäres zentroblastisches Lymphom handelt. Das primäre zentroblastische Lymphom hat eine wesentlich günstigere

Prognose als ein Lymphom, welches auf dem Boden eines bereits längerbestehenden niedrigmalignen Lymphoms (CB/CC-Lymphom) entsteht (BRITTINGER et al. 1984). Man spricht in einem solchen Fall von einem subsequenten sekundären zentroblastischen Lymphom.

Unter zytologischen Aspekten werden beim zentroblastischen Lymphom 4 Subtypen unterschieden:
1. der als prognostisch günstig einzustufende monomorphe Subtyp, bei dem typische Zentroblasten vorherrschen,
2. der polymorphe Subtyp, bei dem auch Immunoblasten und zentrozytoide Zellen vorkommen,
3. der gelapptkernige Subtyp und
4. der zentrozytoide Subtyp.

Beim letztgenannten finden sich Zellen, die an Zentrozyten erinnern, aber prominente Nukleolen besitzen. Bei allen Formen ist eine hohe Mitoserate (bis 6 Mitosen pro HPF) oder eine Markierung zahlreicher Tumorzellen mit Proliferationsmarkern (z.B. Ki-67) zu verzeichnen.

Ein Tumor, der zytologisch an das zentroblastische (teils auch immunoblastische) Lymphom erinnert, von diesem aber abgegrenzt werden muß, ist das *großzellig sklerosierende B-Zell-Lymphom des Mediastinums* (syn. mediastinales großzelliges Lymphom, Abb. 7.21), ein möglicherweise vom Thymus ausgehendes Lymphom. Daher wird von LAMARRE et al. (1989) auch die Bezeichnung thymisches B-Zell-Lymphom vorgeschlagen. Zum typischen Bild gehört, daß sich Tumorabsiedlungen in Nebenniere, Niere, Gehirn oder in anderen Organen finden. Bei aggressiver Therapie ist die Prognose nicht so schlecht, wie bislang angenommen wurde (LAMARRE et al. 1989). Kennzeichnend für dieses Lymphom ist auch, daß bevorzugt Frauen in jüngerem Erwachsenenalter und mit einem zweiten Häufigkeitsgipfel ältere Männer betroffen sind.

B-immunoblastisches Lymphom

Das B-immunoblastische Lymphom, ein schnell wachsender, hochmaligner Tumor, der insbesondere in den superfiziellen zervikalen LK auftritt, betrifft überwiegend Patienten im Alter um 70 Jahre. Morphologisch wird ein rein immunoblastisches und ein immunoblastisch-plasmoblastisch/plasmazelluläres Lymphom unterschieden. Typisches zytologisches Merkmal sind die prominenten, zentral gelegenen Nukleolen und das basophile Zytoplasma. Bei den T-immunoblastischen Lymphomen ist das Zytoplasma weniger basophil oder auch klarzellig. Eine sichere Unterscheidung zwischen einem T- und einem rein B-immunoblastischen Lymphom ist nur immunhistochemisch oder molekularbiologisch möglich. Für das B-Zell-Lymphom ist der Nachweis von Oberflächenimmunglobulinen oder B-Zellmarkern (z.B. L26, CD19, CD22) entscheidend. T-immunoblastische Lymphome exprimieren meist CD4, seltener CD8. Bei plasmazellulär/plasmoblastisch

differenzierten Tumoren oder bei Tumoren mit Immunglobulineinschlüssen ist die B-Zell-Natur bereits dem H&E-Schnitt oder der PAS-Färbung zu entnehmen.

Es wurde bereits erwähnt, daß sich immunoblastische Lymphome auch auf dem Boden niedrigmaligner Lymphome ausbilden können (subsequent sekundäre immunoblastische Lymphome). Dies gilt vor allem für die B-CLL (Richter-Syndrom) und das Immunozytom. Bei B-immunoblastischen Lymphomen, die sich in der Posttransplantationsphase (z.B. nach Nierentransplantation) einstellen, ist zu bedenken, daß nicht nur monoklonale, sondern auch polyklonale maligne Tumoren auftreten können (HANTO et al. 1983; LOCKER u. NALESNIK 1989; SWERDLOW 1992).

Großzellig-anaplastische B-Zell-Lymphome (Ki-1-Lymphome)

Das großzellig anaplastische B-Zell-Lymphom ist definiert als ein Tumor, bei dem die Tumorzellen zu 100 oder nahezu 100% CD30-positiv reagieren (Ki-1, BerH2, HRS-4), zudem B-Zell-Marker (z.B. CD19, CD22) exprimieren und dem zytologischen Bild nach nicht als Zentroblasten oder Immunoblasten, sondern als anaplastische und großzellige Tumorzellen anzusprechen sind. Einzelne CD30-positive Zellen können durchaus auch bei den klassischen Formen der niedrig- und hochmalignen Non-Hodgkin-Lymphome vorkommen. In wenigen Fällen ist nach den von LENNERT und FELLER (1990) dokumentierten Daten auch bei den zentroblastischen und immunoblastischen Lymphomen eine durchgehend positive CD30-Reaktion zu finden.

Da das großzellig-anaplastische Lymphom weit überwiegend ein T-Zell-Lymphom darstellt, sei auf das Kapitel der hochmalignen T-Zell-Lymphome verwiesen (s. unten).

Burkitt-Lymphom

Das Burkitt-Lymphom ist in einigen Regionen Afrikas äußerst häufig und betrifft dort vornehmlich Kinder (TAKAHSHI u. HANSMANN 1990). Bevorzugte Orte des Lymphombefalls sind der Kiefer und das Abdomen (Ileozökalregion, abdominale und ileozökale Lymphknoten und Ovarien). Während die afrikanischen Burkitt-Lymphome zu über 90% EBV-positiv sind, ist eine positive Reaktion bei europäischen Fällen nur ausnahmsweise (ca. 10%) zu finden. Das histologische Bild des Burkitt-Lymphoms ist bei EBV-positiven und -negativen Fällen gleichartig, die Prognose aber unterschiedlich. EBV-positive Fälle sprechen gut auf die Therapie an und können gelegentlich spontane Remissionen zeigen. Bei EBV-negativen Fällen ist die Prognose bei fortgeschrittener Ausbreitung des Lymphoms ungünstig.

Das Burkitt-Lymphom ist ein B-Zell-Lymphom von hoher Malignität. Es wird vermutet, daß dieser Tumor

Beziehungen zu Keimzentrumszellen aufweist. Zum
klassischen histologischen Bild des Burkitt-Lymphoms
gehören das durch Makrophagen hervorgerufene stern-
himmelartige Bild (Abb. 7.11), die Kohäsivität der
monotonen Tumorzellen mit basophilem Zytoplasma
und mehrere zentrale Nukleolen sowie eine hohe Mitoserate. Das Zytoplasma der Tumorzellen ist schmal,
stark basophil und oft vakuolisiert. Von Lennert wird
ein besonderer Subtyp, das Burkitt-Lymphom mit
plasmoblastischer Differenzierung (HUI et al. 1988)
abgegrenzt. Nach eigenen Befunden dürfte darüber
hinaus auch ein Burkitt-Lymphom existieren, welches vornehmlich auch aus zentrozytenartigen Zellen
besteht (KAISERLING 1977).

Lymphoblastisches Lymphom vom B-Zell-Typ

Die Stammzelle des lymphoblastischen Lymphoms
vom B-Zell-Typ liegt im Knochenmark und/oder
Thymus, nicht aber im peripheren lymphatischen
Gewebe. Die B-lymphoblastischen Lymphome exprimieren das B-Zell-assoziierte Antigen CD19 und
lassen sich aufgrund immunhistochemischer Kriterien
noch weiter subtypisieren. Ein Teil der Lymphome

Abb. 7.11a,b. Burkitt-Lymphom des Lymphknotens mit typisch sternhimmelartigem Bild. Die Makrophagen phagozytie-
ren Zelldetritus und teils noch vital anmutende Tumorzellen. **a**
Giemsa, X 350, **b** HE, X 880

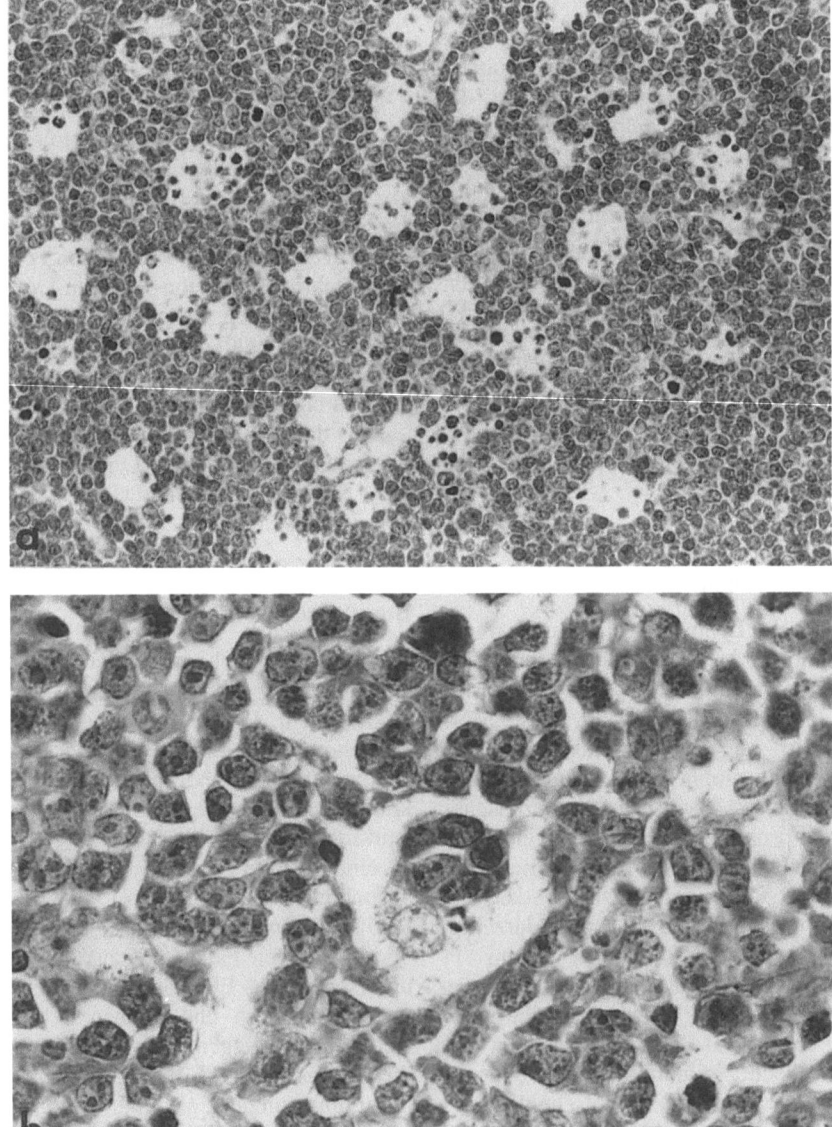

ist durch intrazytoplasmatische Immunglobuline oder Oberflächenimmunglobuline ausgezeichnet. Histologisch sind die neoplastischen Lymphoblasten recht monoton. Typisch ist ein fein verteiltes Kernchromatin mit mehreren mittelständigen Nukleolen des vorwiegend runden Zellkerns. Ähnlich dem T-lymphoblastischen Lymphom kann auch dieses Lymphom als nodaler oder extranodaler Tumor und/oder als Leukämie (B-ALL) auftreten. Zur Abgrenzung dieses Lymphoms gegenüber dem T-lymphoblastischen Lymphom ist eine immunhistochemische Typisierung erforderlich.

T-Zell-Lymphome von niedrigem Malignitätsgrad

Chronische lymphatische Leukämie vom T-Typ

Die chronische lymphatische Leukämie vom T-Typ (T-CLL), die klinisch und morphologisch ein ganz anderes Bild bietet als die B-CLL, wird aufgrund zytologischer und immunologischer Merkmale in 3 Typen unterteilt: die CD4-positive CLL, die durch Zellen mit buckeligen Zellkernen gekennzeichnet ist (knobby-type), den azurophilen Typ (CD8+) und den pleomorphen Typ. Der azurophile Subtyp hat die bessere Prognose. Klinisch bedeutsam ist, daß dieser in unseren Breiten seltene Tumor nur mit einer geringen Lymphknotenvergrößerung einhergeht, aber häufig die Haut infiltriert und zu einer ausgeprägten Splenomegalie führt.

Kleinzellige zerebriforme Lymphome: Mycosis fungoides und Sézary-Syndrom

Die Mycosis fungoides (MF) ist ein primär kutanes T-Zell-Lymphom. LK und innere Organe werden erst spät im Verlauf der Erkrankung befallen. Das Sézary-Syndrom ist eine Variante der MF mit den Kennzeichen: Leukämie, Erythrodermie und Lymphknotenschwellung. Die Tumorzellen entsprechen phänotypisch reifen T-Lymphozyten und exprimieren CD4. CD8-positive Fälle sind selten. Zytologisch sind die T-Lymphozyten, die auch Lutzner-Zellen genannt werden, durch ihre zerebriform geformten Kerne gekennzeichnet. Von diagnostischer Relevanz sind auch die sog. Mycosiszellen, d.h. mehrkernige Tumorzellen mit einem stark basophilen Zytoplasma. Das zytologische Bild kann sich im Verlauf der Erkrankung ändern. Dabei ist eine Zunahme des großzelligen Kompartiments als prognostisch ungünstig zu werten. Für die Diagnose ist eine Hautexzision diagnostisch wichtiger als eine Lymphknotenexzision. Selbst im Falle einer Lymphknotenvergrößerung kann aufgrund der meist vorliegenden dermatopathischen Lymphadenitis die Malignität des Prozesses am LK allein oft nicht festgelegt werden.

Lymphoepitheloides Lymphom (Lennert-Lymphom)

Das Lennert-Lymphom ist eine seltene Lymphomentität. Es ist definiert als ein CD4-positives, niedrigmalignes T-Zellen-Lymphom (Patsouris et al. 1989, 1990) mit kleinherdiger Epitheloidzellreaktion. Kleine Lymphozyten herrschen vor. Sternberg-Reed-Zellen fehlen oder treten nur als "Kümmerformen" in Erscheinung. Dieses Lymphom ist äußerst selten und von Hodgkin-Lymphomen und bakteriell bedingten Lymphadenitiden (Kaiserling et al. 1989) streng zu trennen.

Angioimmunoblastisches T-Lymphom [T-Zell-Lymphom vom angioimmunoblastischen Lymphadenopathie-(LgrX-)Typ]

Das T-Zell-Lymphom vom LgrX-Typ ist nach Untersuchungen der Kieler Lymphomgruppe mit immunhistochemischen und molekulargenetischen Untersuchungen zumindest weit überwiegend ein malignes Lymphom. Es gibt offenbar aber auch ganz vereinzelt nichtneoplastische LgrX-Fälle. Dabei handelt es sich möglicherweise um Hyperimmunreaktionen oder Virusinfektionen, bei denen ähnlich wie bei den maligne verlaufenden LgrX-Fällen die Lymphknotenstrukturen komplett zerstört sein können. Die morphologischen Merkmale der LgrX sind die zerstörte Lymphknotenstruktur mit Infiltration des perinodalen Bindegewebes, das Fehlen der Keimzentren, zusammenhängende Komplexe follikulärer dendritischer Retikulumzellen und eine Vermehrung der Venolen.

Dieses Lymphom ist mit ca. 20% das häufigste periphere T-Zellen-Lymphom und hat seinen Häufigkeitsgipfel bei 70 Jahren. Zum typischen Bild gehört eine generalisierte Lymphknotenschwellung, eine Hepato- und/oder Splenomegalie, eine B-Symptomatik und eine Anämie und Hypergammaglobulinämie (Knecht u. Lennert 1981). Die mittlere Überlebenszeit liegt zwischen 15 und 23 Monaten (Feller et al. 1988).

T-Zonen-Lymphom

Das T-Zonen-Lymphom ist ein niedrigmalignes T-Zell-Lymphom, welches sich bevorzugt in den T-Regionen des LK ansiedelt. Die B-Regionen (Keimzentren) können lange erhalten bleiben. Zum Verständnis der malignen Lymphome generell hat das T-Zonen-Lymphom exemplarische Bedeutung. Die Besonderheit liegt darin, daß der Tumor nicht nur aus Tumorzellen (T-Zellen) besteht, sondern alle für eine T-Region typischen Strukturelemente (z.B. interdigitierende Retikulumzellen und epitheloide Venolen) enthält (Kaiserling 1977). Das T-Zonen-Lymphom neigt zur raschen Generalisation und geht mit einer allgemeinen Lymphknotenschwellung (Abb. 7.12) und mit einem knotigen Tumorbefall von Milz, Leber und Lungen einher. Prognostisch ist das T-Zonen-Lymphom als relativ günstig anzusehen. In einem Teil der Fälle

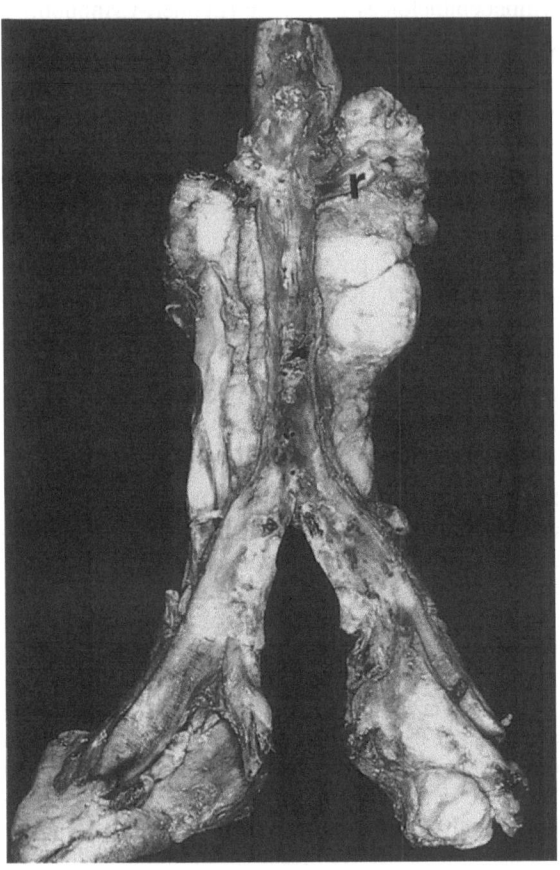

Abb. 7.12. T-Zonen-Lymphom mit ausgedehnter Infiltration der parailiakalen und paraaortalen Lymphknoten (Autopsiepräparat) (*r* A. renalis)

kommt es zu einer Weiterentwicklung des Tumors in ein hochmalignes Lymphom (T-immunoblastisches Lymphom).

Kleinzelliges pleomorphes T-Zell-Lymphom

Dieser Tumor besteht, wie sein Name sagt, aus kleinen T-Zellen, die ihrer Kernform nach eine wechselnde Gestalt aufweisen, d. h., sie sind pleomorph. Immunhistochemisch sind es T-Helferzellen (CD4+). Betroffen sind vorwiegend Patienten zwischen dem 70. und 80. Lebensjahr. Im eigenen Untersuchungsgut fanden wir diese Lymphomentität zweimal bei Kindern im Alter von 8 und 10 Jahren. Mögliche Erstmanifestationen sind LK, Haut und Tonsillen. Differentialdiagnostisch ist zu bedenken, daß auch andere Tumoren einen hohen Gehalt an T-Zellen aufweisen können. Das gilt in besonderem Maße für das T-Zellen-reiche B-Zellen-Lymphom (MACON et al. 1992). Bei diesem Tumor wird das Bild durch kleine und mittelgroße reaktive T-Lymphozyten bestimmt, die eigentlichen Tumorzellen sind nur spärlich vertreten und entsprechen großen polymorphen B-Zellen.

T-Zell-Lymphome von hohem Malignitätsgrad

Mittelgroßzelliges und großzelliges pleomorphes T-Zell-Lymphom

Die zytologischen Merkmale des mittelgroßzelligen und großzelligen pleomorphen T-Zell-Lymphoms gehen bereits aus seinem Namen hervor. Ihrem Immunphänotyp nach entsprechen die Tumorzellen peripheren T-Zellen. Die Tumoren sind in unseren Breiten überwiegend HTLV1-negativ, bei den asiatischen Fällen HTLV1-positiv. Dies gilt auch für die kleinzelligen pleomorphen T-Zell-Lymphome.

Außer rein nodalen Manifestationen gibt es extranodale Tumoren mit Befall von Haut, Tonsille oder Magen und das sog. Midline granuloma mit bevorzugter Manifestation in der Nasenhaupthöhle (s. Abb. 7.18.). LENNERT und FELLER (1990) weisen darauf hin, daß die Mycosis fungoides in der Tumorphase zytologisch einem mittel- bis großzelligen pleomorphen T-Zell-Lymphom entspricht.

T-immunoblastisches Lymphom

Die Tumorzellen des T-immunoblastischen Lymphoms erinnern zytologisch an die Immunoblasten der T-Region, wie man sie beispielsweise bei Virusinfektionen und hyperimmunisatorischen Prozessen findet. Im Unterschied zu reaktiven Prozessen besteht der Tumor aber ausschließlich aus Immunoblasten und läßt präexistente Lymphknotenstrukturen sowie kleine und mittelgroße Lymphozyten vermissen. Die Tumorzellen besitzen bizarr geformte Kerne mit einem oder mehreren Nukleolen. Zur Sicherung der T-Zell-Natur bedarf es in der Regel immunhistochemischer Untersuchungen. Die Tumorzellen exprimieren überwiegend CD4-Antigen. Einzelne oder alle Tumorzellen können CD30-positiv sein; sie sind aber nicht als Ki-1-Lymphom anzusprechen, sofern sie Merkmale von Immunoblasten aufweisen. – Die klinischen Merkmale dieser Tumoren sind von Fall zu Fall unterschiedlich, was nicht verwunderlich ist, da es primäre und sekundäre (z. B. immunoblastische Lymphome im Verlauf einer Mycosis fungoides), nodale und extranodale (vor allem Haut, Tonsille und Magen) zu unterscheiden gilt.

Großzellig-anaplastisches T-Zell-Lymphom (Ki-1-Lymphom)

Die sog. Ki-1-Lymphome, bei denen es nodale und extranodale Lymphome zu unterscheiden gilt (s. 7.3.3), sind definiert durch die positive Expression des Ki-1-(CD30-)Antigens. Es sind überwiegend T-Zell-Lymphome. Auf das wesentlich seltenere Ki-1-Lymphom vom B-Zell-Typ wurde oben bereits verwiesen. Da bisweilen auch mesenchymale, histiozytäre und epitheliale Zellen (Karzinome) CD30-positiv reagieren, müssen zur exakten Charakterisierung des

Tumors verschiedene immunhistochemische Merkmale berücksichtigt werden (PALLESEN u. HAMILTON-DUTOIT 1988; BANKS et al. 1990; PALLESEN 1990; MECHTERSHEIMER u. MÖLLER 1990). Per definitionem müssen bei einem Ki-1-Lymphom nahezu 100% der Tumorzellen eine positive Markierung aufweisen. Dabei ist zu bedenken, daß Tumorzellen auch bei anderen hochmalignen Lymphomen (zentroblastische Lymphome, T- und B-immunoblastische Lymphome, pleomorphe T-Zell-Lymphome, lymphomatoide Papulose, Burkitt-Lymphome, Hodgkin-Sarkome) zu 100% Ki-1-positiv markiert sein können, ohne deshalb aber als Ki-1-Lymphome zu gelten.

Aus klinischer Sicht hat es sich als wichtig erwiesen, daß primäre und sekundäre Ki-1-Lymphome unterschieden werden. Die sekundären Lymphome werden insbesondere bei der Mycosis fungoides und beim T-Zonen-Lymphom gefunden. Die primären großzelligen anaplastischen Lymphome betreffen initial überwiegend solitäre LK oder Lymphknotengruppen, insbesondere die zervikalen, axillären und mediastinalen LK. Klinisch liegt initial meist ein Stadium I oder II vor. Für klinische Verlaufsbeobachtungen kann der Nachweis des CD30-Antigens im Serum hinzugezogen werden (BEHRENBECK et al. 1989; JOSIMOVIC-ALASEVIC et al. 1989). Die Prognose ist bei den primären Ki-1-Lymphomen günstiger als bei den sekundären Formen. Auch ist die Prognose bei Kindern günstiger als im Erwachsenenalter.

Die von Lennert und Feller verwendete Bezeichnung großzellig-anaplastisches Lymphom beinhaltet nicht nur Ki-1-Lymphome. Erfaßt werden hier auch die CD30-negativen großzellig-anaplastischen Lymphome.

Lymphoblastisches Lymphom vom T-Zell-Typ

Das lymphoblastische Lymphom vom T-Zell-Typ ist ein Tumor unreifer peripherer T-Zellen, die als nichtneoplastische Zellen im Knochenmark und Thymus anzutreffen sind. In vielen Fällen ist der Tumor zytologisch durch den gewundenen (zerebriform, "convoluted") Zellkern geprägt und zytochemisch durch eine fokale Saure-Phosphatase-Reaktion im Zytoplasma gekennzeichnet (Abb. 7.13). Die eigentlichen und diagnostischen Parameter ergeben sich aber aus den immunhistochemischen Befunden, insbesondere durch den Nachweis einer positiven Expression des CD7-Antigens.

Der Tumor betrifft überwiegend Kinder und Jugendliche. Bevorzugt werden das Mediastinum sowie die zervikalen und supraklavikulären LK. Meist entwickelt sich im Verlauf der Erkrankung ein leukämisches Blutbild mit Infiltration des Knochenmarks und zunehmendem Befall peripherer Organe. Histologisch und zytologisch ist eine Unterscheidung zwischen dem lymphoblastischen T-Zell-Lymphom und einer T-ALL nicht möglich.

7.3.2 Hodgkin-Lymphome

Den vielfältigen Veränderungen in Nomenklatur und Klassifikation der Non-Hodgkin-Lymphome steht die seit 1966 geltende, 4 Entitäten umfassende Hodgkin-Lymphom-Klassifikation von Rey (Tabelle 7.12) gegenüber.

Das wichtigste morphologische Merkmal der Hodgkin-Lymphome ist das Vorkommen der *Hodgkin-Zellen* und deren mehrkerniger Variante, der *Sternberg-Reed-Zellen*. Sternberg-Reed-Zellen (Abb. 7.14), auch Sternberg-Riesenzellen genannt, sind große, zwischen 15 und 45 μm im Durchmesser messende Zellen mit einem oft zweifachen oder zweigelappten Kern mit prominenten, "eulenaugenartigen" Nukleolen. Hodgkin-Zellen sind einkernig, sonst aber in allen anderen Parametern mit den Sternberg-Zellen vergleichbar. Auch wenn Hodgkin-Zellen und Sternberg-Zellen in der Regel in nur geringer Zahl anzutreffen sind, gelten sie als die eigentlichen Tumorzellen dieser Lymphome. Im allgemeinen reichen die zytologischen Parameter aus, um Hodgkin- und Sternberg-Zellen sicher als solche zu identifizieren. Im Zweifelsfall lassen sich diese Zellen durch die positive Anfärbung mit Anti-CD30 (Ki-1, Ber H2) oder Anti-CD15 (Leu-M1) identifizieren (STEIN u. GERDES 1986).

Die Frage nach der Natur und Herkunft der Hodgkin-Zellen ist bis heute nicht abschließend zu beantworten (Übersicht bei VARIAKOJIS u. ANASTASI 1993). Im Vordergrund steht derzeit die Ansicht, daß Hodgkin-Zellen als T- und/oder B-Zellen anzusprechen sind. Einige immunhistochemische Befunde und indirekte Hinweise (Ausbildung sukzedaner B-Zell-Lymphome) sprechen für die B-Zell-Natur der Hodgkin-Zellen. Es gibt andererseits auch gewichtige Argumente, die auf eine T-Zell-Natur hindeuten. Molekulargenetische Untersuchungen, von HANSMANN (1992) auf histologischer Ebene durchgeführt, sprechen dafür, daß die Hodgkin-Zellen bei der nodulären Sklerose und beim Mischtyp B- und Prä-B-Zellen darstellen. Für das noduläre Paragranulom hat sich die von uns schon 1979 vertretene Ansicht (POPPEMA et al.), daß es sich bei den hier als L&H-Zellen bezeichneten Tumorzellen um B-Zellen handelt, vielfach bestätigt gefunden. Die Frage, ob die Hodgkin-Zellen des nodulären Paragranuloms zur monoklonalen Immunglobulinbildung befähigt sind, ist noch nicht abschließend geklärt.

Die in Hodgkin-Lymphomen zahlenmäßig vorherrschenden Zellen sind keineswegs die Hodgkin-Zellen oder die Sternberg-Reed-Zellen. Das Tumorgewebe besteht überwiegend aus kleinen und mittelgroßen

Tabelle 7.12. Histologische Formen des Morbus Hodgkin

1. Lymphozytenreicher Typ
2. Nodulär-sklerosierender Typ ("nodular sclerosis")
3. Mischtyp ("mixed cellularity")
4. Lymphozytenarmer Typ ("lymphocytic depletion")

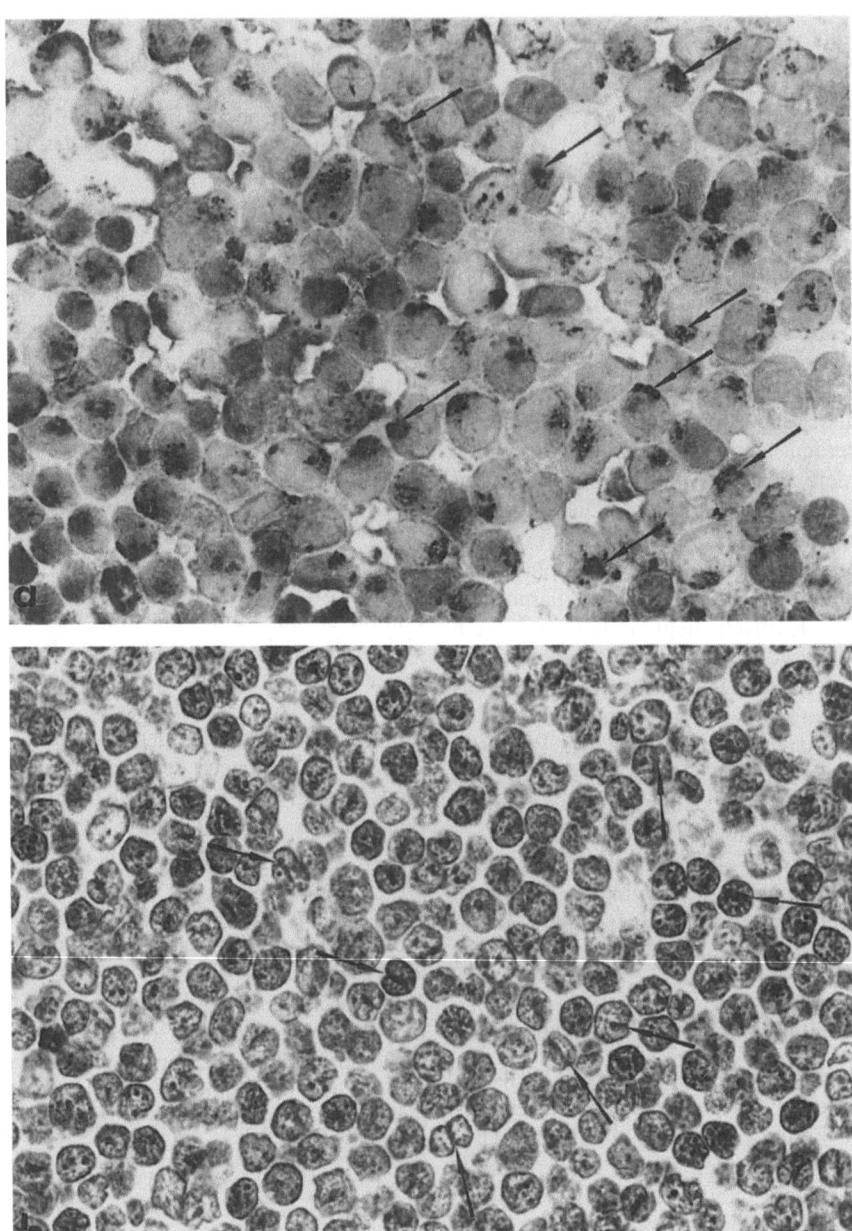

Abb. 7.13a,b. Lymphoblastisches Lymphom vom T-Zell-Typ mit typisch gebuchteten ("convoluted") Zellkernen (**b**, *Pfeile*) und einer fokal positiven Saure-Phosphatase-Reaktion (**a**, *Pfeile*). **a** Lymphknotentupfpräparat, X 880. **b** Azur-II-Methylenblau, X 880

Lymphozyten (beim Mischtyp und beim nodulär-sklerosierenden Typ Beimengung nichtneoplasti-scher, gering proliferierender Zellen, vorwiegend von T-Lymphozyten). Zu den nichtneoplastischen Zellen der Hodgkin-Lymphome zählen auch die interdigitierenden Retikulumzellen, die beim nodulär-sklerosierenden Typ und beim Mischtyp zahlreich

vertreten sind. Auch follikuläre dendritische Retiku-lumzellen, beim nodulären Paragranulom erstmals von POPPEMA et al. (1979) beschrieben, sind beim nodulär-sklerosierenden Typ und beim Mischtyp nachgewiesen worden (ALAVAIKKO et al. 1991).

Am Morbus Hodgkin läßt sich exemplarisch ver-deutlichen, daß die Erkrankung an einem bestimmten Lymphom nicht nur durch die Tumorzellen selbst, son-dern auch durch Zellprodukte, und zwar insbesondere durch die *Zytokine* gekennzeichnet ist (Übersicht bei HSU et al. 1993). Hodgkin- und Sternberg-Zellen wie auch die nichtneoplastischen Zellen des Lymphoms bilden eine Fülle von Zytokinen (z.B. IL-1, IL-2, IL-4, IL-6, IL-8, IL-9, TNF-α, TGF-β u. a.), die für verschiedene lokale Veränderungen (z.B. Fibrose, Plasmazellreifung, Angiogenese) und organübergreifende Reaktionen (Fieber, Proteinsynthese in der Leber, Beeinflussung der Hämatopoese) verantwortlich sind. Bei den Non-Hodgkin-Lymphomen ist das Spektrum an Zytokinen weniger breit, bei einzelnen Entitäten aber wegen der exzessiv erhöhten Werte von z.B. IL-9 (großzelliges anaplastisches Lymphom) oder IL-6 (immunoblastisches Lymphom) zu berücksichtigen.

Hodgkin- und Sternberg-Reed-Zellen sind zwar bei allen Hodgkin-Lymphomen nachweisbar, es gibt aber Zellen mit gleicher Morphologie gelegentlich auch bei der infektiösen Mononukleose (LUKES et al. 1969) und bei verschiedenen Non-Hodgkin-Lymphomen, z.B. bei der Mycosis fungoides, der B-CLL, beim Immunozytom oder beim T- und B-immunoblastischen Lymphom (HANSMANN et al. 1989; KHAN et al 1993). Daraus ergibt sich, daß Sternberg-Reed-Zellen für die Diagnose eines Hodgkin-Lymphoms notwendig sind, ihr Nachweis aber keineswegs ausreicht, um die Diagnose eines Hodgkin-Lymphoms definitiv zu stellen. Klinisch relevante Unterschiede zwischen Hodgkin- und Non-Hodgkin-Lymphomen sind, daß bei Hodgkin-Lymphomen bevorzugt lokalisierte Lymphknotengruppen (zervikal, mediastinal, paraaortal) betroffen sind, bei den Non-Hodgkin-Lymphomen hingegen überwiegend multiple periphere LK und Lymphknotenstationen. Während Non-Hodgkin-Lymphome den Waldeyer-Rachenring und die mesenterialen LK häufig befallen, sind diese beim Hodgkin-Lymphom meist ausgespart. Ein extranodales Infiltrat spricht mehr für ein Non-Hodgkin-Lymphom und gegen ein Hodgkin-Lymphom.

Lymphozytenreicher Typ des Morbus Hodgkin

Beim lymphozytenreichen Typ des Morbus Hodgkin lassen sich 3 Subtypen unterscheiden:
1. das noduläre Paragranulom,
2. das diffuse Paragranulom,
3. der lymphozytenreiche Mischtyp.

Abb. 7.14. Sternberg-Reed-Zelle mit einem tief gebuchteten Zellkern (*N*) und einem breiten und organellenarmen Zytoplasma (*Z*) im elektronenmikroskopischen Bild eines Gefrierbruchs. X 8000

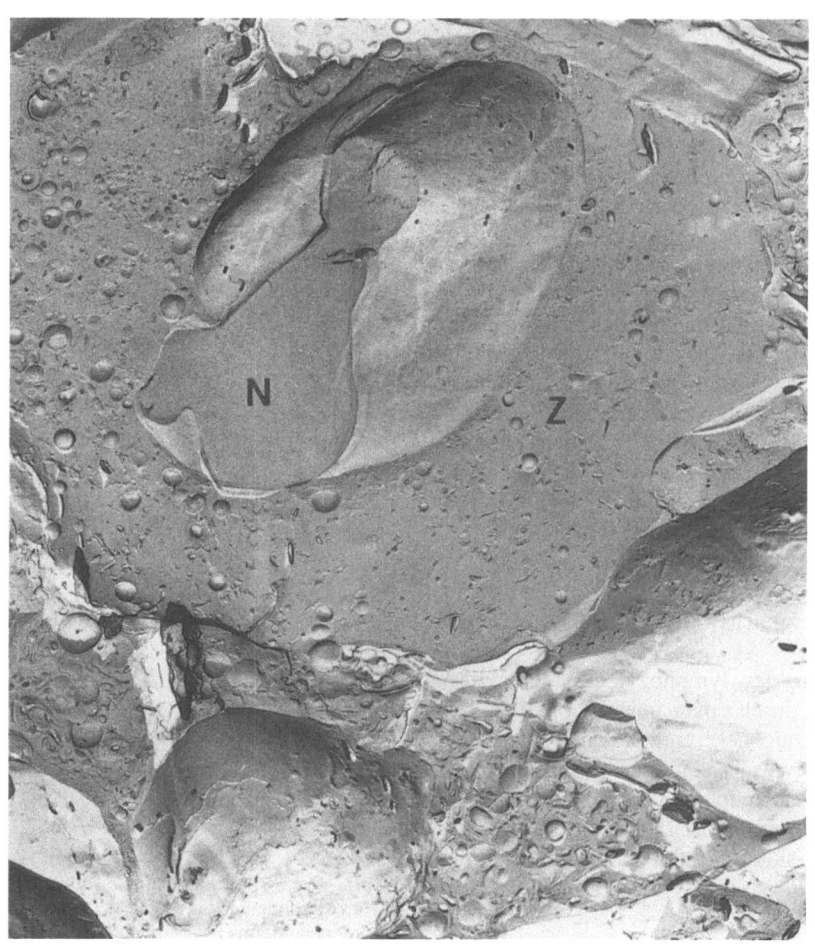

Das noduläre Paragranulom tritt vornehmlich in Halslymphknoten auf. Im Unterschied zum nodulär-sklerosierenden Hodgkin-Lymphom und zum Mischtyp wird das Mediastinum wesentlich seltener betroffen. Auch in diesem Punkt wird deutlich, daß der lymphozytenreiche M. Hodgkin unter den Hodgkin-Lymphomen eine Sonderstellung und möglicherweise auch eine andere Ätiologie und Pathogenese aufweist (MAUCH et al. 1993). Das noduläre Paragranulom ist ein knotenförmig gegliederter Tumor, der vorwiegend aus kleinen und mittelgroßen B-Zellen und vereinzelten Hodgkin-Zellen und Sternberg-Reed-Zellen, letztere auch L&H-Zellen genannt, besteht. Die L&H-Zellen sind B-Zellen (B-Immunoblasten). Die seit langem vermutete B-Zell-Natur des nodulären Paragranuloms wird auch dadurch gestützt, daß der Tumor außer B-Lymphozyten auch Keimzentrumszellen und follikuläre dendritische Retikulumzellen enthält. Im gleichen Sinne kann auch die Beobachtung, daß sich beim nodulären Paragranulom synchron, metachron oder auch in der Prälymphomphase sog. progressiv transformierte Keimzentren ausbilden können, interpretiert werden. Das diffuse Paragranulom ist dem nodulären Typ hinsichtlich zytologischer Parameter ähnlich, hinsichtlich der Zahl an T-Zellen und der follikulären dendritischen Retikulumzellen aber nicht ganz identisch (HANSMANN et al. 1991).

Die Prognose des nodulären und diffusen Paragranuloms ist als sehr günstig zu bezeichnen, wohl deshalb, weil oft nur ein LK oder nur eine Lymphknotengruppe (unter Bevorzugung der zervikalen Region) betroffen ist. In ca. 10% der Fälle werden beim nodulären Paragranulom simultan oder subsequent hochmaligne B-Zell-Lymphome beobachtet (HANSMANN et al. 1989).

Trotz verschiedener Argumente, die dafür sprechen, daß das noduläre Paragranulom den Non-Hodgkin-Lymphomen näher steht als den Hodgkin-Lymphomen, gibt es gute Argumente, das noduläre Paragranulom nicht den niedrigmalignen Non-Hodgkin-Lymphomen (Keimzentrumslymphomen) zuzuordnen. Ein gewichtiges Argument aus klinischer Sicht ist, daß das noduläre Paragranulom im Unterschied zu den niedrigmalignen Non-Hodgkin-Lymphomen ein überwiegend lokalisierter (nicht generalisierter) und durch eine hohe Heilungsrate ausgezeichneter Tumor ist. Auch bei metachron hochmalignen Tumoren ist die Prognose besser, als dies vergleichsweise für die Non-Hodgkin-Lymphome gilt.

Der 3. Subtyp des lymphozytenreichen Morbus Hodgkin ist zwar durch einen hohen Gehalt an Lymphozyten gekennzeichnet, enthält aber vorwiegend T-Lymphozyten, typische Hodgkin- und Sternberg-Zellen und z. T. eosinophile Granulozyten und/oder Lakunarzellen. Solche Fälle sollten dem Mischtyp oder dem nodulär-sklerosierenden Hodgkin-Lymphom zugeordnet werden.

Nodulär-sklerosierender Typ des Morbus Hodgkin

Die Diagnose eines nodulär-sklerosierenden Morbus Hodgkin ist oft schon makroskopisch, und zwar aufgrund des oft grobknotig gestalteten Tumorgewebes (Abb. 7.15), zu vermuten. Bevorzugte Manifestationsorte des nodulär-sklerosierenden M. Hodgkin (wie auch des Mischtyps) sind das Mediastinum und die Halslymphknoten. Histologisch finden sich typische Sternberg-Reed-Zellen und die für dieses Lymphom typischen sog. Lakunarzellen (ihrer artifiziell bedingten lakunenartigen Zytoplasmaaufhellungen wegen so genannt). Weiterhin trifft man bei diesem Tumor reichlich eosinophile wie auch neutrophile Granulozyten, dichte Kollagenfaserbündel, Fibroblasten und Myofibroblasten. Die eosinophilen Granulozyten sind durch das von ihnen gebildete Zytokin TGF-ß für die starke Fibrose dieses Lymphoms verantwortlich (KADIN et al. 1990). In etwa 50% der Fälle kommen dendritische Retikulumzellen vor. Fehlt eine Sklerosierung, so spricht man von einer zellulären Phase. Das Überwiegen von Lakunarzellen soll Ausdruck einer schlechten Prognose sein. Die Daten der Literatur sind

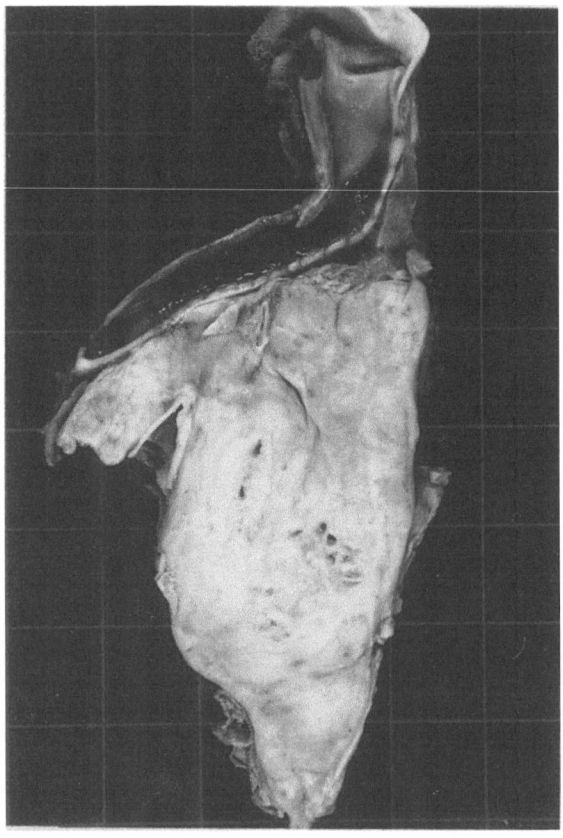

Abb. 7.15. Mediastinales Tumorinfiltrat eines nodulär-sklerosierenden Morbus Hodgkin bei einem 19 Jahre alt gewordenen Mann. Der Tumor reicht bis an den Hauptbronchus heran und ist auch in das Lungenparenchym eingewachsen

in diesem Punkt allerdings nicht einhellig. Der Altersgipfel liegt im 3. Lebensjahrzehnt, also früher als bei den anderen Hodgkin-Lymphomen. Die Prognose ist insbesondere in den Stadien I und II relativ gut. Ca. 60% der Patienten befinden sich zum Zeitpunkt der Diagnose im Stadium II.

Hodgkin-Lymphome vom Mischtyp

Für den Mischtyp ist eine bunte Zytologie mit typischen Hodgkin- und Sternberg-Reed-Zellen charakteristisch. Da dieser Entität auch jene Tumoren zugerechnet werden, bei denen nur ein partieller Befall des LK vorliegt, handelt es sich um keine streng definierte Entität. Der Tumor betrifft alle Altersklassen und zeigt einen Gipfel im 6. Lebensjahrzehnt. Sind bei einem Hodgkin-Lymphom zahlreiche Epitheloidzellen nachweisbar, so sprach man früher vom epitheloidzellreichen Morbus Hodgkin. Diese Entität wird heute als Subtyp des Mischtyps verstanden.

Lymphozytenarmer Typ des Hodgkin-Lymphoms

Bei diesem Hodgkin-Lymphom gilt es 2 Subtypen zu unterscheiden. Der 1. Typ wird als "diffuse Fibrose" bezeichnet. Typisch ist eine Faservermehrung, ein geringer Zellgehalt und nur spärlich vorkommende Sternberg-Reed-Zellen. Der 2. Subtyp wird als "retikulär" bezeichnet und zeichnet sich durch das Vorkommen zahlreicher Sternberg-Reed-Zellen aus. Synonym wird auch von einem Hodgkin-Sarkom gesprochen.

7.3.3 Extranodale Lymphome

Das extranodale lymphatische Gewebe unterscheidet sich vom lymphatischen Gewebe des LK sowohl funktionell als auch morphologisch. Ein wichtiger morphologischer Unterschied ist, daß das extranodale lymphatische Gewebe nicht durch eine Kapsel begrenzt wird und ihm zwar ein efferentes, aber kein (zumindest kein prominentes) afferentes Lymphgefäßsystem zu eigen ist. Das lymphatische Gewebe ist vielmehr in unmittelbarer Nachbarschaft zur "antigenen Front" lokalisiert und nur durch eine lockere, teils mit immunakzessorischen Zellen (M-Zellen, IDC oder IDC-artigen Zellen, Langerhans-Zellen) versehene Zellschicht von ihr getrennt. Funktionell ist das extranodale lymphatische Gewebe in besonderem Maße ein auf die lokalen Erfordernisse ausgerichtetes Immunsystem. Das spezifische Lymphozyten-Homing innerhalb des mukosaassoziierten lymphatischen Gewebes mag erklären, daß auch die malignen Lymphome dieser Regionen lange auf die Mukosa lokalisiert bleiben und erst nach einem längerem Verlauf auf LK übergreifen.

Lymphome, die außerhalb der LK angetroffen werden, tragen die Bezeichnung extranodale Lymphome (ExNoLy). Es gibt primäre und sekundäre ExNoLy. Ihre strenge Unterscheidung ist insbesondere in Hinblick auf ihren unterschiedlichen klinischen Verlauf bedeutsam. Die sekundären ExNoLy entstehen auf dem Boden nodaler Lymphome, womit bei den Non-Hodgkin-Lymphomen, und zwar in einem hohen Prozentsatz (10–40%), zu rechnen ist. Eine solche extranodale Ausbreitung ist ein prognostisch ungünstiges Zeichen.

Die primären ExNoLy sind zu nahezu 100% Non-Hodgkin-Lymphome. Extranodale Hodgkin-Lymphome sind extreme Raritäten und erweisen sich meist als eine sekundär extranodale Manifestation (FREEMAN et al. 1972; DEVANEY u. JAFFE 1991). Anders als die niedrigmalignen nodalen NHL, die initial oft bereits ein Stadium IV aufweisen, sind viele ExNoLy (z.B. MALTome des Magens) zu Beginn der Erkrankung noch lokalisiert (Stadium IE).

Die Nomenklatur der ExNoLy ist bislang nicht einheitlich. Die Benennung der Lymphome erfolgt nach dem jeweils betroffenen Organ oder Organsystem (s. nachfolgendes Kapitel "Organlymphome"). Darüber hinaus gibt es die Gruppe der organübergreifenden Lymphome, die vom mukosaassoziierten lymphatischen Gewebe ausgehen und MALTome oder MALT-Lymphome genannt werden.

Der Beschreibung der primären extranodalen Lymphome seien einige allgemeine Bemerkungen vorangestellt:

1. Die Prinzipien der Kiel-Klassifikation, die in Abschn. 7.3.1 im einzelnen erörtert wurden, gelten auch für die ExNoLy.

2. Die in der Kiel-Kassifikation aufgeführten Entitäten können auch bei den ExNoLy vorkommen. Eine gleiche Morphologie nodaler und extranodaler Lymphome bedeutet aber nicht, daß diese Tumoren auch in Verlauf und Prognose identisch sind. Organlymphome zeigen einen anderen Verlauf als MALT-Lymphome.

3. Primäre und sekundäre ExNoLy sind in Hinblick auf eine andere Prognose und Therapie zu unterscheiden.

4. Bei einem Teil der ExNoLy kann der eigentliche Tumor klein und unauffällig sein und reaktiventzündliche Bilder mit einer follikulären lymphatischen Hyperplasie oder einer Plasmozytose können im Vordergrund stehen. Mehrfachbiopsien und Verlaufsbeobachtungen können deshalb erforderlich sein.

5. Die Mehrzahl der ExNoLy sind B-Zell-Lymphome von niedriger Malignität.

6. Ein wichtiges, aber nicht spezifisches morphologisches Merkmal der MALTome sind die sog. lymphoepithelialen Läsionen (Abb. 7.16c), bei denen es sich um lymphatische Infiltrate innerhalb des Drüsenepithels handelt.

7. ExNoLy werden häufig bei Erkrankungen gefunden, die mit einer Alteration des Immunsystems einhergehen. Dies gilt für hereditäre Immundefekte (z.B. X-chromosomal gebundene lymphoproliferative Erkrankung Duncan, Ataxia teleangiectatica, Wiskott-

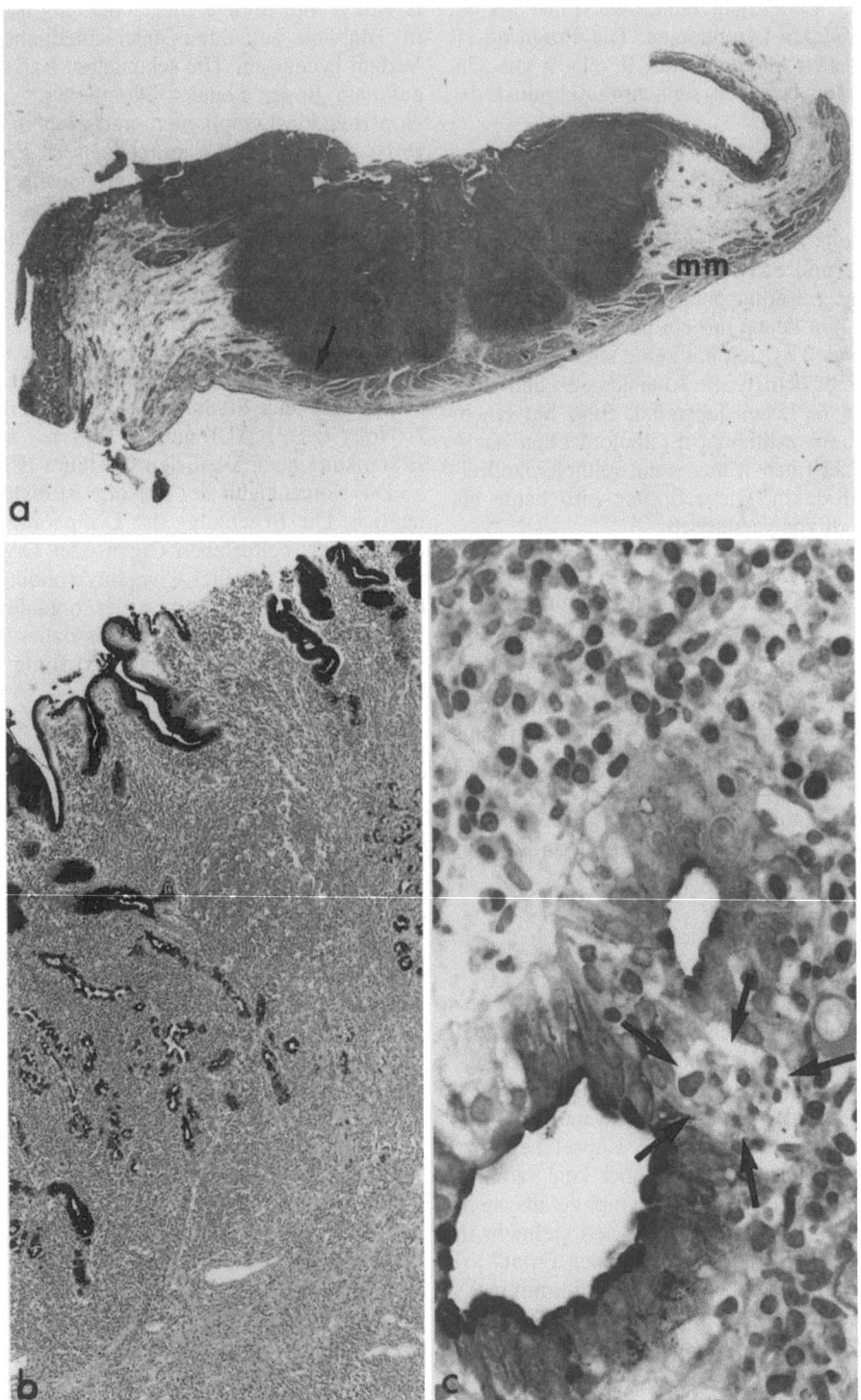

Abb. 7.16. a Niedrigmalignes MALT-Lymphom des Magens (EI2) mit initialer Infiltration der M. propria (*Pfeil, mm*) und breitflächiger Ulzeration (Photo von einem aufgezogenenen und gefärbten Schnittpräparat). **b, c** Histologisch sieht man diffuse kleinzellige Tumorinfiltrate zwischen den Magendrüsen und in der Submukosa. In **c** ist eine lymphoepitheliale Läsion (*Pfeile*) zu erkennen. **a** Lupenvergrößerung, **b** X 45, **c** X 570

Aldrich-Syndrom, Chediak-Higashi-Syndrom und schwere kombinierte Immundefekte) und erworbene Immundefektsyndrome (AIDS und post transplantationem). Dem Epstein-Barr-Virus kommt bei der Pathogenese der lymphoproliferativen Prozesse die entscheidende ätiologische Rolle zu (Literatur bei PURTILO et al. 1992 und CHADBURN et al. 1993).

Lymphome des mukosaassoziierten lymphatischen Gewebes (MALTome/MALT-Lymphome)

Lymphome, die vom mukosaassoziierten lymphatischen Gewebe (MALT) ausgehen, tragen die Bezeichnung MALTome. Ausgangspunkt können das lymphatische Gewebe von Dünn- und Dickdarm, aber auch ein unter pathologischen Verhältnissen etabliertes lymphatisches Gewebe sein. Letzteres gilt u.a. für die Speicheldrüse und die Magenschleimhaut, die unter physiologischen Verhältnissen kein lymphatisches Gewebe aufweisen.

Zu den MALTomen zählen die malignen Lymphome des Magens, die Lymphome des Dünn- und Dickdarms und der Lunge. Auch die Lymphome der Speicheldrüsen und der Schilddrüse (ISAACSON u. WRIGHT 1984) sowie die Lymphome des Waldeyer-Rachenrings (Tonsilla palatina und pharyngea, Zungenbasis, Naso- und Oropharynx) werden den MALT-Lymphomen zugerechnet. Für diese Zuordnung sprechen zum einen einige histologische und zytologische Befunde sowie die Beobachtung, daß diese Lymphome mit gastrointestinalen Lymphomen kombiniert vorkommen können (RUDDERS et al. 1978; SAUL u. KAPADIA 1985).

Bevorzugter Ort der MALTome ist der Magen, gefolgt von Dünndarm und Dickdarm (FREEMAN et al. 1972; RADASZKIEWICZ et al. 1992). Ca. 17% aller Non-Hodgkin-Lymphome sind Lymphome des Gastrointestinaltrakts (OTTER et al. 1989). Davon sind 50% Magenlymphome. Die Lymphome dieser Region sind zu ca. 40% kleinzellig, d.h. niedrig maligne (COGLIATTI et al. 1991; RADASZKIEWICZ et al. 1992). B-Zell-Lymphome dominieren im Magen bei weitem. Im Dünndarm sind 20–30% der gastrointestinalen Lymphome lokalisiert. Das Verhältnis von B- zu T-Zell-Lymphomen beträgt ca. 1:0,5 (DOMIZIO et al. 1993). Primär gastrointestinale histiozytische Lymphome und Lymphome der immunakzessorischen Zellen sind selten (MILCHGRUB et al. 1992; MIETTINEN et al. 1993). Die sog. maligne intestinale Histiozytose stellt nach heutigen Befunden ein T-Zell-Lymphom dar (ISAACSON et al. 1985).

Gemäß der Klassifikation von ISAACSON et al. (1988) lassen sich unter Berücksichtigung einiger Modifikationen die in Tabelle 7.13 aufgeführten primären gastrointestinalen Lymphome unterscheiden. Die Stadieneinteilung der ExNoLy nach dem Ann-Arbor-System ist nur bedingt möglich. In Tabelle 7.14 ist die derzeit gebräuchliche Stadieneinteilung der Magenlymphome wiedergegeben. Aus therapeutischer Sicht muß vor al-

Tabelle 7.13. Klassifikation der primären gastrointestinalen Lymphome

B-Zell-Lymphome
- Niedrigmaligne MALT-Lymphome
- Hochmaligne MALT-Lymphome
  a) primär hochmaligene Lymphome
  b) niedrigmaligne MALTome mit simultan oder sukzedan hochmalignen Lymphomen
- Mediterranes Lymphom (immunoproliferative Erkrankung des Dünndarms/IPSID; niedrigmaligne, hochmaligne/primär/simultan/sukzedan)
- Multiple lymphomatöse Polyposis
- Burkitt-Lymphom
- Niedrig- und hochmaligne Lymphome vom Typ der nodalen Lymphome

T-Zell-Lymphome
- Enteropathieassoziierte Lymphome
- Nichtenteropathieassoziierte Lymphome
- Niedrig- und hochmaligne Lymphome vom Typ der nodalen Lymphome

Tabelle 7.14. Stadieneinteilung der primären Magenlymphome (E = primär extranodale Lokalisation). (Aus FISCHBACH u. BÖHM 1993a)

Stadium	Definition
EI1	Uni- oder multilokulärer Magenbefall ohne Lymphknotenbeteiligung und ohne Organinfiltration per continuitatem. Lymphom beschränkt auf die Mukosa und Submukosa
EI2	Wie EI1, jedoch überschreitet das Lymphom die Submukosa, d. h., es infiltriert die Muscularis propria oder die Serosa oder per continuitatem ein Organ
EII1	Uni- oder multilokulärer Magenbefall einschließlich der regionalen Lymphknoten (Kompartiment 1–2)
EII2	Uni- oder multilokulärer Magenbefall und Lymphknotenbefall, der über die regionalen Lymphknoten (Kompartiment 1–2) hinausgeht, unter Einschluß eines weiteren Organbefalls per continuitatem oder eines anderen lokalisierten Organbefalls unterhalb des Zwerchfells
EIII	Uni- oder multilokulärer Befall des Magens und Lymphknotenbefall ober- und unterhalb des Zwerchfells, einschließlich eines weiteren lokalisierten Organbefalls, der auch oberhalb des Zwerchfells liegen kann
E IV	Uni- oder multilokulärer Befall des Magens mit oder ohne Befall benachbarter Lymphknoten und diffuser oder disseminierter Befall eines oder mehrerer extragastraler Organe

lem geklärt werden, ob das Lymphom auf die Mukosa und Submukosa beschränkt ist (EI1), ob die Submukosa bereits überschritten ist (EI2, s. Abb. 7.16) oder ob bereits regionale LK infiltriert sind (EII). Bezüglich der Therapie der Magenlymphome sei auf die Arbeit von FISCHBACH und BÖHM (1993b) verwiesen.

B-Zell-Lymphome

Niedrigmaligne MALT-Lymphome: Niedrigmaligne
B-Zell-Lymphome machen etwa 40% der Magenlymphome aus (HALL et al. 1991; RADASZKIEWICZ et al.
1992). Der Tumor ist meist kleinzellig, zentrozyten-
artig und monoton (s. Abb. 7.16.). Wegen eines nicht
ganz einheitlichen Rearrangements für das Onkogen
bcl-2 wird vermutet, daß diese Lymphome eine nicht
einheitliche Gruppe darstellen und vereinzelt auch
Keimzentrumslymphome enthalten (SHEPERD et al.
1991).

Die niedrigmalignen B-Zell-Lymphome des Magens sind offenbar immer mit einer chronischen
Gastritis, und zwar insbesondere mit einer Heliko-
baktergastritis, assoziiert (WOTHERSPOON et al. 1991,
1992, 1993; STOLTE 1992). Der Weg zum malignen
Lymphom beginnt mit einer Infektion mit Helicobacter
pylori, führt über eine chronische aktive Gastritis zur
chronischen Gastritis mit follikulärer lymphatischer
Hyperplasie, zum suspekten, wohl noch reaktiven Infiltrat in der Lamina propria, zum lymphomverdächtigen
und schließlich sicher identifizierbaren neoplastischen
Prozeß (ZUKERBERG et al. 1990; WOTHERSPOON et al.
1993). Die Malignität ist dem histologischen Bild also
nicht immer eindeutig zu entnehmen.

Bei den niedrigmalignen B-Zell-Lymphomen des
terminalen Ileum ist ein besonderes Krankheitsbild, eine benigne lymphoide Hyperplasie (RUBIN u.
ISAACSON 1990), differentialdiagnostisch zu bedenken.
Fehlendes destruktives Wachstum und eine bunte
Zytologie der interfollikulären Zone sprechen für eine
benigne Läsion.

Hochmaligne MALT-Lymphome: Die Tumoren dieser
Gruppe sind großzellig (Abb. 7.17) und bestehen
aus zytologisch unterschiedlichen Lymphomen. Die
Tumorzellen können an Immunoblasten, an atypische
Keimzentrumszellen oder Hodgkin-Zellen erinnern
oder ein anaplastisches Bild bieten. Insbesondere im
Magen ist mit dem simultanen Auftreten niedrig- und
hochmaligner Lymphome (ca. bei einem Drittel der
hochmalignen Lymphome) zu rechnen (COGLIATTI et
al. 1991).

Im Falle eines von uns beobachteten B-immunoblastischen Lymphoms der Rektumschleimhaut beobachteten wir nach einer 4jährigen kompletten Remission
ein isomorphes Lymphom in der Gingiva (BSCHORNER
et al. 1993), eine für MALTome durchaus typische
Konstellation.

Mediterranes Lymphom: Das mediterrane Lymphom,
auch Alphakettenerkrankung oder "immunoproliferative small intestinal disease" (IPSID) genannt, ist ein
aus zentrozytenartigen Zellen und Plasmazellen beste-
hendes Lymphom (PRICE 1990), welches Alphaketten
(aber keine Leichtketten) bildet. In fortgeschrittenen
Stadien kann der niedrigmaligne Tumor eine hohe Malignität annehmen und zeigt dann eine immunoblastische oder plasmoblastische Differenzierung. Typisch

ist, daß eine Zottenatrophie des Jejunums vorliegt und
der ganze Dünndarm auch außerhalb des Tumors diffuse lymphoplasmozytische Infiltrate enthält. Ein wichtiges klinisches Kennzeichen ist das Malabsorptions-
syndrom.

*Multiple lymphomatöse Polyposis des Gastrointe-
stinaltrakts*: Die multiple lymphomatöse Polyposis,
früher dem zentrozytischen Lymphom zugerechnet, ist
überwiegend ileozökal lokalisiert und geht mit multiplen, 0,5–2,0 cm großen Polypen einher. Zytologisch
erinnern die Tumorzellen an Zentrozyten. Ihrem Immunphänotyp nach mit Expression des CD5-Antigens
handelt es sich um Mantelzonenzellen (ISAACSON et al.
1984; O'BRIAIN et al. 1989; DOMIZIO et al. 1993), die
sich mantelartig um die zahlreich vertretenen Keimzentren legen und in sie eindringen. Dieses Lymphom
gehört zwar zu den niedrigmalignen Lymphomen,
neigt aber zur Ausbreitung und zum Befall der LK,
des Knochenmarks und zur Organinfiltration. Der Tumor unterscheidet sich somit von anderen Lymphomen
des Gastrointestinaltrakts.

Burkitt-Lymphome: Die Burkitt-Lymphome des Gastrointestinaltrakts sind vor allem in der Ileozökalregion
anzutreffen. Es sind, wie bei der Besprechung der
nodalen Lymphome schon ausgeführt, hochmaligne
B-Zell-Lymphome, die überwiegend bei Kindern
(TAKAHASHI u. HANSMANN 1990), und zwar in Afrika
und im mittleren Osten, anzutreffen sind. Zu den
bevorzugten Manifestationsorten zählt auch das Ovar
(FERRY u. YOUNG 1991).

Sonstige Lymphome des Gastrointestinaltrakts: Obwohl unter physiologischen Verhältnissen sowohl der
Dünndarm als auch der Dickdarm reich an Keimzentren sind, kommen Keimzentrumslymphome in diesen
Regionen nur selten (weniger als 3% der primären
Lymphome des Gastrointestinaltrakts) vor (LEBRUN et
al. 1992). Anders liegen die Verhältnisse bei den hochmalignen Lymphomen des Dünndarms. Hier sind vor
allem die polymorphen zentroblastischen Lymphome
zahlreich (DOMIZIO et al. 1993).

T-Zell-Lymphome

Enteropathieassoziierte T-Zell-Lymphome: Folgen wir
der Definition von DOMIZIO et al. (1993), so ist unter einem enteropathieassoziierten T-Zell-Lymphom
ein Lymphom zu verstehen, bei dem klinisch eine
Malabsorption mit oder ohne Zöliakie vorliegt. Die
Lymphome sind überwiegend hochmaligne und gehen
in etwa in der Hälfte der Fälle mit einer glutensensiti-
ven Enteropathie oder Zöliakie einher. Der Tumor tritt
multifokal im Dünndarm auf. Abdominale Schmerzen,
Anorexie, Blutungen, Erbrechen, Strikturen, Ulzerationen und Perforationen gehören zum typischen
klinischen Bild. Zur Zeit der Diagnose sind meist
bereits die mesenterialen LK und verschiedene Organe
infiltriert.

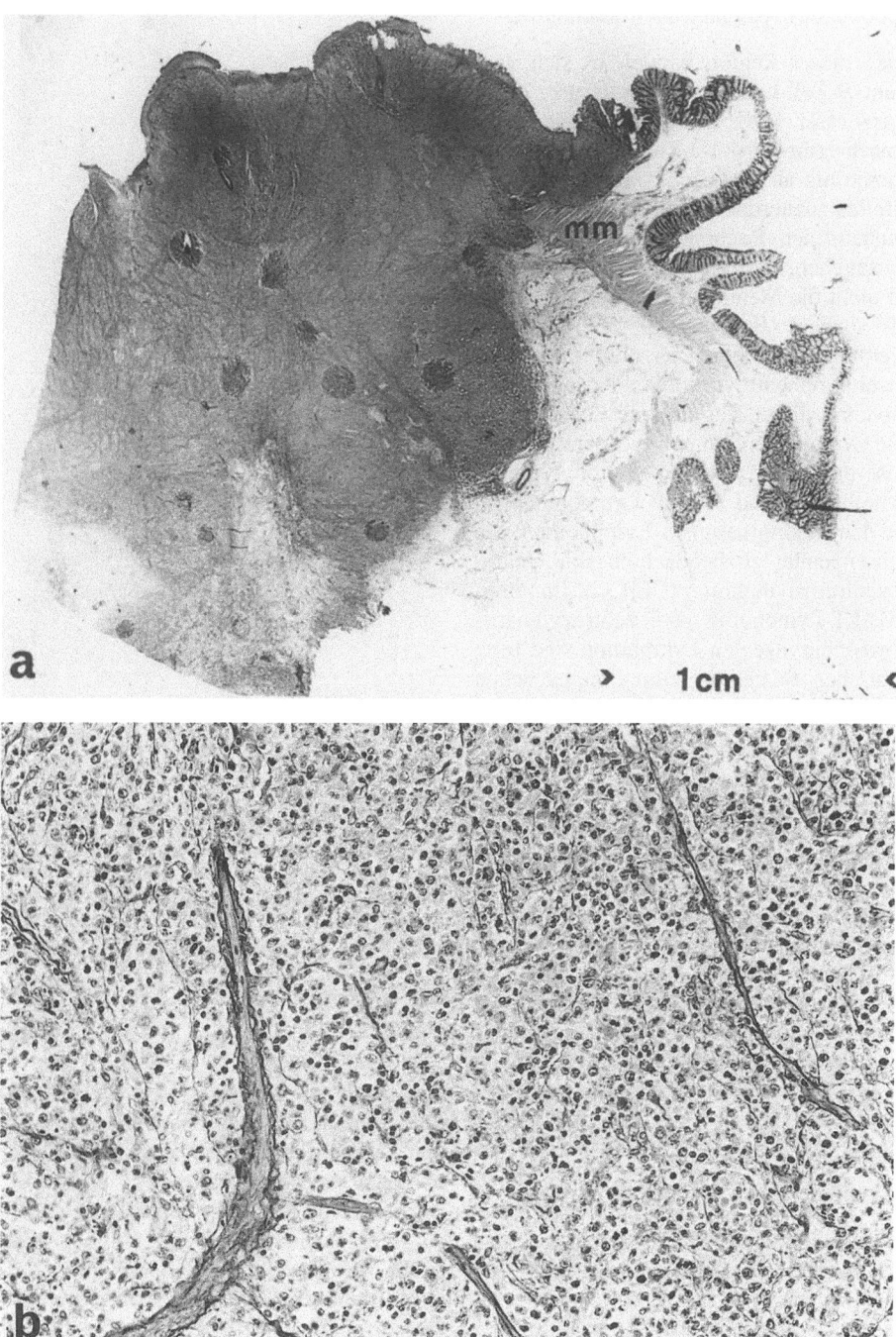

Abb. 7.17 a,b. Hochmalignes MALTom (B-immunoblastisch) der Dünndarms mit fortgeschrittener Infiltration des Mesenteriums, sehr wahrscheinlich auf dem Boden eines primär niedrigmalignen Lymphoms synchron entstanden (*mm* Muscularis propria). **a** Lupenvergrößerung, **b** PAS, X 90

Nichtenteropathieassoziierte T-Zell-Lymphome: Auch diese Tumoren sind überwiegend von hoher Malignität (HALL u. LEVISON 1991; DOMIZIO et al. 1993). Ihrem zytologischen Bild nach handelt es sich bei den von uns untersuchten Fällen von Magenlymphomen um immunoblastische oder pleomorphe T-Zell-Lymphome (MOUBAYED et al. 1987). Im Dünndarm herrschen pleomorphe, mittel- und großzellige T-Zell-Lymphome vor (DOMIZIO et al. 1993).

Organlymphome und spezielle MALT-Lymphome

Maligne Lymphome des lymphatischen Rachenrings

Bei Lymphomen dieser Region handelt es sich weit überwiegend um B-Zell-Lymphome (SCHWARZE et al. 1983; YAMANAKA et al. 1985; CHAN et al. 1987). Ihrer Zytologie nach erinnern diese Tumoren stärker an nodale Lymphome als an MALTome, denen sie aber teilweise zweifellos zuzuordnen sind. Bei einem Lymphom im lymphatischen Rachenring ist nahezu immer davon auszugehen, daß ein primär extranodales Lymphom und nicht die Metastase eines primär nodalen Lymphoms vorliegt (BANFI et al. 1970). Zu bedenken ist allerdings, daß synchron oder metachron extranodale Zweitlymphome vorkommen können. Die primären Lymphome dieser Region sind überwiegend zentroblastische Lymphome vom polymorphen Subtyp. Bei Kindern ist mit dem Vorkommen von lymphoblastischen Lymphomen und Burkitt-Lymphomen zu rechnen. Unter den niedrigmalignen Lymphomen, die nur im Erwachsenenalter zu beobachten sind, befinden sich Keimzentrumslymphome (CB/CC), Immunozytome und MALT-Lymphome vom zentrozytenartigen Typ. Die nasopharyngealen Lymphome sind trotz ihrer topographischen Beziehung zum lymphatischen Rachenring überwiegend T-Zell-Lymphome.

Maligne Lymphome der Mundhöhle

Über primäre maligne Lymphome der Mundhöhlenschleimhaut mit bevorzugter Manifestation der Gaumenschleimhaut gibt es nur wenige Mitteilungen (EISENBUD et al. 1983; DODSON et al. 1989; RATECH et al. 1989). Auch die Gingiva kann betroffen sein (WILSON u. WRIGHT 1986). Darauf, daß wir ein B-immunoblastisches Gingivalymphom nach kompletter Remission eines Rektumlymphoms beobachtet haben (BSCHORNER et al. 1993), wurde bereits hingewiesen.

Maligne Lymphome der Nase und der Sinus

In unseren Breiten sind die Mehrzahl der Lymphome der Nase und der Nasennebenhöhlen B-Zell-Lymphome (FELLBAUM et al. 1989; FRIERSON et al. 1989). Im Vordergrund stehen zentroblastische Lymphome, (extramedulläre) Plasmozytome, immunoblastische Lymphome und Burkitt-Lymphome. Auf das Fehlen typischer MALT-Lymphome wird von Fellbaum ausdrücklich hingewiesen. Im fernen Osten herrschen die peripheren T-Zell-Lymphome vor (CHAN et al. 1987). Der wichtigste Vertreter dieser Gruppe ist das "lethale midline granuloma" (Abb. 7.18), welches ein peripheres T-Zell-Lymphom darstellt und kausal möglicherweise mit einer Epstein-Barr-Virus-Infektion assoziiert ist (HARABUCHI et al. 1990). Es kann in einer niedrig- oder hochmalignen Variante auftreten. Kennzeichnend ist, daß die Infiltrate angioinvasiv oder

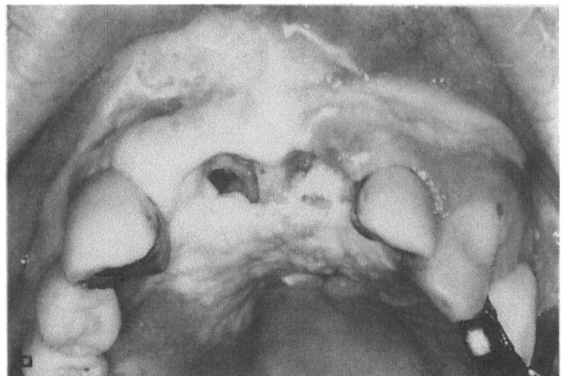

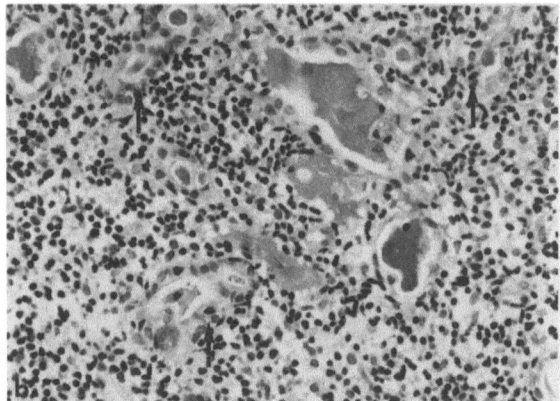

Abb. 7.18a,b. *Lethal midline granuloma* an Oberkiefer und Nase einer 53jährigen Frau. Der Tumor, der histologisch und immunhistologisch einem peripheren mittelgroßzelligen T-Lymphom entspricht, zeigt ein aggressives invasives Wachstum mit Destruktion von Knorpelgewebe und präexistenten Drüsen (**b**, *Pfeile*). **b** PAS, X 200 (Abb. 18a verdanke ich Herrn Prof. A. Beigel, Wiesbaden)

angiozentrisch auf Blutgefäße übergreifen und Tumornekrosen und Ulzerationen entstehen können. Es ist ein Tumor des Erwachsenenalters, der im gesamten oberen Respirationstrakt, der Lunge und selten auch im Gastrointestinaltrakt oder verschiedenen Organen auftreten kann. Zum Teil trugen solche Tumoren früher die Bezeichnung lymphomatoide Granulomatose (Liebow). Heute bezeichnen wir diese Tumoren als periphere T-Zell-Lymphome (mit entsprechenden Subtypen) oder angiozentrisch/angioinvasive T-Zell-Lymphome. Die peripheren T-Zell-Lymphome wurden bei den nodalen Lymphomen bereits besprochen.

Die nasalen und paranasalen Lymphome im Kindesalter (Häufigkeitsmaximum bei 5 Jahren) zeigen ein ähnliches Spektrum wie bei den Erwachsenen in unseren Breiten. Auch hier finden sich fast ausschließlich B-Zell-Lymphome von hoher Malignität (WOLLNER et al. 1990). Für die Bewertung der Prognose von Lymphomen in der Nase und den Nebenhöhlen sind die primäre Tumorgröße und der Knochenmarkstatus bedeutsam.

Maligne Lymphome der Speicheldrüsen

Maligne Lymphome der Speicheldrüsen werden vorwiegend in Verbindung mit dem Sjögren-Syndrom oder der myoepithelialen Sialadenitis gefunden (SCHMID et al. 1982 a, b; GLEESON et al. 1986; McCURLEY et al. 1990). B-Zell-Lymphome von niedriger Malignität (z.B. Immunozytome, Mantelzellymphome, monozytoide B-Zell-Lymphome) herrschen vor. Die Abgrenzung des Lymphoms von einem reaktiv entzündlichen Infiltrat kann sehr schwierig sein. Bei systematischer Suche finden sich beim Sjögren-Syndrom bisweilen sehr kleine Tumorareale in der Speicheldrüse (selten auch primär nur im LK), die sich nur aufgrund einer monoklonalen Immunglobulinbildung identifizieren lassen. Ein Kennzeichen der Speicheldrüsenlymphome ist, daß sie lange lokalisiert bleiben, schließlich aber auch auf die regionären LK übergreifen. Nach längerem Verlauf können die Lymphome in hochmaligne Lymphome (z.B. immunoblastisches Lymphom) übergehen.

Primäre Lymphome der Augen-, Lid- und Orbitalregion

Die primären Non-Hodgkin-Lymphome dieser Region sind überwiegend B-Zell-Lymphome von niedriger Malignität. Im Vordergund stehen Immunozytome (SCHWARZE 1983; MOLENAAR et al. 1983; MÜLLER et al. 1990) und andere kleinzellige Lymphome, die sich unter der Bezeichnung niedrig maligne B-Zell-MALTome subsumieren lassen (WOTHERSPOON et al. 1993). Größere Studien belegen, daß in 33–46% der Fälle mit einer systemischen Lymphommanifestation zu rechnen ist (BENNETT et al. 1986). Der Therapie hat daher ein eingehendes Staging voranzugehen. Auf die intraokulären Lymphome soll hier nicht eingegangen werden (Literatur bei WILSON et al. 1992 und AROCKER-METTINGER et al. 1993).

Maligne Lymphome der Schilddrüsen

Die primären Lymphome der Schilddrüse, früher wohl nicht selten als anaplastische Karzinome verkannt, machen bei wechselnden Angaben der Literatur 1,7–8,0% der malignen Schilddrüsenlymphome aus (MIZUKAMI et al. 1990). Die primären malignen Lymphome der Schilddrüse entstehen weit überwiegend auf dem Boden einer chronischen Thyreoiditis Hashimoto. Hochmaligne B-Zell-Lymphome (zentroblastische, immunoblastische, lymphoblastische Lymphome) herrschen vor. Unter den niedrigmalignen Lymphomen werden unterschiedliche Entitäten, darunter auch solche mit der typischen Morphologie von MALTomen, angetroffen (HYJEK u. ISAACSON 1988; ISAACSON et al. 1992; FELLBAUM et al. 1993). BATEMAN u. WRIGHT (1993) haben kürzlich gezeigt, daß die Mehrzahl der hochmalignen Schilddrüsenlymphome lymphoepithe-

liale Läsionen (Epidermotropismus) aufweisen können und somit als MALTome anzusprechen sind. Bei einem Teil der Patienten werden gleichzeitig oder im Verlauf der Erkrankungen auch Lymphome des Gastrointestinaltrakts beobachtet.

Maligne Lymphome des Larynx

Eine systematische Literatursuche zur Häufigkeit primärer Larynxlymphome erbrachte ca. 70 Fälle (HORNY 1993, pers. Mitteilung; Literatur bei McLENNAN u. SCHOFIELD 1993). Bevorzugt ist die supraglottische Region (insbesondere die Epiglottis und die aryepiglottischen Falten). Hochmaligne B-Zell-Lymphome, vornehmlich zentroblastische Lymphome, herrschen vor. Die Zahl niedrigmaligner Larynxlymphome und auch die der T-Zell-Lymphome ist gering. Immunozytome sind mehrfach beschrieben worden. Die im oberen Respirationstrakt relativ häufigen extramedullären Plasmozytome werden auch im Larynx vereinzelt gefunden. Die Zahl der in der Literatur beschriebenen primären Larynxplasmozytome beläuft sich auf 90 Fälle (WERNER et al. 1991).

Maligne Lymphome der Lunge

Bei den primären malignen Lymphomen der Lunge handelt es sich überwiegend um niedrigmaligne B-Zell-Lymphome (JULSRUD et al. 1978; LI et al. 1990; KENNEDY et al. 1985). Fälle, die früher als Pseudolymphome angesprochenen wurden, gelten heute überwiegend als Lymphome niedriger Malignität. Ausgangspunkt der Non-Hodgkin-Lymphome dürfte vornehmlich das (primäre und/oder sekundäre) bronchusassoziierte lymphatische Gewebe sein. ADDIS et al. (1988) vermuten, daß die primären Lungenlymphome von den unter physiologischen Verhältnissen in der Lunge vorkommenden zentrozytenartigen Zellen des bronchusassoziierten lymphatischen Gewebes ausgehen. Histologisch sieht man im interstitiellen Gewebe der Lunge multiple Herde, die teils aus zentrozytenartigen Zellen (Mantelzellen), teils aus kleinen Lymphozyten oder plasmozytoiden Zellen bestehen. Die regionären Lymphknoten sind meist tumorfrei. Die Assoziation der pulmonalen Lymphome mit anderen extranodalen Lymphomen, das Vorkommen lymphoepithelialer Läsionen (inzwischen auch bei hochmalignen Bronchuslymphomen beschrieben; BATEMAN u. WRIGHT 1993) und zytologische Merkmale belegen, daß zumindest ein Teil dieser Tumoren zu Recht den MALTomen zugerechnet wird. Zu bedenken ist, daß sich pulmonale Lymphome auch auf dem Boden von Immundefekten und Autoimmunerkrankungen (z.B. Sjögren-Syndrom) ausbilden können. Die Prognose der niedrigmalignen Lymphome liegt bei einer 5-Jahres-Überlebensrate von 84%, die der hochmalignen Lymphome bei 60% (LI et al. 1990).

Differentialdiagnostisch ist bei den primären Lungenlymphomen auch an Hodgkin-Lymphome zu denken. Primäre Hodgkin-Lymphome der Lunge sind selten. Verwiesen sei auf 2 Arbeiten, in denen 18 bzw. 15 Fälle beschrieben wurden (Kern et al. 1961; Yousem et al. 1986).

Maligne Lymphome der Leber

In der Literatur sind derzeit etwa 80 Fälle primärer Leberlymphome beschrieben. Sie kommen vornehmlich im Erwachsenenalter (Osborne et al. 1985; Demet et al. 1987; Ryan et al. 1988; Anthony et al. 1990; Harris u. Kornstein 1993), selten (insgesamt 4 beschriebene Fälle) im Kindesalter vor (Collins et al. 1993). Bei nodalen Non-Hodgkin-Lymphomen ist in etwa 50% der Fälle mit einer Lymphominfiltration zu rechnen.

Maligne Lymphome der Mamma

Die primären wie auch die sekundären malignen Non-Hodgkin-Lymphome der Mamma sind größtenteils B-Zell-Lymphome (Schwarze u. Willems 1985; Cohen u. Brooks 1991; Bobrow et al. 1993; Mattia et al. 1993). Hinsichtlich der Häufigkeit von niedrig- und hochmalignen Lymphomen sind die Befunde kontrovers. Mattia et al. fanden überwiegend niedrigmaligne primäre Lymphome, bei den anderen Autoren standen hochmaligne Tumoren im Vordergrund. Mattia et al. sahen unter 9 Fällen 4mal ein CB/CC-Lymphom, 4 niedrigmaligne MALT-Lymphome und nur ein hochmaliges Lymphom (Burkitt-Typ). Unter den hochmalignen primären Lymphomen befinden sich nach den übrigen Studien vorwiegend zentroblastische und lymphoblastische Lymphome (teils vom Burkitt-Typ, teils vom Non-Burkitt-Typ). Eine Besonderheit stellen die bei jungen Frauen (teils mit einer Schwangerschaft assoziierten) oft bilateral auftretenden Burkitt-Lymphome der Mamma dar (Hugh et al. 1990; Bobrow et al. 1993). Unter den von Hugh et al. statistisch ausgewerteten 257 primären Mammalymphomen der Literatur fanden sich in 16% der Fälle bilaterale Lymphome mit einer mittleren Überlebensrate von nur 3 Monaten (bei sonst im Durchschnitt 36–40 Monaten). In diesen Fällen ist mit einer baldigen Infiltration des ZNS, der Ovarien und anderer Organe zu rechnen.

Die übrigen malignen Lymphome, mehr als 80% aller Mammalymphome ausmachend, betreffen ältere Frauen. Diese Tumoren sind in der Regel unilateral. Zumindest ein Teil dieser Tumoren wird als MALTome, die vom lyphatischen Gewebe der Drüsenläppchen oder der Ausführungsgänge ausgehen, angesehen. Differentialdiagnostisch sind die im Bereich von Mamille und Areola angesiedelten Pseudolymphome der Mamma abzugrenzen (Schwarze u. Westphal 1985). Der Diagnose eines innerhalb der Mamma gelegenen Pseudolymphoms ist aber mit Zurückhaltung zu begegnen, da sich hinter dieser Diagnose niedrigmaligne Lymphome verbergen können (Hugh et al. 1990).

Differentialdiagnostisch ist bei Lymphomen der Mamma zu klären, ob es sich nicht um Infiltrate eines primär extramammären Lymphoms handelt. Zu bedenken sind nicht nur nodale Lymphome, sondern auch andere extranodale Lymphome, die sich sekundär in der Mamma angesiedelt haben. Unter den extranodalen Lymphomen finden sich in der Studie von Mattia et al. (1993) gehäuft Orbitalymphome.

Maligne Lymphome der Milz

Während sich die nodalen malignen Non-Hodgkin-Lymphome häufig in der Milz manifestieren, sind primäre Milzlymphome sehr selten. Unter 300 untersuchten Milzen von Patienten mit Non-Hodgkin-Lymphomen fanden sich bei Falk (1991) nur 16 primäre Milzlymphome. Dabei handelt es sich im einzelnen um Immunozytome, zentroblastisch-zentrozytische Lymphome, immunoblastische Lymphome, ein zentroblastisches Lymphom, ein T-Zonen-Lymphom und ein pleomorphes T-Zell-Lymphom. Weiterhin wurde von Falk ein extramedulläres Plasmozytom beobachtet, eine auch von uns beschriebene Entität (Horny et al. 1992).

Eine Milzbeteiligung bei Hodgkin-Lymphomen ist bekanntlich ein häufiges Ereignis und mit 31–39% aller erwachsenen Patienten mit einem Hodkin-Lymphom zu veranschlagen.

Maligne Lymphome des Herzens

Tatsächlich gibt es auch im Herzen primäre Non-Hodgkin-Lymphome. Ein sekundärer Lymphombefall des Herzens ist bei nodalen Lymphomen kein seltener Befund und mit etwa 20% zu veranschlagen. Die Zahl primärer Lymphome des Herzens ist gering. Klinisch bedeutsam ist, daß vor allem bei Lymphomen, die sich im Rahmen eines erworbenen Immundefektsyndroms eingestellt haben, mit Herzbeteiligungen zu rechnen ist (Holladay et al. 1992). Non-Hodgkin-Lymphome im Herzen sind in einem besonders hohen Prozentsatz nach Herztransplantationen (1,2% der Fälle im 1. Jahr nach Transplantation) zu finden (Opelz u. Henderson 1993).

Maligne Lymphome der Niere

Nach klinischen Erhebungen sind die Nieren bei Non-Hodgkin-Lymphomen nur relativ selten befallen. Reuss-Borst et al. (1992) fanden unter 193 Fällen nur 10mal (5,2%) einen Nierenbefall. Aufgrund autoptischer Befunde sind Nierenbeteiligungen allerdings wesentlich häufiger. Nach einer Aufstellung von Kandel et al. (1987) ist damit in etwa 48% der Fälle zu rechnen. Von Barcos et al. (1987) werden für die chronische lymphatische Leukämie 57% und für die akute lymphatische Leukämie 17% angegeben. Nach eigenen unpublizierten Befunden handelt es sich bei der chronischen lymphatischen Leukämie meist nur um kleine interstitielle Infiltrate, die oft erst im histologischen Präparat sichtbar werden. Es können aber bei malignen Lymphomen auch extreme Organvergrößerungen vorkommen. Bei einem Obduktionsfall eines lymphoblastischen Lymphoms ermittelten wir für beide Nieren ein Gewicht von je 1100 Gramm. In der Publikation von Kandel et al. (1987) wird über 28 bis 1987 publizierte primäre Nierenlymphome berichtet. Solche Tumoren sind also selten. Zum typischen Verlauf gehört, daß die Tumoren zu einer baldigen extrarenalen Manifestation neigen und Überlebensraten von mehr als 1 Jahr selten sind. Die Inzidenz von Non-Hodgkin-Lymphomen in der Niere ist nach Nierentransplantationen hochsignifikant gesteigert (Opelz u. Henderson 1993)

Maligne Lymphome der Harnblase

Zu den seltenen Lymphommanifestationen ist auch das Harnblasen-Lymphom, welches nach den Befunden von Pawade et al. (1993) ein niedrigmalignes B-Zell-MALT-Lymphom darstellt, zu zählen. Es ist anzunehmen, daß sich im Rahmen entzündlicher Veränderungen der Harnblase lymphatisches Gewebe etabliert hat und dies der Ausgangspunkt des Lymphoms ist (Pawade et al. 1993; Ohsawa et al. 1993).

Lymphome des Hodens

Die primären Lymphome des Hodens (Abb. 7.19) sind überwiegend von hoher Malignität und vom B-Zell-Typ (Paladugu et al. 1980; Schwarze et al. 1981; Wilkins et al. 1989). Zentroblastische Lymphome herrschen vor. Die Hodenlymphome neigen zur lokalen Ausbreitung, was einer schlechten Prognose gleichkommt. Darüber hinaus ist ein Befall von Lymphknoten, des extranodalen lymphatischen Gewebes (z.B. lymphatischer Rachenring), der Lunge, des zentralen Nervensystems oder anderer Organe möglich.

Lymphome des Ovars

Das wichtigste Lymphom des Ovars ist das Burkitt-Lymphom, welches hier häufig seine Erstmanifestation hat. Bei einem gesicherten Burkitt-Lymphom des Ovars ist zu bedenken, daß nodale und andere extranodale Burkitt-Lymphome (z.B. des Unterkiefers) das Ovar auch sekundär befallen können. Das Ovar kann übrigens nicht nur bei Lymphomen, sondern auch bei myeloproliferativen Prozessen der primäre Manifestationsort der Neoplasie sein (Preßler et al.

1992). Die Zahl der bis 1987 beschriebenen Fälle primärer Ovariallymphome wurde mit 50 angegeben (Talerman 1987). Mit einem Befall des Ovars bei disseminierten Lymphomen ist hingegen häufig, und zwar in 20–30% der Fälle, zu rechnen. Ob die Lymphome des Gastrointestinaltrakts (vergleichbar den Karzinomen) gehäuft mit Absiedlungen im Ovar einhergehen (Liang et al. 1990), bleibt zu prüfen. Ein primärer oder sekundärer Befall des Ovars beim M. Hodgkin sind extreme Seltenheiten.

Lymphome der Prostata

Sekundäre Prostatalymphome sind wesentlich häufiger als primäre (Bostwick u. Mann 1985). Im eigenen Untersuchungsgut fanden wir in Prostatastanzen und Resektionsspänen mehrfach Infiltrate bei einer B-CLL mit primärer LK-Manifestation, bei der nach autoptischen Befunden in ca. 20% der Fälle Tumorinfiltrate vorkommen (Barcos et al. 1987), einmal einen Prostatabefall bei einem primär gastrointestinalen Lymphom (Abb. 7.20a) und einmal ein B-immunoblastisches Lymphom bei primär extranodaler Lokalisation in der Prostata. Die primären Prostatalymphome, die nach Bostwick und Mann eine schlechte Prognose haben, sind teils von niedriger, teils von hoher Malignität. Es ist zu vermuten, daß sich darunter auch Lymphome vom MALT-Typ befinden.

Maligne Lymphome des Uterus und der Vagina

Lymphome des Uterus sind selten. Aozasa et al. (1993) berichteten kürzlich über 7 Fälle. Nach Befunden der Literatur ist die Cervix uteri häufiger betroffen als das Corpus uteri. Ob es im Uterus bevorzugte Lymphom-Entitäten gibt, ist derzeit nicht klar. Offenbar herrschen B-Zell-Lymphome von hoher Malignität vor.

In der Vagina sind primäre maligne Lymphome offenbar etwas häufiger als im Uterus. Bis 1992 wurde die Zahl der beschrieben Fälle mit 20 angegeben (Prévot et al. 1992). Die Tumoren sind bei Diagnosestellung überwiegend im Stadium 1E und fast ausschließlich B-Zell-Lymphome.

Maligne Lymphome der Nebenniere

In einer Literaturübersicht aus dem Jahre 1989 (Harris et al.) wurde über insgesamt 6 Fälle und einen weiteren Fall primärer Non-Hodgkin-Lymphome berichtet. Im Vergleich zu anderen Organen und auch zur Häufigkeit der sekundären Lymphominfiltrate von 25% der Non-Hodgkin-Lymphome ist ein Befall der Nebenniere also extrem selten.

Maligne Lymphome der Haut

Die Hautlymphome, auf die wir nicht im einzelnen eingehen werden, nehmen unter den ExNoLy eine Sonderstellung ein. Bei einem Teil der Hautlymphome,

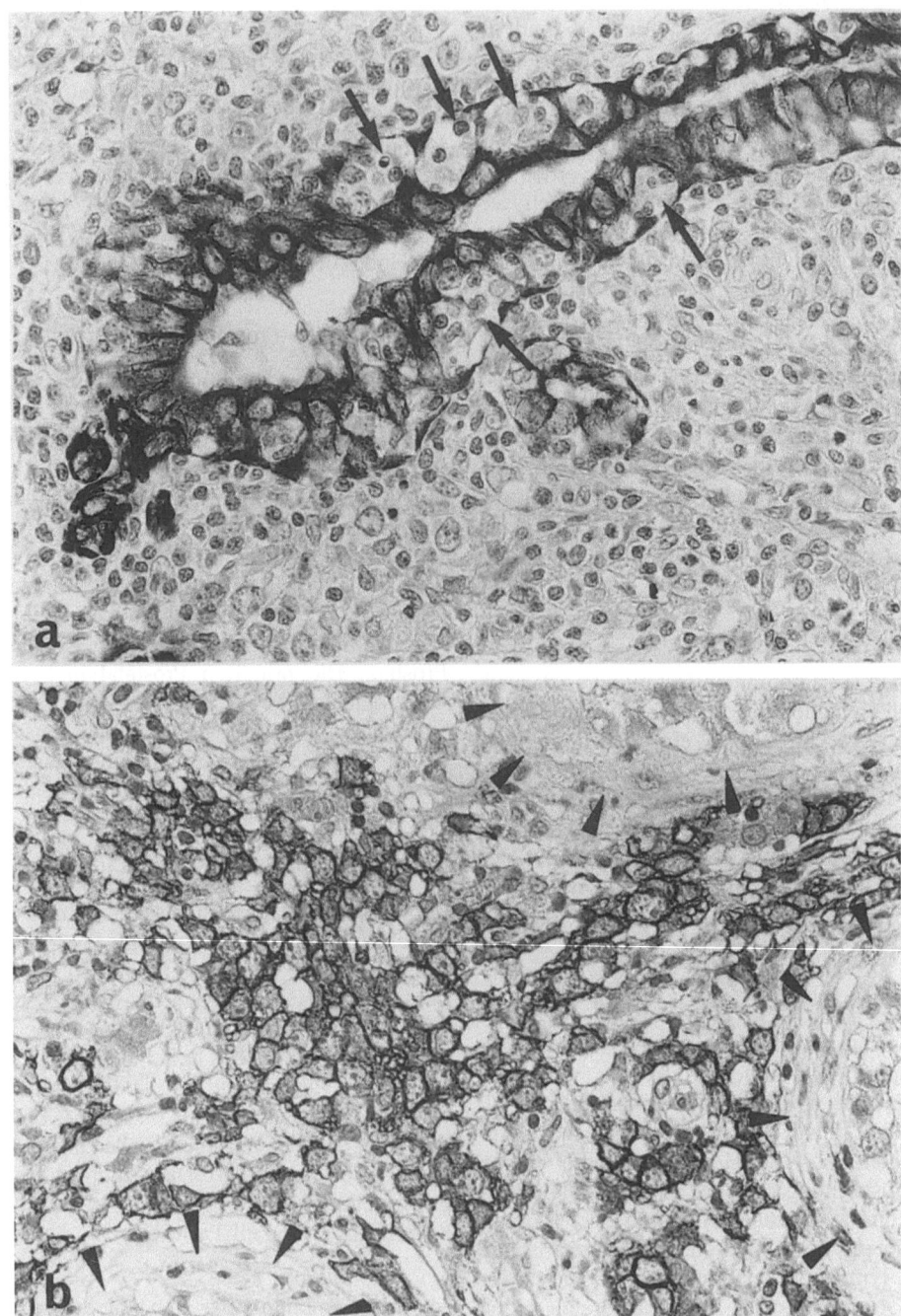

Abb. 7.19a,b. Hochmalignes B-Zell-Lymphom des Hodens, auf das Rete testis, in **a** mit Antikeratin (KL1) positiv markiert, übergreifend. Zwischen den Epithelien liegen Tumorzellen nach Art lymphoepithelialer Läsionen (*Pfeile*). **b** Im Hoden selbst liegt das Infiltrat zwischen den überwiegend tumorfreien Samenkanälchen (*Pfeilspitzen*). **a** KL1, X 360, **b** L26, X 360

insbesondere bei der Mycosis fungoides und beim Sézary-Syndrom, gilt ähnliches wie bei den MALT-Lymphomen: Die Tumoren bleiben lange auf die Haut lokalisiert, manifestieren sich gleichzeitig oder subse-

quent in unterschiedlichen Hautregionen, weisen eine geradezu hautspezifische Morphologie auf und sind als Beleg für ein spezifisches "Homing" der Lymphozyten und Tumorzellen durch einen Epidermotropismus ausgezeichnet, den man mit den lymphoepithelialen Läsionen der MALTome vergleichen kann.

Die Ki-1-Lymphome (großzellige CD-30-positive Lymphome) der Haut sind im Erwachsenenalter offenbar überwiegend HIV-assoziiert (CHADBURN et al. 1993). Im Kindesalter ist ein solcher Zusammenhang wohl nicht anzunehmen und war auch bei dem von uns beobachteten Fall nicht gegeben (MEYER et al.

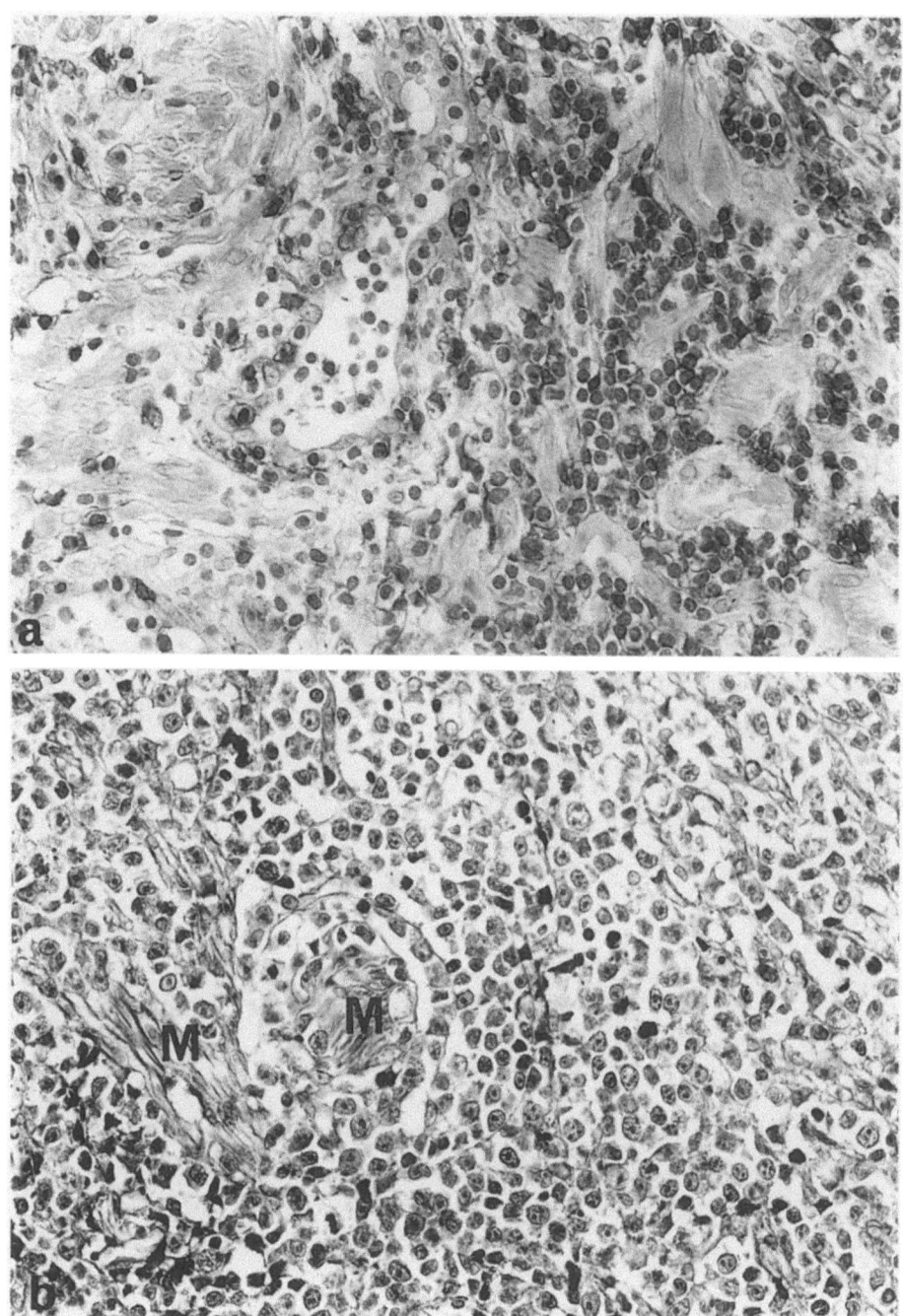

Abb. 7.20a,b. Maligne Lymphome der Prostata. **a** Sekundär in der Prostata sich manifestierendes niedrigmalignes Lymphom mit positiver Markierung mit einem B-Zell-Marker. **b** Hochmalignes primäres Prostatalymphom (zentroblastisch, polymorph), invasiv in die glatte Muskulatur (*M*) einwachsend. **a** L26, X 180, **b** PAS, X 180

1992). Aufgrund der günstigen Prognose der primären kutanen Ki-1-Lymphome ist die Sonderstellung dieses Lymphomtyps der Haut gut begründet (BELJAARDS et al. 1993).

Maligne Lymphome des Thymus

Im Thymus ist mit dem Vorkommen aller Entitäten der Hodgkin- und Non-Hodgkin-Lymphome zu rechnen. Es gibt primäre und sekundäre Hodgkin- und Non-Hodgkin-Lymphome des Thymus. Ein typisches mediastinales Non-Hodgkin-Lymphom, welches in der Regel vom Thymus ausgeht, ist das T-lymphoblastische Lymphom (mit oder ohne Leukämie), welches bei präpuberalen Kindern und jugendlichen Erwachsenen auftritt. Zum typischen zytologischen Bild der Tumorzellen, die phänotypisch

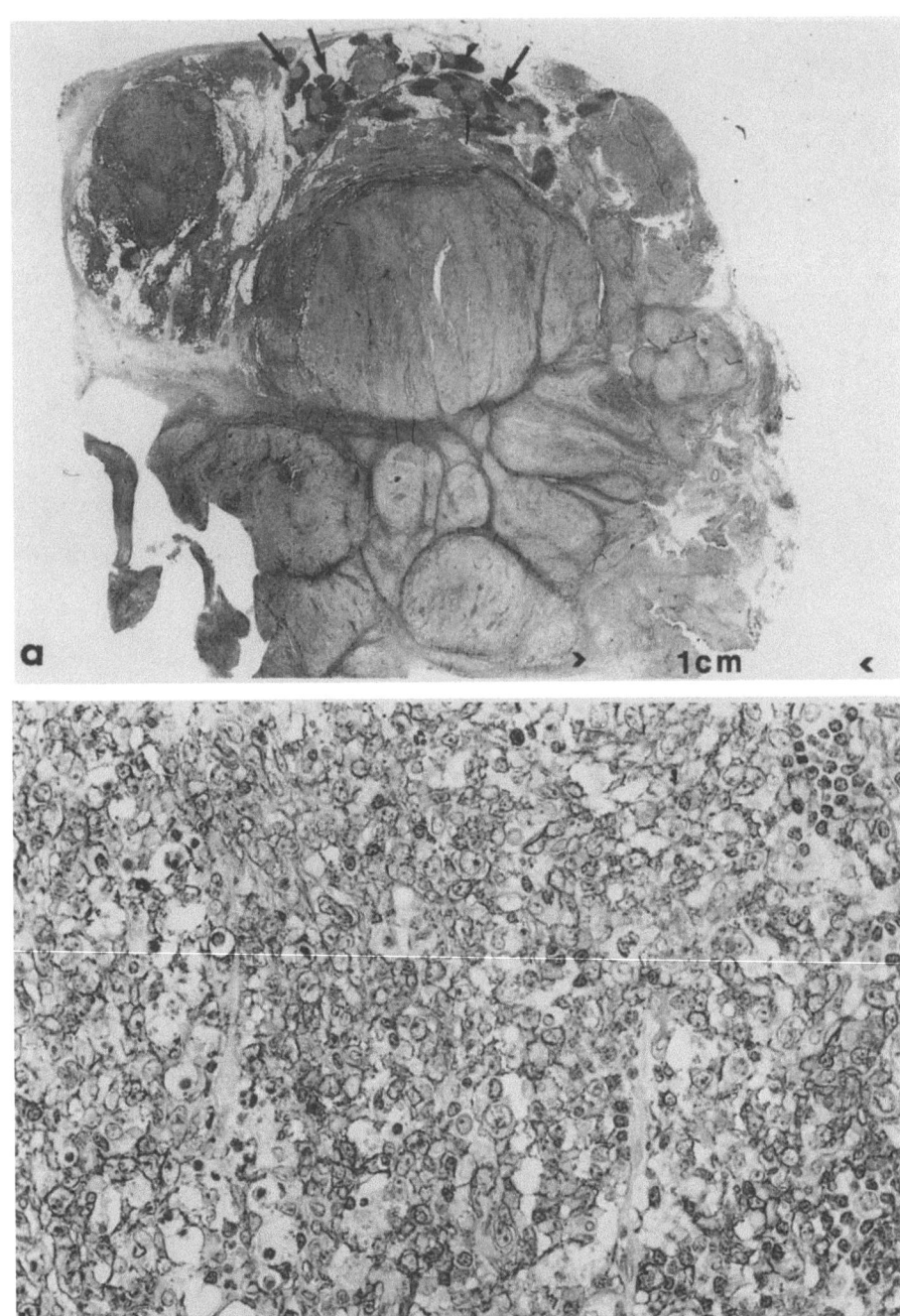

Abb. 7.21a,b. Hochmalignes sklerosierendes B-Zell-Lymphom des Mediastinums. **a** Das Tumorgewebe liegt teilweise innerhalb des noch gut erkennbaren Thymusgewebes (*Pfeile*) und zeigt einen grobknotigen Aufbau. **b** Die mit L26 markierten Tumorzellen erinnern an Immunoblasten und teils an Zentroblasten. **a** Lupenvergrößerung vom histologischen Schnittpräparat, **b** L26, X 180

verschiedenen Thymuslymphozyten entsprechen, gehört ein gewundener ("convoluted") Kern, eine fokale Saure-Phosphatase-Reaktion und ein durch Ma-

krophagen geprägtes sog. Sternhimmelbild. Lymphome gleichen Typs sind die nodalen T-lymphoblastischen Lymphome, die bereits besprochen und auch abgebildet wurden (s. Abb. 7.13). Bei entsprechender Therapie der T-lymphoblastischen Lymphome ist eine anhaltende Vollremission zu erzielen.

Ein weiterer interessanter Lymphomtyp des Thymus ist das von ISAACSON et al. (1990) beschriebene niedrigmaligne B-Lymphom vom MALT-Typ. Ob es auch hochmaligne MALT-Lymphome im Thymus gibt, ist noch ungewiß.

Auf das primäre großzellige sklerosierende Lymphom des Mediastinum (Abb. 7.21), welches wahrscheinlich vom Thymus ausgeht und dann die Bezeichnung "Thymisches B-Zell-Lymphom" tragen sollte (LAMARRE et al. 1989), wurde im Zusammenhang mit den zentroblastischen nodalen Lymphomen eingegangen.

Maligne Lymphome des Knochens

Primäre Knochenlymphome sind selten. Es sind überwiegend B-Zell-Lymphome von hoher Malignität (VASSALLO et al. 1986; FALINI et al. 1988; PETTIT et al. 1990). Unter den 18 von VASSALLO et al. beschriebenen Lymphomen fanden sich 5 primäre Hodgkin-Lymphome. Röntgenologisch sieht man meist osteolytische Läsionen, im Falle eines Hodgkin-Lymphoms sklerosierende Veränderungen. Die Lymphom-Typen der primären Knochenlymphome sind unter den hochmalignen Lymphomen zentroblastische, immunoblastische und lymphoblastische Lymphome. Unter den niedrigmalignen Lymphomen befinden sich vornehmlich Keimzentrumslymphome.

Der häufige Befall des Knochenmarks bei nodalen Lymphomen, insbesondere bei chronischen lymphoproliferativen Erkrankungen (ARBER et al. 1993), bedarf keiner besonderen Erörterung. Bemerkenswert ist allerdings, daß das zytologische Bild und teils auch der Malignitätsgrad bei einem Vergleich von Lymphknoten und Knochenmark des gleichen Falls oft nicht übereinstimmen (KLUIN et al. 1990).

Weichgewebslymphome

Extranodale Lymphome im Bindegewebe sind selten. Im Armed Forces Institute of Pathology in Washington wurden innerhalb eines Zeitraumes von 20 Jahren 75 Fälle beobachtet (LANHAM et al. 1989). In der Mayo-Klinik in Rochester fanden sich in 10 Jahren unter 7000 malignen Lymphomen 8 Fälle (TRAVIS et al. 1987), was wohl der allgemeinen Häufigkeit dieser Lymphome entsprechen dürfte. Oberschenkel, Brustwand und Arme sind die bevorzugten Manifestationsorte. Nach den Befunden von LANHAM et al. können mit Ausnahme des lymphoblastischen Lymphoms alle Typen der Non-Hodgkin-Lymphome vorkommen. Hochmaligne Lymphome herrschen vor. Meist sind die Tumoren noch lokalisiert und haben eine günstige Prognose.

Primäre maligne Lymphome in einem Postmastektomielymphödem sind selten. Bis 1990 waren nur 3 derartige Fälle beschrieben (WAXMAN et al. 1984; D'AMORE et al. 1990). Die Lymphome, in allen Fällen hochmaligne Tumoren, hatten sich 11, 16 bzw. 30 Jahre nach Mastektomie in den chronisch ödematösen Armen eingestellt. Verglichen mit der schlechten Prognose des Stewart-Treves-Syndrom ist die Prognose der Lymphome bei entsprechender Therapie relativ günstig.

Maligne Lymphome des zentralen Nervensystems

Die allgemeine Zunahme an Hirntumoren schließt offenbar auch die Zunahme primärer Hirnlymphome ein (GRANT u. ISAACSON 1992). Der zunehmende Anteil immunsupprimierter und HIV-infizierter Patienten mag eine Erklärung für diese Situation sein. Die primären Hirnlymphome sind vorwiegend hochmaligne und überwiegend B-Zell-Lymphome.

7.4 Tumormetastasen im Lymphknoten

Am Anfang der klinischen Differentialdiagnose von Lymphknotenerkrankungen stehen zunächst fast immer die Fragen: Sind die Lymphknotenveränderungen reaktiver Natur? Liegt ein malignes Lymphom vor oder handelt es sich um eine Tumormetastase? Diese Fragen lassen sich meist mit den konventionellen Methoden der Morphologie leicht beantworten. Bisweilen bedarf es jedoch zusätzlicher, vornehmlich immunhistochemischer, elektronenmikroskopischer oder auch molekularbiologischer Techniken. Einige Punkte zu diesem Themenbereich sollen im folgenden kurz erörtert werden.

Morphologischen Merkmale von Tumormetastasen

Tumormetastasen untergliedern sich, wie dies auch für die Primärtumoren gilt, in epitheliale und mesenchymale Tumoren. Eine Unterteilung in Metastasen mit der Morphologie eines Adeno- oder Plattenepithelkarzinoms, eines endokrinen Karzinoms, malignen Melanoms, eines Sarkoms oder Neuroblastoms stellt im allgemeinen kein diagnostisches Problem dar. Das Adenokarzinom ist meist drüsig strukturiert und zeigt oft eine mit der PAS-Färbung faßbare Schleimbildung. Das Bild der Metastasen gleicht in der Regel dem des Primärtumors. Es gibt bisweilen aber auch erhebliche Abweichungen. Während der Primärtumor drüsig strukturiert sein kann (z.B. intestinales Karzinom des Magens), kann die Metastase überwiegend aus Siegelringzellen bestehen. Das Neuroblastom kann beispielsweise als Primärtumor undifferenziert sein, die Metastase hingegen das Bild eines Ganglioneuroblastoms zeigen. Man kann aus den Metastasen also nicht in allen Fällen verläßlich auf die Differenzierung des Primärtumors schließen.

Mögliche Fehlinterpretationen histologischer Bilder

In seltenen Fällen kann das morphologische Bild eines LK Anlaß für Fehlinterpretation bieten. So können im LK heterotope Gewebsstrukturen vorkommen, die fälschlicherweise an Metastasen eines bösartigen Tumors denken lassen. Genannt seien heterotopes Schilddrüsen-, Speicheldrüsen-, Pankreas-, Brustdrüsengewebe, Endometrioseherde, Mesothelzysten oder Nävuszellnester. Schließlich ist es bisweilen schwierig bis unmöglich, kleinzellige Tumoren wie kleinzellige Karzinome, Neuroblastome, Rhabdomyosarkome oder Non-Hodgkin-Lymphome ohne Zusatzuntersuchungen zu typisieren. Probleme in der Abgrenzung zu Lymphomen ergeben sich bisweilen beim lymphoepithelialen Karzinom (Schmincke) und beim Merkel-Zellkarzinom. Erwähnt seinen auch die Siegelringzellenlymphome (s. Abb. 7.10.) – das sind niedrigmaligne B- oder T-Zell-Lymphome –, die sich mit der PAS-Färbung allerdings leicht von epithelialen Siegelringzellen abgrenzen lassen.

Indirekte Hinweisen auf neoplastischen Prozeß

Es gibt 3 bemerkenswerte Lymphknotenveränderungen, die als Hinweise darauf gewertet werden können, daß sich in der Umgebung des LK oder im Zuflußgebiet ein maligner Tumor befindet. Diese Veränderungen sind die vaskuläre Sinustransformation, die "sarcoid-like lesion" und die fokale Hämangiomatose dünnwandiger Blutgefäße des LK. Alle 3 Veränderungen wurden bereits besprochen (s. 7.2).

Metastasen und mögliche Rückschlüsse auf den Primärtumor

Mit der Diagnose Tumormetastase ist die Frage nach dem Primärsitz des Tumors eng verknüpft. Von klinischer Seite wird die Aussagekraft der Histologie allerdings oft überschätzt. In vielen Fällen ist das histologische Bild vieldeutig. Von vorrangiger Bedeutung sind Rückschlüsse auf die regionären Gegebenheiten. Dann folgen Kriterien der konventionellen Histologie und Zytologie. Damit kann man zumindest die in Betracht kommenden Primärtumoren einengen. Einen hohen diagnostischen Stellenwert haben heute immunhistochemische Untersuchungen an unfixierten oder fixierten Schnitten.

Wertigkeit der Immunhistochemie

Mit der Zahl der für die Immunhistochemie verfügbaren Antikörper nehmen Sicherheit und Aussagekraft in der Diagnostik der malignen Lymphome und der Tumormetastasen zu. So spricht beispielsweise ein positiver Amylasenachweis für die Metastase eines Speicheldrüsentumors, die Darstellung von Thyreoglobulin für einen Schilddrüsentumor, der immunhistochemische Nachweis von CEA oder CA 19-9 für einen epithelialen Tumor (z. B. Pankreaskarzinom). Auch gibt es typische, immunhistochemisch darstellbare Enzyme für das Prostatakarzinom (saure Prostataphosphatase, prostataspezifisches Antigen) oder für Seminome (alkalische Plazentaphosphatase). Erwähnt sei auch der

Nachweis von regulatorischen Polypeptiden bei endokrin differenzierten Tumoren. Hier ist es bisweilen aufgrund des gebildeten Hormons möglich, Rückschlüsse auf den möglichen Primärsitz des Tumors zu ziehen. So wird Bombesin bevorzugt in Bronchialkarzinoiden und kleinzelligen Bronchialkarzinomen gefunden, PPY bevorzugt bei Rektumkarzinoiden.

Maligne Melanome und ein Teil der Nävuszellnävi reagieren mit HMB45 positiv. Beim Angiomyolipom der Niere, bei dem wir eine positive Dopa-Oxydase-Reaktion fanden (KAISERLING et al. 1994), ist gleichfalls mit einer positiven HMB45-Reaktion zu rechnen. Lymphatische Tumoren exprimieren zu mehr als 95% das allgemeine Leukozytenantigen (LCA/CD45). Wichtige (paraffingängige) Antikörper in der Lymphomdiagnostik sind unter zahlreichen weiteren für T-Zellen UCHL1 (CD45RO), CD3, ßF1 (T-Zellrezeptorantigen) für B-Zellen 4KB5 (CD 45RA), L26 (CD20), für NK-Zellen Leu7 (CD57), für Hodgkin-Zellen Ber-H2 (CD30).

Tumoren, die früher als undifferenzierte Malignome bezeichnet wurden, lassen sich heute immunhistochemisch meist noch weiter typisieren. So spräche eine Expression für Keratin und EMA für einen epithelialen Tumor, eine Expression des Intermediärfilaments Vimentin hingegen für eine mesenchymale Neoplasie. Eine Koexpression von Vimentin und Keratin ist insbesondere bei Nierenzellkarzinomen, Mesotheliomen, synovialen Sarkomen und klarzelligen Karzinomen des Endometriums zu finden. Mit zunehmender Zahl an verfügbaren immunhistochemischen Verfahren wird allerdings auch ein zunehmend kritischer Umgang mit diesen Methoden erforderlich. Es gibt eine Fülle von Ausnahmen.

7.5 Lymphographische Kriterien

K.-H.G. MÜLLER

Für den Nachweis primär maligner Lymphome ist die Lymphknotenstruktur und -größe von maßgebender Bedeutung. Bei der Beurteilung des Lymphogramms lassen sich folgende Symptome feststellen:

1. Deutliche Vergrößerung der erkrankten Lymphknoten.
2. Abweichung im Bild der Kontrastspeicherung, die als netzförmig, blasig, großtropfig, verwaschen und zystisch beschrieben werden kann.
3. Wenig oder gering gestörte Passage des Kontrastmittels im Frühstadium. Dieser Befund ist differentialdiagnostisch gegenüber Tumormetastasen wichtig, da diese oft Störungen des Lymphabflusses hervorrufen.
4. Erst in den Spätstadien der Erkrankung ausgedehnte Zerstörung der Lymphknoten mit fehlender Speicherung des Kontrastmittels. In Spätstadien ist eine Differenzierung der malignen Lymphome gegenüber Metastasen meist nicht mehr möglich, zumal dann Passagestörungen auftreten.

7.5.1 Gutartige Lymphknotenveränderungen

Die Röntgenbefunde lassen sich in den Frühstadien einer Lymphknotenerkrankung bei malignen Lymphomen nur schwer von entzündlichen und reaktiven Veränderungen abgrenzen.

Im Gegensatz zu primären und sekundären Lymphknotenneoplasien ist die Lymphographie bei gutartigen Lymphknotenerkrankungen nicht indiziert. Aus dem Resultat ergeben sich keine therapeutischen Konsequenzen.

Die Kenntnis der lymphographischen Bilder ist aber aus differentialdiagnostischen Gründen von Bedeutung. Bei granulomatösen Entzündungen wie Tuberkulose und Sarkoidose können Speicherstrukturen ähnlich denen bei malignen Erkrankungen auftreten. Degenerative Veränderungen sind in der Metastasendiagnostik die häufigste Ursache der falsch-positiven Befunde und schränken die Möglichkeit einer Früherkennung erheblich ein.

Bei der reaktiven Hyperplasie zeigt das Lymphogramm eine gleichmäßige Lymphknotenvergrößerung mit scharfer und erhaltener Randkontur sowie harmonischer und regelmäßiger Anordnung der Kontrastmitteltropfen.

Bei der follikulären Hyperplasie können durch hyperplastische und zahlenmäßig vermehrte Sekundärfollikel kleine, gleichmäßig verteilte, rundliche oder ringförmige Defekte von 2–3 mm Durchmesser sichtbar sein (TJERNBERG 1962).

Die differentialdiagnostische Bedeutung der reaktiven Hyperplasie für die Onkologie liegt darin, daß bei ausgeprägter follikulärer Hyperplasie kleinste Metastasen überdeckt werden können, und daß Frühstadien maligner Lymphome von einer generalisiert auftretenden reaktiven Schwellung nicht abgrenzbar sind. Ob tatsächlich nur eine reaktive Hyperplasie vorliegt, läßt sich allein durch lymphographische Verlaufskontrollen entscheiden: Die reaktive Schwellung geht nach Ausschaltung der Reizquelle zurück. Neben den wichtigen Größenänderungen der Lymphknoten sind Änderungen der Speicherstruktur besonders auf den Kontrollen zu beachten.

Unabhängig von der Ätiologie zeigen die Lymphknoten bei der akuten Lymphadenitis ein ähnliches Bild wie bei der reaktiven Hyperplasie. Beteiligt sind bei lokalen Prozessen meist ein oder zwei benachbarte Lymphknotenstationen, bei hämatogener Entstehung und bei generalisierten systemartigen entzündlichen Erkrankungen oft alle Regionen.

Subakute und chronische Entzündungen (chronische Lymphadenitis) können alle Stadien von der ungleichmäßigen Verteilung unterschiedlich großer Kontrastmittelflecken mit relativ geringen Abweichungen vom Normalbild bis zur vollständigen Fibrosierung zeigen. Geringe Abweichungen vom Normalbild, aber auch stärkste Veränderungen mit ausgedehnter Fibrose werden oft in den Leistenlymphknoten, häufig nach Bagatellverletzungen oder Entzündungen der unteren Extremität, gesehen.

Die Lymphogramme bei entzündlichen Erkrankungen erlauben keine Rückschlüsse auf die Ätiologie. Differentialdiagnostisch ist bei stark aufgelockertem Speicherbild der Lymphknoten entzündlicher Erkrankungen besonders auf die Abgrenzung gegen Initialstadien maligner Lymphome zu achten. Entzündliche Zellinfiltrationen können grundsätzlich gleiches Aussehen haben wie die Auflockerungen durch maligne Zelleinlagerungen, z.B. bei chronischer Lymphadenose oder der Lymphogranulomatose.

Degenerative Veränderungen in Form von Fibrose und Lipomatose sind oft Folgezustände chronischer Entzündungen. Sie sind oft in den inguinalen, retrokruralen und axillären Lymphknoten nachweisbar, kommen aber auch iliakal und lumbal vor. Fibromatöse Umwandlungen des gesamten Lymphknotenzentrums lassen differentialdiagnostisch an Metastasen denken.

Die spezifischen Lymphknotenerkrankungen, die Tuberkulose und Sarkoidose, zeigen im Lymphogramm für sekundäre und primäre Lymphknotenneoplasien differentialdiagnostisch wichtige Kriterien. So ist bei der Tuberkulose bei marginalen und zentralen Speicherdefekten an Metastasen, bei der Sarkoidose eher an die Lymphogranulomatose zu denken. Eine eindeutige Trennung nach den lymphographischen Bildern ist nicht möglich.

Eine sichere Aussage über den benignen oder malignen Charakter der Veränderungen kann aber ohne Biopsie und ohne Verlaufskontrollen oft nicht gemacht werden.

7.5.2 Lymphogranulomatose

Die Lymphogranulomatose gehört zu den wichtigsten primären Neoplasien des Lymphsystems. Neben hochakuten Formen mit schneller Ausbreitung und raschem Tod finden sich lokalisierte Formen mit langen Überlebenszeiten. Für das Stadium I werden 5-Jahres-Heilungen von 64% bis 82% angegeben. Mit hohen Strahlendosen im Stadium I und II sind in 72% der Fälle 5-Jahres-Heilungen zu erreichen. Auch im Stadium III beträgt diese Zahl noch 40–50%.

Die lymphogene Ausbreitung über benachbarte Lymphknoten ist für den supradiaphragmalen Bereich seit langem bekannt. Mit der Lymphographie hat sich gezeigt, daß eine retroperitoneale Lymphknotenbeteiligung oft schon bei Erkrankungsbeginn besteht.

Der Morbus Hodgkin ist, bei negativem CT- und MR-Befund, eine Indikation zur Lymphographie. Entsprechend seiner Häufigkeit und klinischen Bedeutung ist er die häufigste lymphographisch untersuchte Erkrankung.

Merkmale des Lymphangiogramms (Abb. 7.22):
- Lumenunterschiede,
- Lymphgefäßverlagerungen,
- Störung der Lymphdynamik,
- Kollateralgefäße,
- Lymphgefäßabbrüche.

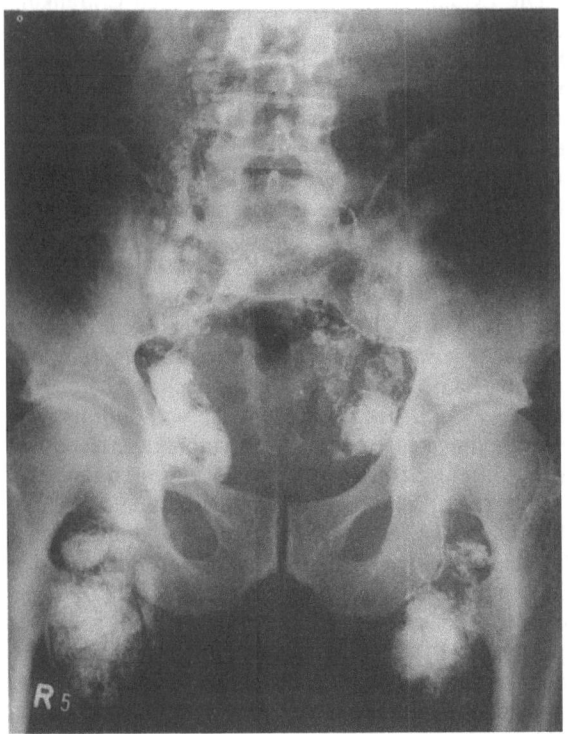

Abb. 7.22. Lymphangiogramm bei Lymphogranulomatose

Lumenänderungen an den Gefäßen werden nach WEISSLEDER et al. (1971) bereits bei Teilzerstörungen der Lymphknoten beobachtet und müssen als Anpassungsvorgänge an die erschwerte Durchströmung aufgefaßt werden. Lymphgefäßverlagerungen und bogiger Verlauf der Lymphgefäße sind Hinweise für eine stärkere Lymphknotenvergrößerung. Das oft noch normale Kaliber der Lymphgefäße bei pathologischen Lymphknoten wird auf eine fehlende Obstruktion der Marginalsinus zurückgeführt. Englumige Lymphgefäße sind ein wichtiges Unterscheidungsmerkmal bei Morbus Hodgkin gegenüber anderen malignen Lymphomen (WILJASALO 1969). Neben einseitigen Umgehungskreisläufen werden auch Kollateralverbindungen zur Gegenseite getroffen.

Merkmale des Lymphadenogramms (Abb. 7.23):
- Speicherdefekte,
- Konturunterbrechungen,
- Kontrastmittelanreicherung: kleinfleckig – grobfleckig – streifig – netzförmig – blasig – schaumig,
- Lymphknotenvergrößerungen, vollständige Lymphknotenzerstörung.

Frühstadien des Morbus Hodgkin sind wie der histologische Befund schwer zu diagnostizieren. Hier können Bilder als unspezifisches Vorstadium eine lymphatische Hyperplasie vortäuschen. Die Lymphknoten sind noch normal groß oder etwas vergrößert, ihre Form ist erhalten, die Sinus abgrenzbar. Typisch für die Lymphogranulomatose ist das oft gleichzeitige Auftreten verschiedener Speicherbilder. Weiterhin charakteristisch ist, daß alle Stadien des Lymphknotenbefalls, von der reaktiven Hyperplasie bis zur vollständigen Zerstörung, in einer Lymphknotenregion vorkommen können.

RUETTIMANN (1969) unterscheidet neben einem blasenähnlichen Aussehen der Lymphknoten verwaschene grobfleckige Speicherstrukturen sowie lakunenartige Auflockerungen. Die lakunenartige Auflockerung zeigt eine unregelmäßige Verteilung von unterschiedlich großen Speicherdefekten, die meist zentral liegen. Die verwaschene Speicherstruktur kommt durch eine unterschiedliche Verteilung von Lymphknoten- und Tumorgewebe zustande. Es entsteht eine inhomogene Fleckung. Die Kontrastmittelschollen sind unscharf begrenzt, zentral und randständig gelegen und können untereinander konfluieren. Durch zunehmende Tumorausdehnung wird das intakte Lymphknotengewebe in die Peripherie gedrängt, so daß schließlich nur noch hier Kontrastmittel gespeichert wird. Die Lymphknotenkonturen sind gut abgrenzbar.

Eine blasige und schaumige Kontrastmittelspeicherung ist ein Hauptmerkmal des Morbus Hodgkin.

7.5.3 Immunoblastisches Lymphom

Neben dem Morbus Hodgkin ist das immunoblastische Lymphom (nach alter Nomenklatur weitgehend dem Reticulosarkom entsprechend) die häufigste maligne Erkrankung des lymphoretikulären Systems. Der Altersgipfel liegt bei 70–75 Jahren ohne bedeutende Geschlechtsverteilung.

Merkmale des Lymphangiogramms (Abb. 7.24):
- Lumenunterschiede,
- Störungen der Lymphdynamik,
- Lymphgefäßverlagerungen.

Lymphgefäßveränderungen treten nach RUETTIMANN und DEL BUONO (1964) nur im Spätstadium der Lymphknotenzerstörung auf. Ebenso sind Abflußblockaden nur in fortgeschrittenen Stadien der Erkrankung, meist nur bei generalisiertem Befall, zu finden. Demgegenüber treten als Folge der obligaten Lymphknotenvergrößerung persistierende Gefäßfüllungen und Gefäßverlagerungen häufiger auf.

Merkmale des Lymphadenogramms:
- Lymphknotenvergrößerungen,
- Kontrastmittelanreicherung: fleckig – schollig – streifig,
- Speicherdefekte.

Für das immunoblastische Lymphom gibt es keine artspezifischen lymphographischen Strukturveränderungen. Die Kontrastmittelspeicherung in den Lymphknoten kann fleckig, krümelig, teilweise netzartig, schollig, aber auch horizontalstreifig sein. Das kontrastmittelspeichernde Gewebe kann bis auf kleine Reste zurückgedrängt sein. Runde, scharfbegrenzte Kontrastmittelaussparungen, die an Lymphknotenmetastasen erinnern, wurden von RUETTIMANN und DEL BUONO (1964) beschrieben.

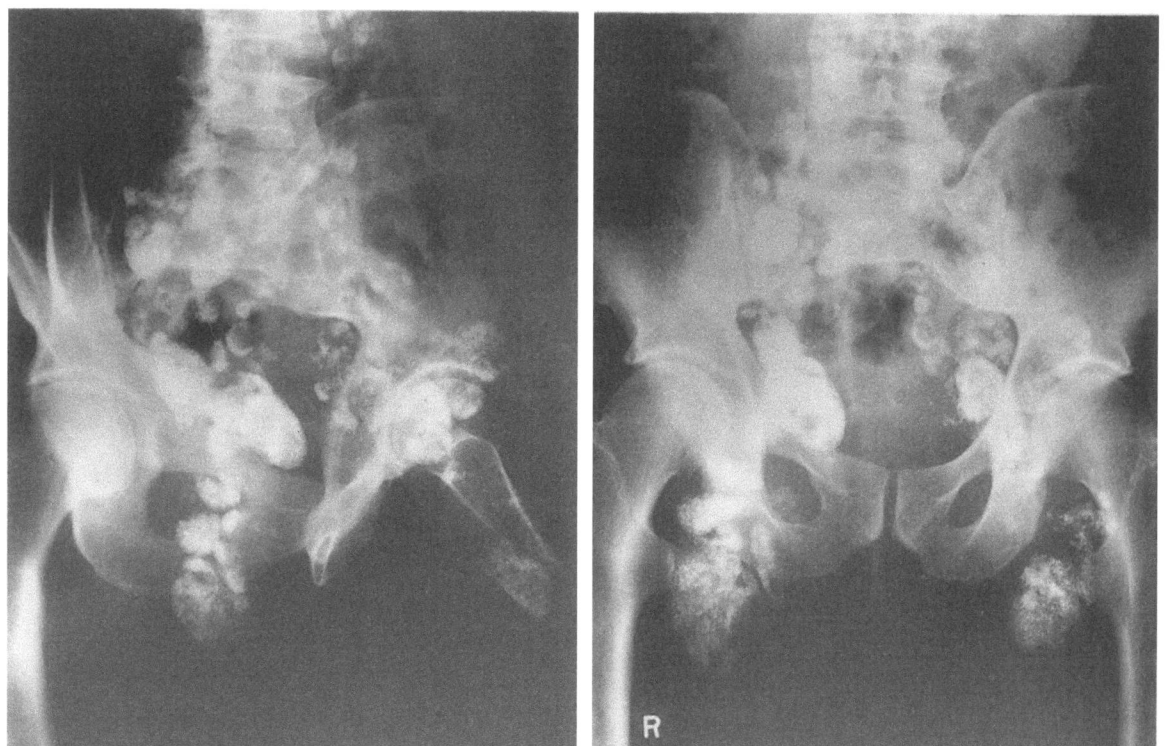

a

b

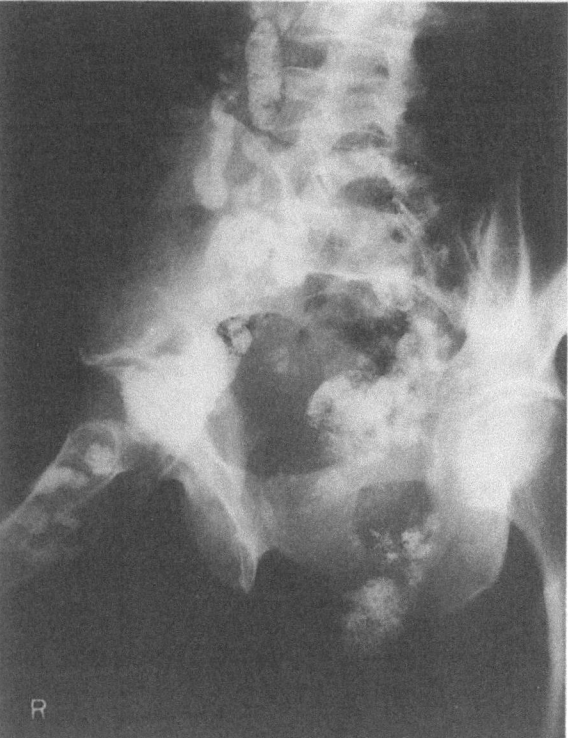

c

Abb. 7.23a-c. Lymphogranulomatose: Lymphadenogramm in den Standardpositionen mit typischer lakunenartiger Struk-turauflockerung in den vergrößerten Lymphknoten

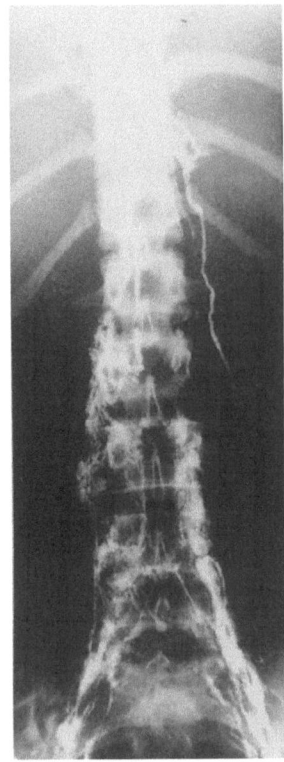 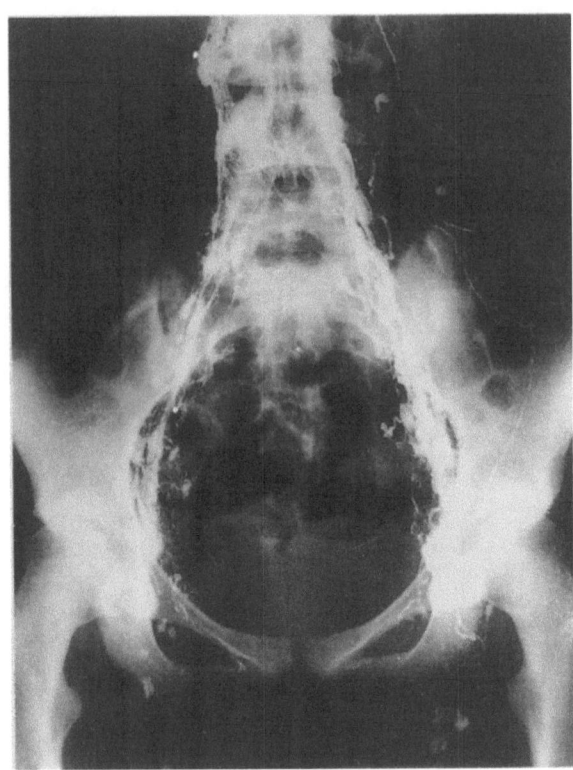

a   b

Abb. 7.24a,b. Immunoblastisches Lymphom mit ausgeprägtem Umgehungskreislauf. Weitgehende Zerstörung der Lymphknoten

7.5.4 Zentroblastisches Lymphom

Das zentroblastische Lymphom, welches früher die Bezeichnung Lymphosarkom trug, zeigt im Gegensatz zur Lymphogranulomatose infolge der diffusen Proliferation lymphoider Sarkomzellen eine Zerstörung der normalen Struktur. Das Krankheitsbild verläuft in der Regel schubweise. Bereits die lokalisierte Form des zentroblastischen Lymphoms stellt bei negativem CT- und MR-Befund eine Indikation zur Lymphographie dar.

Merkmale des Lymphangiogramms (Abb. 7.25):

- Lumenunterschiede,
- Kollateralgefäße,
- Lymphgefäßverlagerungen.

Im Frühstadium ist die Transportfunktion nicht wesentlich gestört. Bei stärkeren Lymphknotenvergrößerungen kann es zu Verdrängung einzelner Lymphbahnen kommen. Außerdem kommt es zur Ausbildung von Kollateralgefäßen.

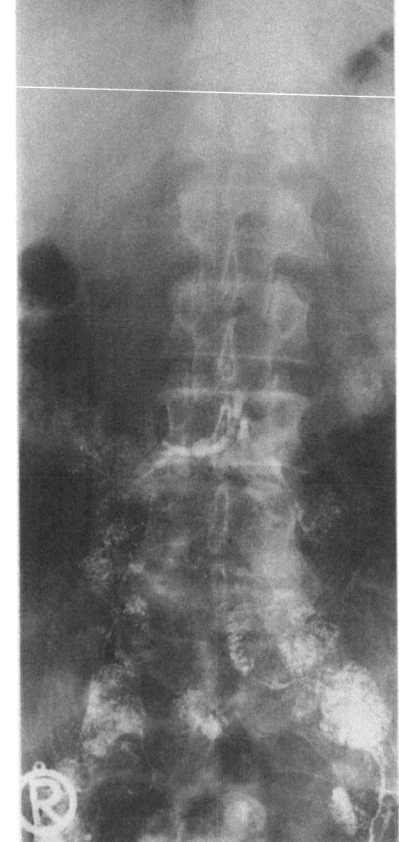

Abb. 7.25. Lymphangiographie bei zentroblastischem Lymphom: Prävertebral in Projektion auf den 3. Lendenwirbel finden sich Lymphbahnektasien

Merkmale des Lymphadenogramms (Abb. 7.26):
- Lymphknotenvergrößerungen,
- Kontrastmittelspeicherung: fleckförmig – blasig – streifig,
- Speicherdefekte.

Pathologische Speicherstrukturen finden sich sowohl in normal großen als auch vergrößerten Lymphknoten. Im frühen Stadium der Erkrankung sind die Lymphknoten meist nur mäßig vergrößert. Die Randsinus sind erhalten. Neben fein- und grobfleckigem Speichermuster finden sich häufig quer oder schräg zur Längsachse verlaufende Kontrastmitteleinlagerungen.

Ein differentialdiagnostisches Kriterium gegenüber anderen malignen Lymphomen besteht in den vorzugsweise uniformen Strukturveränderungen befallener Lymphknoten.

7.5.5 Chronische lymphatische Leukämie

Leukämien sind primär generalisierte Erkrankungen. Das äußere Erscheinungsbild ist gekennzeichnet durch meist generalisiert auftretende Lymphknotenvergrößerungen.

Merkmale des Lymphangiogramms:
- Lumenunterschiede,
- Störungen der Lymphdynamik,
- Lymphgefäßverlagerungen.

Die Veränderungen des Lymphgefäßsystems beschränken sich meist auf eine mäßige Rarefizierung der Lymphgefäße bei fortgeschrittenen Fällen und Auftreten einzelner Kollateralgefäße bei Teilblockierung des Lymphstroms durch Verlegung der Lymphsinus (WEISSLEDER u. BAUMEISTER 1966). Auch bei erheblicher Lymphknotenvergrößerung mit ausgedehnten speicherfreien Zonen fehlt eine totale Lymphblockade.

Merkmale des Lymphadenogramms (Abb. 7.27):
- Lymphknotenvergrößerungen meist generalisiert,
- Kontrastmittelanreicherung: grobfleckig – schollig – streifig,
- Speicherdefekte,
- Konturunterbrechungen.

Abb. 7.26a,b. Lymphadenogramm bei zentroblastischem Lymphom: Füllungsdefekte in den Lymphknoten, z. T. strähnig, bandförmig

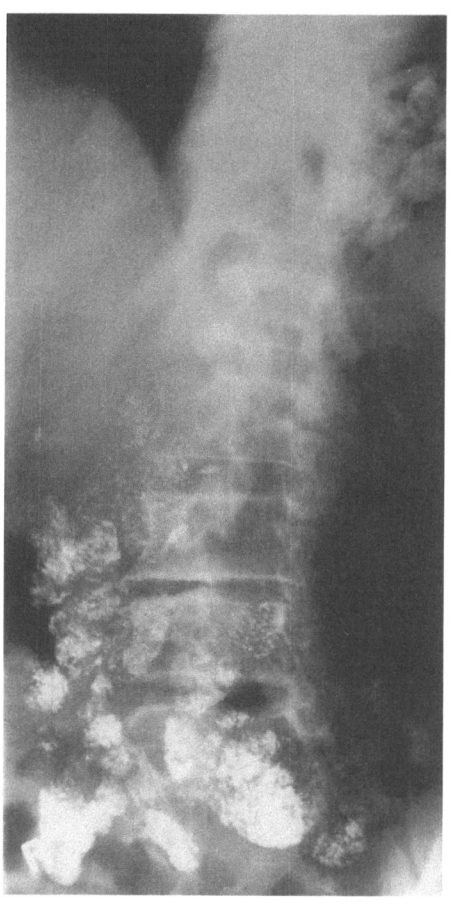
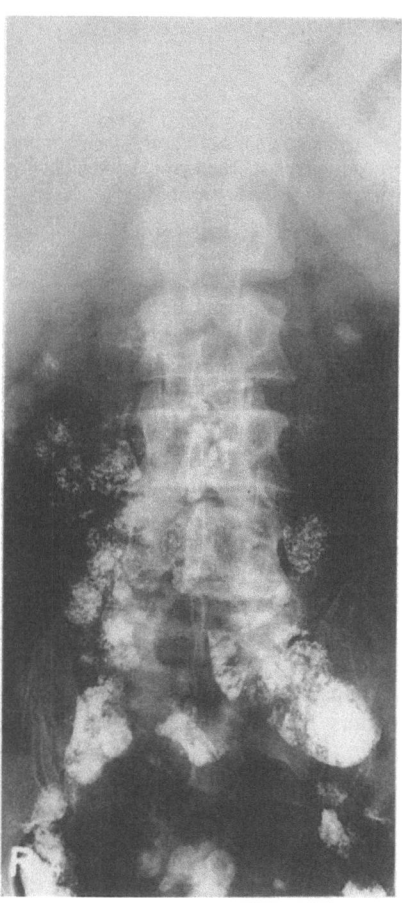

a   b

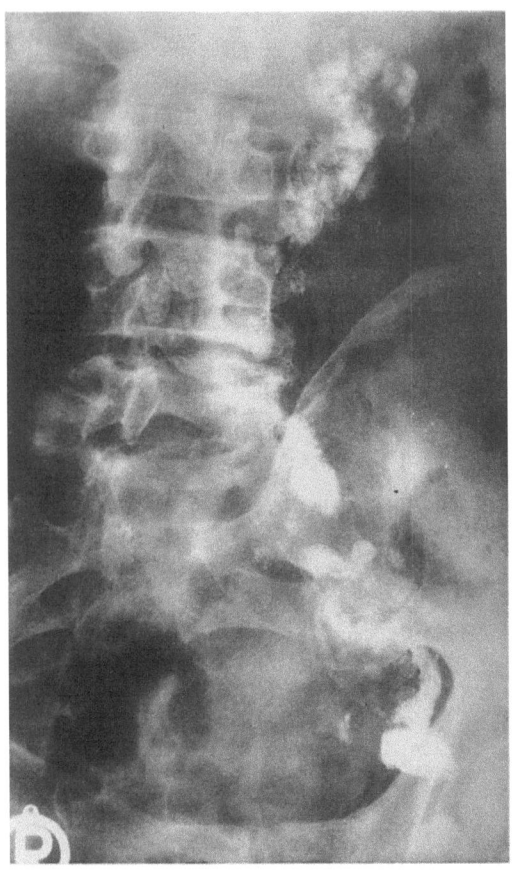

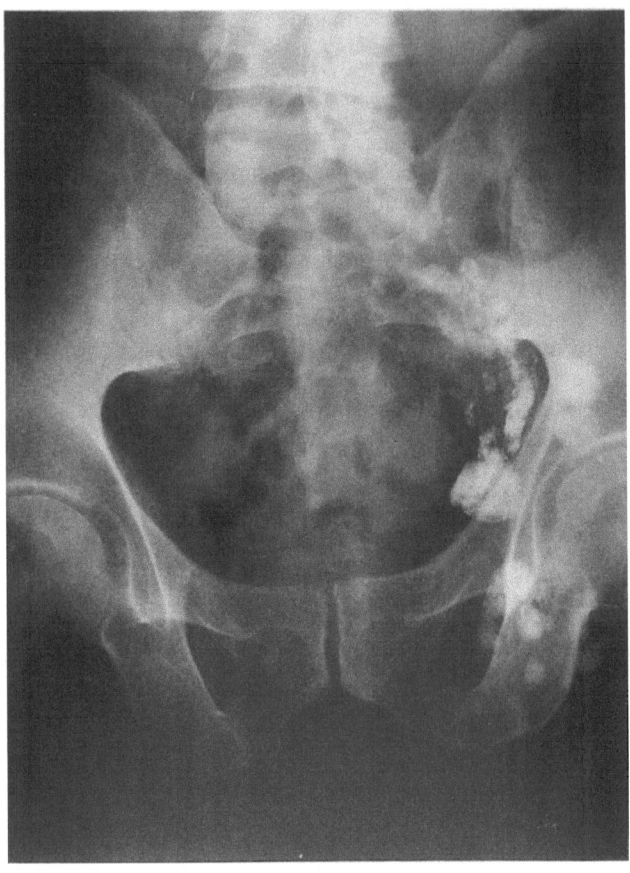

a

b

△

Abb. 7.27a,b. Lymphadenogramm bei chronischer lymphatischer Leukämie: große hyperplastische Lymphknoten ohne wesentliche Speicherdefekte

Abb. 7.28. Vergrößerte Lymphknoten mit erhaltenen Konturen bei chronischer lymphatischer Leukämie im Leberhilus

▽

Ein Hauptmerkmal der chronischen lymphatischen Leukämie sind mäßig bis extrem vergrößerte Lymphknoten von rundlicher oder ovaler Gestalt (Abb. 7.28). Faustgroße retroperitoneale Lymphknotenkonglomerate sind keine Seltenheit und können deshalb als lymphographisches Hinweissymptom angesehen werden. Die Kontrastmittelanreicherung in den Lymphknoten ist grobfleckig und schollig, das Speicherbild insgesamt aufgelockert. Neben einer fleckförmigen Kontrastmittelspeicherung sind in einzelnen Lymphknoten feine quer- und schrägverlaufende Kontrastmittelbänder zu erkennen (RUETTIMANN u. DEL BUONO 1964). Die Kontrastunterbrechungen der marginalen Sinus nehmen mit der Erkrankungsdauer zu. Konturunterbrechungen treten besonders häufig bei extrem vergrößerten Lymphknoten auf.

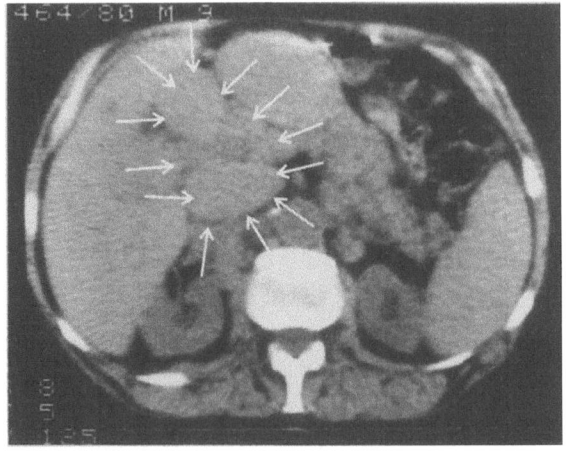

7.5.6 Zentroblastisch-zentrozytisches Lymphom

Bei dem zentroblastisch-zentrozytischen Lymphom (großfollikuläres Lymphoblastom, Morbus Brill-Symmers) handelt es sich um eine chronische, langsam fortschreitende, zur Generalisation neigende Erkrankung des lymphatischen Systems.

Merkmale des Lymphangiogramms:
- Lumenunterschiede,
- Störungen der Lymphdynamik,
- Lymphgefäßverlagerungen.

Neben den geschlängelt verlaufenden Lymphgefäßen sind z. T. auch etwas erweiterte Lymphgefäße sowie Kollateralgefäße und Abflußstörungen zu finden. Signifikante Unterschiede gegenüber der chronischen lymphatischen Leukämie bestehen nicht.

Merkmale des Lymphadenogramms:
- Lymphknotenvergrößerungen,
- Kontrastmittelspeicherungen vorwiegend fleckförmig,
- Speicherdefekte.

Das lymphographische Bild ist beim zentroblastisch-zentrozytischen Lymphom nicht einheitlich. Lymphographisches Hauptmerkmal ist die Vergrößerung der Lymphknoten. RUETTIMANN und DEL BUONO (1964) beobachteten das Nebeneinander von ausgedehnten speicherfreien Zonen und einer grobfleckigen und netzförmigen Speicherstruktur. Größere Speicherdefekte gehören ebenfalls zum Bild des zentroblastisch-zentrozytischen Lymphoms.

7.5.7 Tumormetastasen

Bei den Tumormetastasen (Abb. 7.29–7.31) lassen sich frühe Zellbesiedlungen nur mikroskopisch erkennen. Marginale Füllungsdefekte oder Lakunenbildungen sind röntgenologisch früh erfaßbar, wobei eine Drehkonstanz der Defekte auf den Röntgenaufnahmen gefordert wird. Die Begrenzung der Füllungsdefekte ist meist unregelmäßig und unscharf. Das solitäre Auftreten von Füllungsdefekten kann differentialdiagnostische Schwierigkeiten gegenüber degenerativen Veränderungen bereiten, so daß als Beweis für eine Malignommetastasierung in die Lymphknoten das Auftreten zahlreicher Füllungsdefekte in benachbarten Lymphknoten und Lymphstationen angesehen wird.

Ein wichtiges indirektes Zeichen der Metastasierung ist die Lymphabflußstörung im Sinne eines Lymphblockes. Die Auffüllung von Kollateralbahnen und Verdrängungserscheinungen sind neben einer Erweiterung der peripheren Lymphgefäße typisch.

In fortgeschrittenen Fällen wird die lymphographische Diagnose der Tumormetastasierung keine Schwierigkeiten bereiten. In den Frühstadien ist eine differentialdiagnostische Abgrenzung gegen Lipomatose und Fibrose sowie andere entzündliche und lymphoblastöse Erkrankungen sehr schwierig.

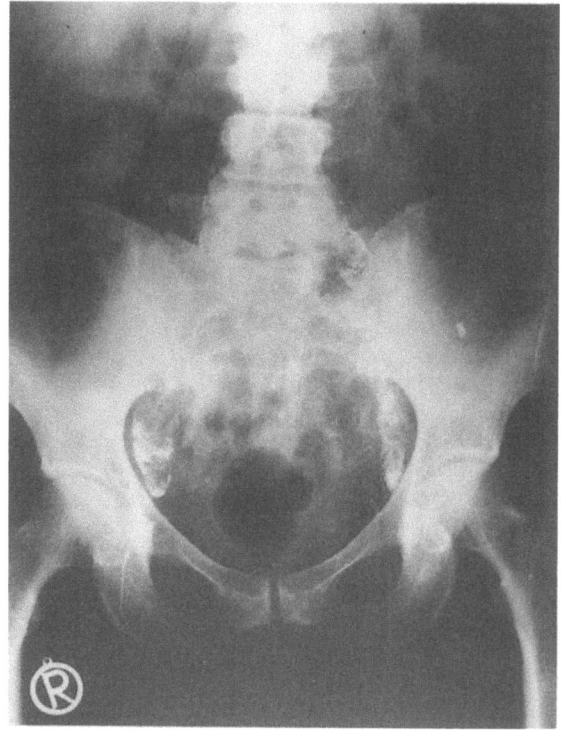

Abb. 7.29. Spinozelluläres Karzinom der rechten Leiste. Ausgeprägte Metastasierung auch zur Gegenseite; die präsakralen Lymphknoten (*links*) zeigen große randständige Defekte

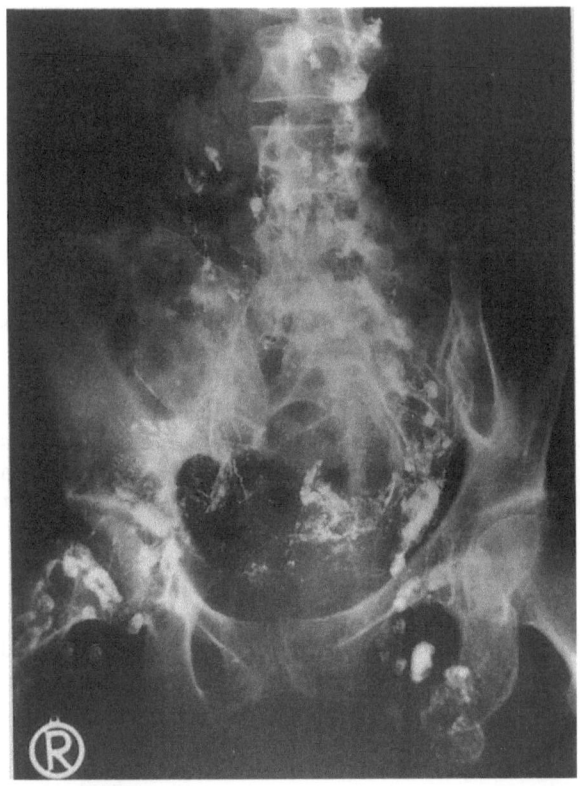

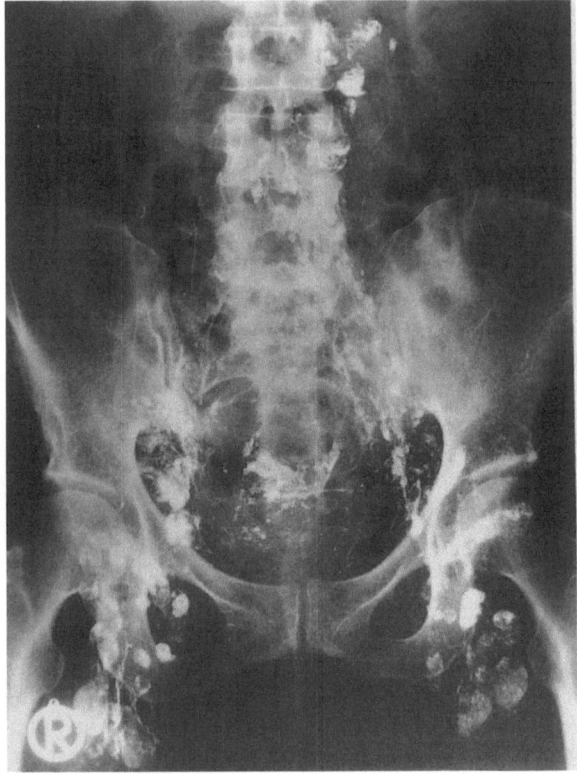

a   b

Abb. 7.30a-c. Metastasen bei einem Portiokarzinom: Die Aufnahmen in den Standardpositionen zeigen drehkonstante Defekte in fast allen Lymphknoten

Abb. 7.31. Metastase eines Vulvakarzinoms mit Zerfallsbezir-
ken in Lymphknoten der linken Leiste

c

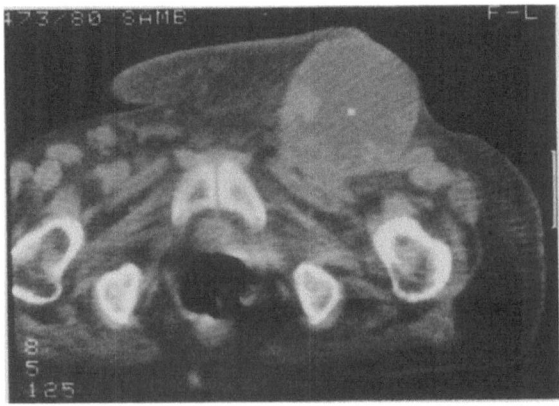

8 Sonographische Untesuchungen bei Fehlbildungen und Erkrankungen des Lymphsystems

M. GEBEL

Mit Hilfe der verschiedenen sonographischen Methoden lassen sich heute die Lymphgefäßgebiete der Kopf- und Halsweichteile, des vorderen und hinteren Mediastinums, des Abdominal- und Retroperitonealraums, des kleinen Beckens, des Magen-Darm-Trakts und der Extremitäten untersuchen. Der apparative Aufwand für die Diagnostik dieser Körperregionen ist sehr unterschiedlich (s. 4.2.3, s. unten). Bei der Vielzahl der zur Verfügung stehenden diagnostischen Methoden müssen daher die Ergebnisse der Sonographie in den einzelnen Teilbereichen auch entsprechende therapeutische Konsequenzen erwarten lassen, um den zusätzlichen apparativen Aufwand zu rechtfertigen.

Die normalen Lymphgefäße und Lymphknoten können auch mit hochauflösenden Ultraschallsonden noch nicht regelhaft dargestellt werden, (BAATENBURG DE JONG et al. 1988; BJOERK u. LEVEN 1990; ERWIN et al. 1986; GEBEL et al. 1986). Jedoch gelingt es immer häufiger, normale Lymphknoten der oberflächlich gelegenen Lymphknotenstationen abzubilden (Abb. 8.1). Aplasien und Hypoplasien der Lymphbahnen können nicht erkannt werden. Erst Veränderungen der Lymphknoten bei lymphatischer Hyperplasie, chronischer oder akuter Lymphadenitis und bei Metastasierung

führen zu einer Änderung des Echobinnenmusters und damit zu ihrer Entdeckung. Obwohl sonographisch Größe, Form und Echomuster pathologischer Lymphknoten beurteilt werden können, ist eine sichere Dignitäts- und Artdiagnostik der Veränderungen nicht möglich. Hinweise für potentielle Malignität von Lymphknoten sind geringere Schallschwächung als bei benignen Lymphknoten (Schwächungskoeffizient 1,3 dB/cm vs. 2,5 dB/cm) (HELZEL 1984), Abrundung der Lymphknoten mit Unterschreitung des Quotienten aus Dicke und Länge von 0,5 (HOLM et al. 1972; TAYLOR et al. 1988), abhängig von der Lokalisation Lymphknotendicke über 0,5–0,9 mm (TOHNOSU et al. 1989). Allerdings besteht keine enge Korrelation zwischen Lymphknotengröße und metastatischem Befall (KONDO et al. 1990), wohl aber zwischen Quotienten aus Dicke und Länge und Tumorlast (TAYLOR et al. 1988; BAATENBURG DE JONG et al. 1988; BJOERK u. LEVEU 1990; BROCKMANN et al. 1985; ERWIN et al. 1986; GEBEL 1983; HAJEK et al. 1986).

Unter Berücksichtigung der Klinik und des Verteilungsmusters der veränderten Lymphknoten können zwar Hinweise auf mögliche Krankheitsursachen gegeben werden. Diese bleiben jedoch spekulativ und müssen morphologisch oder serologisch abgeklärt, zumindest aber durch Verlaufskontrolle beobachtet werden.

8.1 Halsweichteile

Technische Voraussetzungen

Für die sonographische Diagnostik des Lymphsystems des Halses sind in Deutschland apparative Mindestanforderungen zu erfüllen (RICHTLINIEN 1993). Danach sollen für die Halsweichteildiagnostik Ultraschallfrequenzen von mindestens 5 MHz verwendet werden. Der Bereich bester Auflösung (Fokusbereich) soll in 1,5–2,5 cm Gewebetiefe liegen. Zur Erfüllung dieser Voraussetzungen muß bei nicht speziell für diese Anwendungen entwickelten Ultraschallapplikatoren eine Vorlaufstrecke vorgeschaltet werden, um den Sendefokus in den gewünschten Bereich zu plazieren. Da Vorlaufstrecken jedoch Auflösung, Bildgeometrie und Eindringtiefe erheblich beeinträchtigen können, sollten gewebeäquivalente Kunststoffe als Vorlaufstrecke bevorzugt werden (ALZEN et al. 1985).

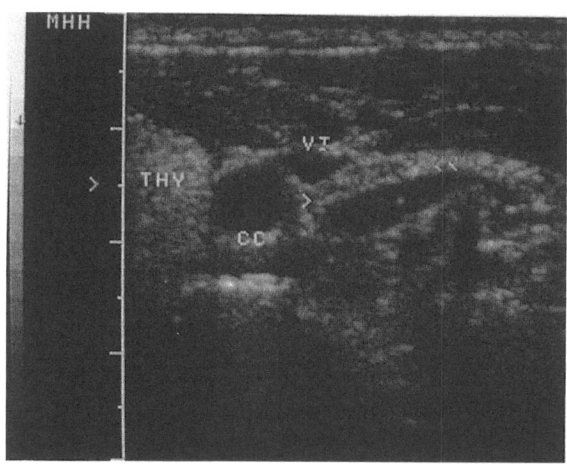

Abb. 8.1. Darstellung eines normalen Lymphknotens (durch Marker gekennzeichnet)an der hinteren Wand der V. jugularis interna *(VI)*. Die Sinus sind schmächtig, im Gegensatz zu dem breiten Markreflex. Die Schilddrüse *(THY)* zeigt ein helles Reflexmuster. *CC* A. carotis communis. Querschnitt der linken Halsregion)

Indikation

Mit Hilfe der Sonographie können Lymphknoten der Halsweichteile ab einer Dicke von 3 mm dargestellt werden. Die Sonographie ist damit der Palpation, bei der Lymphknoten ab einer Größe von 8–12 mm gerade getastet werden können (SALO et al. 1964), überlegen. Darüber hinaus können sonographisch auch retropharyngeale Lymphknoten erfaßt werden, die der Palpation nicht zugänglich sind (BRUNETON et al. 1988; HAJEK et al. 1986). Die Sonographie der Halsweichteile ist daher indiziert bei allen durch Palpation nicht zu klärenden Befunden und beim Staging und bei der Nachsorge von Tumoren der Kopf- und Halsweichteile (BROCKMANN et al. 1985; BRUNETON et al. 1984; HAELS et al. 1986; HAJEK et al. 1986).

Lagerung und Untersuchungsgang

Die Untersuchung des Patienten wird am zweckmäßigsten in Rückenlage mit leichter Hyperextension des Kopfes durchgeführt. Allgemeine Kontraindikationen der Hyperextensionslagerung wie Arrosionen des Dens axis bei Erkrankungen aus dem rheumatischen Formenkreis, Vertebralisinsuffizienz und sensitiver Karotissinus sind zu beachten.

Retroaurikuläre und nuchale Lymphknoten werden besser im Sitzen untersucht. Die Lymphknotenstationen werden üblicherweise in Querschnittsebenen von der präaurikulären Region bis zur oberen Thoraxapertur kontinuierlich abgetastet. Diese Schnittebenen werden je nach Erfordernissen um parallel gegeneinander verschobene Längsschnittebenen ergänzt, so daß jeder Bereich in mindestens 2 Ebenen abgebildet wird.

Besondere Aufmerksamkeit ist den retropharyngealen, supraklavikulären und den unter dem Ansatz des M. sternocleidomastoideus gelegenen Lymphknoten zu schenken, da sie teils schwer tastbar sind und/oder bei der "neck dissection" nicht entfernt werden. Die oberen Lymphknoten der tiefen jugularen Kette sind bevorzugt von Metastasen von Neubildungen der Zunge, des Larynx, Pharynx und der Schilddrüse betroffen, etwas seltener die mittleren Anteile der perijugulären Kette, gefolgt von der posterioren hinter dem M. sternocleidomastoideus gelegenen. Infiltrationen der Parotis, der Muskulatur und der Gefäße sind recht zuverläßig erkennbar.

Befunde

Normale Lymphknoten des Halsbereiches sind für gewöhnlich nicht darstellbar. Bei Verwendung von Ultraschallgeräten der höchsten Leistungsklasse ("Computer-Sonographie", 7–10 MHz) lassen sich aber zunehmend auch normale flache Lymphknoten entdecken (Abb. 8.1). Andernfalls sind Lymphknoten erst erkennbar, wenn sie ein echoärmeres Muster als ihre Umgebung und eine Dicke von mehr als 2–3 mm aufweisen. Sie sind dann auch gut von den Speicheldrüsen und

der normalen Schilddrüse zu unterscheiden, welche ein gleichmäßiges, helles, dichtes Echomuster zeigen.

Palpable kleine zervikale und nuchale Lymphknoten bei vernarbender, chronischer unspezifischer Lymphadenitis lassen sich als längsovale Gebilde mit gleichmäßigem, gegenüber der Umgebung leicht dunklerem Strukturmuster der Rinde bei zentralem, bandartig längsverlaufendem hellerem Marksinus darstellen ("Sandwich"-Bild, Abb. 8.2). Bei unspezifischer Lymphadenitis bzw. lymphatischer Hyperplasie bei viralen Erkrankungen (z.B. Mononukleose, Zytomegalie) erscheinen die Lymphknoten strukturärmer als bei der chronischen vernarbenden Lymphadenitis (Abb. 8.3).

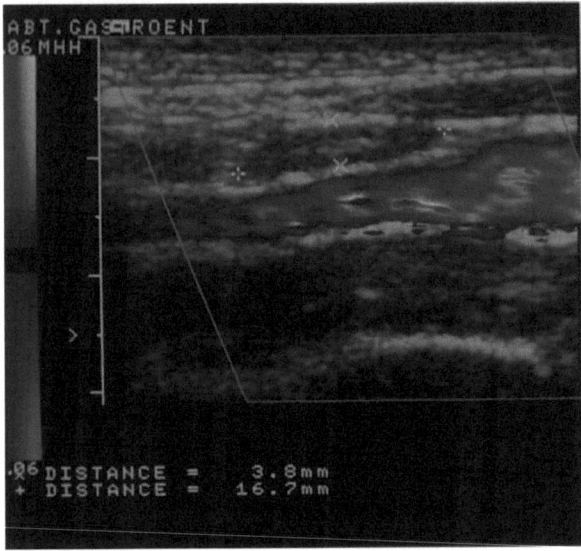

Abb. 8.2. Längsschnitt eines leicht vergrößerten, auf der A. carotis externa (*rot,* Farbdopplerbild) gelegenen Lymphknotens (durch Marker gekennzeichnet) bei lymphatischer Hyperplasie in Folge eines Virusinfekts

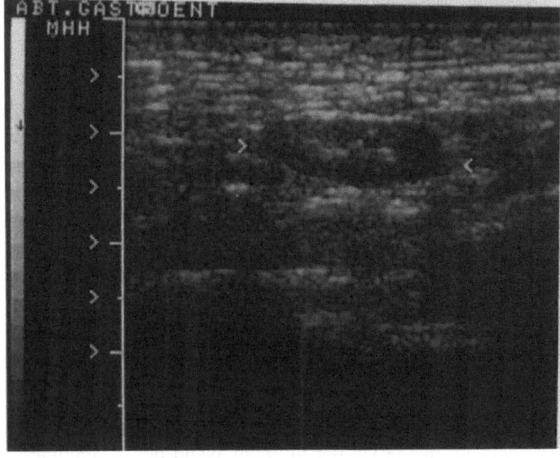

Abb. 8.3. Längsschnitt eines Lymphknotens (Lymphadenitis bei Thyreoiditis Quervain). LK geschwollen, leicht abgerundet, aber Sinus und Mark erhalten

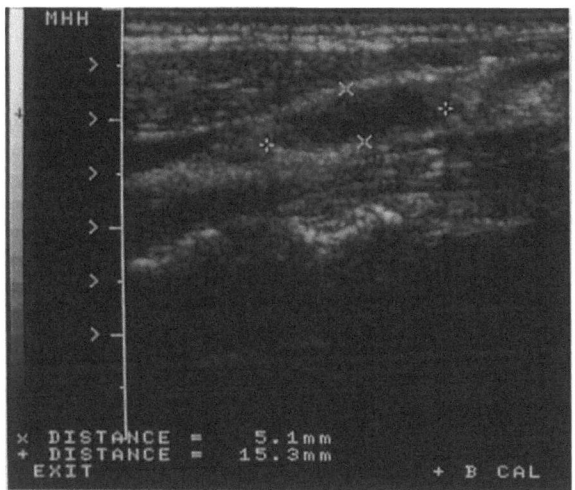

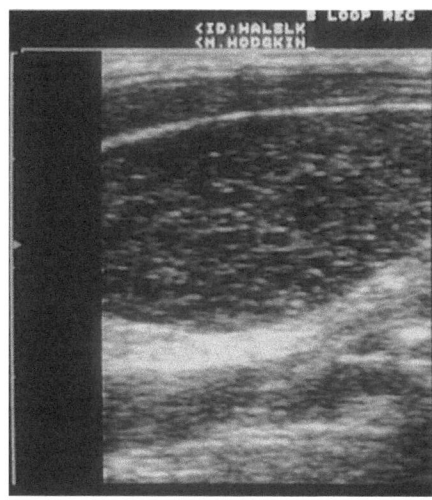

Abb. 8.4. Längschnitt eines Lymphknotens bei eitriger Lymphadenitis nach Fehlplazierung eines Venenkatheters in die V. jugularis. Kleine Nekrosen, Markreflexe nicht mehr erhalten

Abb. 8.5. Stark vergrößerter Lymphknoten mit ungleichmäßigem, insgesamt im Vergleich zur Muskulatur dunklerem Grundmuster bei Non-Hodgkin-Lymphom

Dabei können die einzelnen Lymphknoten mitunter nicht mehr voneinander abgegrenzt werden. Bei akuter eitriger Lymphadenitis stellen sich die betroffenen Lymphknoten sehr echoarm dar, wobei das Echomuster noch gleichmäßig verteilt ist. In der Farbdopplersonographie läßt sich die inflammatorisch verstärkte Durchblutung nachweisen (s. Abb. 4.16).

Einschmelzungen oder Nekrosen in den Lymphknoten führen zur Abrundung der Noduli, unregelmäßigem Echomuster und Ausbildung eines oder mehrerer echofreier oder echoreicher Areale mit Aufhebung der "Sandwich"-Struktur (Abb. 8.4), die Kolliquations- bzw. Koagulationsnekrosen entsprechen. Lymphknoten mit Metastasen sind häufiger abgerundet und zeigen ein echoarmes und mehr oder weniger unregelmäßiges Echobinnenmuster mit Verdrängung des Marksinus. Non-Hodgkin-Lymphome führen eher zu strukturarmen Lymphomen als epitheliale Tumoren (BEYER et al. 1982) (Abb. 8.5) und zeigen eine gesteigerte Durchblutung (Abb. 8.6). Lymphknoten der Jugulariskette über 9 mm und der Submandibular- und Submentalregion über 7 mm Dicke werden als verdächtig angesehen (SAKAI et al. 1988).

Differentialdiagnostische Schwierigkeiten bei der Lymphomdiagnostik ergeben sich in der Regel nicht. Der links am Trachealrand verlaufende, dorsal der Schilddrüse gelegene Ösophagus (Abb. 8.7) kann durch typische Konfiguration und Lage kaum mit einem pathologischen Lymphknoten verwechselt werden. Infiltrativ wachsende Tonsillentumoren (Abb. 8.8), Speicheldrüsentumoren oder Glomustumoren (Abb. 8.9) können durch typische Lagebeziehungen bzw. typische hohe Vaskularisation von Lymphknotentumoren unterschieden werden. Die laterale Halszyste, sofern sie nicht schon palpatorisch erkannt wird, stellt sich als sonographisch echoleeres, gelegentlich

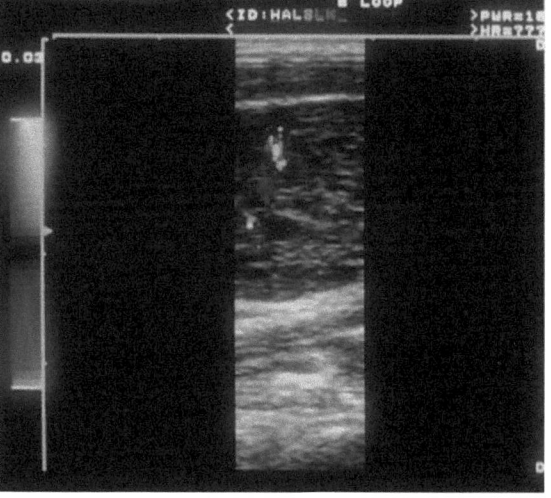

Abb. 8.6. Derselbe Lymphknoten wie in Abb. 8.5. Die Farbdopplersonographie zeigt die starke Zunahme der Gefäße und der Durchblutung. Arterielle Gefäße mit hohem Fluß und verbreitertem Spektrum (*rot-gelb-türkis*), zahlreiche Venen mit vergleichsweise niedriger Flußgeschwindigkeit (*dunkelblau*)

von Pseudosepten durchzogenes, flüßigkeitshaltiges, auf dem M. sternocleidomastoideus oberhalb der Schilddrüse gelegenes Gebilde dar (Abb. 8.10). Durch mediane Lage ist die Zyste des Ductus thyreoglossus von der lateralen Halszyste abzugrenzen. Am Hals sehr seltene Lymphzysten bzw. zystische Lymphangiome wären differentialdiagnostisch von diesen abzugrenzen. Solide Lymphangiome sind von anderen soliden Tumoren nicht zu unterscheiden. Thrombosen der V. jugula-

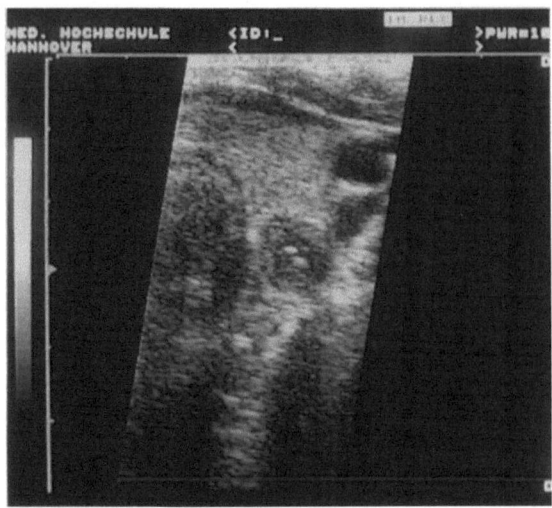

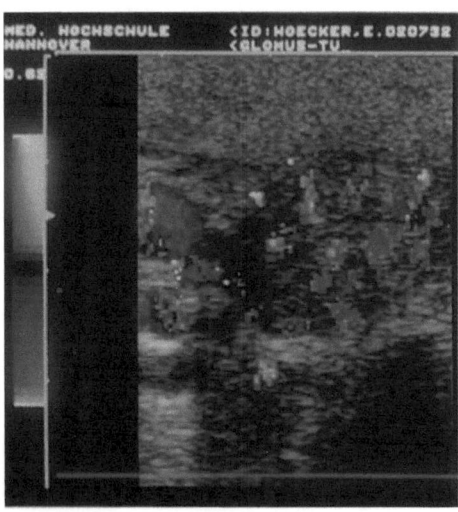

Abb. 8.7. Querschnitt der linken Halsregion. Linker Schilddrüsen lappen mit hellem Reflexmuster leicht von der Umgebung zu differenzieren. Am linken Schilddrüsenrand A. carotis communis, quergeschnitten. Dorsal des Schilddrüsenlappens kokardenähnliche Struktur mit zentralen Echos durch kleine Luftbläschen: kein Lymphom, Querschnitt des links der Trachea verlaufenden Ösophagus

Abb. 8.9. Längsschnitt über der Parotis (helles Reflexmuster) mit Darstellung eines hochgradig vaskularisierten Tumors (Glomustumor) an der Karotisgabel. A. carotis externa und interna am linken Tumorrand

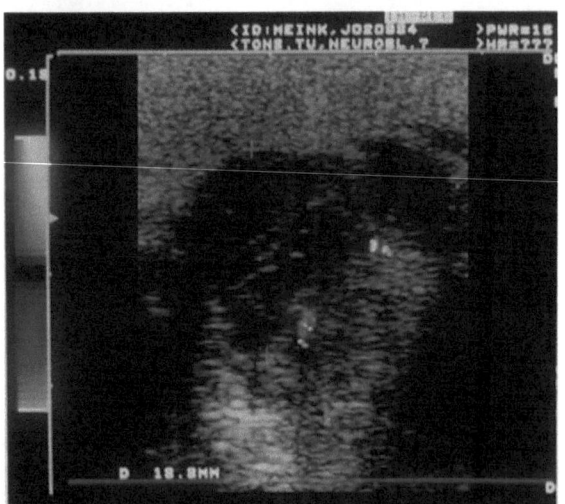

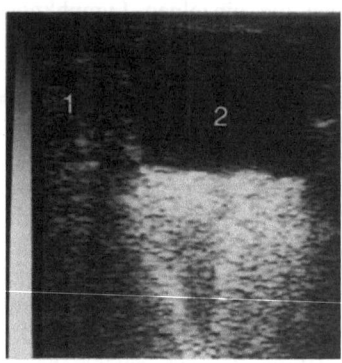

Abb. 8.10. Querschnitt durch eine oberflächlich vor dem M. sternocleidomastoideus gelegene laterale Halszyste (2). Starke Schallverstärkung hinter der Zyste (*1* Trachea)

Abb. 8.8. Längsschnitt der Parotis (helles Reflexmuster) mit Einbruch eines Tonsillenkarzinoms (echoarmer polyzyklischer Tumor), das vermehrte Vaskularisation im Farbdoppler aufweist

Wertung

ris interna (Abb. 8.11) und Hämatome nach Verletzung der V. jugularis externa nach iatroger Fehlplazierung von zentralen Venenkathetern können gelegentlich wegen der erheblichen Lymphknotenschwellungen differentialdiagnostische Schwierigkeiten bei Patienten mit malignen Grundleiden verursachen.

Die Sonographie gibt Größe und Grad der aktuellen Reaktion der Lymphknoten in der Halsregion wieder. Auch wenn durch Art und Verteilung der pathologischen Lymphknoten unter Berücksichtigung der Klinik der sonographische Befund richtig interpretiert werden kann, ist aufgrund des sonographischen Bildes allein weder eine sichere Dignitäts- noch Artdiagnose möglich. In Studien, die präoperative Ultraschallbefunde der Halsregion mit dem operativen und histologischen Befund verglichen, konnten einige morphometrische Kriterien herausgearbeitet werden. Für eine maligne Lymphknotenvergrößerung sprechen danach eine Dicke von mehr als 9 mm im Bereich der V. jugularis

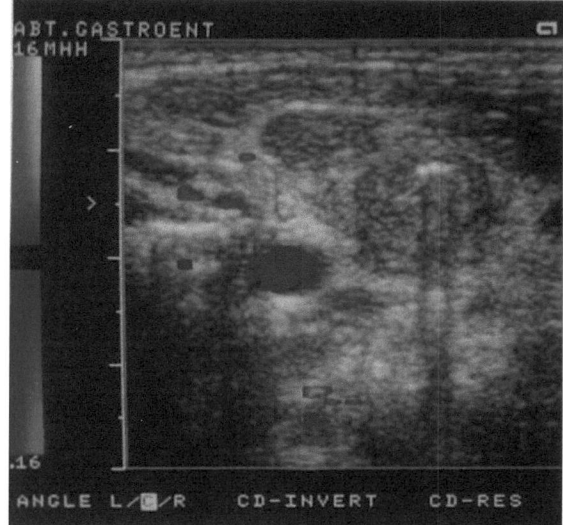

Abb. 8.11. Querschnitt der linken Haslregion. Thrombose der linken V. jugularis interna mit geschichtetem Thrombus und Gasblasen mit Schattenwurf im Bereich des okkludierten Lumens. A. carotis communis *(blau)* im Querschnitt. Der V. jugularis sitzt ein geschwollener Lymphknoten mit Verlust des Markreflexes auf (eitrige Lymphadenitis)

interna und mehr als 7 mm im Bereich der submandibulären Lymphknotenkette (SAKAI et al. 1988), ein Quotient aus Dicke und Länge des Lymphknotens von mehr als 0,5 bei einer Länge von mehr als 10 mm (TOHNOSU et al. 1989).

Bei Anwendung dieser Kriterien wurden bei bis zu 95% der als maligne angesehenen Lymphknoten und bei bis zu 5% der als unauffällig betrachteten Lymphknoten histologisch Metastasen gefunden. Das Echomuster der Lymphknoten erwies sich aber als unzuverlässiger Parameter, da herdförmige Strukturstörungen und Einschmelzungen bei eitriger Lymphadentis, Tuberkulose und Katzenkratzkrankheit beobachtet werden.

Trotz dieser Einschränkungen wird die Sonographie für das Staging von Kopf-Hals-Tumoren als Methode der Wahl angesehen. Prospektive Studien belegen, daß die Sonographie beim Staging von Kopf-Hals-Tumoren mit einer Sensitivität und Spezifität von bis zu 90% gegenüber der Palpation, Computertomographie und Kernspintomographie besser abschneidet (HAELS et al. 1986; LEICHER-DUEBER et al. 1990; MAGNUSSON et al. 1982; VAN OVERHAGEN et al. 1991). Die diagnostische Ausbeute wird durch die ultraschallgeleitete Punktion noch erhöht (BAATENBURG DE JONG et al. 1988; TIKKAKOSKI et al. 1991; VAN DES BREKEL et al. 1991; VAN OVERHAGEN et al. 1991). Welchen Beitrag die Farbdopplersonographie für die Differentialdiagnose von peripheren Lymphknotenvergrößerungen leistet, bleibt bei noch widersprüchlichen Befunden abzuwarten (BJOCRK u. LEVEN 1990; MAJER et al. 1988;

TSCHAMMLES et al. 1991). Sie hat allerdings bereits jetzt eine Bedeutung zur Abgrenzung von Lymphknotenvergrößerungen von hochvaskularisierten primären Tumoren der Halsregion.

Durch die präoperative Stagingsonographie wurde in bis zur Hälfte der Fälle ein gezielteres operatives Vorgehen induziert. Es konnte auch Inoperabilität durch den Nachweis von Gefäß- oder Organinfiltration zuverlässig angezeigt (BRUNETON et al. 1984; HAJEK et al. 1986) werden.

8.2 Extremitäten

Die apparativen Voraussetzungen für die Untersuchung der Extremitäten entsprechen denen kleiner Organe (RICHTLINIEN 1993). Da primäre Erkrankungen der Lymphwege der Extremitäten, bei denen sonographisch wertvolle Befunde zu erwarten wären, die mit anderen Methoden nicht erhoben werden könnten, selten sind, haben sich noch keine speziellen Indikationen für den Einsatz der Sonographie herausgeschält. Nachweisbar sind Lymphödeme und tumoröse Verlegung der Lymphbahnen, die gegen vaskuläre Ursachen eines Odems abgegrenzt werden können.

Primäre Tumoren des Lymphgefäßsystems müssen differentialdiagnostisch je nach Lokalisation gegen andere Tumoren der benachbarten Strukturen wie Fibro- oder Leiomyosarkome, Hämangioendotheliome, Kaposi-Sarkome, Neurinome und Schwannome abgegrenzt werden.

Die Untersuchung peripherer Lymphknoten beim Staging des Mammakarzinoms in der Axillär- und Pektoralregion und der Leiste beim Staging von Genitaltumoren ergibt vergleichbar gute Ergebnisse wie die der Halsregion (BROCKMANN et al. 1985; MUSTONEN et al. 1990; PAMILO et al. 1989; POSKITT et al. 1985). Die Bedeutung der Farbdopplersonographie für die Differentialdiagnose läßt sich noch nicht einschätzen BJOERK u. LEVEN 1990; MAJER et al. 1988). Besondere Bedeutung hat die Sonographie für das Staging des malignen Melanoms erlangt. Wohl bedingt durch die auffällige Strukturarmut der oberflächlich in den lokalen Lymphabflußgebieten gelegenen Lymphknotenmetastasen werden annähernd doppelt soviel maligne Lymphknoten aufgedeckt wie mit der Palpation. Die Treffsicherheit der Sonographie erreicht mit 97% ein wesentlich höheres Niveau als bei Metastasen anderer Histogenese (LOEHNERT et al. 1988). Für das Staging des Primärtumors selbst sind sehr hohe Ultraschallfrequenzen (20–40 MHz) erforderlich.

8.3 Thorax und Mediastinum

Technische Grundlagen

Die sonographische Untersuchung des Lymphgefäßsystems des Thorax gehörte bis vor kurzem nicht zu
den Routineuntersuchungen. Die akustischen und anatomischen Voraussetzungen des Thorax und seiner Organe lassen zunächst die Möglichkeit der sonographischen Untersuchung nicht erwarten.

Der knöcherne Anteil des Thorax und die belüftete
Lunge verhindern das Eindringen der Ultraschallwellen von außen und damit die Darstellung der ante-
rioren und posterioren Mediastinallymphknoten. Allerdings wurden in Einzelfällen durch die echokardio-
graphische Untersuchung parakardiale Tumoren aufgedeckt (DELORME et al. 1992). Dies erscheint auch
nicht verwunderlich, da bei der echokardiographischen
Untersuchungstechnik auch einzelne Stationen der tracheobronchialen und anteromediastinalen Lymphbahnen erfaßt werden. Bei großen Tumoren des vorderen Mediastinums eignet sich auch die transkutane Sonographie zur primären Diagnostik und Verlaufskontrolle, da lufthaltige Lungenabschnitte seitlich durch
den Tumor verdrängt werden und somit ein akustisches
Fenster im paramedianen Interkostalraum eröffnet wird
(WERNECKE et al. 1991).

Mittlerweile wurden spezielle Ultraschallapplikatoren für die Endosonographie entwickelt (BLECK et
al. 1992b). An die Spitze handelsüblicher Endoskope
werden dabei kleine hochauflösende Applikatoren (7,5
–12 MHz) angebracht, deren Verdrahtung für die
Steuerungs- und Verstärkerelektronik entweder an-
stelle der Fiberoptik durch das Endoskop oder unter
Erhaltung der optischen Kontrolle innerhalb des Instru-
ments in einem separatem Kanal nach außen geführt
wird. Am weitesten verbreitet sind Instrumente mit 2
in einer Vorlaufstrecke um 360° rotierenden Einzelkri-
stallen an der Spitze des Endoskops (Olympus GF/JF
EUM 3, EUM 20). Dabei wird in einer senkrecht
zur Endoskopachse stehenden Ebene ein 360°-Bild erzeugt. Neuerdings wurden elektronische Ultraschallen-
doskope entwickelt, bei denen ein kleines Linear-Array
(Toshiba/Machida EPE-703 FL) oder Convex-Array
(Pentax/Hitachi FG-UA32) seitlich in den Endoskop-
mantel an der Instrumentenspitze eingelassen ist. Diese
Geräte gestatten nur ein kleines akustisches Fenster,
haben aber den Vorteil, auch endoskopische Farbdopp-
leruntersuchungen zu ermöglichen (GEBEL et al. 1990;
LANGE et al. 1990).

Indikationen und Kontraindikationen

Die Endosonographie ist eine invasive Untersuchung.
Voraussetzungen sind Kooperationsfähigkeit des Patienten, erhaltener Schluck- und Hustenreflex (Erstick-
ungs- und Aspirationsgefahr), Fehlen höhergradiger
Stenosen (Perforationsgefahr) und normale respiratorische und kardiale Leistungsfähigkeit (Hypoxie, Herz-
rhythmusstörungen). Bei höhergradiger Ösophagus-

stenose, die mit dem Instrument nicht passiert werden
kann, bleibt das N-Staging unvollständig. Die Endosonographie stellt heute die Methode der Wahl zum Staging des T- und N-Stadiums des Ösophagus-, kardia-
und Magenkarzinoms dar (RÖSCH u. CLASSEN 1992).

Befunde

Mit den genannten Instrumenten lassen sich tra-
cheale, bronchotracheale, posteromediastinale und
paraösophageale Lymphknoten ab 3 mm Größe darstellen (Abb. 8.12). Die Darstellungsrate von Lymphknoten über 10 mm beträgt 93%, Zwischen 5 und 9 mm
53% und unter 5 mm ca. 1% (SUGIMACHI et al. 1990).
Die Zahl der auffindbaren Lymphknoten scheint sich
durch die orale Verabreichung einer Flüssigkeit vom
Typ einer Öl-in-Wasser-Emulsion noch verbessern zu
lassen (AIBE et al. 1986).

Trotz der Anwendung hoher Ultraschallfrequenzen ließen sich bis heute keine sicheren Kriterien zur
Unterscheidung von benignen und malignen Lymphknotenvergrößerungen beschreiben. Die Wahrscheinlichkeit des Vorliegens von Lymphknotenmetastasen
steigt mit der Zahl, Größe, Abrundung und dem Nachweis herdförmiger Strukturstörungen der darstellbaren
Lymphknoten.

Wertung

Die Treffsicherheit der Endosonographie für das N-
Stadium des Ösophagus- und Magenkarzinoms erreicht 74–89%, wobei elektronische Scanner Vorteile
gegenüber den mechanischen Scannern zu haben schei-

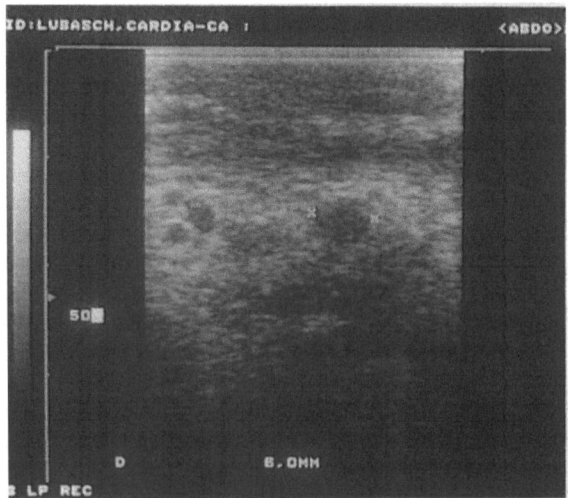

Abb. 8.12. Endosonogramm der Kardia (Längsschnitt,
Linear-Array) mit Darstellung von unregelmäßig verdickten
Wandschichten der Schleimhaut und parakardialen rundlichen
Lymphknoten von 2–6 mm, von denen sich nur einer als
maligne erwies

nen (LANGE et al. 1992; RÖSCH u. CLASSEN 1992). Im Vergleich zu den anderen bildgebenden Verfahren liegt der Wert der Endosonographie in erster Linie in der Diagnose des T-Stadiums und erst in zweiter Linie in der Diagnose des N-Stadiums. Die Endosonographie stellt gegenwärtig das sicherste Verfahren zur Vorhersage der Operabilität eines Ösophagus- und Magenkarzinoms dar.

Für das N-Staging des Bronchialkarzinoms werden ebenfalls gute Ergebnisse berichtet (KOBAYASHI et al. 1988; KONDO et al. 1990). Da aus anatomischen Gründen die rechten oberen Mediastinalabschnitte nur eingeschränkt beurteilbar sind, erreicht die Endosonographie für diese Fragestellung nur eine Sensitivität von 53% bei einer Spezifität von 97%. Auch bei Weiterentwicklung und Verfeinerung dieser neuen Technik werden bronchopulmonale Lymphknoten wegen der Überlagerung durch lufthaltiges Lungengewebe nicht beurteilt werden können.

8.4 Abdomen

Technische Voraussetzungen

Die sonographische Diagnostik des abdominalen Lymphgefäßsystems setzt in Deutschland apparative Mindestanforderungen voraus (RICHTLINIEN 1993). Für eine optimale Untersuchung sind die kombinierte Verwendung von Sektor- und Linear- oder Convex-array-Sonden besonders vorteilhaft, da sich die Bildgebung und Schallfeldeigenschaften dieser Sonden sinnvoll ergänzen. Durch die am Abdomen notwendige große Eindringtiefe des Ultraschallfeldes von 10–15 cm können wegen der frequenzabhängigen Schallschwächung nur Ultraschallfrequenzen von 3–5 MHz eingesetzt werden.

Indikationen

Da die Sonographie eine technisch einfach durchzuführende, nebenwirkungsfreie, jederzeit wiederholbare und kontrastmittelunabhängige Untersuchungsmethode ist, kann auch die Indikation für diese Untersuchung weit gestellt werden. Engere Indikationen stellen die Stadieneinteilung von malignen Systemerkrankungen und metastasierenden Tumoren und deren Verlaufskontrolle einschließlich der Beurteilung von Organbeteiligungen und Erfassung von Komplikationen dar (ANTONMATTEI 1980; AOZASA et al. 1985; BEYER et al. 1982; BRANSCHNO et al. 1977; FILLY et al. 1976; GEORG u. SCHMESK 1990; MAGNUSSON et al. 1982; MILLER et al. 1980; PRIMES et al. 1986; SUBRAMANYAM et al. 1985; TIKKAKOSKI et al. 1991; ZEMAN et al. 1985).

Kontraindikationen

Kontraindikationen bestehen nicht. In sehr seltenen Fällen können Allergien gegen das Kontaktgel auftreten (4 von 88000 Patienten im eigenen Krankengut).

Offene Wunden sollten durch sterile Folien abgedeckt werden. In diesen speziellen Fällen empfiehlt sich die Verwendung von sterilem Gel oder hautverträglichen Sprühdesinfektionsmitteln zur Ankopplung der Schallsonden.

Die Qualität der abdominalen Lymphknotensonographie kann hochgradig beeinträchtigt sein, wenn vor der Sonographie eine Gastroskopie, Rekto-, Sigmoido- oder Koloskopie oder radiologische Kontrastmitteluntersuchungen mit Bariumsulfataufschwemmungen des Magen-Darm-Trakts stattgefunden haben. Bei allen genannten Untersuchungen wird vermehrt Luft in den Gastrointestinaltrakt eingebracht, die die Untersuchungsqualität erheblich herabsetzen kann. Bariumsulfatsuspensionen binden kleine Luftblasen, die über mehrere Tage durch das Kontrastmittel stabilisiert werden können. Eine Sonographie sollte in diesem Fall daher erst durchgeführt werden, wenn der Stuhlgang wieder seine normale Farbe angenommen hat.

Vorbereitung

Generell ist eine spezielle Vorbereitung des Patienten für die Sonographie des abdominellen Lymphgefäßsystems nicht erforderlich. Die Untersuchungsbedingungen können sich beim morgendlich nüchternen Patienten verbessern und in den ersten 2 Stunden nach Nahrungsaufnahme vorübergehend verschlechtern. Die Abbildungsqualität der retrogastralen und peripankreatischen Region kann durch Flüßigkeitszufuhr und Verwendung potenter Entschäumer (z.B. 15 ml SAB simplex) verbessert werden.

Lagerung

Der Patient wird in Rückenlage untersucht. Ein Umlagerung oder spezielle Lagerung wird nur in Ausnahmefällen notwendig sein. Eine gute Blasenfüllung ist für die Untersuchung der weiblichen Genitalorgane unumgänglich, für die Beurteilung der iliakalen Lymphknoten jedoch in vielen Fällen nicht notwendig.

Untersuchungsgang

Die Sonographie gestattet als Untersuchungsmethode mit schnellem Bildaufbau eine kontinuierliche Abtastung des Abdomens. Wegen des hohen Informationsgehalts ist es für einen flüssigen Untersuchungsgang zweckmäßig, den Schallkopf zunächst in Querschnittsebenen von den diaphragmalen Herzanteilen bis zur Symphyse mit wechselnden Angulierungen von kranial nach kaudal zu führen. Die Querschnittsebenen werden ergänzt durch systematische Abtastung in Längsschnittebenen von der Medianlinie zur rechten und linken hinteren Axillarlinie unter wechselnder Angulierung des Applikators und unter Ausnutzung der Zwischenrippenräume. Für die Übersichtsuntersuchung empfiehlt sich die Verwendung einer Convex-array-

Sonde, während für die subdiaphragmalen Regionen, die retrokruralen und pankreatikoduodenalen Lymphknoten sowie die iliakalen Lymphbahnen und Lymphknoten des kleinen Beckens Sektorapplikatoren geeigneter erscheinen. Grundsätzlich sollte immer ein kompletter Organstatus erhoben werden, um Komplikationen und Organbeteiligungen zu erfassen.

Befunde

Lymphgefäße

Wegen ihres verhältnismäßig großen Kalibers können von den Lymphgefäßen des Bauchraums in Einzelfällen die Trunci lumbales et intestinales und die Cisterna chyli sonographisch abgebildet werden (HELZEL 1984). Sie können in Höhe des 2.-3. Lendenwirbels dorsal der V. cava als gewundene, flüssigkeitshaltige, gefäßartige Struktur kurzstreckig verfolgt werden (Abb. 8.13 und 8.14). Allerdings handelt es sich nicht um die Abbildung physiologischer Zustände, vielmehr deuten diese Befunde auf eine Abflußstörung oder Verlegung des Ductus thoracicus nach Bestrahlung, operativen Eingriffen oder durch Tumorinfiltration hin (VERBANCK et al. 1988). Zystische Erweiterungen der Lymphbahnen durch Lymphzysten und zystische Lymphangiome stellen sich sonographisch als echofreie flüssigkeitshaltige Gebilde ohne erkennbare Organbeziehungen dar. Am häufigsten sind die Lymphzysten retropankreatisch in der Mesenterialwurzel lokalisiert (SCHMIDT u. HEYDER 1985) (Abb. 8.15).

Aus sonographischer Sicht ergeben sich differentialdiagnostische Schwierigkeiten bei der Abgrenzung zu atypisch gelegenen Pankreaszysten und zu sterilen mesenterialen alten Pankreasabszessen. Kennzeich-

nend bei der ultraschallgezielten Aspiration des Inhalts der mesenterialen Lymphzysten ist die Aspiration von chylöser Lymphe und die rasche Wiederauffüllung der Gebilde nach Punktion innerhalb von Minuten bis wenigen Stunden. Lymphzysten des Truncus lumbalis können bernsteinfarbene Flüssigkeit enthalten.

Lymphzysten können auch in Organen auftreten (DAMASCELLI, et al. 1984; GEBEL et al. 1986b; WALLNÖFER et al. 1974). Bekannt sind Lymphzysten bei portaler Hypertension auf der Leberoberfläche bei Leberzirrhose, die sich sonographisch gelegentlich als kleinste Zysten an der Organkapsel erfassen lassen.

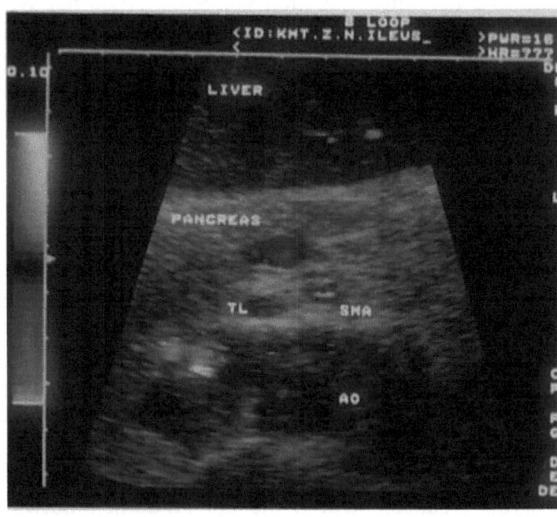

Abb. 8.14. Querschnitt des erweiterten Tractus intestinalis (*TL*). V. mesenterica superior (*blau*), A. mesenterica superior (*hellrot*)

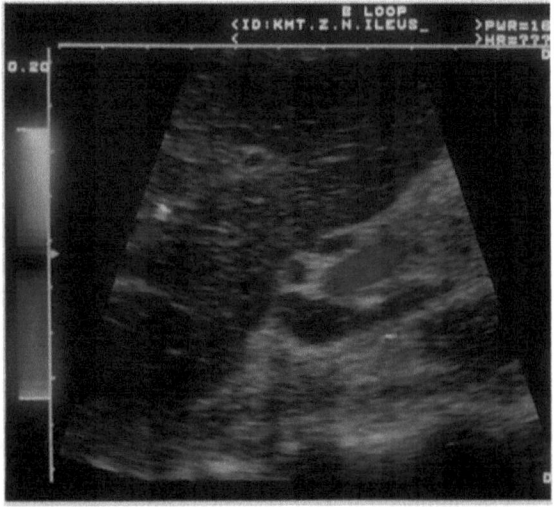

Abb. 8.13. Längsschnitt der Cisterna chyli (echoarmes gefäßartiges Gebilde) dorsal der V. portae bzw. V. lienalis und des Pankreas. Zustand nach Knochenmarktransplantation und Mediastinalbestrahlung

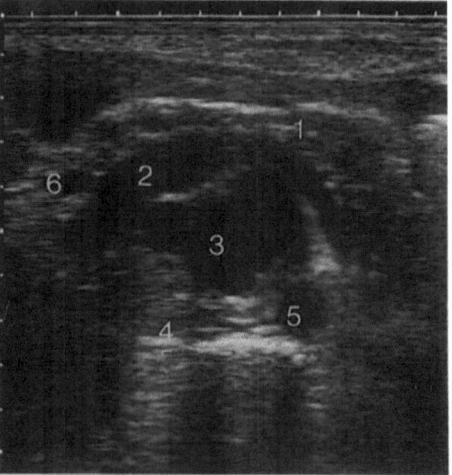

Abb. 8.15. Querschnitt des Pankreas *1* das angehoben ist durch eine Lymphzyste bzw. zystisches Lymphangiom des Truncus intestinalis (*3*). (*2* V. lienalis, *4* V. cava, *5* Aorta, *6* Ductus choledochus)

In der Folge chirurgischer Eingriffe bei Verletzung der Cisterna chyli bzw. der Trunci kann es in seltenen Fällen zu einer retroperitonealen Lymphorrhö kommen, die sich sonographisch als starke Verdickung und Strukturauflockerung des gesamten Retroperitoneums wie ein ausgeprägtes retroperitoneales Lymphödem darstellt (Abb. 8.16). Hat ein verletzter Truncus intestinalis Anschluß an die Bauchhöhle, so kann chylöser Aszites entstehen, der sonographisch als echoreiche (!) Flüssigkeit imponiert und leicht bei flüchtiger Untersuchung übersehen werden kann. Die Distanzierung der Darmschlingen und die Bewegung der gleichmäßig großen und dichten Reflexionen innerhalb der freien Flüssigkeit sind jedoch typisch. Freies Darmsekret nach Darmperforation kann differentialdiagnostisch in Betracht kommen, weist jedoch ungleiche, grobe Reflexe und freie Luft auf. Die Differentialdiagnose kann schnell durch Feinnadelpunktion entschieden werden.

Nach Lymphadenektomien kommt es in 2–3% der Fälle zu einer retroperitonealen Lymphozele (BABIAN et al. 1981). Sonographisch findet sich eine mehr oder weniger ausgedehnte, unmittelbar Aorta und V. cava anliegende echoarme flüssigkeitshaltige Raumforderung, die nach kaudal bis an die Bifurkation, nach kranial bis an die Cisterna chyli heranreichen kann und häufig Detritus und Fibrin enthält (FRIED et al. 1980) (Abb. 8.17). Gelegentlich können differentialdiagnostische Probleme gegenüber der Abgrenzung zu einem retroperitonealen Hämatom entstehen, da das Befundmuster ähnlich sein kann. Organisierte Lymphozelen sind sonographisch nicht von pathologischen Lymphomen zu unterscheiden. Lediglich durch Kenntnis des Verlaufs kann ein derartiger Befund eingeordnet werden. (Abb. 8.18). Im Zweifelsfall ist eine morphologische Abklärung erforderlich.

Lymphozelen nach Nierentransplantationen stellen sich als unmittelbar am Organ gelegene umschriebene, Flüssigkeitsansammlungen dar, die ebenfalls Detritus-

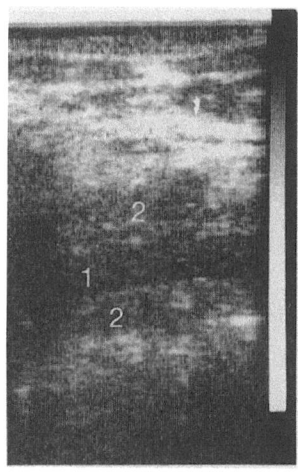

Abb. 8.16. Längsschnitt der Aorta (*1*) mit ausgeprägtem retroperitonealem Lymphödem bzw. retroperitonealer Lymphorrhö (*2*) mit Kompression der V. cava nach intraoperativer Lymphgefäßverletzung

und Fibrinechos enthalten können. Differentialdiagnostisch sind Ureterleck und Hämatom mit einzubeziehen. Die Klärung erfolgt über die chemische Analyse des durch ultraschallgezielte Punktion gewonnenen Aspirates und szintigraphische Verfahren. Auch nach Lebertransplanation können subkapsulär gelegene Flüssigkeitsansammlungen ohne klinische Symptomatik nachgewiesen werden, die sich spontan wieder zurückbilden und meist kleinen Lymphozelen entsprechen. Am häufigsten werden sie am Lig. teres hepatis angetroffen (GEBEL et al. 1986b) (Abb. 8.19).

Abb. 8.17. Querschnitt (*links*) und Längsschnitt (*rechts*) durch eine hochreichende, auf der V. cava gelegene Lymphozele nach Lymphadenektomie

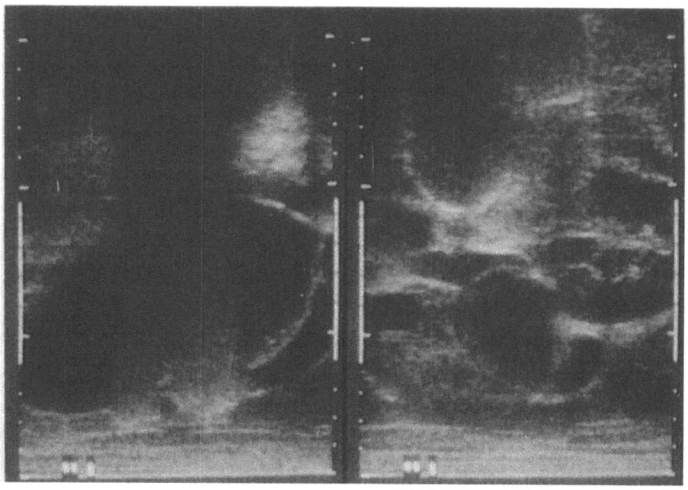

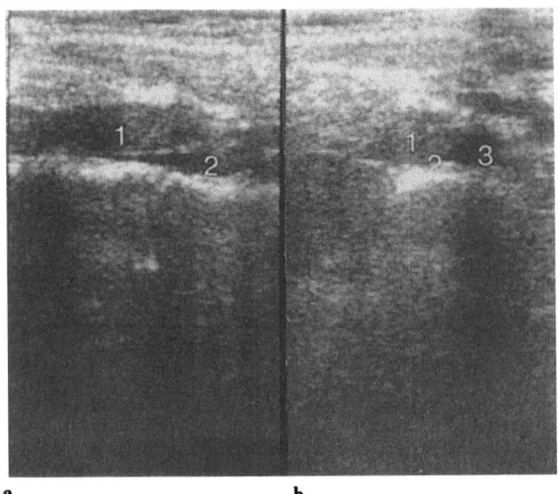

a   b

Abb. 8.18.a. Längsschnitt, **b** Querschnitt einer organisierten Lymphozele (*1*) etwa 1 Jahr nach Lymphadenektomie (*2* V. cava, *3* Aorta)

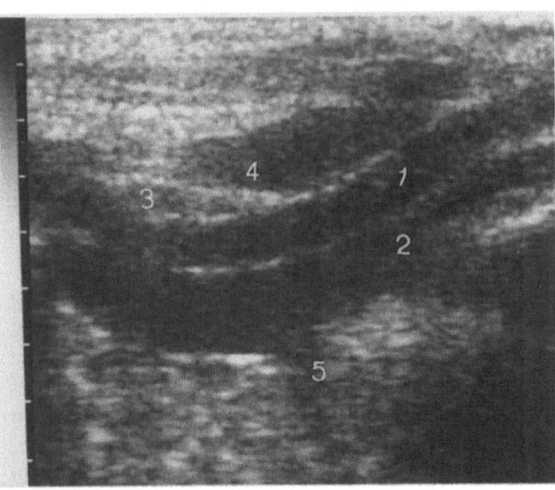

Abb. 8.20. Längsschnitt der rechten Iliakalregion. Vor der A. iliaca communis liegen kleine normale (nach Lymphographie hyperplastische) Lymphknoten (*3*). (*1* A. iliaca externa, *2* V. iliaca externa, *4* Dünndarm (Ileum), *5* Abgang der V. und A. iliaca interna)

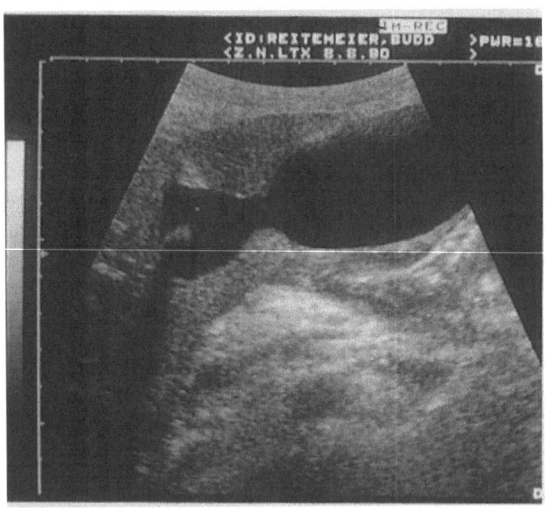

Abb. 8.19. Längsschnitt des Lig. falciforme nach Lebertransplantation. Große Lymphozele

Lymphknotenstationen

Das Echomuster der normalen Lymphknoten des Bauchraums unterscheidet sich kaum vom benachbarten Gewebe. Die Lymphknoten können daher nur gelegentlich bei idealen Darstellungsbedingungen sichtbar werden. Durch Volumenzunahme und Abnahme der Reflexhelligkeit des Binnenmusters nach Lymphographie können jedoch auch normale Lymphknoten erkennbar werden und eine beachtliche Größe erreichen (8.20). Die Sonographie sollte daher vor einer geplanten Lymphographie durchgeführt werden. Die Größe der sonographisch sicher darstellbaren Lymph-

knoten richtet sich nach ihrer Zahl, Lage und dem Kontrast zur Umgebung. Sehr strukturarme Lymphknoten (Abb. 8.21) lassen sich bereits ab 0,5 cm sicher dokumentieren. Kontrastschwache Lymphknoten können ab 1–2 cm erkannt werden, wenn sie in größerer Zahl vorliegen (Abb. 8.22). Solitäre kontrastschwache oder echoreiche Lymphome (Abb. 8.23) werden im Einzelfall bei schlechten Darstellungsbedingungen sogar erst ab 3–4 cm Durchmesser erkannt.

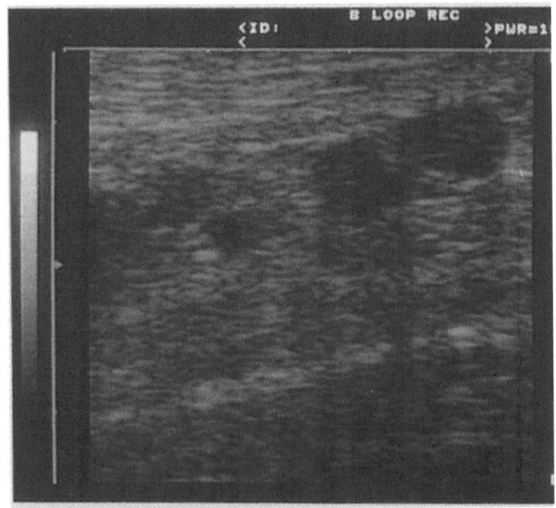

Abb. 8.21. Längsschnitt des Mesozökums mit zahlreichen kleinen, echoarmen, kontraststarken rundlichen Lymphknoten von 4–10 mm Durchmesser. Eitrige Lymphadentis mesenterialis bei Appendizitis. 6 Wochen nach Appendektomie vollständige Rückbildung

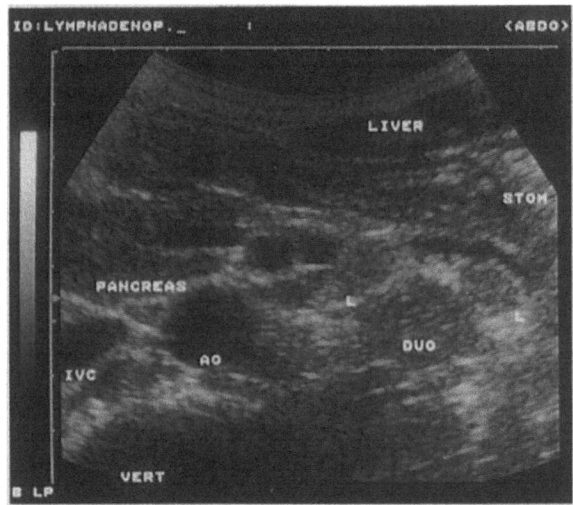

Abb. 8.22. Echoarme Lymphknotenvergrößerungen im Bereich der Mesenterialwurzel und der Pars ascendens duodeni bei Morbus Crohn. *IVC* V. cava, *AO* Aorta, *L* Lymphknoten, *DUO* Duodenum, *STOM* Magen, *VERT* Wirbelkörper

In der Literatur wurden eine Reihe charakteristischer Lymphknotenkonfigurationen ("Apple tree", "Sandwich sign", "Silhouetten-Zeichen") beschrieben, die einen guten didaktischen, jedoch nur geringen pathognostischen Wert haben (BEYER et al. 1982; BROCKMANN et al. 1985; MILLER et al. 1980). Mit modernen Hochleistungsultraschallgeräten lassen sich zunehmend normale, meist hyperplastische Lymphknoten darstellen, die in der Regel einen "Sandwich-Aufbau" durch differenzierte Abbildung von Mark und Rinde des Lymphknotens aufweisen. Kontrastreiche "Sandwich-Lymphknoten" (Abb. 8.24) mit sehr echoarmen Sinus sind allerdings typisch für Non-Hodgkin-Lymphome niedriger Malignität.

Die sonographische Untersuchung der Lymphknotenstationen des Abdomens und Retroperitonealraums wird beeinträchtigt durch die Überlagerung gashaltiger Anteile des Magen-Darm-Trakts. Magenkorpus und Fornix, Pars descendens duodeni, der Kolonrahmen und das Sigmoid stellen häufige Hindernisse für eine komplette Untersuchung dar, während die übrigen Dünndarmanteile überwiegend flüssigkeitshaltig sind, leicht komprimiert und verschoben werden können. Gut zu beurteilen sind die im Bereich des Lig. hepatoduodenale, des Truncus coeliacus, des Milzhilus sowie die peripankreatisch, paraaortal und iliakal gelegenen Lymphknotenstationen. Aufwendiger ist die Untersuchung der Lymphknoten des linken Nierengefäßstiels und der retrokruralen Lymphknoten. Perigastrische Lymphknoten können zuverlässig nur bei der Endosonographie beurteilt werden.

Sichere sonomorphologische Kriterien für die Unterscheidung von benignen und malignen Lymphknoten fehlen. Für Malignität sprechen Abrundung, Strukturstörungen durch Kolliquationsnekrosen (echoarm "liquide") oder Koagulationsnekrosen (echoreich) und paraaortale Lokalisation. Im Mesenterium und in der Mesenterialwurzel finden sich häufig Lymphknotenvergrößerungen bei M. Crohn, M. Whipple, Enteritis, Drogenabhängigkeit, AIDS (SUBRAMANYAM et al. 1985) und Appendizitis. Im Lig. hepatoduodenale sind Lymphknotenvergrößerungen bei floriden Hepatitisvirusinfektionen (Abb. 8.25), autoimmuner Hepatitis, primär biliärer Zirrhose (PBC) und primär sklero-

Abb. 8.23. Längsschnitt der V. cava mit großem echoreichen Lymphknotenpaket um den rechten Nierengefäßstiel. V. cava in diesem Bereich angehoben. Lymphknoten trotz einer Größe von ca. 4 cm nur durch den Verdrängungseffekt zu erkennen. Metastasen eines Pankreaskarzinoms. Als Nebenbefund nekrotische Lebermetastasen

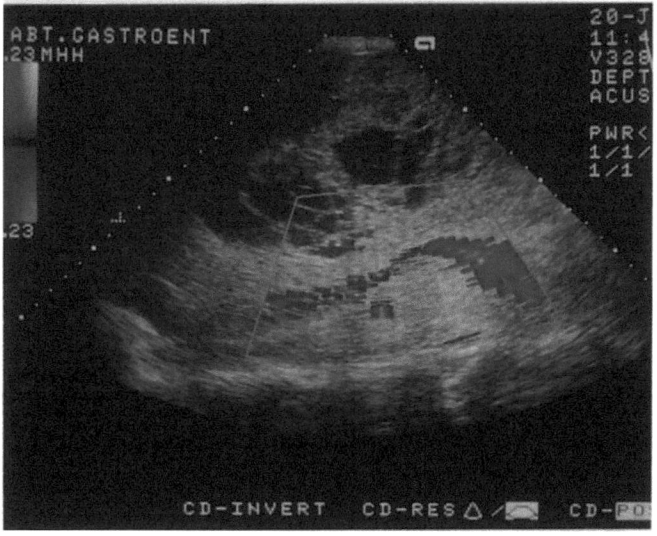

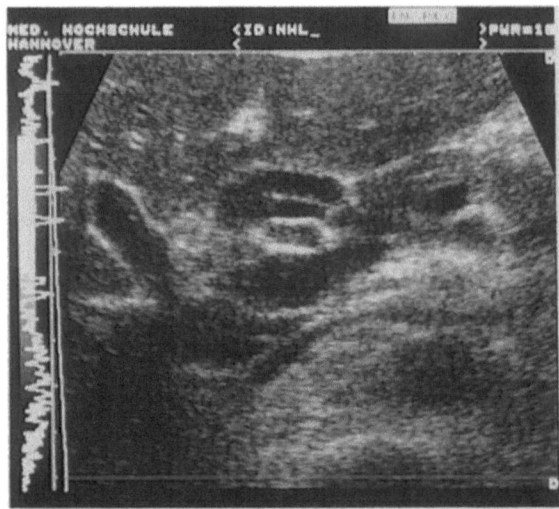

Abb. 8.24. Subkostaler Schrägschnitt mit Darstellung des Leberhilus. Typisches "Sandwich-Lymphom" (echoarmer Sinus, erhaltener kräftiger Markreflex) auf der A. hepatica propria bei niedrigmalignem Non-Hodgkin-Lymphom

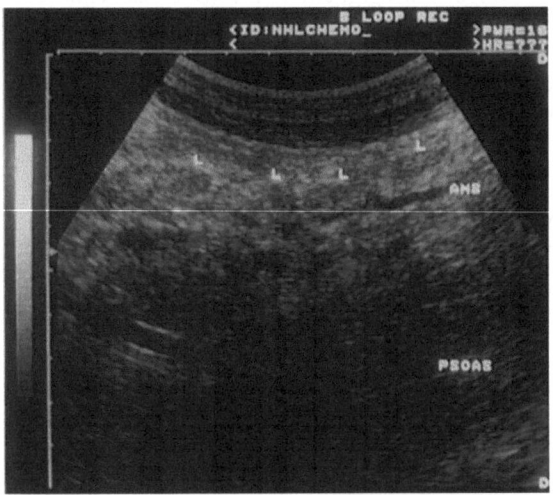

Abb. 8.25. Subkostaler Schrägschnitt mit Darstellung des Leberhilus. Lymphknoten auf der A. hepatica propria vergrößert. Typischer Befund der Lymphknoten-hyperplasie bei chronischer Hepatitis

sierender Cholangitis und aktiver Leberzirrhose nahezu obligat. Bei hepatozellulärem Karzinom (HCC) sind Lymphknotenvergrößerungen in der Leberpforte mit der Aktivität der Grunderkrankung korreliert, während Lymphknotenmetasen eher selten vorkommen (Forsberg et al. 1987; Kathrein et al. 1989; Wagner et al. 1991, 1992a,b).

Lymphknotenmetastasen können echoreich, echoarm oder von gleicher Helligkeit wie das umgebende

Gewebe sein. Lymphknotenmetastasen desselben Tumors können unterschiedliche Muster aufweisen. Unter wirksamer Chemotherapie kann sich das Echomuster der befallenen Lymphknoten ändern. Es kann im Einzelfall zu fast echofreiem Muster oder starker Zunahme von Reflexhelligkeit und Dichte kommen (Abb. 8.26).

Trotz der übersichtlichen anatomischen Gegebenheiten können sich an den einzelnen Lymphknotenstationen differentialdiagnostische Schwierigkeiten oder Abbildungsprobleme ergeben. In der Regel kann sonographisch ein primärer retroperitonealer Tumor nicht von einem Lymphom unterschieden werden (Abb. 8.27). Organisierte retroperitoneale

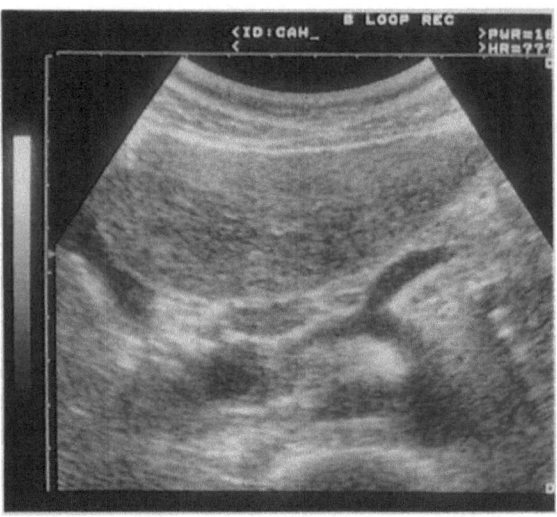

Abb. 8.26. Längsschnitt des Mesenteriums mit girlandenartig um die A. mesenterica superior gruppierten, kontrastschwachen, unregelmäßig geformten kleinen Lymphknoten. In Rückbildung befindliche Lymphome bei Non-Hodgkin-Lymphom unter Chemotherapie

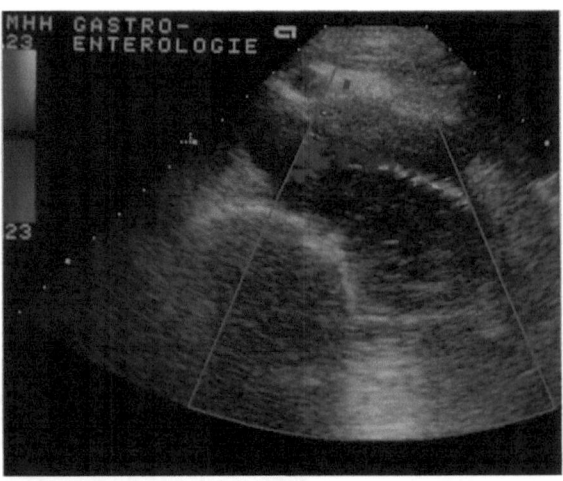

Abb. 8.27. Querschnitt des linken Nierengefäßstiels. Großes Lymphknotenpaket um die linke Nierenvene (*rot*). Metastasen eines Nierenzellkarzinoms. Befund nicht von primärem retroperitonealem Tumor zu unterscheiden

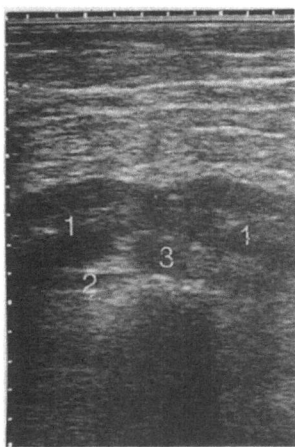

Abb. 8.28. Querschnitt des Mittelbauches. Häufigste Differentialdiagnose zu Lymphomen: Die Parenchymbrücke der Hufeisenniere (*1*) wird bei Patienten mit malignen Systemerkrankungen häufig mit Lymphknotenpaketen verwechselt (*2* V. cava, *3* Aorta)

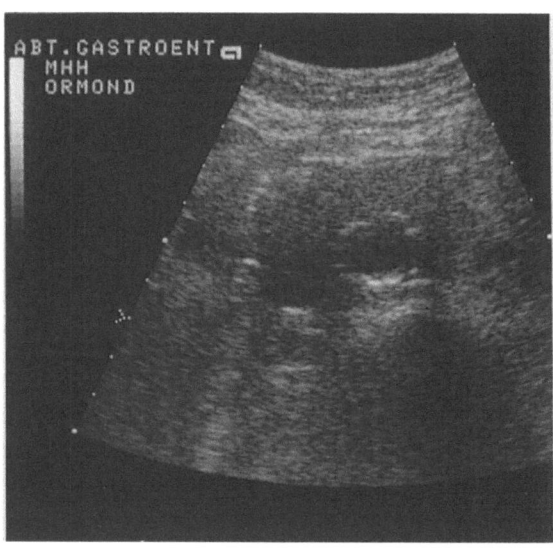

Abb. 8.29. Querschnitt Mittelbauch. Häufige Differentialdiagnose: retroperitoneale Fibrose. Die echoarme Strukturauflockerung umfaßt V. cava und Aorta. Die Aorta weist unregelmäßige Wandsklerose auf

Flüssigkeitsansammlungen, insbesondere organisierte Lymphozelen, können pathologische Lymphome imitieren (Abb. 8.18). Die Klärung kann ggf. nur durch Kenntnis des Verlaufs oder durch eine Feinnadelpunktion erfolgen (s. 4.3.2). Am Leber- und Milzhilus, retropankreatisch und im Mesenterium können Umgehungskreisläufe und thrombosierte Varixknoten bei portaler Hypertension, Pfortader- oder Milzvenethrombose Anlaß zu folgenschweren Verwechselungen geben. Lipome in enger Lagebeziehung zur A. gastrica sinistra oder in der Mesenterialwurzel können Lymphome vortäuschen. Aneurysmen der A. hepatica, A. lienalis oder Aorta sollten durch die anatomischen Lagebeziehungen, expansiven Pulsationen und intraluminären Flußphänomene wie Wirbelbildungen als solche erkannt werden (GEBEL 1990a,b).

Wichtigste Differentialdiagnose bei retroperitonealen Tumoren ist die Hufeisenniere (Abb. 8.28), da die Parenchymbrücke echoarm ist und typische Reflexe des Hohlsystems in diesem Bereich fehlen können. Auch eine zystische Erweiterung der Cisterna chyli, Thrombosen der V. cava oder V. ovarica können im Querschnittsbild leicht mit einem Lymphom verwechselt werden (GEBEL 1990b; HELZEL 1984; VERBANCK et al. 1988). Prävertebrale Weichteilschwellungen bei entzündlichen und degenerativen Wirbelveränderungen können Lymphome vortäuschen. Das inflammatorische Aortenaneurysma und die retroperitoneale Fibrose sind im Einzelfall bei ausgedehnter Auflockerung des Echomusters um Aorta und V. cava sowie Verbreiterung des Retroperitoneums differentialdiagnostisch von diffuser Tumorinfiltration bzw. infiltrativer Lymphknotenmetastasierung abzugrenzen (Abb. 8.29).

Flüssigkeitsgefüllte Dünndarmschlingen bei spärlicher Peristaltik können Lymphome vortäuschen. Diese Pseudotumoren sind jedoch in Form und Muster nicht konstant. Durch Umlagern können Form- und Lageänderungen und das Auftreten von bewegten Mikrobläschen und Partikeln provoziert werden.

Organlymphbahnen, die nicht unmittelbar den versorgenden Gefäßen folgen, sind sonographisch wegen der fehlenden Leitstrukturen nur begrenzt beurteilbar. Die peripankreatischen Lymphknoten sind sonographisch noch leicht zu erkennen, da das Organ selbst durch anatomische Leitstrukturen leicht aufzufinden und abzugrenzen ist. Durch die noduläre und girlandenartige Anordnung pathologischer peripankreatischer Lymphome kann sonographisch die differentialdiagnostische Unterscheidung zum Pankreaskarzinom leichter getroffen werden als mit der CT (ZEMAN et al. 1985). Lymphknoten der Mesenterialwurzel sind wegen der Zuordnung zu den Mesenterialgefäßen, sofern sie echoarm sind, nicht schwieriger als bei anderen Lokalisationen zu erkennen (Abb. 8.26). Organlymphknoten des Magens, Dünndarms und Dickdarms sind mit der extrakorporalen Sonographie nur zu erkennen, wenn sie sehr echoarm sind, günstig liegen oder groß genug sind, um die Darmschlingen voneinander zu distanzieren (Abb. 8.30). Organlymphknoten des Kolons müssen in der Regel eine Größe von mehreren Zentimetern überschreiten, um aus dem Schatten des lufthaltigen Lumens heraustreten zu können.

Mit Hilfe der Endosonographie des oberen Intestinaltrakts und des Rektums können aber heute Organlymphknotenvergrößerungen des Ösophagus, Magens, Pankreas, der Papillenregion und des Rektums

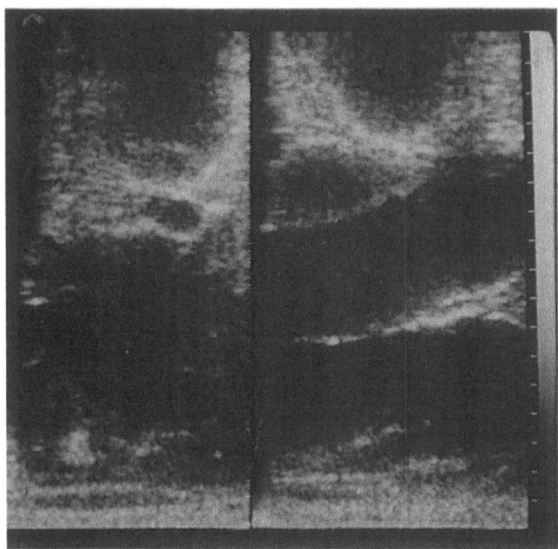

Abb. 8.30. Querschnitt Unterbauch. Ausgedehnter intramuraler Tumor (echoarme Raumforderungen) des Dünndarms mit hochgradiger Stenosierung des Lumens bei einem B-Zell-Lymphom

ab 3 mm sichtbar gemacht werden (FRIED et al. 1980; GEBEL 1983; HAELS et al. 1986; MITAKE et al. 1990).

Primär im Gastrointestinaltrakt lokalisierte Non-Hodgkin-Lymphome sind wegen ihres vorwiegend intramuralen Wachstums für die Sonographie häufig leichter zu erkennen und in ihrem Ausmaß besser einzuschätzen als mit anderen bildgebenden Methoden. Sie verursachen ein kurzstreckig nachweisbares, meist exzentrisches "Kokardenphänomen" (Abb. 8.31). Das T-Staging des Non-Hodgkin-Lymphoms vom Magen

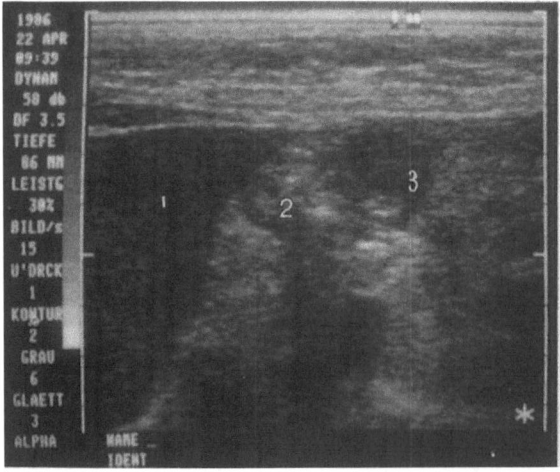

Abb. 8.31. Längsschnitt des linken Leberlappens (*1*) und des Magens (*2*). In der Magenvorderwand semizirkulärer intramuraler solider Tumor (*3*) durch Non-Hodgkin-Lymphom des Magens

erfolgt am sichersten endosonographisch (HEYDER et al. 1985; RÖSCH u. CLASSEN 1992; TIO et al. 1986). Da mehr als 95% der primären gastrointestinalen Lymphome im Magen oder Dünndarm lokalisiert sind (AOZASA et al. 1985), kommt der Sonographie auch in dieser Hinsicht eine gewisse Bedeutung für die Suchdiagnostik, insbesondere auch für den Nachweis extraintestinalen Befalls zu (GEBEL 1983). Eine exzessive, kontinuierliche intramurale Ausbreitung, die sonographisch leicht nachzuweisen ist (Abb. 8.30), scheint nur bei B-Zell-Lymphomen vorzukommen.

Wertung

Im Vergleich zum CT und der Lymphographie schneidet die Sonographie beim Nachweis von Lymphknotenvergrößerungen und beim Staging von malignen Tumoren kaum schlechter ab. Die Lymphographie verfügt über eine höhere Spezifität aber geringere Sensitivität bei der Diagnose von Tumorinfiltrationen. Ausgeschaltete Lymphknotenstationen, Stationen kranial der Cisterna chyli und Organlymphknoten werden im Gegensatz zur Sonographie und CT nicht erfaßt. Etwa 90% der pathologischen Lymphknoten werden sonographisch gefunden. Falsch-positive Befunde liegen unter 4% (BEYER et al. 1982). Ein Overstaging maligner Erkrankungen kommt nicht vor. Gegenüber dem CT ergeben sich Vorteile beim Nachweis von intraperitonealen und pankreatikoduodenalen Lymphomen. Auch die Untersuchung iliakaler Lymphbahnen verursacht bei Anwendung sehr gut auflösender Sektorscanner und gutem Untersuchungsgeschick keine Schwierigkeiten mehr (BEYER et al. 1982; BRASCHNO et al. 1977; FILLY et al. 1976; PIMES et al. 1986; POSKITT et al. 1985; ZEMAN et al. 1985).

Ein wichtiger Vorteil gegenüber der CT ist die "Echtzeit"-Abbildung der Organe, die eine kontinuierliche Abtastung von Körperregionen einschließlich des Nachweises von Bewegung wie Pulsationen und Peristaltik gestattet. Die Abgrenzung von Lymphknoten gegen Darmschlingen fällt damit leichter als beim CT. Nachteile ergeben sich aus den physikalischen Limitationen durch Luftüberlagerungen einiger Lymphknotenstationen durch Lunge, Magen und Kolon.

Wie bei allen bildgebenden Verfahren ist auch sonographisch weder eine sichere Aussage zur Dignität von Lymphknotenvergrößerungen noch eine Artdiagnose der zugrundeliegenden Erkrankung möglich, wenn man von exzessiven Befunden absieht. Die risikoarme ultraschallgezielte Feinnadelpunktion erlaubt bei 80–90% der Patienten eine morphologische Klärung der Ursache der Lymphknotenvergrößrungen (ERWIN et al. 1986; GEBEL et al. 1986; HAUENSTEIN et al. 1985; OTTO u. WELLAUER 1985; TIKKAKOSKI et al. 1991)

Neuere Ergebnisse der transrektalen Endosonographie zeigen, daß hochauflösender Ultraschall erheblich kleinere pararektale Lymphknoten bei Staging und Nachsorge des Rektumkarzinoms darstellen kann als die Computer- und Kernspintomographie (Abb. 8.32)

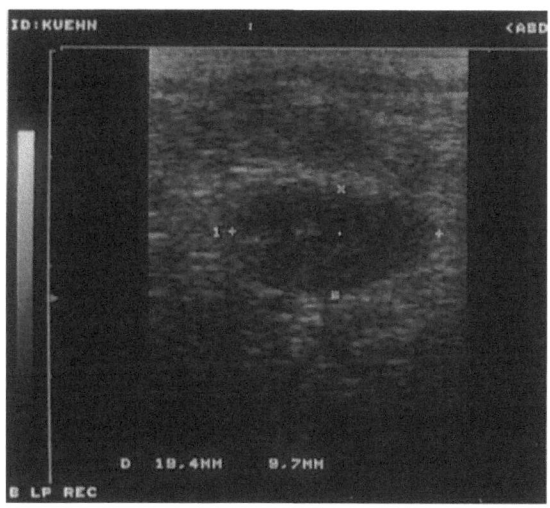

Abb. 8.32. Endosonogramm des rektosigmoidalen Übergangs mit flexiblem Linear-array-Endoskop. Lymphknotenmetastase perirektal bei malignem kleinem Rektumpolypen

Allerdings waren bis zu 50% der entdeckten pathologischen Lymphome nicht vom Karzinom befallen, sondern im Sinne einer unspezifischen Lymphadenitis oder lymphatischen Hyperplasie verändert (BEYNON et al. 1989; GLASER et al. 1990; HILDEBRANDT et al. 1990; RÖSCH u. CLASSEN 1992).

Neue Aspekte ergeben sich aus der Duplex- und Farbdopplersonographie der Lymphknotenarterien (Abb. 8.33). Ein Pulsatilitätsindex (Definition: Vmax-Vmin/Vmean) von mehr als 1,8 und Resistance (Definition: Vmax-Vmin/Vmax) größer als 0,9 sollen eine Unterscheidung maligner von benignen Lymphknoten mit einem positiven Vorhersagewert von 93% und einer Spezifität von 97% gestatten (TSCHAMMLER et al. 1991). Demgegenüber wurde auch bei benignen Lymphknotenvergrößerungen eine erhebliche Zunahme der Vaskularisation beobachtet (BJOERK u. LEVEN 1990), so daß gegenwärtig der differentialdiagnostische Beitrag der Dopplersonographie noch nicht beurteilt werden kann.

Auch die 3D-Sonographie von malignen Lymphknoten scheint neue Einblicke in die innere Lymphknotenstruktur und eine bessere räumliche Zuordnung und Abgrenzung zu Gefäßen und Nachbarorganen zu erlauben (Abb. 8.34 und 8.35). Hierzu liegen jedoch noch keine systematischen Studien vor.

Die Beteiligung parenchymatöser Organe (in erster Linie Milz, Leber und seltener Nieren) bei Hodgkin- und Non-Hodgkin-Lymphomen kann dem Bild epithelialer Metastasen ähneln (Abb. 8.36). Häufig findet sich jedoch nur eine Organvergrößerung oder fleckige Strukturstörung (BRUNETON et al. 1984; LANGE et al. 1990) (Abb. 8.37). Auch bei fehlenden herdförmigen Veränderungen kann die sonographisch gezielte Feinnadelpunktion zum Nachweis eines diffusen Befalls geeignet sein (LANGE et al. 1990). Die häufigsten Primärtumoren, deren Metastasen in der Milz gefunden werden, sind Karzinome von Lunge, Mamma, Prostata, Kolon und Magen. Die Hälfte der Melanome metastasiert ebenfalls in die Milz (BRUNETON et al. 1984). Unter Chemotherapie fällt die Unterscheidung von Lymphominfiltration dieser Organe gegenüber mykotischen Abszessen schwer (GOERG et al. 1992).

Abb. 8.33. Starke Lymphknotenvergrößerung im Leberhilus. Sinus stark verbreitert, bei aufgesplittertem Markreflex. Im Farbdoppler Nachweis einer vermehrten Vaskularisation bei niedrigmalignem Non-Hodgkin-Lymphom

Abb. 8.34. 3D-Blockbild eines großen parakavalen Lymphknotenpakets bei M. Hodgkin. In der frontalen C-Ebene, die mit konventionellem Sonogramm nicht erreichbar ist, sind die Verdrängungseffekte des Lymphoms auf die V. cava gut zu erkennen

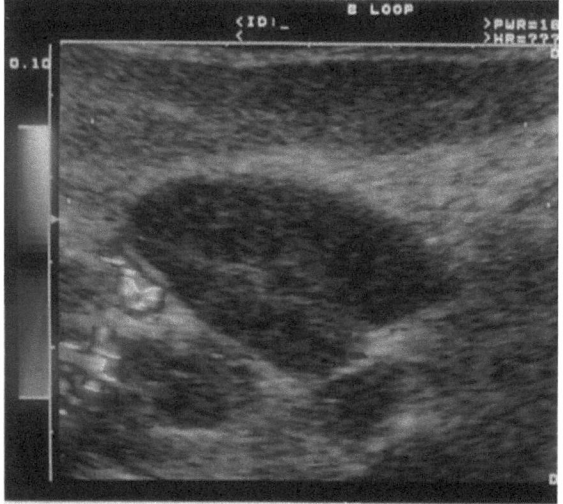

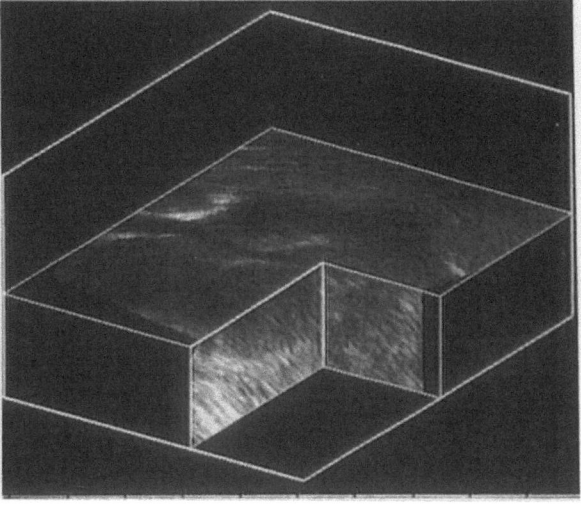

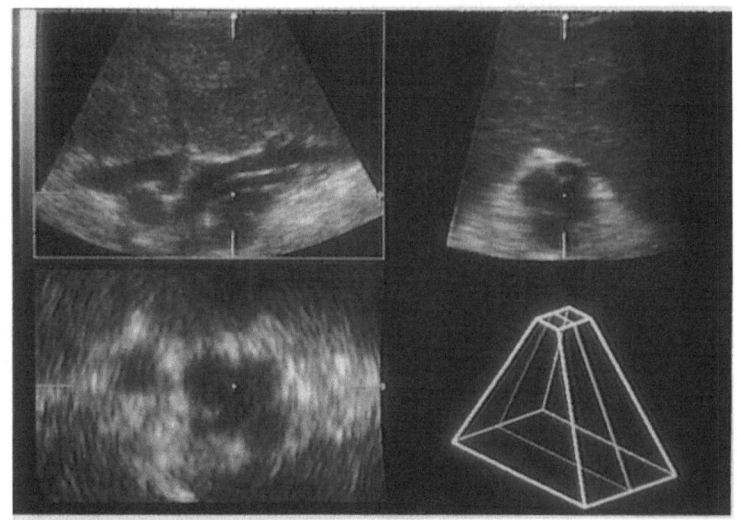

Abb. 8.35. Lymphknotenvergrößerungen im Milzhilus bei M. Hodgkin. Durch Darstellung von 3 aufeinander senkrecht stehenden Ebenen gute Differenzierung von Milzhilusgefäßen möglich

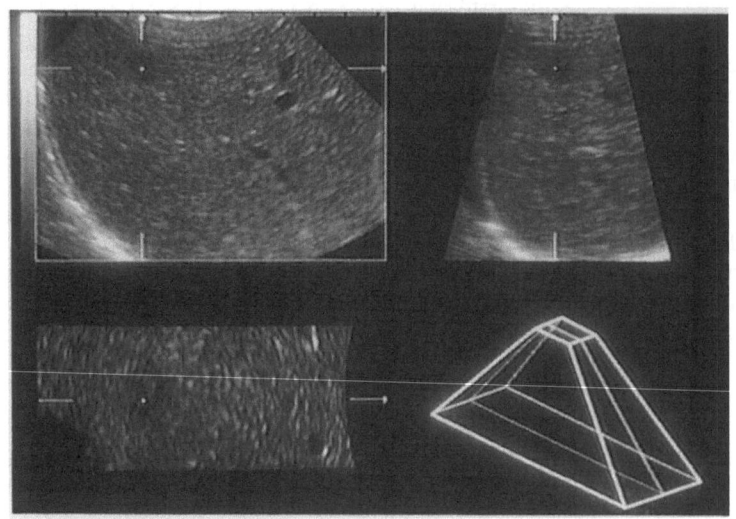

Abb. 8.36. Leberbeteiligung bei M. Hodgkin. Echoarmer Herd unscharf begrenzt, sonst ähnlich wie Metastase eines epithelialen Tumors. Durch unscharfe Begrenzung Herd vieldeutig. Unter Therapie können derartige Herde auch durch mykotische Abszesse bedingt sein

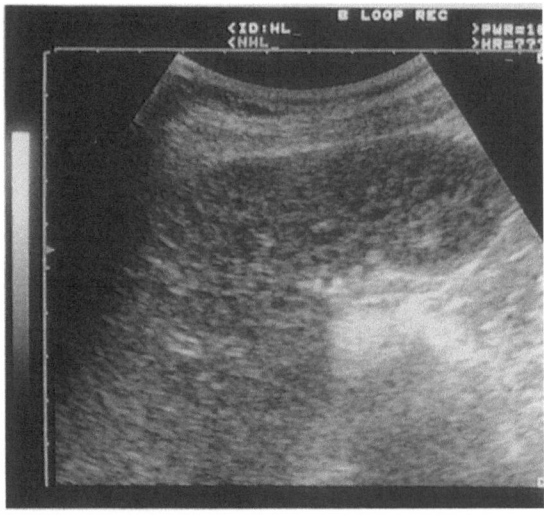

Abb. 8.37. Längsschnitt der Milz. Typische feinfleckige bis feinherdige Milzbeteiligung bei Non-Hodgkin-Lymphom

9 Lymphographie im Kindesalter

K. Helmke und P. Winkler

Die Lymphographie ist bei Kindern im Vergleich zu Erwachsenen eine relativ selten angewandte Untersuchungsmethode, obwohl einzelne Autoren auch bei Kindern über große Untersuchungsserien berichten (Castellino et al. 1975b; Castellino et al. 1977a; Musumeci et al. 1972; Gasquet et al. 1968). Dieser Unterschied der Untersuchungshäufigkeit zwischen Kindern und Erwachsenen hängt nur bedingt mit den Schwierigkeiten zusammen (kleiner Lymphgefäßdurchmesser, Sedierung), die vor dem 5. Lebensjahr zu berücksichtigen sind (Gasquet et al. 1968; Castellino 1977b). Ein weiterer wesentlicher Faktor ist die Seltenheit maligner Lymphome bei Patienten unter 15 Jahren (Gutensohn u. Cole 1977), da diese Systemerkrankungen in allen Altersgruppen die Hauptindikation zur Lymphographie darstellen (Dunnick et al. 1977; Musumeci et al. 1972; Bode 1975). Benigne Lymphgefäßerkrankungen sind im Kindesalter ebenfalls selten. Daraus resultiert eine relativ geringe Untersuchungsfrequenz, die mit einer verminderten Erfolgsrate, längeren Dauer der Untersuchung und mit Problemen der Interpretation verknüpft sein kann.

Zusätzlich besteht auch bei Kindern mit malignen Erkrankungen die zunehmende Tendenz, die Lymphographie trotz ihrer relativ großen Sensitivität (Baker et al. 1990) durch neuere, nicht oder nur wenig invasive Untersuchungsmethoden wie Ultraschall, Computertomographie, Galliumszintigraphie oder Kernspintomographie zu ersetzen (Miller u. White 1985; Brasch 1985; Schellong et al. 1986; Lanning et al. 1988). Andererseits bestehen nach wie vor wesentliche Indikationen für die Durchführung einer Lymphographie beim Kind, und auch neuere Untersuchungen zeigen, daß die modernen bildgebenden Schnittverfahren – trotz ihrer stetigen Verbesserung – im Bereich der retroperitonealen Lymphknoten oft deutlich unter der hohen Sensitivität und Spezifität der Lymphographie liegen (Baker et al. 1990; s. Tabelle 9.3), so daß diese ein ergänzendes Verfahren darstellt, falls eine höchstmögliche Genauigkeit des nichtoperativen Stagings erforderlich ist. Im folgenden Beitrag wird deshalb neben den Besonderheiten der lymphographischen Technik im Kindesalter auch der Stellenwert der Lymphographie und deren Indikation bei malignen Lymphomen berücksichtigt. Weitere Abschnitte behandeln die Lymphographie bei Metastasen und bei nichtmalignen Veränderungen der Lymphknoten. Lymphgefäßerkrankungen sowie Mißbildungen des lymphatischen Systems werden gesondert berücksichtigt. Da diese Erkrankungen häufig mit einer Verdickung einer Extremität einhergehen, ist die kritische Abwägung der Indikation zur Lymphographie in diese Abschnitte integriert.

9.1 Besonderheiten der Vorbereitung und Durchführung

9.1.1 Aufklärung

In einem ausführlichen Gespräch mit den Eltern und dem Kind sollten Zweck und Risiken der Lymphographie erläutert werden. Besonders wichtig ist die Erklärung des technischen Ablaufs der Untersuchung von der Patentblauinjektion bis zum Abschluß der Kontrastmittelapplikation. Die Dauer der Untersuchung liegt je nach der Erfahrung des Untersuchers, dem Alter des Kindes und der Injektionsgeschwindigkeit zwischen eineinhalb und vier Stunden. Bei Kindern im Vorschulalter und bei ängstlichen oder unruhigen älteren Kindern ist eine tiefe Sedierung oder Vollnarkose zu empfehlen (Bode 1975; Castellino 1977b; Gasquet et al. 1968; Baker et al. 1990).

9.1.2 Technik und Kontrastmittelmenge

Die Technik der bipedalen Lymphographie bei Kindern unterscheidet sich nicht prinzipiell von der von Kinmonth für Erwachsene angegebenen Verfahrensweise (Kinmonth 1952; Kinmonth et al. 1955). Durch Injektion von 0,3–0,5ml Patentblau in die Zehenzwischenräume 1 und 3 werden subkutane Lymphgefäße am Fußrücken markiert (bei älteren Kindern und Erwachsenen gelingt die Präparierung von Lymphgefäßen am Fußrücken bei entsprechender Erfahrung mit dieser Technik auch ohne Farbstoffmarkierung). Nach der Darstellung eines Lymphgefäßes wird dieses von seiner bindegewebige Hülle befreit, gestaut und punktiert. Ein öliges Kontrastmittel (Lipiodol) wird durch die im Lymphgefäß fixierte Kanüle injiziert. Für die Lymphographie bei Kindern sollten nach unserer Erfahrung eine Lupenbrille (Jing 1966) und feine Nadeln mit Mandrin, z.B. Rüttimann-Nadeln, mit einem bei Kindern relativ kleinen Außendurchmesser von beispielsweise 0,35 mm (Roo 1966) zur Verfügung stehen. Diese Nadeln müssen vorher überprüft werden, da Beschädigungen der Führungshülse eine Erschwerung der Punktion bzw. Verletzung des Lymphgefäßes zur

Folge haben können (Abb. 9.1) und dann das Gelingen der Untersuchung gefährden.

Die injizierte KM-Menge wird einerseits durch Alter und Körpergewicht, andererseits durch die Röntgenkontrolle während der Kontrastmittelapplikation begrenzt (Altman et. al. 1962; Picard et al. 1963; Filler et al. 1975; Dunnick et al. 1977; Bergiron et al. 1979). Als Dosierungsgrundlage kann eine Kontrastmittelmenge von 0,1 ml pro kg Körpergewicht pro Fuß angesehen werden. Eine injizierte Gesamtmenge von 4ml/Fuß ist auch bei Kindern über 10 Jahren meist ausreichend, mehr als 5ml sollten nur in begründeten Ausnahmefällen und unter radiologischer Kontrolle appliziert werden. Erreicht das Kontrastmittel in den Lymphbahnen die Höhe des Zwischenwirbelraums zwischen dem 4. und 5. Lendenwirbelkörper, kann die Injektion beendet werden. Die Injektionsgeschwindigkeit sollte vor dem 7. Lebensjahr bei 0,05 ml/min liegen, während bei älteren Kindern eine Dosierung von 0,1 ml/min möglich ist.

Auch bei guter Vorbereitung (weiche Unterlage) und ausreichender Erfahrung des Untersuchers gelingt die Lymphographie bei Kindern nicht immer. Die Häufigkeit eines bilateralen Mißlingens ist allerdings bei großen Serien gering und liegt zwischen 1 und 6% (Gasquet et al. 1968; Castellino et al. 1975b; Parker et al. 1976; Dunnick et al. 1977). Bei 1079 Kindern aus 3 Institutionen war ein bilaterales Mißlingen unter 3 Jahren mit 3,5% deutlich häufiger als bei Kindern zwischen 3 und 11 Jahren, bei denen technisches Mißlingen in 1,4% der Fälle zu beobachten war (Castellino 1977b). Die Aufnahmetechnik, insbesondere in der Frühphase mit Sagittal- und Schrägaufnahmen von Abdomen und Becken sowie einer sagittalen Thoraxaufnahme, entspricht der bei Erwachsenen.

Wichtig ist bei Kindern ein *Reinigungseinlauf* vor Beginn der Untersuchung. Dies gilt auch für Aufnahmen der Speicherphase, da sonst entscheidende Details der Lymphknotenkontrastierung durch Stuhlüberlagerung verdeckt werden können. Die Spätaufnahmen, die 24 oder mehr Stunden nach Ende der Kontrastmittelinfusion angefertigt werden, entsprechen den Aufnahmepositionen bei Erwachsenen. Neben den Röntgenaufnahmen der abdominellen und pelvinen Lymphknoten in sagittaler, seitlicher und schräger Projektion sind Zielaufnahmen zu empfehlen, falls auffällige oder zweifelhafte Befunde zu entdecken sind. Röntgentechniken wie die Swingingslot-Methode (Castaneda-Zuniga et al. 1980) erscheinen für Kinder wegen der zu langen Expositionszeit weniger geeignet. Neue Film-Folien-Systeme (seltene Erden) mit kürzerer Expositionszeit bei gleicher Auflösung im Vergleich mit den konventionellen Kalziumwolframatfolien sind für die Lymphographie vorteilhaft – nicht zuletzt wegen der Vermeidung einer Bewegungsunschärfe durch die auf die Lymphknoten übertragenen Aortenpulsationen. Die Verwendung eines kleinen Fokus ist problematisch, da eine potentiell höhere Auflösung wegen bewegungsbedingter Unschärfe möglicherweise nicht genutzt werden kann oder sogar schlechtere Ergebnisse als bei der Standardeinstellung mit großem Fokus liefert.

9.1.3 Komplikationen und Kontraindikationen

Die lymphographische Untersuchung weist bei Kindern die selben Komplikationsmöglichkeiten auf wie bei Erwachsenen (Koehler et al. 1964; Koehler 1968; Fischer 1969; Castellino et al. 1977a). Als schwerwiegende, wenn auch seltene Komplikation sind die Allergie gegen Patentblau, das Lokalanästhetikum oder das infundierte ölige Kontrastmittel zu nennen (Tabelle 9.1).

Geringfügige oder sehr seltene Komplikationen sind nicht therapiebedürftige allergische Reaktionen, vorübergehendes Fieber, kleine Wundinfektionen, leichte Dyspnoe oder Husten. Die in der Literatur angegebenen Häufigkeiten dieser möglichen Nebenwirkungen (Castellino 1977b) sind wegen des retrospektiven Charakters der Untersuchungen eher zu gering. Die Kenntnis solcher Komplikationen ist jedoch von Interesse, um unnötige diagnostische oder therapeutische Maßnahmen – insbesondere bei Kindern mit malignen Erkrankungen – zu vermeiden. Das Risiko einiger Komplikationsmöglichkeiten kann durch einfache Maßnahmen, beispielsweise durch Begrenzung der Kontrastmittelmenge, wesentlich herabgesetzt werden (Tabelle 9.2).

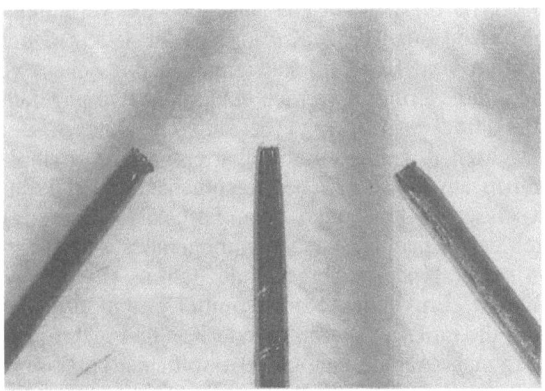

Abb. 9.1. Veränderungen der Führungshülse von Lymphographiekanülen. Im Gegensatz zur normalen Führungshülse *(Bildmitte)* bestehen bei den beiden äußeren mehrfach gebrauchten Führungshülsen Gratbildungen, die eine Verletzung des Lymphgefäßes und damit ein Mißlingen der Untersuchung zur Folge haben können (Durchmesser der abgebildeten Führungshülsen 0, 35 mm)

Tabelle 9.1. Schwerwiegende Komplikationen bei der Lymphographie von Kindern

Komplikationen	Autoren	Zahl der Kinder	Häufigkeit der Kompli- kationen [%]	Lebens- bedrohliche Situationen[a] [%]	Prävention, Abhilfe
Allergie gegen Farbstoff (z.B. Patentblau) und/ oder Lokalan- ästhetikum	CASTELLINO et al. 1977a	659	0,8	0,2	Intensivmedizinische Maßnahmen, Kortison- therapie (Hauttest?)
	GASQUET et al. 1968	125	7,2	0,8	
Mikroembolie des Lungen- strombetts bzw. Lipiodol- pneumonie (selten: Lun- genödem oder Lungeninfarkt)	ALTMAN et al. 1962	22	4,5	–	Begrenzung der Kontrastmittelmenge (0,1 ml/kg KG/Fuß)
	BERGIRON et al. 1979	41	0	–	Lymphographie bei Kindern mit schweren Herz-/Lungen- erkrankungen kontra- indiziert
	MUSUMECI et al. 1972	94	10[b]	–	
	FILLER et al. 1975	55	0	–	
	CASTELLINO et al. 1975b	242	>50[c]	–	
Kontrastmittel- embolisation (Lipiodol) außer- halb der Lunge (Leber, Nieren, Gehirn)	CASTELLINO et al. 1977a	659	0,2	-	Begrenzung der Kontrast- mittelmenge (s. oben). Vermeidung der versehent- lichen intravenösen Kontrastmittelinjektion. Kontraindikation für eine Lymphographie bei Rechts-links-Shunt, bidirektionalem Shunt oder Herzerkrankungen mit signifikanten AV-Anastomo- sen in der Lunge

[a] Keines der untersuchten Kinder starb oder trug eine Darmschädigung davon.
[b] 5% symptomatisch.
[c] Thoraxröntgenaufnahmen.

9.1.4 Dauer der Speicherphase

Durch die langanhaltende Kontrastmittelspeicherung der Lymphknoten nach einer Lymphographie sind einfache Verlaufskontrollen (Abdomenübersichtsauf- nahme) möglich. Bei Kindern ist die durchschnittliche Dauer der diagnostisch verwertbaren Speicherung in der Regel kürzer als bei Erwachsenen (CASTELLINO et al. 1977b). Sie lag bei 43 Kindern im Alter von 1 1/2–17 Jahren zwischen 2 und 10 Monaten. Dem- gegenüber war das Lymphogramm bei 30% von 34 Erwachsenen mit Morbus Hodgkin noch nach 18 Mo- naten diagnostisch verwertbar (STEINER et al. 1970).

9.2 Lymphographie bei malignen Lymphomen

Maligne Lymphome machten in den JAHREN 1980 bis 1984 11,6% der gemeldeten Malignome im Kindesal- ter aus (KAATSCH u. MICHAELIS 1985). Neue diagno- stische bildgebende Methoden, vor allem die Compu- tertomographie und die Ultraschalluntersuchung, aber auch Galliumszintigraphie und Kernspintomographie werden zunehmend angewandt und können zusätzlich zu den konventionellen Röntgenuntersuchungen wei- tere Informationen liefern. Häufig wird jedoch nicht beachtet, daß die Möglichkeiten der Fehlinterpretation neuer Verfahren zahlreich sind (BOHNDORF u. WINKLER 1984). Darüber hinaus sind bei Kindern mit den neuen diagnostischen Verfahren besondere Probleme verbun- den (geringes intraabdominelles Fett, Bewegungsarte- fakte), die zu einer hohen Rate von falsch-positiven und falsch-negativen Diagnosen Anlaß geben können

Tabelle 9.2. Geringfügige oder sehr seltene Komplikationen während oder nach der Lymphographie bei Erwachsenen und Kindern

Komplikationen	Autoren	Auftreten	Häufigkeit	Prävention, Abhilfe
Wundinfektion	Fischer 1969	1. Woche nach der Lymphographie	1 %	Aseptisches Arbeiten Exakter Wundverschluß
Hautnekrose	Fischer 1969 Keinert et al. 1976	Im Rahmen einer Wundinfektion oder spontan	Sehr selten	Kein Adrenalinzusatz zum Lokalanästhetikum, Beschränkung der Patentblaumenge
Lymphangitis	Fischer 1969 Keinert et al. 1976	Einige Tage nach Durchführung der Lymphographie	Selten	Siehe Wundinfektion Keine Verwendung von wäßrigem Kontrastmittel
Lymphödem (Neuauftreten oder Verstärkung)	Keinert et al. 1976	Einige Tage nach Durchführung der Lymphographie. Dauer: Tage bis wenige Wochen	0,1 % 5%	Strenge Indikationsstellung bei Patienten mit bestehendem Lymphödem
Extremitätenschmerz während der Injektion	Koehler et al. 1964	Während oder bis 2h nach der Lipiodolinfusion	Selten stark ausgeprägt	Langsame Lipiodolinfusion
Lokale Hautreaktion (Dermatitis, Erysipel)	Redman 1966 Keinert et al. 1976	während der Lipiodolinfusion	0,2–1 %	Kortikosteroide
Sialadenitis	Dolan 1966	–	0,4 %	–
Blaufärbung am gesamten Körper	Fischer 1969 Altman et al. 1962	In den ersten Stunden nach der Lymphographie, Dauer maximal 2 Tage	Häufig	Beschränkung der injizierten Patentblaumenge (max. 2 ml Gesamtdosis)
Extravasation des Kontrastmittels in die Weichteile	Koehler et al. 1964 Keinert et al. 1976	Während der Kontrastmittelinfusion	Maximal 21 %	Langsame Kontrastmittelinfusion, insbes. bei möglicher Lymphabflußblockade
Fieber bis max. 39°C	Fischer 1969 Koehler et al. 1964 Keinert et al. 1976	Wenige Stunden nach der Lymphographie, Dauer höchstens 2 Tage	Häufig bis 38°C (mehr als 5% d.Fälle) Selten bis 39°C	Beschränkung der Kontrastmittelmenge

(Winkler et al. 1985). Aus diesen Gründen ist die Lymphographie immer noch eines der radiologischen Standardverfahren, auch wenn über ihren Wert bei der Diagnostik maligner Lymphome unterschiedliche Meinungen bestehen (Hittle u. Higgins 1974; Tan et al. 1975; Hays 1975; Kaplan 1980; Donaldson 1980).

9.2.1 Lymphogranulomatose (Morbus Hodgkin)

Nur etwa einer von 10 neu aufgetretenen Fällen von Morbus Hodgkin betrifft Kinder (Carbone 1979; Hittle u. Higgins 1974). Die Erkrankung manifestiert sich durch tastbare Lymphknotenvergrößerungen meist zervikal oder paraklavikulär. Fieber, Nachtschweiß und Gewichtsverlust von mehr als 10% des Körpergewichts beeinflussen als systemische Begleitsymptome die Stadieneinteilung (Miller u. White 1985) ebenso wie die relativ häufige Darstellung mediastinaler oder abdomineller Lymphome.

Die Indikation zur Lymphographie ist beim Morbus Hodgkin eng mit dem therapeutischen Ansatz verbunden: Bei reiner Strahlentherapie (häufig im Erwachsenenalter angewandt) kommt der exakten Definition der Ausdehnung eine höhere Bedeutung zu als bei kombinierter Chemotherapie und Radiotherapie, wie sie beispielsweise in der Hodgkinstudie DAL-HD-90 der Arbeitsgemeinschaft für Leukämieforschung und -behandlung im Kindesalter festgelegt worden ist. Die Lymphographie ist in diesem Protokoll nicht vorgesehen. Eine selektive Indikation zur Staginglaparotomie ist in dieser Studie bei fraglicher oder eindeutiger Vergrößerung abdomineller Lymphknoten, Herden in Milz oder Leber oder eindeutiger Milzvergrößerung in der Sonographie und/oder Computertomographie gegeben.

Es ist umstritten, ob die Lymphographie als Lokalisationhilfe für die prätherapeutische Staginglaparotomie verwendet werden soll (FILLER et al. 1975; HAYS 1975) oder angesichts einer geplanten Staginglaparotomie entfallen kann. Die Lymphographie ist auch dann nicht erforderlich, wenn mit anderen Standardmethoden ausgeprägte intra- oder retroperitoneale Lymphome nachgewiesen werden.

Lymphographische Befunde

Der normale Lymphknoten weist eine kleinfleckige gleichmäßige Kontrastmittelspeicherung auf (Abb. 9.2c). Die Kontrastmittelverteilung ist in der Speicherphase homogen. Lediglich in Höhe des thorakolumbalen Übergangs kann durch lymphatische Zuflüsse eine inkomplette Kontrastierung auftreten, die auch pathologische Veränderungen vortäuschen kann. Wie beim Erwachsenen sind auch beim Kind Lymphgefäßveränderungen, Lymphknotengröße, abnorme Speichermuster und die Verteilungscharakteristik der veränderten Lymphknoten zu berücksichtigen. Bei der Lymphogranulomatose können sowohl unscharf begrenzte metastasenähnliche Speicherdefekte (Abb. 9.3b) als auch inhomogen-granuläre oder schaumartige pathologische Speichermuster (Abb. 9.4) auftreten.

In der Regel ist Ausprägung und Art des Lymphknotenbefalls charakteristisch: verschiedene Lymphknotenstationen sind in unterschiedlichem Ausmaß verändert (Abb. 9.3a). Dies steht im Gegensatz zur unspezifischen Lymphadenitis, die durch ein homogen-granuläres Speichermuster in grenzwertig großen oder vergrößerten Lymphknoten und durch ein relativ uniformes Erscheinungsbild der Lymphknoten charakterisiert ist. Diese benignen Lymphknotenveränderungen stellen sowohl im Kindesalter (CASTELLINO 1975b) als auch beim Erwachsenen (PARKER et al. 1974; TAKAHASHI u. ABRAMS 1967) die häufigste Ursache falsch-positiver Diagnosen dar. Eine daraus resultierende geringe Spezifität läßt sich bei Kenntnis des charakteristischen Erscheinungsbildes der unspezifischen Lymphadenitis reduzieren, ohne daß es dabei zu einem nennenswerten Abfall der Sensitivität kommt (PARKER et al. 1976). In Einzelfällen kann eine Abgrenzung der unspezifischen Lymphadenitis von einem malignen Lymphom jedoch schwierig sein (Abb. 9.5).

9.2.2 Non-Hodgkin-Lymphom

Die Manifestation dieser malignen Lymphome korreliert mit der Histologie: Kinder mit lymphoblastischen Lymphomen mit thymusbezogenen (T-)Zellen haben zu 50–70% eine mediastinale Raumforderung und/oder vergrößerte supradiaphragmale Lymphknoten, die am Hals, supraklavikulär oder axillär zu finden sind. Kinder mit Non-Hodgkin-Lymphomen beispielsweise der B-Zell-Reihe kommen häufig mit abdominellen Symptomen (vorgewölbter Bauch, gastrointestinale Beschwerden) zur Aufnahme, gelegentlich auch mit Symptomen einer Darmobstruktion bzw. -invagination (MAGRATH 1989).

Bei abdomineller Manifestation des Non-Hodgkin-Lymphoms können Lymphknoten des Mesenteriums, des Milz- und Leberhilus und die Milz auch isoliert befallen sein (HEIFETZ et al. 1980). Da die Lymphographie nur einen Teil der infradiaphragmalen Lymphknoten erfaßt, erscheint sie bei Kindern mit dieser Erkrankung von begrenztem Wert. Andererseits wird von POND et al. (1989) die Kombination von Computertomographie und Lymphographie empfohlen, um bestmögliche Stagingergebnisse zu erzielen.

Lymphographische Befunde

Das lymphographische Bild entspricht einerseits dem der Lymphogranulomatose, andererseits werden netzartige und horizontal-streifige Speichermuster beobachtet (TAKAHASHI u. ABRAMS 1967).

9.2.3 Lymphographie bei malignen Lymphomen im Vergleich mit anderen bildgebenden Verfahren

Obwohl der Morbus Hodgkin und die Non-Hodgkin-Lymphome etwas mehr als 10% (YOUNG u. MILLER 1975; KAATSCH u. MICHAELIS 1985) aller malignen kindlichen Tumoren ausmachen, ist die Inzidenz dieser Krankheitsgruppe beim Kind im Vergleich zum Erwachsenen gering. Die Untersuchungsserien im Kindesalter sind deshalb, von wenigen Ausnahmen abgesehen (FILLER et al. 1975; CASTELLINO et al. 1977a), klein. Dies gilt im verstärktem Maße für die neueren Untersuchungsmethoden, insbesondere Ultraschall und Computertomographie. Darüber hinaus ist zu berücksichtigen, daß die Auswertungen fast ausnahmslos retrospektiv vorgenommen wurden und ein ausreichendes Bezugskriterium nur durch die Staginglaparotomie gegeben ist. Arbeiten, die sich auf den klinischen Verlauf stützen (DANEMAN et al. 1983), sollten unter anderem wegen der häufigen reaktiven Lymphknotenhyperplasie nicht berücksichtigt werden. Sie wird beim Morbus Hodgkin im Kindesalter in bis zu 36% der Fälle beschrieben (CASTELLINO et al. 1975b; PARKER et al. 1976). Ein Vergleich der Sensitivität und Spezifität der verschiedenen bildgebenden Verfahren

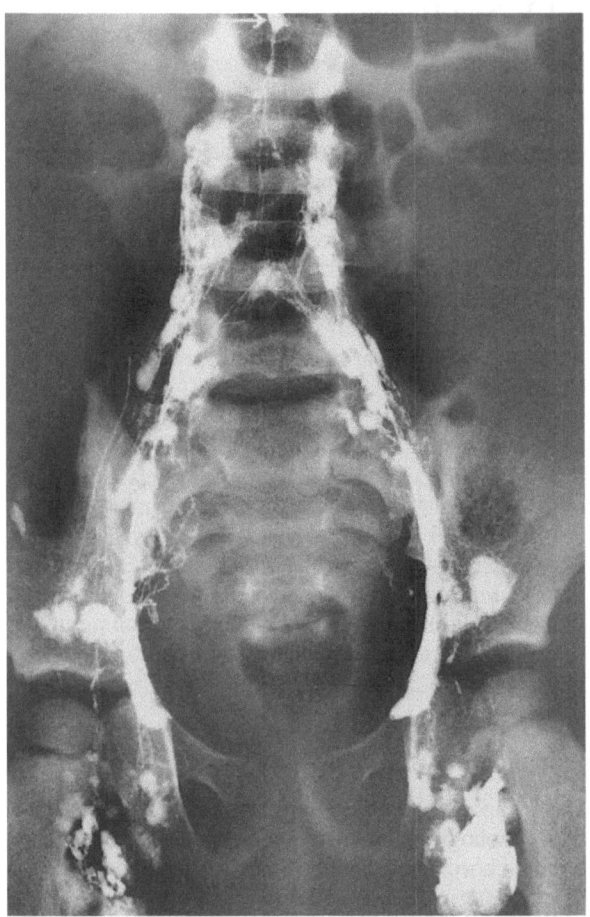

a

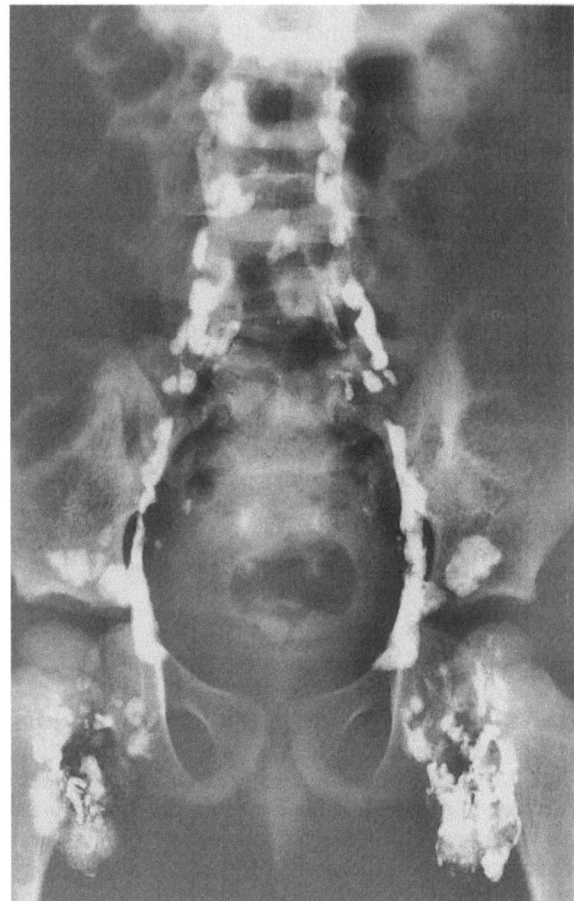

b

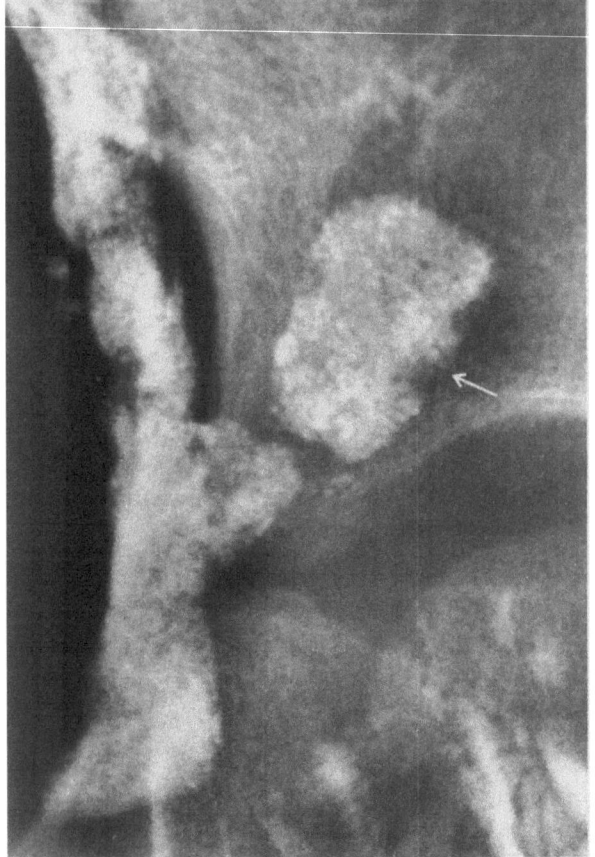

c

Abb. 9.2 a–c. 3 1/2 Jahre alter Junge mit Morbus Hodgkin, Stadium I A (linkszervikal); Staginglaparotomie negativ. **a** Normales Lymphogramm, lymphangiographische Phase. Neben der Darstellung der Lymphbahnen, der Becken- und Paraaortalregion zeigt sich bereits eine kräftige Kontrastierung der Lymphknoten. In Projektion auf den Dornfortsatz des 1. Lendenwirbelkörpers ist die Cisterna chyli zu sehen *(Pfeil).* **b** Normales Lymphogramm, Speicherphase. Den gering vergrößerten Lymphknoten in der Leistenregion, die ein normales Speichermuster aufweisen, kommt keine pathologische Bedeutung zu. **c** Normale Speicherstruktur in einem Beckenlymphknoten. Feintropfiges, homogen verteiltes Speichermuster *(Pfeil)*

Abb. 9.3a, b. 9jähriges Mädchen mit Morbus Hodgkin, Stadium III EA (Befall der Milz, paraaortaler Lymphknoten und der Lunge). **a** Lymphogramm (Schrägaufnahme). Rechtsseitiger Befall der paraaortalen und parakavalen Lymphknoten in Höhe des 3. und 4. Lendenwirbelkörpers *(Pfeile).* **b** Metastasenähnlicher Speicherdefekt (Zielaufnahme) in der kranialen Hälfte eines Lymphknotens *(Pfeil),* dessen kaudaler Teil eine normale Größe und Speicherstruktur aufweist

◁

Abb. 9.4. Speicherdefekte bei ausgedehntem infradiaphragmalen Befall, Schrägaufnahme (8 Jahre alter Junge mit Morbus Hodgkin, Stadium III B). Blasige, verwaschene Speicherstruktur mit erhaltenem Randsinus in der gesamten paraaortalen Lymphknotenkette

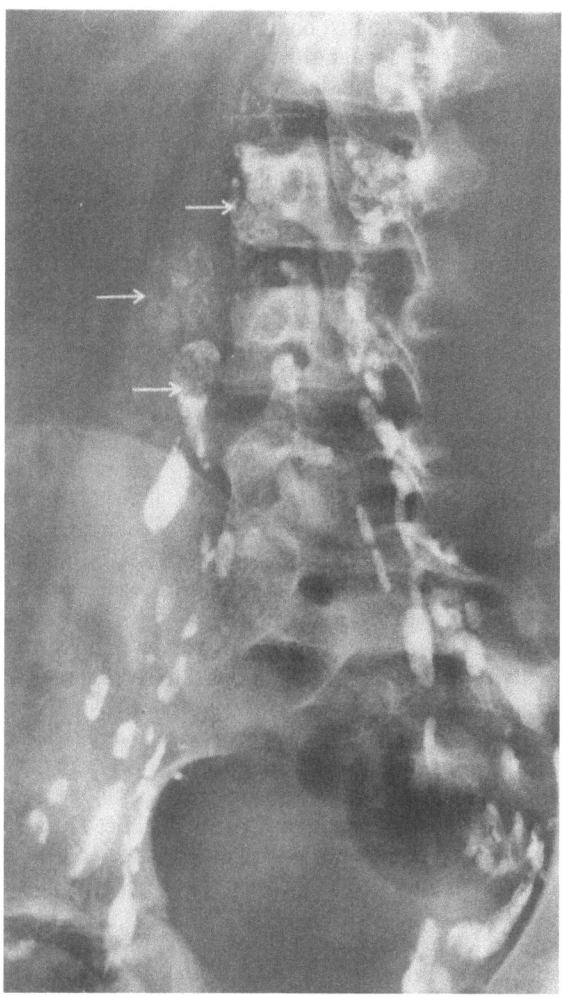

a

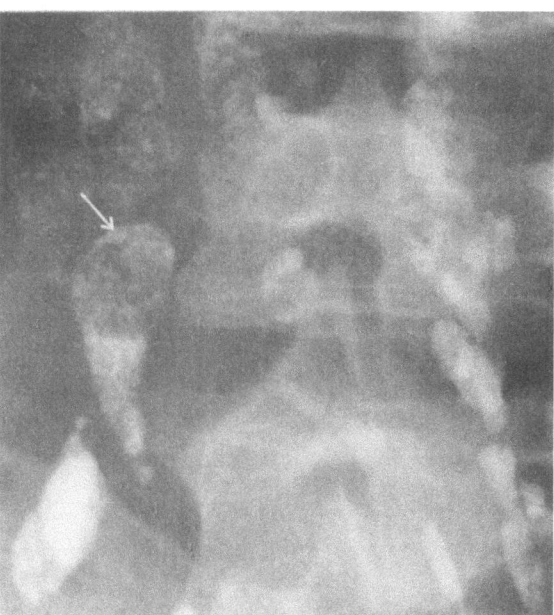

b

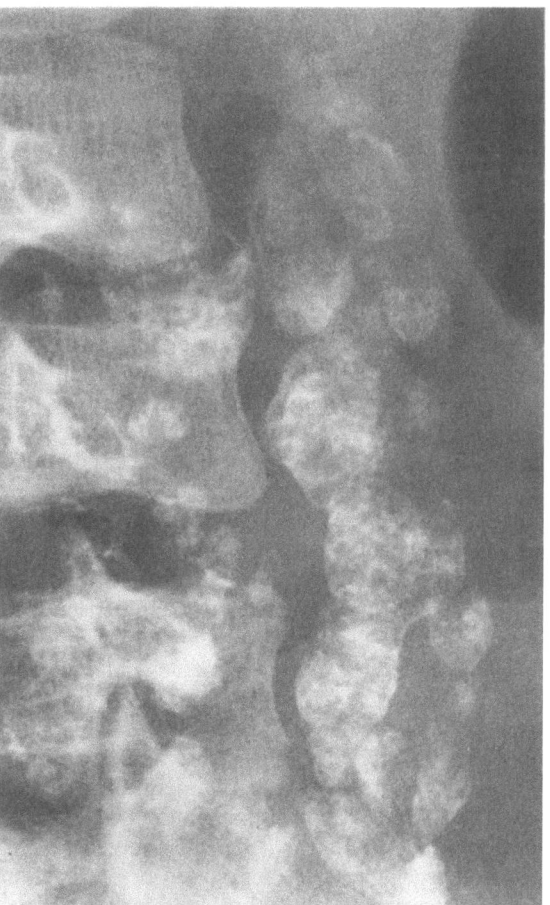

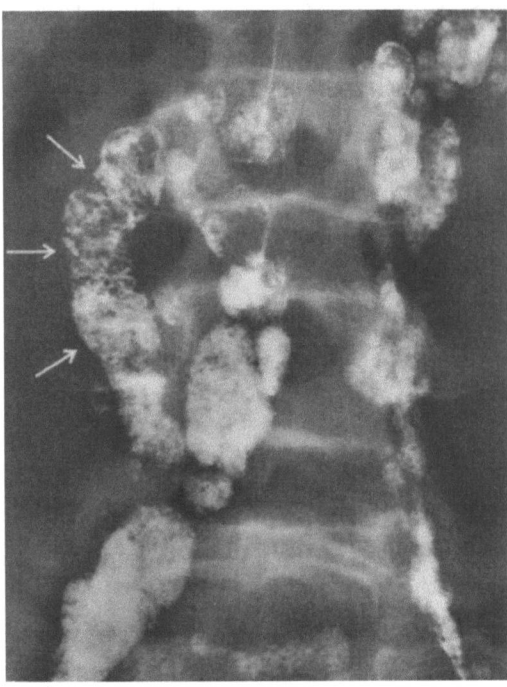

Abb. 9.5. Imitation eines malignen Lymphoms durch eine unspezifische Lymphadenitis (15 Jahre alter Junge mit Splenomegalie und Entzündungszeichen). Aufgelockertes, partiell mottenfraßähnliches Speichermuster in der parakavalen Lymphknotengruppe in Höhe des 3. und 4. Lendenwirbelkörpers *(Pfeile)*. Histologie: Lymphadenitis ungeklärter Ätiologie (Prof. Lennert, Kiel). Verlauf: Innerhalb der nächsten 2 Jahre kein Auftreten eines malignen Lymphoms

(Standardkriterium: Staginglaparotomie) wird durch das Fehlen einer Studie mit Berücksichtigung aller wichtigen Methoden erschwert. Vorliegende Zahlen bei größeren Serien sowie die Vor- und Nachteile der Untersuchungsmethoden bei Kindern lassen jedoch eine kritische Abwägung zu (Tabelle 9.3).

Die *Ultraschalluntersuchung* ist praktisch überall verfügbar und benötigt beim Kind in der Regel keine Vorbereitung. Ihre Ergiebigkeit und Zuverlässigkeit sind in hohem Maß untersucherabhängig. Häufig ist die Einsehbarkeit der Lymphknotenregionen in Mittel- und Unterbauch durch Luftüberlagerung eingeschränkt.

Im *Computertomogramm* treten bei Kindern Probleme der mangelnden Abgrenzbarkeit der intraabdominellen Strukturen und Organe aufgrund des geringen organumgebenden Fettes in den Vordergrund (WINKLER et al. 1985). Diese Tatsache kann zu einer wesentlich reduzierten Sensitivität und Spezifität führen (Tabelle 9.3). Demgegenüber steht der Vorteil der Darstellung von krankheitsbedingten Manifestationen außerhalb der retroperitonealen Lymphknoten. Die Beziehung einer Raumforderung zu benachbarten Strukturen ist in vielen Fällen gut zu sehen.

Die *Galliumszintigraphie* erfordert einen ähnlichen zeitlichen Aufwand wie die Lymphographie. Eine intensive Vorbereitung ist nötig, und die Aussagekraft im Abdomen ist der diagnostischen Trefferquote im Thoraxraum deutlich unterlegen (JOHNSTON et al. 1977).

Mit der *Kernspintomographie* ist die Darstellung vergrößerter infradiaphragmaler Lymphknoten mit ähnlicher Treffsicherheit möglich wie im Computertomogramm (COHEN 1990). Der Nachweis eines Milzbefalls ist mit allen bildgebenden Schnittverfahren problematisch (NYMAN et al. 1987). Paramagnetische Substanzen könnten eine wesentliche Verbesserung der Sensitivität erbringen, vor allem da dieses Verfahren die bei Kindern relativ unspezifische Größe der Milz nicht als Befallskriterium benützt (WEISSLEDER et al. 1989).

Beim Morbus Hodgkin des Kindes und des Erwachsenen bietet die *Lymphographie* bei ausreichender Erfahrung die höchste Sensitivität und Spezifität aller Untersuchungsmethoden (CASTELLINO et al. 1984; BAKER et al. 1990). Zweifelhafte oder nicht eindeutige Befunde sind nicht selten (FILLER et al. 1975), können aber bei Kenntnis des Erscheinungsbildes der unspezifischen Lymphadenitis vermieden werden (PARKER et al. 1976; CASTELLINO et al. 1974). Wesentliche Vorteile der Lymphographie sind die mögliche Darstellung von Tumormanifestationen in normal großen Lymphknoten, die Identifizierung unspezifischer Lymphknotenvergrößerungen (CASTELLINO et al. 1974; CASTELLINO et al. 1975b), die Erleichterung von Staginglaparotomie und Strahlentherapieplanung (PARKER et al. 1976) sowie die Verlaufskontrolle unter Therapie (FILLER et al. 1975).

Die Nachteile der bipedalen Lymphographie liegen im Vergleich mit anderen Untersuchungsmethoden in dem relativ zeitaufwendigen und invasiven Charakter der Untersuchung und der Darstellung einer limitierten Anzahl von Lymphknotenstationen. Diese Nachteile werden allerdings durch die bisher geringe Trefferquote aller Methoden bei der Diagnostik des Milzbefalls bei malignen Lymphomen relativiert (CASTELLINO et al. 1984; KAPLAN 1980; WINKLER et al. 1985; NYMAN et al. 1987; BAKER et al. 1990). Eine Kombination der Lymphographie mit anderen Untersuchungsmethoden, wie der Sonographie oder der Computertomographie (WINKLER et al. 1985), könnte die Indikation zur Staginglaparotomie verbessern oder diese ersetzen, falls gleichzeitig eine bessere Erfassung eines Milzbefalls gelingt (WEISSLEDER et al. 1989).

Tabelle 9.3. Vergleich verschiedener Untersuchungsmethoden bei der infradiaphragmalen Lymphknotendiagnostik maligner Lymphome

	Ultraschall	Computertomographie	Gallium- 67-Zitrat- - Szintigraphie	Lymphographie
Sensitivität	47%[a]	48%[a] / 40%[b]	62%[c]	80%[d] / 80%[b]
Spezifität	96%[a]	44%[a] / 95%[b]	89%[c]	98%[d] / 100%[b]
Vorteile der Untersuchungsmethode	Nicht invasiv, keine Sedierung, Keine Vorbereitung Keine untersuchungsbedingten Komplikationen oder Nebenwirkungen Schnelle und universelle Verfügbarkeit Relativ geringe Anschaffungs- und Unterhaltungskosten Bei Kindern wegen geringem Organfett gute Darstellung möglich	Erfassung des gesamten Abdomens und Beckens einschl. Organen, Skelet und Weichteilen in einem Untersuchungsgang Anschauliche Dokumentation insbesondere großer Lymphome einschl. deren Nachbarschaftsbeziehungen	Erfassung von Manifestationen eines malignen Lymphoms außerhalb der Lymphknoten (Skelet) und in anderen Körperregionen, insbes. im Mediastinum	Möglichkeiten der Erfassung befallener, aber nicht vergrößerter Lymphknoten Diagnostik von benignen Veränderungen in vergrößerten Lymphknoten Einfache Verlaufsuntersuchungen während der Therapie Gezieltes Vorgehen bei der Staginglaparotomie Erleichterung der Strahlentherapieplanung
Nachteile der Untersuchungsmethode	Eingeschränkte darstellbarkeit einiger Lymphknotenstationen durch Luftüberlagerung, vor allem im Becken Benigne Lymphknotenvergrößerungen und Tumormanifestationen in normal-großen Lymphknoten werden nicht erfaßt bzw. nicht korrekt interpretiert Große Erfahrung des Untersuchers hinsichtlich Untersuchungstechnik und Auswertung erforderlich	Vorbereitung (Darmkontrastierung); bei kleineren Kindern zusätzlich Sedierung, evtl. Narkose; in einigen Fällen i.v. – Kontrastmittelgabe erforderlich Häufig Artefakte und/oder unzureichende Abgrenzbarkeit benachbarter Strukturen wegen geringem organumgebenden Fett und Bewegung Falsch-positive Befunde bei benignen Lymphknotenvergrößerungen und mangelnder Darmkontrastierung Tumormanifestation in normalgroßen Lymphknoten nicht erfaßbar	Vorbereitung notwendig (intensive Darmreinigung) Relativ lange Dauer vom Beginn der Untersuchung bis zum Vorliegen der Untersuchungsergebnisse (ca. 72 h) Stark abnehmende Sensitivität bei kleinen Läsionen, insbes. im Abdomen Anreicherung auch in entzündlich veränderten Regionen	Starke Abhängigkeit der technischen Durchführung und Interpretation von der Erfahrung des Untersuchers Lokale und systemische Komplikationen möglich Relativ zeitaufwendige Untersuchung (mind. 24 h) vom Beginn der Untersuchung bis zum Vorliegen des Untersuchungsergebnisses) Bei kleineren Kindern Sedierung oder Narkose erforderlich

[a] SCHELLONG et al. 1986 (Kinder mit M. Hodgkin).
[b] BAKER et al. 1990 (prospektive Studie bei 61 Kindern mit M. Hodgkin).
[c] JOHNSTON et al. 1977 (vorw. Erwachsene mit M. Hodgkin).
[d] DUNNICK et al. 1977 (Kinder mit M. Hodgkin).

9.3 Lymphographie bei Metastasen solider Malignome

Solide Tumoren wie Wilms-Tumoren, Neuroblastome, Keimzelltumoren oder Weichteilsarkome gehören – vor allem in der ersten Lebensdekade – zu den häufigsten malignen Erkrankungen. Unter Einschluß der primären Knochentumoren machen diese soliden Malignome etwa 30% aller kindlichen Neoplasien aus, während maligne Lymphome mit 11% deutlich seltener sind (KAATSCH u. MICHAELIS 1985). In 5 größeren Lymphographieserien bei Kindern ist die Gruppe der soliden Tumoren mit nur 29% gegenüber einem relativen Anteil der malignen Lymphome von 58% vertreten (BODE 1975; CASTELLINO et al. 1975b, DUNNICK et al. 1977; GASQUET et al. 1968; MUSUMECI et al. 1972). Einige Publikationen über onkologische Diagnostik bei Kindern gehen auf die Lymphographie praktisch nur im Zusammenhang mit malignen Lymphomen ein (MILLER u. WHITE 1985). Trotzdem bleibt die Lymphographie in ausgewählten Fällen solider Tumoren ein wertvolles diagnostisches Hilfsmittel, insbesondere bei Weichteilsarkomen (BERGIRON et al. 1979), malignen Genitaltumoren und primären Knochentumoren (BODE 1975).

9.3.1 Lymphographische Befunde

Tumorzellen gelangen – dem Lymphstrom folgend – über die afferenten Lymphgefäße durch die Kapsel in die Peripherie der Lymphknoten. Wenn sie sich dort zu Metastasen entwickeln, entstehen periphere Füllungsdefekte in der Speicherphase (FUCHS 1969b). Röntgenologische Zeichen eines Fortschreitens der Metastasierung sind eine teilweise oder vollständige Destruktion der normalen Lymphknotenarchitektur, Lymphknotenvergrößerungen, multiple Speicherdefekte, eine schalenförmige Randkontrastierung, aber auch atypische bandförmige und blasige Strukturmuster (LÜNING u. WILJASALO 1976). Hinzu kommen Zeichen des veränderten Lymphabflusses, wie Lymphgefäßverlagerungen, Lymphabflußverzögerung oder ein Lymphgefäßabbruch, und die Darstellung von Kollateralgefäßen. Bei einer vollständigen Blockade des Lymphabflusses kommt es zur Eröffnung lymphovenöser Anastomosen (LÜNING u. WILJASALO 1976). Wegen des vermehrten Lipiodolabtransports ins Lungenstrombett ist in diesen Fällen besonders auf die Begrenzung der Kontrastmittelmenge zu achten (WOLFEL 1965). Kleinere Speicherdefekte sind im Prinzip unspezifisch und können deshalb degenerativer (Fibrolipomatose bei Erwachsenen) oder entzündlicher Natur sein (entzündlich bedingte Speicherdefekte in der Inguinalregion Jugendlicher, unspezifische Lymphadenitis; BODE 1975; FUCHS 1969a). Auch wenn das lymphographische Bild der Metastasierung bei einzelnen Tumoren relativ charakteristisch erscheint (GASQUET et al. 1968), ist aus einem pathologischen Lymphogramm kein direkter Rückschluß auf die Histologie möglich.

9.3.2 Indikationen

Die Lymphographie wird bei soliden Tumoren des Kindes nur noch selten durchgeführt. Das hat zwei wesentliche Gründe. Zum einen sind einige neue bildgebende Verfahren weniger invasiv und kurzfristig verfügbar; zum anderen werden infradiaphragmale Lymphknotenmetastasen bestimmter Regionen mit der bipedalen Lymphographie in der Regel nicht erfaßt (z.B. Iliacainterna-Lymphknotengruppe). Der lymphographische Nachweis von Metastasen in normal großen Lymphknoten wird in Einzelfällen beobachtet (LANNING et al. 1988). Daraus läßt sich jedoch keine Indikation zur regelmäßigen Anwendung dieser Methode ableiten. Im folgenden werden die wichtigsten soliden Tumoren des Kindes im Hinblick auf den Stellenwert der Lymphographie besprochen.

Weichteilsarkome

Etwa 42% aller kindlichen Weichteilsarkome sind an den unteren Extremitäten oder im Urogenitaltrakt lokalisiert (MAURER et al. 1977). Die Häufigkeit regionaler Lymphknotenmetastasen (Abb. 9.6 und 9.7) liegt zwischen 15% bei Extremitätentumoren und 40% bei paratestikulärer Lokalisation (FESTA 1983), während Rhabdomyosarkome außerhalb des Urogenitaltrakts und der Extremitäten nur in insgesamt 5% der Fälle Lymphknotenmetastasen aufweisen (MAURER et al. 1977). Da das Ausmaß der Therapie häufig durch die Stadieneinteilung beeinflußt wird, kann die Durchführung einer Lymphographie bei den obengenannten Tumorlolisationen mit hoher Metastasenwahrscheinlichkeit zur Erhöhung der diagnostischen Sicherheit beitragen (FRANS et al. 1985), zur Kontrolle einer radikalen Lymphadenektomie genutzt werden und eine Verlaufsbeobachtung unter Therapie ermöglichen.

Maligne Keimzelltumoren

Obwohl einige maligne Gonadentumoren bei Kleinkindern im Vergleich zu den Gonadentumoren Erwachsener seltener lymphogen metastasieren, war die Lymphographie bei 20 von insgesamt 46 Kindern mit Genitaltumoren positiv (BODE 1975; CASTELLINO et al. 1975b, DUNNICK et al. 1977; GASQUET et al. 1968; MUSUMECI et al. 1972). Dies läßt den Einsatz der Lymphographie sinnvoll erscheinen, wenn in anderen bildgebenden Verfahren ein negatives Untersuchungsergebnis vorliegt und der Nachweis einer Lymphknotenbeteiligung von wesentlichem therapeutischen Belang ist.

Primäre Knochentumoren

Die Häufigkeit von Lymphknotenmetastasen bei primären Knochentumoren ist gering. Bei 91 Kindern mit Osteosarkom der langen Röhrenknochen wurden in 4 Fällen Lymphknotenmetastasen gefunden, meist

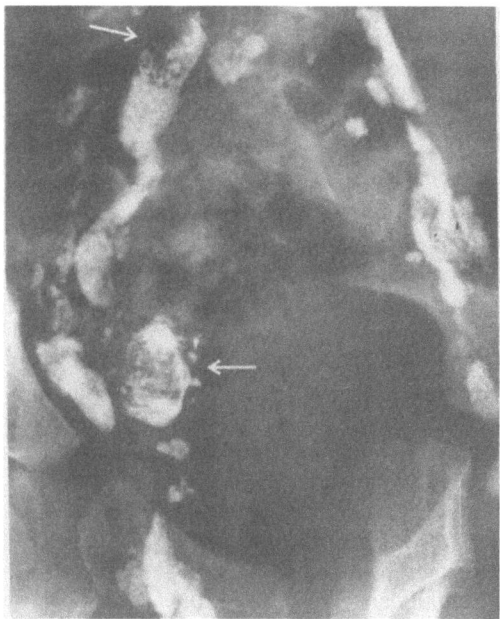
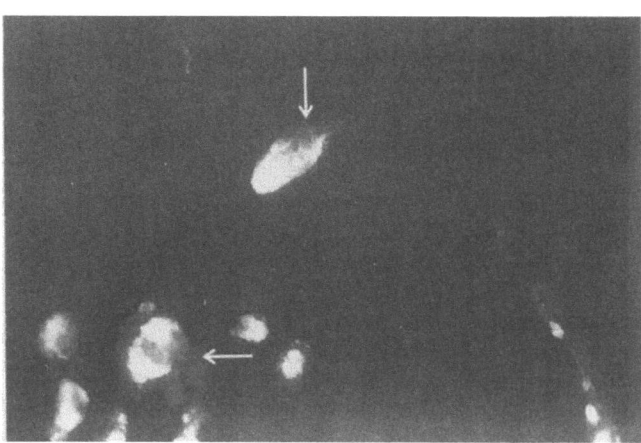

b

a

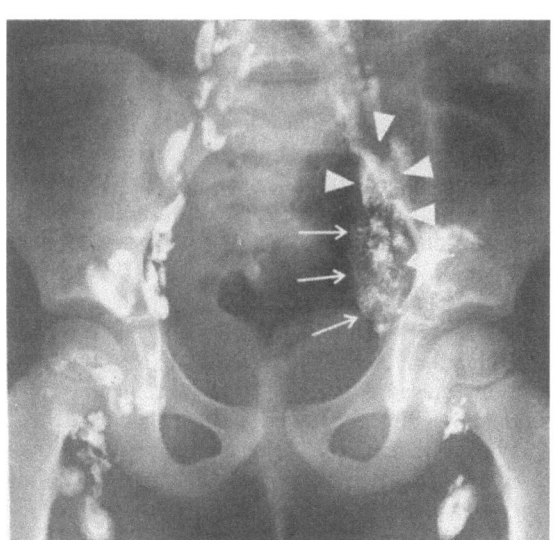

Abb. 9.6. a Metastatische Speicherdefekte bei synovialem Sarkom (Schrägaufnahme). 4jähriger Junge mit Rezidiv eines Synovialsarkoms des rechten Oberschenkels. Zwei größere Speicherdefekte in den rechtsseitigen Lymphknoten der Iliaca-externa- und Iliaca-communis-Gruppe *(Pfeile)*. **b** Röntgenaufnahme des Operationspräparats. In den exstirpierten Lymphknoten kommen die beiden Metastasen zum Nachweis *(Pfeile)*

jedoch erst innerhalb der ersten 2 Jahre nach Beginn der Therapie (JEFFREE et al. 1975). Die Lymphographie bei 40 Patienten mit Ewing-Sarkom ergab 5mal einen positiven Befund an den Lymphknoten (LOMBARDI et al. 1979). Die Lymphographie ist deshalb nur in ausgewählten Fällen indiziert, vor allem dann, wenn klinische oder andere Untersuchungsmethoden Lymphknotenvergrößerungen im Lymphabflußgebiet zeigen.

Neuroblastom, Wilms-Tumor, seltene Malignome

Obgleich Lymphknotenmetastasen bei diesen Tumoren nicht selten sind, ist hier die Lymphographie aufgrund neuerer Untersuchungsmethoden in den Hintergrund getreten. Durch die Kombination von Ultraschalldiagnostik, Computertomographie und MIBG-Szintigraphie erübrigt sich eine zusätzliche Lymphographie.

Über lymphographische Befunde bei maligner Histiozytose haben VANEL et al. 1983 berichtet. Eine positive Lymphographie bei der Ausgangsuntersuchung fand sich in 9 von 21 Fällen. Bei 2 Kindern veränderten sich inital normale Lymphknoten erheblich und zeigten so ein Rezidiv an.

Abb. 9.7. Lymphknotenmetastasen eines Fibrosarkomrezidivs. 4jähriges Mädchen mit dem 2. Rezidiv eines Fibrosarkoms des äußeren Genitales. Destruktion der normalen Speicherstruktur mit *(Pfeile)* und ohne *(Pfeilspitzen)* Lymphknotenvergrößerung

9.4 Lymphographie bei benignen Lymphknotenerkrankungen

Über lymphographische Untersuchungen benigner Lymphknotenveränderungen liegen beim Kind auch in großen Serien nur wenige Erfahrungen vor. Sie betreffen die Tuberkulose, Sarkoidose, Histoplasmose (Altman et al. 1962; Castellino et al. 1975b, Musumeci et al. 1972). Einzelfälle lymphomähnlicher Speichermuster wurden auch bei M. Crohn, eosinophiler Gastroenteritis, und Lymphangiomatose beobachtet (Lanning et al. 1987). Dagegen ist der lymphographische Befund einer unspezifischen Lymphadenitis häufig und von großer differentialdiagnostischer Bedeutung (s. 9.2.1).

9.5 Lymphgefäßerkrankungen und Mißbildungen des lymphatischen Systems

Die Leitsymptome von Erkrankungen und Mißbildungen des Lymphgefäßsystems sind Lymphödem, Chylus in präformierten Höhlen (Földi 1974; Zelikovski et al. 1989), in der Haut oder im Urin (Craig u. Woodroffe 1969) und die exsudative Enteropathie (Shimkin et al. 1970). Tumoren oder tumorähnliche Läsionen in den Weichteilen, im Mediastinum (Pilla et al. 1982), im Retroperitonealraum (Thomas et al. 1985) oder im Skelet (Wenz et al. 1984; Griffin et al. 1986) können durch Lymphangiome verursacht werden.

9.5.1 Persistierende Beinverdickung: Einsatz bildgebender Verfahren beim primären und sekundären Lymphödem

Das typische primäre Lymphödem ist durch eine innerhalb von Wochen oder Monaten allmählich zunehmende schmerzlose periphere Schwellung charakterisiert, die vom Fuß nach proximal aszendiert. Bei 7–22% der meist weiblichen Patienten wird eine positive Familienanamnese oder die Vorgeschichte einer angeborenen Beinverdickung gefunden (Milroy 1928; Smeltzer et al. 1985; Brunner 1986). Dem kongenitalen oder im Kindesalter auftretenden Lymphödem liegt in der großen Mehrzahl der Fälle eine Hypoplasie oder Aplasie eines Teiles des Lymphgefäßsystems zugrunde (Buonocore u. Young 1965). Die gleichmäßige oder deszendierende Beinverdickung ist sehr selten (hohe Form der Lymphgefäßdysplasie) oder aufgrund faßbarer Ursachen zu erkennen (sekundäres Lymphödem bei Raumforderungen im Becken, als Folge einer schweren Verletzung, nach ausgedehnter Strahlentherapie oder chirurgischem Eingriff). Anamnese und körperliche Untersuchung waren bei 90% von 125 Kindern mit primärem Lymphödem die einzig nötigen

diagnostischen Verfahren, ein sekundäres Lymphödem kann aufgrund der Vorgeschichte und des bei malignen Erkrankungen meist fortgeschrittenen Stadiums leicht erkannt werden (Smeltzer et al. 1985).

Bildgebende Verfahren können aus 3 Gründen eingesetzt werden:

1. Ausschluß einer Raumforderung bei deszendierendem, beidseitigem oder relativ schnell progredientem Lymphödem. Hier sind bei Kindern zunächst Ultraschalldiagnostik und Abdomenübersichtsaufnahme sinnvoll. Diese können insbesondere bei älteren Kindern oder bei unzureichender sonographischer Darstellung des Mittelbauchs und Beckens durch die Computertomographie ergänzt werden. Die Kernspintomographie kann sinnvoll sein, wenn neurologische Symptome auf eine Beteiligung des Spinalkanals hinweisen oder der Markraum untersucht werden soll.

2. Ausschluß oder Nachweis einer tiefen Beinvenenthrombose. Hier können die Echographie mit hochauflösender Linearsonde (7MHz) und farbkodierter Blutflußdarstellung oder die aszendierende Preßphlebographie zum Einsatz kommen (die Venen sollten wegen einer potentiellen Verschlechterung eines bestehenden Lymphödems auch durch minimale Infektionen unter sorgfältiger Beachtung eines möglichst sterilen Vorgehens punktiert werden).

3. Ausschluß oder Nachweis eines Lymphödems. Die früher empfohlene Injektion lymphotroper Farbstoffe und die direkte Lymphographie mit öligen Kontrastmitteln (Collard 1974; Kinmonth u. Taylor 1954) werden heute nur noch in wenigen begründeten Ausnamefällen durchgeführt (Földi u. Földi 1991). Die Patentblauinjektion erfordert eine spezielle Erfahrung, da zwischen der Farbstoffverteilung bei Patienten ohne und solchen mit Lymphödem fließende Übergänge bestehen (Brunner 1986). Außerdem besteht das Risiko einer allergischen Reaktion (s. Tabelle 9.1). Die Lymphographie ist beim Lymphödem nicht nur schwieriger durchzuführen, sondern birgt das Risiko einer infektionsbedingten Verschlechterung des Ödems in sich. Falls die klinischen Daten (detaillierte Anamnese!) oder die bildgebenden Verfahren zum Ausschluß einer tiefen Beinvenenthrombose beziehungsweise Raumforderung keine ausreichenden Information liefern, sollte deshalb zunächst die risikoarme Lymphoszintigraphie (Nawaz et al. 1985; Wells et al. 1986; McNeill et al. 1989; Proby et al. 1990) oder die indirekte Lymphographie mit subepidermaler (intrakutaner) Injektion nichtionischer Kontrastmittel (Stöberl et al. 1990) zum Einsatz kommen. Dabei werden mit einer sehr dünnen Nadel intrakutan am distalen Fußrücken, den Zehen oder Zehenzwischenräumen kontrastmittelhaltige Quaddeln gesetzt. Zusätzlich können 2–4ml annähernd isoosmolares Kontrastmittel mit einer Geschwindigkeit von 0,1–0,2ml/min subepidermal appliziert werden. Röntgenaufnahmen des Fußes und distalen Unterschenkels in 2 Ebenen möglichst auf Mammographie-Folienfilm (kleiner Fokus) werden angefertigt und nur bei Bedarf ergänzt, da die "Reich-

Tabelle 9.4. Lymphangiographie bei Lymphgefässerkrankungen im Kindesalter

Symptom	Klinik/Differential-diagnose (DD)	Bildgebende Diagnostik	Veränderungen im Lymphangiogramm
Lymphödem der Beine (bei Kindern überwiegend distal beginnende schmerzlose Schwellung; Fuß- und Knöchelverdickung können als Gelenkerkrankung fehlgedeutet werden)	*Primäres Lymphödem:* Allmähliche Entwicklung einer am Fuß beginnenden aszendierenden Schwellung, keine auffällige Venenzeichnung, keine Vorgeschichte einer schmerzhaften oder akuten Schwellung, keine auffällige Venenzeichnung; evtl. schon seit Geburt bestehend oder familiär. *Sekundäres Lymphödem:* Auftreten nach dem 40.Lebensjahr; abdominelle Raumforderung, maligne Systemerkrankung; infektiös/Parasiten; posttraumatisch; extensive Operation und /oder Strahlentherapie	1. Nativröntgenaufnahmen von Thorax und Abdomen 2. Abdomensonographie und/oder Computertomographie 3. Sonographische Flußuntersuchung der Beinvenen (Doppler- oder farbkodierte Flußuntersuchung) und/oder aszendierende Preßphlebographie 4. Lymphangioszintigraphie (Ganzkörperunter-suchung) 5. Indirekte Lymphographie mit wasserlöslichem Kontrastmittel zur Diagnose eines *primären Lymphödems* sind Anamnese und körperliche Untersuchung oft ausreichend, zusätzlich evtl. 3, 4 bzw. 5; bei der Verdachtsdiagnose *sekundäres Lymphödem* (meist ausgeprägter Krankheitsprozeß mit entsprechender Klinik) sind die Untersuchungen 1 und 2 sinnvoll. Eine Lymphangiographie ist nur noch ausnahmsweise indiziert (Vorbereitung eines gefäßchirurgischen Eingriffs und durch 1–5 kein ausreichender Aufschluß) (cave: Verschlechterung des Lymphödems durch Infektion!)	Rückstau in die Lymphgefäße der Haut ("dermal backflow"); Hypoplasie (Aplasie) von Lymphgefäßen; variköse Erweiterungen und Schlängelung oberflächlicher Lymphgefäße;Extravasation von Kontrastmitteln (unspezifisch)
Chylöser Reflux (chylöser Perikard- oder Pleuraerguß; chylöser Aszites; Chylurie)	Mißbildung, Verletzung, iatrogene, traumatische oder malignombedingte Verlegung oder Unterbrechung des Ductus thoracicus; bei Chylurie: Tropenaufenthalt (Filariasis?)	1. Röntgennativaufnahmen von Thorax und Abdomen 2. Abdomen-/Mediastinal-sonographie, evtl. Echokardiographie 3. Lymphographie, insbesondere vor einem geplanten operativen Eingriff an den Lymphgefäßen	Nachweis einer Lymphfistel; abnorme Darstellung des Ductus thoracicus, evtl. mit Kontrastmittelaustritt; Lymphgefäßhypoplasie oder-aplasie

Tabelle 9.4. (Forts.)

Symptom	Klinik/Differential-diagnose *(DD)*	Bildgebende Diagnostik	Veränderungen im Lymphangiogramm
Enteropathie mit intestinalem Proteinverlust Hypoproteinämie (Nachweis einer abnorm hohen α_1-Antitrypsin Konzentration im Stuhl)	1. Primäre intestinale Lymphangiektasie: angeborene Lymphgefäßfehlbildung (sekundär infolge von entzündlichen, malignen, strahlentherapiebedingten oder parasitären Darmerkrankungen oder bei schwerer chronischer Herzinsuffizienz) 2. *DD* Dünndarm: Glutenenteropathie (Zöliakie), gastrointestinale Allergie 3. *DD* ulzerierende Dünn- und Dickdarmerkrankungen: M. Crohn, Colitis ulcerosa, schwere Enterokolitis	1. Röntgenaufnahmen von Thorax und Abdomen 2. Orale Kontrastmitteluntersuchung von Magen und Dünndarm, evtl. Kolonkontrasteinlauf 3. Abdomensonographie 4. Lymphographie bei Verdacht auf intestinale Lymphangiektasie	Hypoplasie oder Dilatation von peripheren Lymphgefäßen; Reflux in mesenteriale Lymphgefäße; Extravasation von Kontrastmittel ins Abdomen; irreguläre Speichermuster und Speicherdefekte in abdominellen Lymphknoten; Veränderungen des Ductus thoracicus (in wenigen Fällen)
Abdomineller oder mediastinaler Tumor oder tumorähnliche Knochenläsion	Lymphangiome der Weichteile; sonographische oder computertomographische Hinweise auf ein Lymphangiom; typische Veränderungen in Röntgennativaufnahmen beteiligter Skelettabschnitte	1. Röntgenaufnahmen von Thorax, Abdomen und tumornahen Skeletanteilen 2. Ultraschalluntersuchung und/oder Computertomographie 3. Lymphangiographie, evtl. in Kombination mit einer Computertomographie	Erweiterte und abnorm geformte Lymphgefäße; verlängerte Kontrastierung in lokalisierten Lymphgefäßfehlbildungen; Lymphgefäßverlagerung; lymphographische Kontrastierung von zystischen Hohlräumen oder Knochenläsionen

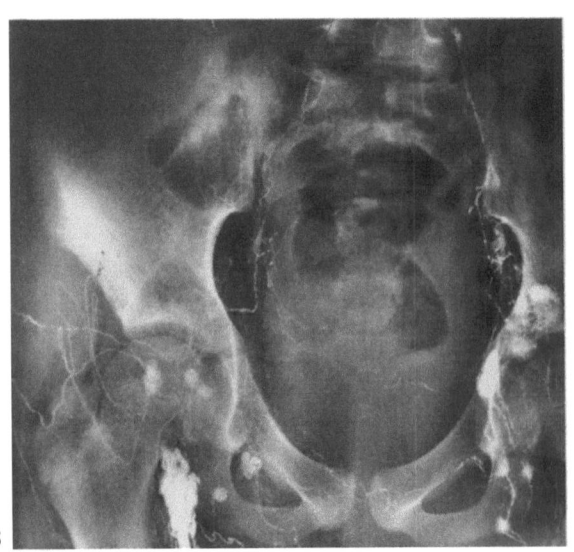

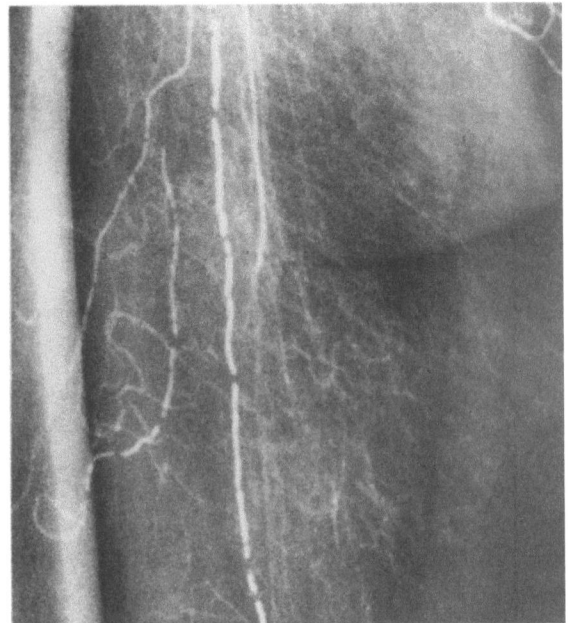

9.8   9.9

weite" dieses Verfahrens begrenzt ist. Aufgrund dieser zur Verfügung stehenden risikoarmen Darstellungsmöglichkeiten der Lymphwege ist vor einem Einsatz der direkten Lymphographie abzuwägen, ob eine ausreichende Wahrscheinlichkeit besteht, daß das Ergebnis der Lymphographie von therapeutischer Relevanz ist – beispielsweise im Hinblick auf einen chirurgischen Eingriff oder eine mögliche Anomalie des Ductus thoracicus bei zusätzlich bestehendem chylösem Reflux (Tabelle 9.4).

Die häufigste Veränderung im *Lymphangiogramm des primären Lymphödems* ist die Hypoplasie (Aplasie) von Lymphgefäßen (Abb. 9.8). Auch ein Rückstau von Kontrastmittel in die Lymphgefäße der Haut wird nicht selten beobachtet (Abb. 9.9).

9.5.2 Bedeutung der Lymphographie bei intraabdominellen Lymphgefäßfehlbildungen einschließlich der Lymphangiomatose

Bei der *Enteropathie mit Proteinverlust* steht die Lymphangiographie am Ende einer langen Kette differentialdiagnostischer Überlegungen mit entsprechenden klinischen, laborchemischen und röntgenologischen Untersuchungen (Tabelle 9.4). Lymphographische Veränderungen bei der *intestinalen Lymphangiektasie* umfassen eine Hypoplasie oder Dilatation von peripheren Lymphgefäßen (Abb. 9.10), Reflux in mesenteriale Lymphgefäße, Extravasation von Kontrastmittel und irreguläre Speichermuster in abdominellen Lymphknoten, seltener eine Hypoplasie von Lymphknoten und Veränderungen des Ductus thoracicus (SHIMKIN et al. 1970).

Intraabdominelle und intrathorakale *Lymphangiome* und die *systemische Lymphangiomatose* sind seltene und benigne Fehlbildungstumoren, die sich bei 90% der Kinder bei Geburt oder innerhalb der ersten beiden Lebensjahre manifestieren. SIEGEL et al. (1979) berichteten über 121 Kinder mit Lymphangiomen. Hauptlokalisation dieser Gefäßfehlbildungstumoren waren Stamm und Extremitäten, gefolgt vom Kopf und den Halsweichteilen. Nur in 5% aller Ausbreitungsorte war

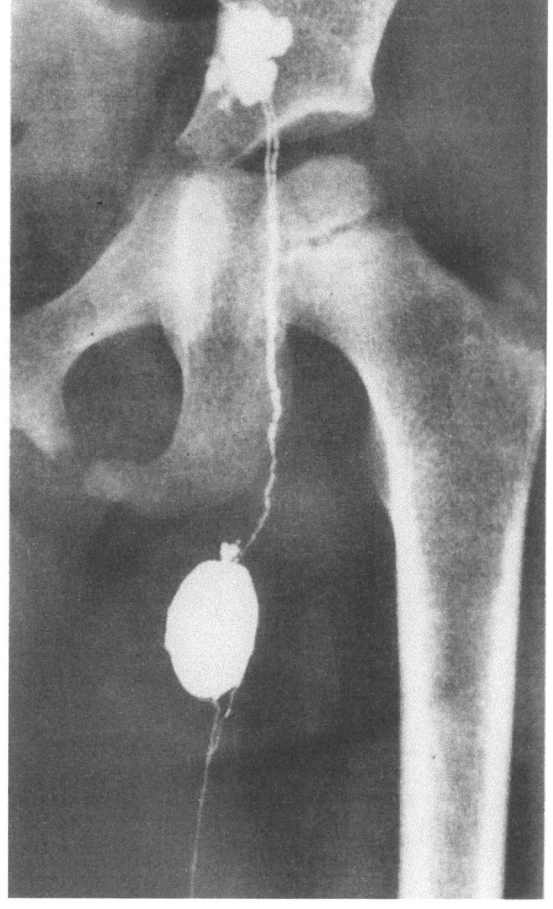

Abb. 9.10. Lymphgefäßfehlbildung bei intestinaler Lymphangiektasie (3jähriges Mädchen mit intestinaler und pulmonaler Lymphangiektasie). Röntgenaufnahme der linken Leiste. Ungewöhnliche sackartige Lymphgefäßfehlbildung und Lymphgefäßhypoplasie (keine Verletzung, keine vorausgegangene Operation)

◁◁**Abb. 9.8.** Hypoplasie (Aplasie) von Lymphgefäßen bei primärem Lymphödem (10 Jahre altes Mädchen mit primärem Lymphödem rechts). Hypoplasie von Lymphbahnen in der Iliaca-externa-Region. Die fehlende Kontrastierung zugehöriger Lymphknoten der Iliaca-externa- und -communis-Gruppe sowie Kollateralen in die ipsilateralen Weichteile und zur Gegenseite kennzeichnen die vorliegende Lymphgefäßfehlbildung

◁ **Abb. 9.9.** Dermal backflow bei Lymphgefäßhypoplasie (Patientin Von Abb. 9.8). Röntgenaufnahme des rechten Oberschenkels (Ausschnitt). Als indirektes Zeichen eines Abflußhindernisses ist bei diesem Mädchen mit primärem Lymphödem eine retrograde Verteilung des Kontrastmittels in die Lymphgefäße des Gewebes nachweisbar ("dermal backflow"). Dieses Phänomen war bereits nach der Patentblauinjektion zu beobachten

eine abdominelle retroperitoneale oder mediastinale Beteiligung festzustellen.

Röntgenologische, sonographische und computertomographische Befunde (SIEGEL et al. 1979; RADIN et al. 1983; ROSSI et al. 1982) können durch eine Lymphangiographie ergänzt oder mit dieser kombiniert werden (GRIFFIN et al. 1986). Zeigt die Lymphographie eine Kommunikation des kontrastierten Lymphgefäßes mit dem Lymphangiom, dann ist eine definitive Diagnose möglich (CASTELLINO u. FINKELSTEIN 1975a) (Abb. 9.11).

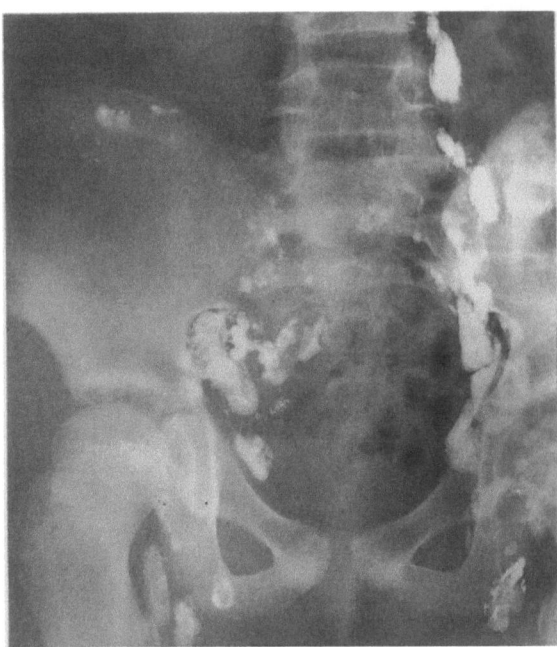

Abb. 9.11. Lymphangiolipom. 9 Jahre und 7 Monate altes Mädchen mit einer Raumforderung im rechten Mittelbauch. In der Speicherphase zeigt sich eine Verlagerung der Iliaca-communis-Lymphknoten nach medial. Im kranialen Teil des Tumors finden sich Kontrastmittelansammlungen in abnorm geformten Lymphgefäßen. Bei Vorliegen eines solchen Befundes ist die Diagnose eines Lymphangiomes gesichert (Voraussetzung: keine vorhergehende intraabdominelle bzw. retroperitoneale Operation)

10 Möglichkeiten der Differentialdiagnose mit der Röntgenmorphologie

K.-H.G. Müller

Der differentialdiagnostische Wert der Lymphographie wird trotz großer Fortschritte noch sehr unterschiedlich eingestuft. Dies ist hauptsächlich darin begründet, daß die Interpretation der Bilder in besonderem Maße an die persönliche Erfahrung des Untersuchers geknüpft ist. Mit Einführung neuer Untersuchungstechniken wie der Computertomographie, der Magnetresonanz und dem Ultraschallverfahren ist die Zahl der Lymphographien stark zurückgegangen, so daß die Erfahrung der Untersucher bei der Lymphographie mehr und mehr fehlt.

Von vielen Autoren wird vor einer Überbewertung der Lymphographie gewarnt. Neben dem Einsatz der neuen Untersuchungstechniken sollte aber bei negativen Ergebnissen die Lymphographie zur raschen Diagnosefindung auch heute noch eingesetzt werden (Luceil et al. 1992, 1993).

Metastasen werden erst sichtbar, wenn sich das Größenverhältnis von nicht kontrastmittelspeichernder Metastase zum kontrastgebenden Lymphknotengewebe zugunsten der Metastase verschoben hat. Metastasen mit einer Größe von ca. 2×3 mm lassen sich mit der Lymphographie schon nachweisen. CT, MR und Ultraschall versagen bei dieser Größe noch ihren Dienst, hier sind Lymphknotengrößen von 1–2 cm Durchmesser zur einwandfreien Erfassung erforderlich.

Zur differentialdiagnostischen Auswertung der Lymphogramme sollten folgende Kriterien bei der Beurteilung berücksichtigt werden:

1. Generelle Kriterien
a) Größe des Lymphknotens mit Vergleich der Gegenseite.
b) Verhalten von marginalen Sinus- bzw. Randkonturen.
c) Form der Speicherstruktur und Grad ihrer Homogenität.
d) Ausdehnung der Veränderungen: lokalisiert, generalisiert.
e) Veränderungen der Lymphpassage.

2. Einzelkriterien (Speicherstrukturen im Lymphogramm)
a) Feingetüpfelte Speicherstruktur: im Röntgenbild harmonisch granuliert, Randkonturen scharf oder fein gekerbt. Bei der Beurteilung müssen individuelle anatomische Abweichungen berücksichtigt werden. So differieren Zahl, Form und Größe der Lymphknoten in Abhängigkeit von Funktion und Lokalisation sowie Alter des Patienten. Fehlbeurteilungen des normalen Lymphogramms werden durch sog. "Pseudostops" bedingt, die durch ungenügende Kontrastinjektion vorgetäuscht werden (Abb. 10.1).

b) Homogene Speicherstruktur: Involution, Atrophie sowie degenerative Veränderungen infolge physiologischer Alterung können die Speicherfähigkeit einzelner Lymphknoten herabsetzen (Abb. 10.2). Die Lymphknoten im Alter sind verkleinert, die Lymphbahnen rarefiziert. Je nach Größe des Lymphknotenrests können in Abhängigkeit vom Strahlengang verschiedenartige Bilder auftreten (halbmond-, hufeisen-, haarnadel- oder ringförmig).

c) Feinkörnig aufgelockerte Speicherstruktur: Bei benignen Lymphknotenerkrankungen (spezifischen und unspezifischen Entzündungen, Frühformen von Systemerkrankungen) können die Kontrastmitteltröpfchen gleichmäßig verteilt kleinvakuolige bis schaumige Bilder zeigen.

d) Grobschollige Speicherstruktur: Gleichmäßige bis großtropfige Verteilung des Kontrastmittels ist nie

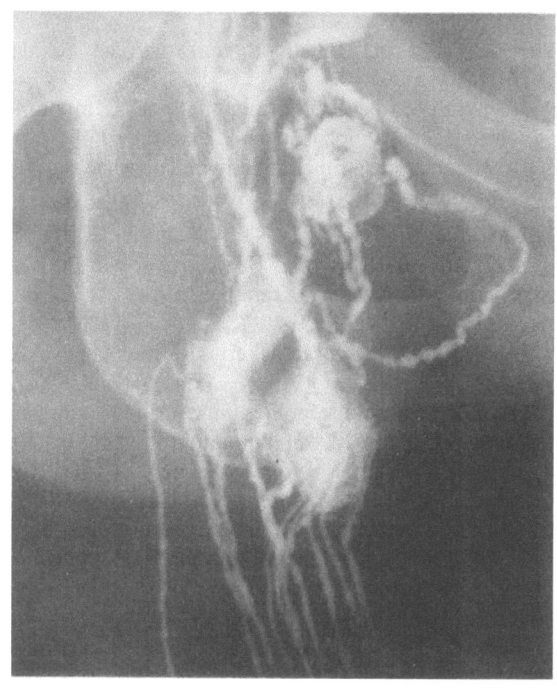

Abb. 10.1. Feingetüpfelte Speicherstruktur bei reaktiver Lymphknotenschwellung

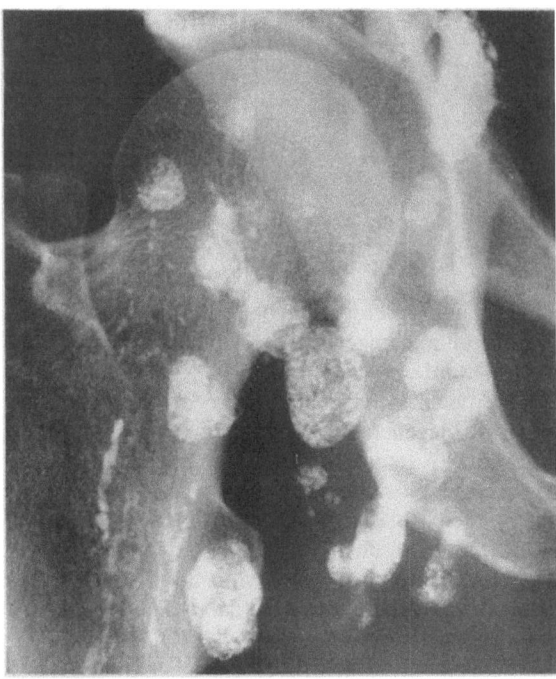

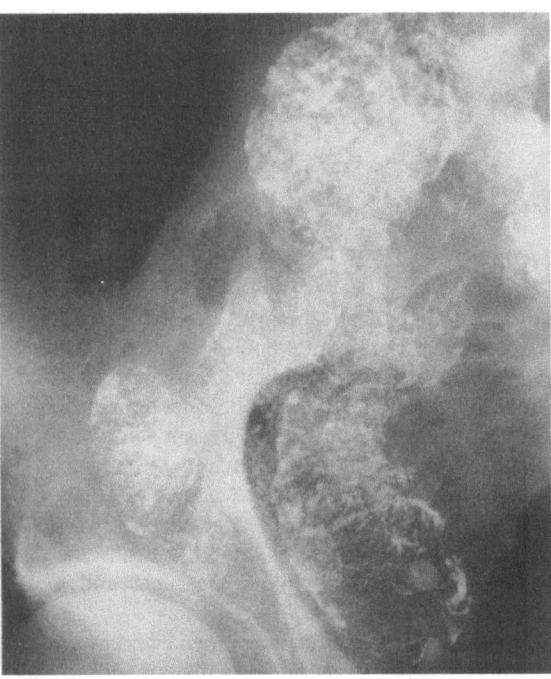

Abb. 10.2. Homogene Speicherstruktur bei degenerativen Lymphknotenveränderungen in den Randsinus

Abb. 10.3. Grobschollig aufgelockerte Speicherstruktur bei zentroblastischem Lymphom (Lymphosarkom)

generalisiert, sondern immer nur als regionäre Reaktion bei Entzündungen oder Karzinommetastasen in einzelnen Lymphknoten nachweisbar. Die Lymphknoten sind nur mäßig vergrößert.

e) Grobschollig aufgelockerte Speicherstruktur (Abb. 10.3):
– Lokalisiert bei Entzündungen und/oder lokalen Metastasen.
– Generalisiert bei Frühformen maligner Lymphome, chronischer lymphatischer Leukämie, Polyarthritis rheumatica, epitheloidzelliger Tuberkulose, Makroglobulinämie (Morbus Waldenström).

Ähnliche Bilder zeigen sich auch bei Kollagenkrankheiten, Brucellose und Berylliose sowie im Rahmen dermatologischer Krankheitsbilder (z.B.Lues, Psoriasis).

f) Lakunär aufgelockerte Speicherstruktur (Abb. 10.4):
Die Kontrastmitteltröpfchen sind in den mäßig bis deutlich vergrößerten Lymphknoten großwabig bis blasig verteilt. Durch die Verdrängung der Sinus entsteht ein disharmonisches, streifiges oder netzförmiges Bild, das für maligne Lymphome, granulomatöse und nekrotisierende Epitheloidzellreaktionen (Sarkoidose, Tuberkulose, Lues II und III, Pilzerkrankungen), jedoch seltener für Metastasen spricht.

g) Blasige bis zystische Speicherstruktur (Abb. 10.5):
Das Kontrastmittel ist in Form von Tröpfchen, Schollen, zarten Streifen oder Bändern in den erheb-

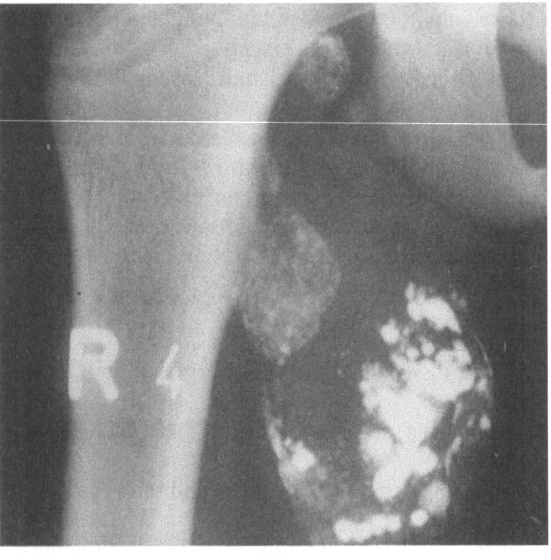

Abb. 10.4. Lakunär aufgelockerte Speicherstruktur bei Lymphknotenmetastasen eines Melanoms

lich vergrößerten Lymphknoten verteilt. Die Lymphknoten zeigen randständige Defekte. Konglomeratbildungen führen zum Verwischen der Grenzen zwischen einzelnen Lymphknoten. Hierbei sollte man an fortgeschrittene Lymphome (Lymphogranulomatose, großfolliluläres Lymphoblastom), in seltenen Fällen

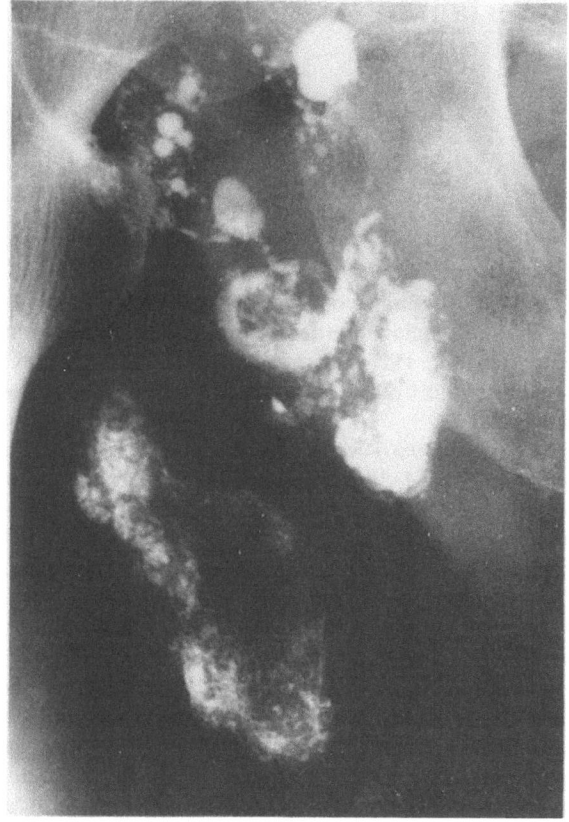

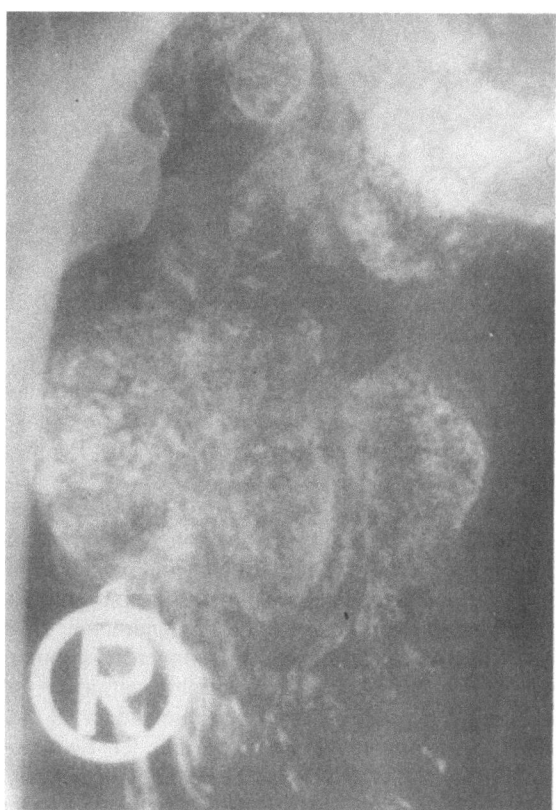

Abb. 10.5. Blasig bis zystische Speicherstruktur bei Lymphknotenmetastasen eines Peniskarzinoms

Abb. 10.6. Subtotale Speicherdefekte bei zentroblastisch-zentrozytischem Lymphom (Morbus Brill-Symmers, Spätform)

an Lymphknotenmetastasen und granulomatöse, nekrotisierende Entzündungen denken. Bei den malignen Lymphomen ist in diesen Stadien eine Differentialdiagnose nicht mehr möglich. Bei gleichzeitigem Vorliegen von Früh- und Spätstadien mit Veränderungen an verschiedenen Lymphknoten im gleichen Lymphogramm besteht am ehesten der Verdacht auf Morbus Hodgkin.

h) Defekte der Speicherstruktur (Abb. 10.6):

– Partielle Speicherdefekte lassen an Metastasen, verkäsende Tuberkulose oder herdförmige Fibrome denken.
– Subtotale Speicherdefekte: Erhaltene Reste der Lymphknoten ohne Füllungsdefekte sprechen

für eine ausgedehnte Lipomatose. Fortgeschrittene Metastasierungen, Spätformen maligner Lymphome und spät nekrotisierende granulomatöse Entzündungen zeigen Passagestörungen, Füllungsdefekte, abnorme Gefäßverläufe und Stauungszeichen.

Totale Speicherdefekte: Gefäßblockaden und Gefäßanomalien sprechen für schweren tumorösen (metastatischen) Befall der Lymphknoten. Sollte ein totaler Abbruch sämtlicher Lymphbahnen vorliegen, ist eine Differentialdiagnose nicht mehr möglich.

11 Der Informationswert bildgebender Verfahren

K.-H.G. MÜLLER

Die modernen diagnostischen Verfahren Ultraschall, Computertomographie und Kernspintomographie haben die Bedeutung der konventionellen Röntgentechniken bei Diagnostik und Staging maligner Tumoren und Lymphome verändert. Teils wurden sie ersetzt, teils in ihrer Bedeutung zurückgedrängt, teils konnten sie ihren Stellenwert erhalten.

Die Lymphographie hat ihre einst zentrale Bedeutung bei der Diagnostik retroperitonealer sowie im Becken gelegener Lymphknoten eingebüßt, auch wenn Computertomographie, Kernspintomographie und Sonographie lediglich die Größe der Lymphknoten, nicht jedoch ihre Architektur abbilden können. Computertomographie und Kernspintomographie vermögen im Gegensatz zur pedalen Lymphographie zudem all diejenigen Lymphknoten abzubilden, die der Lymphographie entgehen, wie etwa die Lnn. iliaci interni, hoch paraaortale und mesenteriale Lymphknoten. Der Vorteil der Lymphographie ist dagegen die Darstellung der Lymphknotenarchitektur. Nur sie erlaubt, trotz normalgroßer Lymphknoten den Befall bei Non-Hodgkin-Lymphomen, Morbus Hodgkin sowie bei Metastasen aufzudecken.

GREGL et al. (1987) weisen darauf hin, daß seit Einführung der digitalen Untersuchungsverfahren wie Computertomographie, Kernspintomographie und Sonographie in der prätherapeutischen Diagnostik maligner Lymphome die Indikation der bis dahin in jedem Fall üblichen Lymphographie eingeengt, ja sogar überflussig wurde. Es wird hervorgehoben, daß Computertomographie und Ultraschall weniger belastend, nichtinvasiv und leichter wiederholbar seien. Bei der Sonographie und der Kernspintomographie wird zusätzlich noch unterstrichen, daß hier die Belastung durch Röntgenstrahlen entfällt.

Im Gegensatz zur Lymphgraphie ermöglichen Sonographie, Computertomographie und Kernspintomographie neben der Darstellung der Lymphknoten die gleichzeitige Erfassung der parenchymatösen Organe. Durch Verbesserung der Untersuchungsverfahren (dynamische Computertomographie mit Kontrastmittel, Spiral-CT und weiter verbessertes Auflösungsvermögen) sind bei der CT überlagerungsfreie Querschnittsbilder zu erhalten, die die Lymphographie weitgehend ersetzen. Mit der Sonographie (stark von der Erfahrung des Untersuchers abhängig) lassen sich 90% pathologischer Lymphome erfassen. Falsch-positive Befunde liegen unter 4%. Bei allen Schnittbildverfahren ist weder eine sichere Aus-

sage zur Dignität von Lymphknotenvergrößerungen noch eine Artdiagnose der zugrundeliegenden Erkrankung möglich. Die explorative Laparotomie wird durch die ultraschall- oder CT-gesteuerte Feinnadelpunktion verdrängt.

WALTER (1986) weist darauf hin, daß bei der Diagnostik des Mediastinums die Thoraxübersichtsaufnahme nach wie vor eine einfache, rasche und billige Untersuchungsmethode darstellt. Die Sicherung und detaillierte histologische Zuordnung kann auch durch die modernen Techniken nicht ersetzt werden.

Konventionelle Methoden wie Kavographie, Ösophagogramm und Mediastinalschicht wurden von der Computertomographie und der Kernspintomographie des Mediastinums beim Verdacht kleiner im Mediastinum gelegener Lymphknoten abgelöst. Sonographie und Computertomographie haben die indirekten konventionellen Verfahren wie Ausscheidungsurographie, Kavographie und Magen-Darm-Passage beim Nachweis retroperitoneal, im kleinen Becken und im Abdomen gelegener Lymphknoten verdrängt.

Bei der Diagnostik der Lymphknoten im kleinen Becken, retroperitoneal und abdominal empfiehlt sich zunächst die Anwendung von Sonographie, Computertomographie sowie Kernspintomographie. Ergeben sich dabei keine pathologisch vergrößerten Lymphknoten, so ist die bipedale Lymphographie wünschenswert. Abgesehen von der hohen Spezifität der Lymphographie erlaubt das einmal verabfolgte Kontrastmittel zudem Verlaufskontrollen über bis zu 3 Jahren.

Die Vor- und Nachteile diagnostischer Untersuchungsverfahren bei Erkrankungen des Lymphsystems sind in Tabelle 11.1 aufgelistet. Sonographie, Computertomographie und Kernspintomographie sind in der diagnostischen Darstellung von Organmetastasen der Lymphographie überlegen, größere verdrängende Prozesse, insbesondere ihre Beziehung zur Nachbarschaft, lassen sich nur mit diesen Methoden diagnostizieren.

Die bildgebenden Verfahren einschließlich der Sonographie geben aber lediglich in quantitativer Hinsicht eine Aussage über die Lymphknotensituation wieder. Abhängig von der anatomischen Region sind Lymphknoten erst ab einem Durchmesser von 1,2–1,5 cm als pathologisch anzusehen. Ein vergrößerter Lymphknoten spricht jedoch auch bei Tumorkranken nicht immer für einen metastatischen Befall, zumal Malignome häufig mit entzündlichen Prozessen vergesellschaftet sind. Im Gegensatz hierzu

Tabelle 11.1. Vor- und Nachteile diagnostischer Untersuchungsverfahren bei Erkrankungen des Lymphsystems

	Lymphographie	Ultraschall	Computertomographie	Kernspintomographie
Vorteile	Erkennung des Tumorbefalls auch bei nichtvergrößerten Lymphknoten mit differentialdiagnostischen Unterscheidungskriterien	Darstellung mit der Lymphographie nicht erfaßbarer Lymphknoten, Nachweis herdförmiger Veränderungen in parenchymatösen Organen ab einer bestimmten Größe	Darstellung mit der Lymphographie nicht erfaßbarer Lymphknoten, Nachweis herdförmiger Veränderungen in parenchymatösen Organen ab einer bestimmten Größe	Dartellung mit der Lymphographie nicht erfaßbarer Lymphknoten, Nachweis herdförmiger Veränderungen in parenchymatösen Organen ab einer bestimmten Größe
Nachteile	Nichtdarstellung einiger Lymphknotengruppen unterhalb des Zwerchfells sowie aller Lymphknotengruppen oberhalb des Zwerchfells und der Tumormanifestation im extranodalen Bereich	Tumornachweis wie bei der CT nur bei vergrößerten Lymphknoten (2–3 cm). Einschränkung der Diagnostik durch Darmgasüberlagerungen und bei adipösen Patienten	Tumornachweis nur anhand der Lymphknotengröße (LK 1,5cm zu erkennen). Eingeschränkte Diagnostik durch Nachbarstrukturen, bei kachektischen Patienten infolge fehlender Fettschicht	Tumornachweis anhand der Lymphknotengröße, systemimmanente Vielfalt variabler Meßbedingungen

läßt sich mit der Lymphographie ein entzündlicher, hyperplastischer Lymphknoten in der Regel von einem normalen bzw. metastatisch befallenen abgrenzen.

Im Gegensatz zur Computertomographie, Sonographie und Kernspintomographie können lymphographisch bei Vorliegen bestimmter Kriterien Metastasen auch in normalgroßen Lymphknoten diagnostiziert werden. Einzig durch die direkte Kontrastmittelanfärbung des Lymphknotens ist eine Aussage über dessen Binnenstruktur zu erhalten. Ein mit Kontrastmittel angefärbter Lymphknoten bzw. eine Lymphknotengruppe eignet sich gut zur Kontrolle einer chirurgischen, strahlentherapeutischen und /oder zytostatischen Therapie. Der Erfolg bzw. Mißerfolg kann an der Speicherungstendenz eines suspekten Lymphknotens direkt abgelesen werden. Dies ist während eines Zeitraumes von mindestens 6 Monaten bis zu 3 Jahren möglich.

Sonographie, Computertomographie, Kernspintomographie und Lymphographie sollten nicht alternativ, sondern komplementär verstanden und eingesetzt werden.

Von dem kombinierten Einsatz aller 4 Untersuchungsmethoden dürfte der größte diagnostische Aussagewert zu erwarten sein.

In qualitativer Hinsicht ist nach GREGL et al. (1987) die Lymphographie allen anderen Methoden in der Diagnostik maligner Lymphome und Metastasen überlegen. Man sollte sie daher obligatorisch beim Verdacht auf ein malignes Lymphom oder bei Metastasen durchgeführt. Über den zeitlichen Einsatz der einzelnen Methoden muß von Fall zu Fall entschieden werden.

Literatur

Abbes M (1963) Aspects actuels de la lipiodo-lymphographie. Ann Chir 17: 689

Addis BJ, Hyjek E, Isaacson PG (1988) Primary pulmonary lymphoma: a re-appraisal of its histogenesis and its relationship to pseudolymphoma and lymphoid interstitial pneumonia. Histopathology 13: 1–17

Aibe T, Ito T, Yoshida T, Noguchi T, Ohtani T, Fuji T, Takemotot T (1986) Endoscopic ultrasonography of lymph nodes surrounding the upper GI tract. Scand J Gastroenterol [Suppl] 123: 164–169

Alavaikko MJ, Hansmann ML, Nebendahl C, Parwaresch MR, Lennert K (1991) Follicular dendritic cells in Hodgkin's disease. Am J Clin Pathol 95: 194–200

Allen E, Barker MW, Hines HE jr (1946) Peripheral vascular diseases. Saunders, Philadelphia

Altman D, Shaver W, Viamonte M (1962) Lymphangiography in children. Am J Dis Child 104: 335–341

Alzen G, Sommer W, Doblhoff-Dier G (1985) Entwicklung gewebeäquivalenter Kunststoffe für Vorlaufstrecken in der Sonographie. In: Judmeier G, Frommhold H, Kratochwil A (Hrsg) Ultraschalldiagnostik 84. Thieme, Stuttgart, S 108–109

d'Amore ESG, Wick MR, Geisinger KR, Frizzera G (1990) Primary malignant lymphoma arising in postmastectomy lymphedema. Another facet of the Stewart-Treves syndrome. Am J Surg Pathol 14: 456–463

Anthony PP, Sarsfield P, Clarke T (1990) Primary lymphoma of the liver: clinical and pathological features of 10 patients. J Clin Pathol 43: 1007–1013

Antonmattei SR (1980) Echographic diagnosis of lymph nodes. Radiol Diagn 21 437–449

Aozasa K, Tsujimoto M, Inoue A, Nakagawa K, Hanai J, Kurata A, Nosaku I (1993) Primary gastrointestinal lymphoma. Oncology 42: 97–103

Arber DA, Lopategui JR, Brynes RK (1993) Chronic lymphoproliferative disorders involving blood and bone marrow. Am J Clin Pathol 99: 494–503

Arocker-Mettinger E, Huber-Spitzy V, Stur M et al (1993) Cortisonresistente Panuveitis – entlarvt als retinales Lymphom. Spektrum Augenheilkd 7: 90–96

Arnulf G, Benichoux R, Losson J, Morin G (1954) Documents expérimenteux et cliniques sur la lymphographie. Presse Med 62: 1631

Arvay N, Picard JD (1963) La lymphographie, vol I. Masson, Paris

Aselli G (1627) De lactibus sive lactiss venis quarto vasorum mesaraicorum genere novo invento dissertatio. Mediolani apud J.B.Bidellum

Averette HE, Hudson RC, Ferguson JH (1964) Lymphadenography: Applications in the study and management of gynecologic cancer. Cancer 17: 1093

Baatenburg de Jong RJ, Rongen RJ, de Jong PC, Lameris JS, Knegt P (1988) Screening lymph nodes in the neck with ultrasound. Clin Otolaryngol 13: 5–9

Babian RJ, Bracken RB, Johnson DE (1981) Complications of transabdominal retroperitoneal lymphadenectomy. J Urol 124: 543–546

Baker LL, Parker BR, Donaldson SS, Castellino RA (1990) Staging of Hodgkin disease in children: comparison of CT and lymphography with laparotomy. AJR 154: 1251–1255

Banfi A, Bonadonna G, Carnevali G, Molinari R, Monfardini S, Salvini E (1970) Lymphoreticular sarcomas with primary involvement of Waldeyer's ring. Clinical evaluation of 225 cases. Cancer 26: 341–351

Banks PM, Metter J, Allred CD (1990) Anaplastic large cell (Ki-1) lymphoma with histiocytic phenotype simulating carcinoma. Am J Clin Pathol 94: 445–452

Banks PM, Chan J, Cleary ML, Delsol G et al (1992) Mantle cell lymphoma. A proposal for unification of morphologic, immunologic, and molecular data. Am J Surg Pathol 16: 637–640

Barcos M, Lane W, Gomez GA et al (1987) An autopsy study of 1206 acute and chronic leukemias (1958 to 1982). Cancer 60: 827–837

Baroni CD, Uccini S (1993) The lymphadenopathy of HIV infection (review article). Am J Clin Pathol 99: 397–401

Barth V (1975) Indikation zur Lymphographie im Kindesalter. Z Allgemeinmed 51: 606

Barthels P (1909) Das Lymphgefässsystem. In: Bardeleben K von (Hrsg) Handbuch der Anatomie des Menschen, 3. Bd, 4. Abt. Fischer, Jena

Bartholini T (1653) Vasa lymphatica nuper Hafniae in animantibus inventa, et hepatitis exsequiae. Parisiis, apud viduam M. Dupuis

Bateman AC, Wright DH (1993) Epitheliotropism in highgrade lymphomas of mucosa-associated lymphoid tissue. Histopathology 23: 409–415

Baumeister RGH, Siuda S (1988) Erfahrungen mit der Lymphsequenzszintigraphie zur prae- und postoperativen Messung des Lymphtransportes bei Lymphgefässtransplantationen. In: Ödem. Perimed, Erlangen, S 80–82

Berker W (1975) Lymphknotenerkrankungen des Halses. Dtsch Ärztebl 72: 869

Behrenbeck C, Schroeder J, Da Costa L et al (1989) Detection of soluble Hodgkin-related CD30-antigen in the sera of patients with Hodgkin's lymphoma. Tissue Antigens 33: 308

Beiske K, Langholm R, Godal T, Marton PF (1986) T-zone lymphoma with predominance of "plasmacytoid T-cells" associated with myelomonocytic leukemia: a distinct clinicopathological entity. J Pathol 150: 247–255

Belan A, Malek P, Kolc J (1963) Röntgenkinematographischer Nachweis lymphovenöser Verbindungen im Versuch in vivo. ROFO 99: 168

Beljaards RC, Kaudewitz P, Berti E et al (1993) Primary cutaneous CD30-positive large cell lymphoma: Definition of a new type of cutaneous lymphoma with a favorable prognosis. Cancer 71: 2097–2104

Beltz L (1968) Lymphneoplasien des retroperitonealen Raumes, Lymphographische Verlaufskontrolle nach Strahlentherapie. Radiol Austr 18: 227

Beltz L, Thurn P (1965) Das Lymphogramm beim tumorösen retroperitonealen Lymphblock. ROFO 102: 278

Ben-Ezra JM, Koo CH (1993) Langerhans' cell histiocytosis and malignancies of the M-PIRE system. Am J Clin Pathol 99: 464–471

Bennett CL, Putterman A, Bitran JD, Recant W, Shapiro CM, Karesh J, Kalokhe U (1986) Staging and therapy of orbital lymphomas. Cancer 57: 1204–1208

Bergiron C, Markovits P, Benjaafar M, Piekarski JD, Garel L (1979) Lymphography in childhood rhabdomyosarcomas. Radiology 133: 627–630

Beyer D, Peters PE, Friedmann G (1982) Leistungsbreite der Real-Time-Sonographie bei Lymphknotenerkrankungen. Röntgenpraxis 35: 393–402

Beynon J, Mortensen NJ, Foy DM, Channer JL, Rigby H, Virjee J (1989) Preoperative assessment of mesorectal lymph node involvement in rectal cancer. Br J Surg 76: 276–279

Bjoerk L, Leven H (1990) Intra-arterial DSA and Duplex-Doppler ultrasonography in detection of vascularized inguinal lymph node. Acta Radiol 31: 106–107

Bleck JS, Gebel M, Hebel RH et al (1992a) Intelligent adaptive filter in the diagnosis of diffuse and focal liver disease. Acoustical Imaging 19: 375–380

Bleck JS, Gebel M, Westhoff-Bleck M, Ranft U (1992b) Artifact resistant gray scale windows in clinical ultrasound of the liver. Acoustical Imgaging 19: 487–492

Bobrow LG, Richards MA, Happerfield LC, Diss TC, Isaacson PG, Lammie GA, Millis RR, (1993) Breast lymphomas: a clinicopathologic review. Hum Pathol 24: 274–278

Bode A (1975) Lymphographie bei Kindern. ROFO 123: 168–174

Bohndorf K, Winkler P (1984) Gefahren der Fehldiagnose bei der computertomographischen Untersuchung infradiaphragmaler Lymphknotenvergrößerungen. Electromedica 52: 49–55

Bollinger A, Isenring A, Franzeck G, Jäger UK (1985) Flurescencemicrolymphography in various forms of primary lymphedema. Thieme, Stuttgart, pp 140–146

Bostwick DG, Mann RB (1985) Malignant lymphomas involving the prostate. A study of 13 cases. Cancer 56: 2932–2938

Böttger EC, Teske A, Kirschner P et al (1992) Disseminated "Myobacterium genavense" infection in patients with AIDS. Lancet 340: 76–80

Bourdon R, Desprez-Curely JP, Bismuth V (1962) La lymphographie en carcinologie. Gaz Med Fr 69: 3015

Bräutigam P, Földi E, Strauss E, Alexander L, Moser E (1992) Physiologic stimulation of lymph flow by exercise and thermic load: investigations with 99mTc-labelled celloid. In: Proceedings in Lymphology, XIIIth International Congress of Lymphology, Paris 1991. Elsevier, Amsterdam

Bräutigam P, Vanscheidt W, Földi E, Krause T, Moser E, (1993) The importance of the subfascial lymphatics in the diagnosis of lower limb edema; investigations with semiquantitative lymphoscintigraphy. Angiology 44: 464–470

Brasch RC (1985) Nuclear magnetic resonance for the evaluation of pediatric neoplasms. In: Miller JH, White L (eds) Imaging in pediatric oncology. Williams & Wilkins, Baltimore, pp 35–39

Braschno DJ, Durant JR, Green LE (1977) The accuracy of retroperitoneal ultrasonography in Hodgkin's disease and Non-Hodgkin's lymphoma. Radiology 125: 485–487

Braus H (1940) Lymphgefäßsystem. In: Anatomie des Menschen, Bd 4. Springer, Berlin, S 303–321

Brincker H, Pedersen NT (1991) Immunohistologic separation of B-cell-positive granulomas from B-cell-negative granulomas in paraffin-embedded tissues with special reference to tumor-related sarcoid reactions. APMIS 99: 282–290

Brittinger G, Engelhard M (1992) Klinisch-prognostische Bedeutung der Kiel-Klassifikation der Non-Hodgkin-Lymphome. Verh Dtsch Ges Pathol 76: 37–46

Brittinger G, Bartels H, Common H et al (1984) Clinical and prognostic relevance of the Kiel classification of non-Hodgkin lymphomas: results of a prospective multicenter study by the Kiel Lymphoma Study Group. Hematol Oncol 2: 269–306

Brockmann W-P, Maas R, Voigt H, Thoma G Schweer S (1985) Veränderungen peripherer Lymphknoten im Ultraschall. Ultraschall Med 6: 164–169

Bronskill MJ (1983) Radiation dose estimate for interstitial lymphoscintigraphy. Semin Nucl Med 13: 20–25

Bruneton JN, Roux P, Caranella E, Dermand F, Vallicioni J, Chavel P (1984) Ear, nose and throat cancer: ultrasound diagnosis of metastasis to cervical lymph nodes. Radiology 152: 771–773

Bruneton JN, Benozio M, Blery M, Gharbi HA, Senecail B, Tran-Minh V (eds) (1988) Ultrasonography of the spleen. Springer, Berlin Heidelberg New York Tokyo

Brunner U (1960) Die Entstehung lymphogener Metastasen im Ductus thoracicus. Virch Arch Pathol Anat 333: 241

Brunner U (1969) Das Lymphödem der unteren Extremitäten. Huber, Bern

Brunner U (1972) Therapie des Lymphödems der unteren Extremitäten. Dtsch Med J 23: 395

Brunner U (1986) Clinique et test au bleu du lymphoedème primaire des membres inférieurs. Phlebologie 39: 629–647

Bschorner R, Lingenfelser T, Kaiserling E, Schwenzer N. (1993) Malignant lymphoma of the mucosa-associated lymphoid tissue (MALT)-consecutive unusual manifestation in the rectum and gingiva. J Oral Pathol Med 22: 190–192

Buchelt L, Hess F (1972) Die Lymphographie. Dtsch Ärztebl 69: 2795 ·

Buchelt L, Schneider R (1967) Lymphogramm mit massivem Kontrastmittelübertritt in den Dickdarm bei metastasenbedingtem, retroperitonealem, lymphatischem Block. ROFO 106: 891

Buckwalter KA, Ellis JH, Baker DE, Borello JA, Glazer GM (1986) Pitfall in MR imaging of lymphadenopathy after lymphangiography. Radiology 161: 831–832

Buhtz C, Lüning, Mach S, Melzer B, Röder K (1974) Standardisierungsempfehlungen für die Fußlymphographie. Ausgearbeitet von einer Studiengruppe der Arbeitsgemeinschaft. Radiol Diagn 15: 503

Buonocore E, Young JR (1965) Lymphangiographic evaluation of lymphedema and lymphatic flow. AJR 95: 751–765

Bydder GM, Steiner RE, Blumgart LH, Khenia S, Young IR (1985) MR imaging of the liver using short TI inversion recovery sequences. J Comput Assist Tomogr 9: 1084–1089

Campbell JAH (1977) Cat scratch disease. Pathol Annu 12: 277–292

Carbone A (1979) Hodgkin's disease in children: pathologic study of 87 cases. Tumori 65: 719–728

Carvalho R, Rodriguez A, Pereira S (1931) Sur une nouvelle méthode de mise en évidence des lymphatiques chez la vivant. Bull Ass Anat (Nancy) 25: 101

Casley-Smith JR (1970) Lymphatic fine structure in the formation of lymph. In: Lymphology, a new branch of medicine. Forum medici, Zyma, Basel

Casley-Smith JR (1976) Lymph and lymphatics. In: Kaley G, Altura B (eds) Microcirculation. University Park, Baltimore, p 423

Castaneda-Zuniga WR, Justich E, Moore R, Korbuly D, Formanek A, Amplatz K (1980) Routine magnification lymphangiography with a swinging slot X-ray machine. Radiology 137: 231–234

Castellino RA, Billingham M, Dorfman RF (1974) Lymphographic accuracy in Hodgkin's disease and malignant lymphoma with a note on the "reactive" lymph node as a cause of most false-positive lymphograms. Invest Radiol 9: 155–165

Castellino RA, Finkelstein S (1975a) Lymphographic demonstration of a retroperitoneal lymphangioma. Radiology 115: 355–356

Castellino RA, Bellani FF, Gasparini M, Temo G, Musumeci R (1975b) Lymphography in childhood: six years experience with 242 cases. Lymphology 8: 74–83

Castellino RA, Bergiron C, Markovits P (1977a) Experience with 659 consecutive lymphograms in children. Cancer 40: 1097–1101

Castellino RA, Musumeci R, Markovits P (1977b) Lymphography. In: Parker BR, Castellino RA (eds) Pediatric oncologic radiology. Mosby, St Louis, pp 58–84

Castellino RA, Hoppe RT, Blank N, Young SW, Neumann C, Rosenberg SA, Kaolan HS (1984) Computed tomography, lymphography, and staging laparotomy: correlations in initial staging of Hodgkin disease. AJR 143: 37–41

Castenholz A (1989) Vitalmikroskopische Beobachtungen an den Lymphbahnen der Zungenschleimhaut der Ratte. In: Clodius et al (Hrsg) Lymphologica. Medikon, München, S 12–25

Chadburn A, Metroka C, Mouradian J (1989) Progressive lymph node histology and its prognostic value in patients with acquired immunodeficiency syndrome and AIDS-related complex. Hum Pathol 20: 579–587

Chadburn A, Cesarman E, Jagirdar J, Subar M, Mir RN, Knowles DM (1993) CD30 (Ki-1) positive anaplastic large cell lymphomas in individuals infected with the human immunodeficiency virus. Cancer 72: 3078–3090

Chan JKC, Ng CS, Lau WH, Lo STH (1987) Most nasal/nasopharyngeal lymphomas are peripheral T-cell neoplasms. Am J Surg Pathol 11: 418–429

Chan JKC, Ng CS, Lo STH (1987) Immunohistological characterization of malignant lymphomas of the Waldeyer's ring other than the nasopharynx. Histopathology 11: 885–899

Chan JKC, Warnke RA, Dorfman R (1991) Vascular transformation of sinuses in lymph nodes. A study of its morphological spectrum and distinction from Kaposi's sarcoma. Am J Surg Pathol 15: 732–743

Chan JKC, Frizzera G, Fletcher CDM, Rosai J (1992) Primary vascular tumors of lymph nodes other than Kaposi's sarcoma. Analysis of 39 cases and delineation of two new entities. Am J Surg Pathol 16: 335–350

Chavez CM (1968) The clinical significance of lymphaticovenous anastomosis. Vasc Dis 5: 35

Chavez CM, Berrong LG, Evers CG (1965) Hepatic oil embolism after lymphangiography: role of systhemicoportal lymphaticovenous anastomosis. Am J Surg 110: 456

Chiappa S, Musemeci R, Uslenghi C (1971) Endolymphatic radiotherapy in malignant lymphomas. Springer, Berlin Heidelberg New York

Chudacek Z, M Halouskova (1965) Lymphovenöse Verbindungen zwischen den Lymphgefäßen des Beckens und dem Pfortadersystem. ROFO 105: 227

Cogliatti SB, Lennert K, Hansmann M-L, Zwingers TL (1990) Monocytoid B cell lymphoma: clinical and prognostic features of 21 patients. J Clin Pathol 43: 619–625

Cogliatti SB, Schmid U, Schumacher U et al (1991) Primary B-cell gastric lymphoma. A clinicopathological study of 145 patients. Gastroenterology 101: 1159

Cohen MD (1990) Reticuloendothelial and endocrine systems. In: Cohen MD, Edwards MK (eds) Magnetic resonance imaging of children. Decker, Philadelphia, pp 725–764

Cohen MD, Klatte EC, Smith JA et al (1985) Magnetic resonance imgaging of lymphomas in children. Pediatr Radiol 15: 179–183

Cohen PL, Brooks JJ (1991) Lymphomas of the breast. A clinicopathologic and immunohistochemical study of primary and secondary cases. Cancer 67: 1359–1369

Colet Billon A, Le Guerinel Y, Levaillant JM (1992) Acquisition and visualization of 3D ultrasound images. Acoustical Imaging 19: 257–261

Colin R (1958) L'exploration du système lymphatique en pathologie chirurgicale, ses principes, ses méthodes, ses applications pratiques actuelles. Thesis, Montpellier

Collard M (1974) Spezielle Fragen der lymphologischen Diagnostik. In: Földi M, Klüken N, Collard M (Hrsg) Praxis der Lymphgefäß- und Venenerkrankungen. Fischer, Stuttgart, S 151–187

Collette JM (1963) Essais de lymphographie expérimentale activité de la hyaluronidase. J Belge Radiol 36: 276

Collette JM (1957) Etude radiologique de la circulation lymphatique superficielle et des relais ganglionaires correspondents, considérations expérimentales et cliniques, les diagnostics lymphographiques. Brux Méd 37: 1869

Collette JM (1958) La lymphographie dans des lymphostases acquises. Ann Radiol (Paris) 1: 211

Collette JM, Toussaint R (1955) Lymphographie expérimentale après lymphadenectomie. Minerva Cardioangiol Eur 3: 118

Collins MH, Orazi A, Baumann M et al (1993) Primary hepatic B-cell lymphoma in a child. Am J Surg Pathol 17: 1182–1186

Conti T, Mussa L, Fonda G (1955) Modificazioni della circulazione della linfa degli arti inferiori arterie vene. Ricerche linfografiche sperimentali. Ann Ital Chir 32: 513

Craig O, Woodroffe FJ (1969) Chyluria and lymphatic renal fistula. Clin Radiol 20: 465–472

Craig FE, Clare CN, Sklar JL, Banks PM (1992) T-cell lymphoma and the virus-associated hemophagozytic syndrome. Am J Clin Pathol 97: 189–194

Cruickshank W (1786) The anatomy of the absorbing vessels of the human body. London

Cunéo B, Marcille M (1901) Topographie des ganglions iliopelviens. Bull Mem Soc Anat Ser 653

Damascelli B, Spagnoli I, Garbagnati F, Ceglia E, Milella M, N Masciadri (1984) Massive lymphorrhoea after fine needle biopsy of the cystic haemolymphangioma of the liver. Eur J Radiol 4: 107–109

Daneman A, Martin DJ, Fitz CR, Chan HSL (1983) Computed tomography and lymphogram correlation in children with Hodgkin's disease. J Comput Tomogr 7: 115–122

Davis, ER, Warnke RA, Dorfman RF (1991) Inflammatory pseudotumor of lymph nodes. Additional observations and evidence for an inflammatory etiology. Am J Surg Pathol 15: 744–756

Deghwitz R (1938) Kolloidgestaltung und gezielte intravenöse Injektion. ROFO 58: 472

Delorme S, Scheer M, Fein M, Zuna I, Heppt W, Reißer C, Knopp MV (1992) Computergestützte B-Bild-Analyse-Treffsicherheit in der zervikalen Lymphknotendiagnostik. Ultraschall Klin Prax 7: 162 (Abstrakt)

Dement SH, Mann RB, Staal SP, Kuhajda FP, Boitnott JK (1987) Primary lymphomas of the liver: report of six cases and review of the literature. Am J Clin Pathol 88: 255–263

Desprez-Curely JP, Bismuth V, Fron P, Bourdon R (1963) La lymphographie du membre supérieur dans les affections tumorales malignes. Ann Radiol 6: 437

Devaney K, Jaffe ES (1991) The surgical pathology of gastrointestinal Hodgkin's disease. Am J Clin Pathol 95: 794–801

Dierick WS, Vaerenbergh PM (1963) Von Lymphographie en cancerologie. J Belge Radiol 46: 38 (1963)

DiMagno EP, Regan PT, Clain JE, Jams EM, Buxton JL (1982) Human endoscopic ultrasonography. Gastroenterology 83: 824–829

Dodson TB, Perrott DH, Leonard MS (1989) Non-healing ulceration of oral mucosa. J Oral Maxillofac Surg 47: 849–852

Dolan PA (1966) Lymphangiography: Complications encountered in 522 examinations. Radiology 86: 876–880

Domizio P, Owen RA, Shepherd NA, Talbot IC, Norton AJ (1993) Primary lymphoma of the small intestine. A clinicopathological study of 119 cases. Am J Surg Pathol 17: 429–442

Donaldson SS (⊠) Pediatric Hodgkin's disease: focus on the future. In: van Eys J, Sullivan MP (eds) Status of the curability of childhood cancers. Raven, New York, pp 235–249

Dooms GC, Hricak H (1986) Radiologic imaging modalities, including magnetic resonance, for evaluating lymph nodes. West J Med 144: 49–57

Dooms GC, Hricak H, Crooks LE, Higgins CB (1984) Magnetic resonance imaging of the lymph nodes: comparison with CT. Radiology 153: 719–728

Dooms GC, Hricak H, Moseley ME, Bottles K, Fisher M, Higgins CB (1985) Characterization of lymphadenopathy by magnetic resonance relaxations times: preliminary results. Radiology 155: 691–697

Drinker CK (1942) The lymphatic system: Its part in regulating composition and volume of tissue fluid. In: Lane medical Lectures. Stanford Univ Press, Stanford/CA

Drinker CK, Field ME (1931) Lymphatics, lymph and tissue fluid. Williams & Wilkins, Baltimore

Drinker CK, Field ME, Ward HK (1934) The filtering capacity of lymphnodes. J Exp Med 59: 393

Drinker CK, Warren MF, Maurer FW, McCarrell JD (1940) The flow, pressure and composition of cardiac lymph. Am J Physiol 130: 43

Dunnick NR, Parker BR, Castellino RA (1977) Pediatric lymphography: performance, interpretation, and accuracy in 193 consecutive children. AJR 129: 639–645

Duranteau M, Dury F, Proux C, Leger L (1955) Essai de lymphographie abdominothoracique par injection intrapéritonéale de substances iodées. Presse Med 63: 15

Eckert F, Schmid U, Lennert K (1987) Immunhistologische Charakterisierung sogenannter Naevuszellnester in Lymphknoten. Pathologe 8: 81–84

Edwards JM (1972) Endolymphatic therapy for malignant melanoma. In: Proceedings of the International Cancer Conference, Sydney. Blight, Sydney, p 425

Egeler RM, Neglia JP, Puccetti DM, Brennan CA, Nesbit ME (1993) Association of Langerhans cell histiocytosis with malignant neoplasms. Cancer 71: 865–873

Ehman RL, McNamara MT, Pallack M, Hricak H, Higgins CB (1984) Magnetic resonance imaging with respiratory gating: techniques and advantages. AJR 143: 1175–1182

Eisenbud L, Sciubba J, Mir R, Sachs J (1983) Oral presentations in non-Hodgkin's lymphoma: a review of thirtyone cases. Part I. Data analysis. Oral Surg Oral Med Oral Pathol 56: 151–156

Elke M (1967) Einige Aspekte der lymphographischen Metastasendiagnostik urologischer Tumoren. Radiol Austr 17: 275

Ellis JH, Bies JR, Kopecky KK, Klatte EC, Rowland RG, Donohue JP (1984) Comparison of NMR and CT imaging in the evaluation of metastatic retroperitoneal lymphadenopathy from testicular carcinoma. J Comput Assist Tomogr 8: 709–719

Engeset A (1959) An experimental study of the lymph node barrier. Injection of Walker carcinoma 256 in the lymph vessels. Acta Union Int Cancer 15: 879

Epstein DM, Kressel H, Gefter W, Axel L, Thickman D, Aronchick J, Miller W (1984) MR imaging of the mediastinum: a retrospective comparison with computed tomography. J Comput Assist Tomogr 8: 670–676

Erwin BC, Brynes RK, Chan WC et al (1986) Percutaneous needle biopsy in the diagnosis and classification of lymphoma. Cancer 57: 1074–1078

Facchetti F, Agostini C, Chilosi M, Mombello A, Grigolato P, van der Oord JJ (1992) Suppurative granulomatous lymphadenitis. Am J Surg Pathol 16: 955–961

Falini B, Binazzi R, Pileri S et al (1988) Large cell lymphoma of bone. A report of three cases of B-cell origin. Histopathology 12: 177–190

Falini B, Pileri S, Solas ID et al (1990) Peripheral T-cell lymphoma associated with hemophagocytic syndrome. Blood 75: 434–444

Falk S (1991) Maligne Lymphome in der Milz. Histologische und immunhistochemische Untersuchungen zur Morphologie und Differentialdiagnose. In: Denk H, Dohm G, Dietel M et al (Hrsg) Veröffentlichungen aus der Pathologie. Fischer, Stuttgart

Fayos J, Hendrick R, MacDonald V, Lampe J (1965) Hodgkin's disease. AJR 93: 557

Fellbaum C, Hansmann M-L, Lennert K (1989) Malignant lymphomas of the nasal cavity and paranasal sinuses. Virchows Arch [A] 414: 399–405

Fellbaum C, Sträter J, Hansmann M-L (1993) Follicular dendritic cells in extranodal non-Hodgkin lymphomas of MALT and non-MALT type. Virchows Arch [A] 423: 335–341

Feller AC, Griesser H, von Schilling C et al (1988) Clonal gene rearrangement patterns correlate with immunophenotype and clinical parameters in patients with angioimmunoblastic lymphadenopathy. Am J Pathol 133: 549–557

Ferrara K, Algazi VR (1992) Comparison of estimation strategies for color flow mapping. Acoustical Imaging 19: 317–322

Ferry JA, Young RH (1991) Malignant lymphoma, pseudolymphoma, and hematopoietic disorders of the female genital tract. Pathol Annu 26: 227–263

Ferry JA, Zukerberg LR, Harris NL (1992) Florid progressive transformation of germinal centers. A syndrome affecting young men, without early progression to nodular lymphocyte predominance Hodgkin's disease. Am J Surg Pathol 16: 252–258

Festa R (1983) Soft-tissue sarcomas. In: Lanzkowsky P (ed) Pediatric oncology. McGraw-Hill, New York, pp 267–292

Filler RM, Jaffe N, Cassady JR, Traggis DG, Vawter GF (1975) Experience with clinical and operative staging of Hodgkin's disease in children. J Pediatr Surg 10: 321–328

Filly RA, Marglin S, Castellino RA (1976) The ultrasonographic spectrum of abdominal and pelvic Hodgkin's disease and Non-Hodgkin's lymphoma. Cancer 38: 2143–2148

Fisch U, Del Buono MS (1963a) Zur Technik der zervikalen Lymphographie. Schweiz Med Wochenschr 93: 994

Fisch U, Del Buono S (1963b) Die Lymphographie des Halses. Arch Ohren Nasen Kehlkopfheilkd 182: 311

Fischbach W, Böhm S (1993a) Diagnostik primärer Magenlymphome. Dtsch Med Wochenschr 118: 909–912

Fischbach W, Böhm S (1993b) Therapie primärer Magenlymphome. Dtsch Med Wochenschr 118: 913–915

Fischer HW (1969) Complications of lymphography. In: Fuchs WA, Davidson JW, Fischer HW (eds) Lymphography in cancer. Springer, Berlin Heidelberg New York, pp 24–41

Fischer HW, Lawrence MS, Thornbury JR (1962) Lymphography of the normal adult male. Radiology 78: 399

Földi E, Földi M (1993) Das Lymphödem. In: Földi M, Kubik S (Hrsg) Lehrbuch der Lymphologie. Fischer, Stuttgart

Földi M, (1974) Lymphgefäßerkrankungen. In: Földi M, Klüken N, Collard M (Hrsg) Praxis der Lymphgefäß- und Venenerkrankungen. Fischer, Stuttgart, S 3–63

Földi M, Kubik S (Hrsg) (1993) Lehrbuch der Lymphologie. Fischer, Stuttgart

Földi M, Csanda E, Simon M et al (1968) Lymphogenic haemangeopathy. Prelymphatic pathway in the wall of cerebral and cervical bloodvessels. Angiologica 5: 250

Forsberg L, Floren CH, Hederstroem E, Prytz H (1987) Ultrasound examination in diffuse liver disease. Clinical significance of enlarged lymph nodes in the hepato-duodenal ligament. Acta Radiol 28: 281–284

Fort DW, Kamen BA (1993) Familial erythrophagocytic lymphohistiocytosis: longterm survival in a patient treated with VP-16. Cancer Res Ther Control 3: 167–169

Fortner JG, Booker RJ, Pack GT (1964) Results of groin dissection for malignant melanoma in 220 patients. Surgery 55: 485

Foucar E, Rosai J, Dorfman RF (1990) Sinus histiocytosis with massive lymphadenopathy (Rosai-Dorfman disease): review of the entity. Semin Diagn Pathol 7: 19–73

Foucar E, Rosai J, Dorfman RF (1984) Sinus histiocytosis with massive lymphadenopathy. Cancer 54: 1834–1840

Frahm J, Haase A, Matthaei D, Hanicke W, Merbold KD (1985) Flash MR imaging: from images to movies. RSNA 17: 22–11

Freeman C, Berg JW, Cutler SJ (1972) Occurrence and prognosis of extranodal lymphomas. Cancer 29: 252–260

Fried AM, Williams CB, Litvak AS (1980) High retroperitoneal lymphocele. Unusual clinical representation and diagnosis by ultrasonography. J Urol 123: 583–584

Friedmann G, Peters PE, Beyer D (1981) Rationelle Diagnostik der Lymphogranulomatose durch gestuften Einsatz bildgebender Verfahren. Internist 22: 270

Frierson HF, Innes DJ, Mills SE, Wick MR (1989) Immunophenotypic analysis of sinonasal non-Hodgkin's lymphomas. Hum Pathol 20: 636–642

Frizzera G (1985) Castleman's disease: more questions than answers. Hum Pathol 16: 202–205

Frizzera G, Peterson BA, Bayard E, Goldman A (1985) A systemic lymphoproliferative disorder with morphological features of Castleman's disease. J Clin Oncol 3: 1202–1216

Frommhold W, Wolf K-J, Hübener K-H (1979) Die Lymphographie gerät in Agonie. Lymphologie 3: 23

Fuchs WA (1962) Tumordiagnostik durch die Lymphographie. Radiol Clin 31: 277

Fuchs WA (1965) Lymphographie und Tumordiagnostik. Springer, Berlin Heidelberg New York

Fuchs WA (1969a) Benign lymph node disease. In: Fuchs WA, Davidson JW, Fischer HW (eds) Lymphography in cancer. Springer, Berlin Heidelberg New York, pp 87–100

Fuchs WA (1969b) Diagnosis of cancer metastases in lymph nodes. In: Fuchs WA, Davidson JW, Fischer HW (eds) Lymphography in cancer. Springer, Berlin Heidelberg New York, pp 101–107

Fuchs WA, Galeazzi RL (1970) Die Röntgenanatomie des Ductus thoracicus. Radiologe 10: 180

Fuchs WA, Härtel MP (1968) Die Prognose des Morbus Hodgkin auf der Grundlage der Lymphknotenstruktur im Lymphogramm. ROFO 109: 553

Fuchs WA, Pfammatter T (1970) Die topographische Röntgenanatomie der inguinalen und retroperitonealen Lymphknoten. Radiologe 10: 262

Funacka S, Tachikawa R, Yamagucki O, Fujita S (1930) Kurze Mitteilung über die Röntgenographie des Lymphgefäßsystems sowie über den Mechanismus der Lymphstörung. Arb III Abt Anat Inst Kyoto Ser D1: 11

Gamsu G, Webb WR, Sheldan P et al (1983) Nuclear magnetic resonance imaging of the thorax. Radiology 147: 473–480

Gamsu G, Stark DD, Webb WR (1984) Magnetic resonance imaging of benign mediastinal masses. Radiology 151: 709–713

Gasquet C, Schweisguth O, Debrun G, Grosdemange M, Markovits P (1968) Lymphangiography in malignant disease of childhood. AJR 103: 1–12

Gebel M (1983) Sonographie des Magen-Darm-Traktes. Verdauungskrankheiten 1: 5–14

Gebel M (1990a) Farbig kodierte Blutflußdarstellung abdomineller Gefäße. Bildgebung/Imaging 57: 56–63

Gebel M (1990b) Erhöht die Farbdopplersonographie die Sicherheit ultraschallgezielter interventioneller Eingriffe? In: Gebhardt J, Hackeloer B-J, von Klinggräff G, Seitz K (Hrsg) Ultraschalldiagnostik 89. Springer, Berlin Heidelberg New York Tokyo, S 265–267

Gebel M, Horstkotte H, Köster C, Brunkhorst R, Brandt M, Atay Z (1986a) Ultraschallgezielte Feinnadelpunktion abdomineller Organe: Indikationen, Ergebnisse, Risiken. Ultraschall Med 7: 198–202

Gebel M, Doerries F, Lauchardt W, Neuhaus P, Ringe P, Pichlmayr R, Schmidt FW (1986b) Wert der Sonographie für die Überwachung von Lebertransplantaten. In: Otto RC, Schaars P (Hrsg) Ultraschalldiagnostik 85. Thieme, Stuttgart, S 362–363

Gebel M, Schulz M, Mauz S, Simanowski J, Lang W, Atay Z, Zander G (1988) Fortschritte der interventionellen Sonographie. Electromedica 56: 71–80

Gebel M, Lange P, Wagner S, Schmidt FW (1990) Farbdoppler-Endosonographie des oberen Intestinaltraktes – Welche Möglichkeiten? Z Gastroenterol 28: 479 (Abstract)

Georgi M (1967) Kontrastanfärbung der Leber – Eine seltene Komplikation während der Lymphographie. ROFO 106: 853

Gerteis W (1965) Die lymphographische Kontrolle der Supervolttherapie des Genitalcarcinoms. Geburtshilfe Frauenheilkd 25: 166

Gerteis W (1966) Lymphographie und topographische Anatomie des Beckenlymphsystems. Geburtshilfe [Suppl] 165

Gerteis W, Greuel H (1967) Kontrastmittelembolie der Lunge bei Lymphographie. ROFO 106: 361

Gilly G, Taenzer V (1967) Kontrastmittelspeicherung in der Leber nach Lymphographie. ROFO 106: 888

Glaser F, Layer G, Zuna I, van Kaick G, Schlag P, Herfarth C (1990) Präoperative Beurteilung pararektaler Lymphknoten durch Ultraschall. Chirurg 61: 587–591

Glazer HS, Niemeyer JH, Balfe DM et al (1986a) Neck neoplasms: MR imaging. Part I. Initial evaluation. Radiology 160: 343–348

Glazer HS, Niemeyer JH, Balfe DM et al (1986b) Neck neoplasms: MR Imaging. Part II. Posttreatment evaluation. Radiology 160: 349–354

Gleeson MJ, Bennett MH, Cawson RA (1986) Lymphomas of the salivary glands. Cancer 58: 699–704

Gmeinwieser J, Lehner K, Golder W (1988) Indirekte Lymphographie: Indikationen, Technik, klinische Ergebnisse. ROFO 149: 642–647

Godart S, Collette JM, Dalem J (1964) Pathologie chirugicale des vaisseaux lymphatiques. Acta Chir Belg [Suppl] 1: 1

Goerg C, Schwerk WB (1990) Sonographic staging of gastrointestinal lymphoma. Bildgebung/Imaging 57: 21–23

Goerg C, Schwerk WB, Köppler H (1992) Mikroabszesse in Leber und Milz: Klinische und sonographische Befunde. Ultraschall Klin Prax 7: 131 (Abstrakt)

Gold JE, Ghali V, Gold S, Brown JC, Zalusky R (1990) Angiocentric immunoproliferative lesion/T-cell non-Hodgkin's lymphoma and the acquired immune deficiency syndrome: a case report and review of the literature. Cancer 66: 2407–2413

Goldberger, AC, Lipsky BA, Plorde JJ (1981) Suppurative granulomatous lymphadenitis caused by Corynebacterium ovis (pseudotuberculosis). Am J Clin Pathol 76: 486–490

Gonzalez CL, Medeiros LJ, Braziel RM, Jaffe ES (1991) T-cell lymphoma involving subcutaneous tissue. A clinicopathologic entity commonly associated with hemophagocytic syndrome. Am J Surg Pathol 15: 17–27

Gould E, Porto R, Albores-Saavedra J, Ibe MJ (1988) Dermatopathic lymphadenitis. Arch Pathol Lab Med 112: 1145–1150

Gould E, Perez J, Albores-Saavedra J, Legaspi A (1989) Signet ring cell sinus histiocytosis. A previously unrecognized histologic condition mimicking metastatic adenocarcinoma in lymph nodes. Am J Clin Pathol 92: 509–512

Gould JR, Schäfer B (1962) Surgical applications of lymphography. Surg Gynecol Obstet 114: 683

Grant JW, Isaacson PG (1992) Primary central nervous system lymphoma. Brain Pathol 2: 97–109

Gregl A (1975) Lymphographie und Pharmacolymphographie. Fischer, Stuttgart

Gregl A, Eydt M, Fernandez-Redó E, Krack U, Yu D (1968) Lipiodol-Embolie nach Lymphographie. I. Klinischer Teil. ROFO 109: 575

Gregl A, Fischer U, von Heyden D, Imschweiler E, Koerber HJ, Stichnoth F, Terwey B (1985) Computertomographie und Kernspintomographie beim peripheren Lymphödem. ROFO 143: 219–226

Gregl A, Fischer U, Heyden DV, Simon A, Wilke C, Zinn H (1987) Die Lymphographie beim Hodgkin-Lymphom. Lymphol 11: 5

Griffin GK, Tatu WF, Fisher LM, Keats TE, Tegtmeyer CJ, Fechner RE (1986) Systemic lymphangiomatosis: a combined diagnostic approach of lymphangiography and computed tomography. J Comput Tomogr 10: 335–339

Grodd W, Brasch RC (1986) Magnetopharmazeutische Kontrastveränderungen in der Kernspintomographie. ROFO 145: 130–139

Grube E (Hrsg) (1985) Zweidimensionale Echokardiographie. Thieme, Stuttgart

Günther E, Greuel H, Menge E (1975) Differentialdiagnostische Kriterien in der Lymphographie bei Systemerkrankungen und Metastasen. Radiologe 15: 120

Gutensohn N, Cole P (1977) Epidemiology of Hodgkin's disease in the young. Int J Cancer 19: 595–604

Haels J, Lenarz T, Gademann G, Kober B, Mender U (1986) Kernspintomographie in der Diagnostik von Kopf- und Halstumoren. Ein Methodenvergleich. Laryng Rhinol Otol 65: 180–186

Haferkamp O, Rosenau W, Lennert K (1971) Vascular transformation of lymph node sinuses due to venous obstruction. Arch Pathol 92: 81–83

Hahn D (1985) Mediastinum, sekundäre Mediastinaltumoren In: Lissner J (Hrsg) Klinische Kernspintomographie. Enke, Stuttgart, S 291–298

Hajek PC, Salomonowitz E, Turk R, Tscholakoff D, Kumpan W, Czembirek H (1986) Lymph nodes of the neck. Evaluation with ultrasound. Radiology 158: 739–742

Hall PA, Levison DA (1991) Malignant lymphoma in the gastrointestinal tract. Semin Diagn Pathol 8: 163–177

Hall P, Donaghy F, Cotter, Stansfeld A, Levison D (1989) An immunhistoloical and genotypic study of the plasma cell form of Castleman's disease. Histopathology 14: 333–346

Hanna SL, Fletscher BD, Boulder TF, Hudson MM, Greenwald CA, Kun LE (1993) MR imaging of infradiaphragmatic lymphadenopathy in children and adoslescents with Hodgkin disease: comparison with lymphography and CT. Magn Reson Imaging 3: 461–470

Hansmann M-L (1992) Morbus Hodgkin – eine Entität? Verh Dtsch Ges Pathol 76: 24–36

Hansmann M-L, Fellbaum CH, Hui PK, Lennert K (1989a) Morphological and immunohistochemical investigation of non-Hodgkin's lymphoma combined with Hodgkin's disease. Histopathology 15: 35–48

Hansmann M-L, Stein H, Fellbaum C, Hui PK, Parwaresch MR, Lennert K (1989b) Nodular paragranuloma can transform into high-grade malignant lymphoma of B type. Hum Pathol 20: 1169–1175

Hanto DW, Gajl-Peczalska KJ, Frizerra G et al (1983) Epstein-Barr virus (EBV) induced polyclonal and monoclonal B-cell lymphoproliferative diseases occurring after renal transplantation. Clinical, pathologic, and virologic findings and implications for therapy. Ann Surg 198: 356–369

Hara K (1993) Melanocytic lesions in lymph nodes associated with congenital naevus. Histopathology 23: 445–451

Harabuchi Y, Yamanaka N, Kataura A, Imai S, Kinoshita T, Mizuno F, Osato T (1990) Epstein-Barr virus in nasal T-cell lymphomas in patients with lethal midline granuloma. Lancet 335: 128–130

Harris AC, Kornstein MJ (1993) Malignant lymphoma imitating hepatitis. Cancer 71: 2639–2646

Harris GJ, Tio FO, von Hoff DD (1989) Primary adrenal lymphoma. Cancer 63: 799–803

Harris NL, Jaffe ES, Stein H, Banks PM, Chang JKC, Cleary M, et al (1994) A revised European-American classification of lymphoid neoplasms: a proposal from the International Lymphoma Study Group. Blood (in press)

Hassler D (1988) Begriffsbestimmung zur Ultraschallcomputertomographie. In: Gebel M, Majewski A, Brunk-

horst R (Hrsg) Sonographie in der Gastroenterologie. Diagnostik – Therapie – Neue Methoden. Springer, Berlin Heidelberg New York Tokyo, S 187–192

Hauenstein KH, Wimmer B, Freudenberg N (1985) Die Schneidbiopsiekanüle zur histologischen Diagnostik abdomineller und retroperitonealer Raumforderungen. ROFO 143: 96–101

Hays DM (1975) The staging of Hodgkin's disease in children reviewed. Cancer 35: 973–978

Heifetz LJ, Fuller LM, Rodgers RW et al (1980) Laparotomy findings in lymphangiogram-staged I and II non-Hodgkin's lymphomas. Cancer 45: 2778–2786

Helzel MV (1984) Sonographische Nachweismöglichkeit der Vena lumbalis ascendens und der Cisterna chyli bzw. Trunci lumbales. ROFO 140/2: 172–174

Henry K, Symmers WSC (1992) Thymus, lymph nodes, spleen and lymphatics. In: Systemic pathology, vol 7. Churchill Livingstone, Edingburgh

Herman P, Benninghoff G, Schwarz DL (1964) A physiologic approach to lymph flow in lymphography. AJR 91: 1207

Heuck F (1972) Lymphographie. In: Haubrich R (Hrsg) Klinische Röntgendiagnostik innerer Krankheiten, Bd III/2. Springer, Berlin Heidelberg New York, S 1131

Heyder N, Lux G (1985) Echoendoskopie von Tumoren des oberen Gastrointestinaltraktes. In: Judmeier G, Frommhold H, Kratochwil A (Hrsg) Ultraschalldiagnostik 84. Thieme, Stuttgart, S 104–105

Hildebrandt U, Klein T, Feifel G, Schwarz HP, Koch B, Schmitt RM (1990) Endosonography of pararectal lymph nodes. In vitro and in vivo evaluation. Dis Colon Rectum 33: 863–868

Hittle RE, Higgins GR (1974) Cancer in childhood. II. Hodgkin's disease in children. Pediatr Ann 3: 56–72

Holladay AO, Siegel RJ, Schwartz DA (1992) Cardiac malignant lymphoma in acquired immune deficiency syndrome. Cancer 70: 2203–2207

Holm HH, Kristensen JK, Rasmussen SN, Northeved A, Barlebo H (1972) Ultrasound as a guide in percutaneous puncture technique. Ultrasonics 10: 83–86

Horny H-P, Inniger R, Kaiserling E, Busch FW (1988) Hemophagocytic syndrome. Differential diagnostic aspects in a case of well-differentiated malignant histiocytosis. Pathol Res Pract 183: 80–85

Horny H-P, Kaiserling E, Parwaresch MR, Lennert K (1992) Lymph node findings in generalized mastocytosis. Histopathology 21: 439–446

Horny H-P, Saal J, Kaiserling E (1992) Primary splenic presentation of plasma cell dyscrasia: Report of two cases. Hematol Pathol 6: 155–160

Horny H-P, Kaiserling E, Handgretinger R et al (1994) Evidence for a lymphotropic nature of circulating plasmacytoid monocytes. Findings from a case of CD56+ myelomonocytic leukemia. Eur J Haematol (in press)

Horny H-P, Rabenhorst G, Löffler H, Kaiserling E (in press) Solitary fibromastocytic tumor arising in an inguinal lymph node. Modern Pathol

Hreshchshyn M, Sheehan R (1960) Lymphography in patients with pelvic cancer and lymphomas. Proc Am Assoc Cancer Res 3: 121

Hricak H (1986) MRI of the female pelvis: a review. AJR 146: 115–1122

Hricak H (1993) MR imaging in gynecologic oncology. Eur Radiol 3: 1–11

Hricak H, Williams RD, Spring DB, Moon KL, Hedgcock MW, Watson RA, Crooks LE (1983) Anatomy and pathology of the male pelvis by magnetic resonance imaging. AJR 141: 1101–1110

Hsu S-M, Ho Y-S, Hsu P-L (1991) Lymphomas of true histiocytic origin: Expression of different phenotypes in so-called true histiocytic lymphoma and malignant histiocytosis. Am J Pathol 138: 1389–1404

Hsu S-M, Waldron JW, Hsu P-L, Hough AJ (1993) Cytokines in malignant lymphomas: review and prospective evaluation. Hum Pathol 24: 1040–1057

Hübner KH (1981) Computertomographie des Körperstammes. In: Frommhold W (Hrsg) Röntgen, Wie? Wann? Bd VI. Thieme, Stuttgart

Hübener K-H, Walter E (1981) Computertomographische Lymphknotendiagnostik. In: Frommhold W, Gerhardt P (Hrsg) Erkrankungen des Lymphsystems. Thieme, Stuttgart

Hugh JC, Jackson FI, Hanson J, Poppema S (1990) Primary breast lymphoma. An immunohistologic study of 20 new cases. Cancer 66: 2602–2611

Hui PK, Feller AC, Lennert K (1988) High-grade non-Hodgkin's lymphoma of B-cell type. Histopathology 12: 127–143

Hui PK, Chan JKC, Ng CS, Kung ITM, Gwi E (1989) Lymphadenopathy of Kimura's disease. Am J Surg Pathol 13: 177–186

Hummel E, Weissleder H (1989) Lymphgefässe bei Lipödem. In: Clodius L et al (Hrsg) Lymphologica. Medikon, München, S 84–85

Hunter W (1784) Two introductory lectures to his last course of anatomical lectures at his theatre in Windmill, St. Johnson, London

Huntington GS, McClure CFW (1906/08) The developments of the main lymph channels of the cat in their relations to the venous system. Anat Rec 1: 36

Hyjek E, Isaacson PG (1988) Primary B-cell lymphoma of the thyroid and its relationship to Hashimoto's thyreoiditis. Hum Pathol 19: 1315–1326

Hyjek E, Smith WJ, Isaacson PG (1988) Primary B-cell lymphoma of salivary glands and its relationship to myoepithelial sialadenitis. Hum Pathol 19: 766–776

Ioachim HL, Cronin W, Roy M, Maya M (1990) Persistent lymphadenopathies in people at high risk for HIV infection. Clinicopathologic correlations and long-term follow-up in 79 cases. Am J Clin Pathol 93: 208–218

Ioachim HL, Dorsett B, Cronin W, Maya M, Wahl S (1991) Acquired immunodeficiency syndrome-associated lymphomas: clinical, pathologic, immunologic, and viral characteristics of 111 cases. Hum Pathol 22: 659–673

Isaacson PG (1989) Castleman's disease. Histopathology 14: 429–432

Isaacson PG (1990) Commentary: Lymphomas of mucosa-associated lymphoid tissue (MALT). Histopathology 16: 617–619

Isaacson PG, MacLennan KA, Subbuswamy SG (1984) Multiple lymphomatous polyposis of the gastrointestinal tract. Histopathology 8: 641–656

Isaacson PG, Spencer J, Connolly CE et al (1985) Malignant histiocytosis of the intestine: a T-cell lymphoma. Lancet 2: 688–691

Isaacson PG, Chan JKC, Tang C, Addis BJ (1990) Low-grade B-cell lymphoma of mucosa-associated lymphoid tissue arising in the thymus. Am J Surg Pathol 14: 342–351

Isaacson PG, Androulakis-Papachristou A, Diss TC, Langxing P, Wright DH (1992) Follicular colonization in thyroid lymphoma. Am J Pathol 41: 43–52

Issing PR, Kaiserling E, Lenarz T (1993) Langerhanszell-Histiozytosis der Tonsille. Laryngo-Rhino-Otol 72: 346–349

Iwasaki H, Isayama T, Ohjimi Y et al (1992) Malignant fibrous histiocytoma. A tumor of facultative histiocytes showing mesenchymal differentiation in cultured cell lines. Cancer 69: 437–447

Jacobsson SJ (1972) Clinical anatomy and pathology of the thoracic duct. Almquist, Stockholm

Janssen N, Schermuly W (1970) Rückbildung von Lympho-venösen Shunts nach Tumortherapie. ROFO 113: 503

Jantet GH (1962) Direct intralymphatic injections of radioactive colloidal gold in the treatment of malignant disease. Br J Radiol 35: 692

Jantet GH (1964) Lymphographie. In: Saxton HM, Strickland B (eds) Practical procedures in diagnostic radiology. Lewis, London

Jeffree GM, Price CHG, Sissons HA (1975) The metastatic patterns of osteosarcoma. Br J Cancer 32: 87–107

Jing BS (1966) Improved technique of lymphoangiography. AJR 98: 952–956

Johansson S, Theander G, Wehlin L (1965) Komplikationen bei der Lymphographie. Radiologe 5: 329

Johnston GS, Go MF, Benua RS, Larson SM, Andrews GA, Huber KF (1977) Gallium-67 citrate imaging in Hodgkin's disease: final report of cooperative group. J Nucl Med 18: 692–698

Josimovic-Alasevic O, Dürkop H, Schwarting R, Backé E, Stein H, Diamantstein T (1989) Ki-1 (CD30) antigen is released by Ki-1-positive tumor cells in vitro and in vivo. I. Partial characterization of soluble Ki-1 antigen and detection of the antigen in cell culture supernatants and in serum by an enzyme-linked immunosorbent assay. Eur J Immunol 19: 157–162

Julsrud PR, Brown LR, Li CY, Rosenow EC, Crowe JK (1978) Pulmonary processes of mature-appearing lymphocytes: pseudolymphoma, well-differentiated lymphocytic lymphoma, and lymphocytic interstitial pneumonitis. Radiology 127: 289–296

Kaatsch P, Michaelis J (1985) Jahresbericht 1984 über die kooperative Dokumentation von Malignomen im Kindesalter. Institut für Medizinische Statistik und Dokumentation der Johannes Gutenberg-Universität Mainz

Kadin M, Agnarsson A, Ellingsworth L, Newcome S (1990) Immunohistochemical evidence of a role for transforming growth factor beta in the pathogenesis of nodular sclerosing Hodgkin's disease. Am J Pathol 136: 1209–1214

Kaindl F, Mannheimer E, Pfleger-Schwarz L, Thurner B (1960) Lymphangiographie und Lymphadenographie der Extremitäten. Thieme, Stuttgart

Kaiserling E (1977) Non-Hodgkin-Lymphome. Ultrastruktur und Cytogenese. Veröff Pathol 105. Fischer, Stuttgart

Kaiserling E (1993) Morphologische und funtionelle Aspekte des normalen und pathologisch veränderten lymphatischen Gewebes. In: Földi M, Kubik S (Hrsg) Lehrbuch der Lymphologie, 3. Aufl. Fischer, Stuttgart

Kaiserling E, Kröber S (1994) Lymphatic amyloidosis, a previously unrecognized form of amyloid deposition in generalized amyloidosis. Histopathology 24: 215–221

Kaiserling E, Radu O (1993) Licht- und elektronenmikroskopische Befunde zur autologen Lymphknotentransplantation. Vasomed 5: 221–223

Kaiserling E, Lennert K, Nitsch K, Drescher J (1972) Ultrastruktur und Pathogenese der BCG-Histiocytose (sog. BCG-Granulomatose). Virchows Arch [A] 355: 333–353

Kaiserling E, Patsouris E, Müller-Hermelink HK, Wichterich D, Lennert K (1989) Bacterial lymphadenitis with the picture of a lymphoepithelioid cell lymphoma (Lennert's lymphoma). Histopathology 14: 161–178

Kaiserling E, Horny H-P, Geerts M-L, Schmid U (1994) Skin involvement in myelogenous leukemia. Morphologic and immunophenotypic heterogeneity of skin infiltrates. Mod Pathol (in press)

Kaiserling E, Kröber S, Xiao JC, Schaumburg-Lever G (1994) Angiomyolipoma of the kidney. Immunoreactivity with HMB-45. Light-and electron-microscopic findings. Histopathology 25: 41–48

Kamel OW, LeBrun DP, Berry GJ, Dorfman RF, Warnke RA (1992) Warthin-Finkeldey polykaryocytes demonstrate a T-cell immunophenotype. Am J Clin Pathol 97: 179–183

Kampmeier OF (1912) The value of the injection method in the study of lymphatic development. Anat Rec 6: 223

Kampmeier OF (1934) Ursprung und Entwicklungsgeschichte des Ductus thoracicus nebst Saccus lymphaticus jugularis und Cisterna chyli beim Menschen. Morphol Jahrbuch 67: 157

Kandel LB, McCullough DL, Harrison LH, Woodruff RD, Ahl ET, Munitz HA (1987) Primary renal lymphoma. Does it exist? Cancer 60: 386–391

Kaplan HS (1966) Long-term results of palliative and radical radiotherapy of Hodgkin's disease. Cancer Res 26: 1250

Kaplan HS (1980) Hodgkin's disease: unfolding concepts concerning its nature, management and prognosis. Cancer 45: 2439–2474

Karmann H (1988) Ultraschalltechnik. In: Graf R, Schuler P (Hrsg) Sonographie am Stütz- und Bewegungsapparat bei Erwachsenen und Kindern. Lehrbuch und Atlas. VCH, Weinheim, S 1.1–1.5

Kataoka Y, Todo S, Morioka Y, Sugie K, Nakamura Y, Yodoi J, Imashuku S (1990) Impaired natural killer activity and expression of interleukin-2 receptor antigen in familial erythropagocytic lymphohistiocytosis. Cancer 65: 1937–1941

Kathrein H, Vogel W, Dietze B, Judmeier G (1989) Differentialdiagnostische Bedeutung sonographisch nachweisbarer Lymphknotenvergrößerungen im Leberhilus bei nichtmalignen Lebererkrankungen. Ultraschall Med 10: 127–131

Keinert K, Köhler K, Platzbecker H (1983) Komplikationen und Kontraindikationen. In: Lüning M et al (Hrsg) Lymphographie bei malignen Tumoren 2. Aufl. Thieme, Stuttgart

Keller A, Hochholzer L, Castleman B (1972) Hyaline-vascular and plasma-cell types of giant lymphnode hyperplasia of the mediastinum and other locations. Cancer 29: 670–683

Kennedy JL, Nathwani BN, Burke JS, Hill LR, Rappaport H (1985) Pulmonary lymphomas and other pulmonary lymphoid lesions: a clinicopathologic and immunologic study of 64 patients. Cancer 56: 539–552

Kern WGH, Grepeau AG, Jones JC (1961) Primary Hodgkin's disease of the lung. Cancer 14: 1151–1165

Khan G, Norton AJ, Slavin G (1993) Epstein-Barr virus in Reed-Sternberg-like cells in non-Hodgkin's lymphomas. J Pathol 169: 9–14

Kinmonth JB (1952) Lymphangiography in man. Clin Sci 11: 13

Kinmonth JB (1977) Lymphography 1977. A review of some technical points. Lymphology 10: 102

Kinmonth JB, Taylor GW (1954) The lymphatic circulation in lymphedema. Ann Surg 139: 129–136

Kinmonth JB, Taylor GW, Harper RAK (1955) Lymphangiography: a technique for its clinical use in the lower limb. Br Med J 1: 940–942

Kinmonth JB, Taylor GW, Tracy GD, Marsh JD (1957) Primary lymphedema. Clinical and lymphographic studies were affected. Br J Surg 45: 1

Kluin PM, van Krieken JH, Kleiverda K, Kluin-Nelemans H (1990) Discordant morphologic characteristics of B-cell lymphomas in bone marrow and lymph node biopsies. Am J Clin Pathol 94: 59–66

Knecht H, Lennert K (1981) Vorgeschichte und klinisches Bild der Lymphogranulomatosis X (einschließlich [angio] immunoblastischer Lymphadenopathie). Schweiz Med Wochenschr 111: 1108–1121

Kobayashi H, Danbara T, Tamaki S, Kitamura S, Hata E, Fukushima K, Kira S (1988) Detection of mediastinal lymph node metastasis in lung cancer by endoscopic ultrasonography. Jpn J Med 27: 17–22

Koehler PR (1967) Complications and accidents in lymphography. In: Rüttimann A (ed) Progress in lymphology. Thieme, Stuttgart, p 306

Koehler PR (1968) Complications of lymphography. Lymphology 1: 116–120

Koehler PR, Wohl GT, Schaffer B (1964) Lymphography – a survey of its current status. AJR 91: 1216–1221

Köhler K, Platzbecker H, Fritz H (1969) Komplikationen bei der öligen Lymphographie – ein Bericht über 1000 lymphographische Untersuchungen. Čs Radiol 23: 48

König H (1986) Kernspintomographie Diagnostik Mediastinale Lymphome. In: Pirschel J, Hübner K-H (Hrsg) Radiologische Diagnostik und Strahlentherapie maligner Lymphome. Thieme, Stuttgart, S 157–166

Kondo D, Imaizumi M, Abe T, Naruke T, Suemasu K (1990) Endoscopic ultrasound examination for mediastinal lymphnode metastases of lung cancer. Chest 98: 586–593

Koss LG (1992) Diagnostic cytology and its histopathologic bases, vol II, 4th edn. Lippincott, Philadelphia

Koss LG, Woyke S, Olszewski W (1992) Aspiration biopsy. Cytologic interpretation and histologic bases, 2nd edn. Igaku-Shoin, New York

Kreel L (1967) Arm lymphography after mastectomie. In: Rüttimann A (ed) Progress of lymphology. Thieme, Stuttgart, p 261

Krestin GP, Friedmann G, Steinbrich W (1986) Praeoperatives Staging des Bronchialkarzinoms. Aussagekraft der magnetischen Resonanztomographie (MR) im Vergleich zur Computertomographie. ROFO 144: 294–299

Krishnan J, Danon AD, Frizzera G (1993) Reactive lymphadenopathies and atypical lymphoproliferative disorders. Hematopathology 99: 385–396

Kubik S (1962) Bau und Blutversorgung der bronchopulmonalen Segmente und ihre Variationen. Anat Entwickl Gesch 83: 521

Kubik S (1971) Morphologische Grundlagen des Lymphsystems. Diagnostik 4: 477

Kubik S (1975) Zur klinischen Anatomie des Lymphsystems. Verh Anat Ges 69: 109

Kubik S (1981) Anatomie des Lymphsystems. In: Frommhold W, Gerhardt P (Hrsg) Erkrankungen des Lymphsystems. Thieme, Stuttgart

Küper K, Griebel J (1986) Kernspintomographische Diagnostik abdomineller Manifestationen maligner Lymphome. In: Pirschel J, Hübner K-H (Hrsg) Radiologische Diagnostik und Strahlentherapie maligner Lymphome. Thieme, Stuttgart, S 167–173

Kuisk H, Blackard CE, Schenk DC (1977) Technique of funicular lymphography without the use of indicator dyes. In: Mayall RC, MH Witte (eds) Progress in lymphology. Plenum, New York

Kunitsch G, Saure D (1975) Lymphographischer Nachweis von Metastasen solider Organtumoren. Röntgenblätter 28: 151

Ladisch S, Ho W, Matheson D et al (1982) Immunologic and clinical effects of repeated blood exchange in familial erythrophagocytic lymphohistiocytosis. Blood 60: 814–821

Lagemann K (1967) Probleme und Gefahren der Lymphographie. Dtsch Med Wochenschr 92: 2322

Lamarre L, Jacobson JO, Aisenberg AC, Harris NL (1989) Primary large cell lymphoma of the mediastinum. A histologic and immunophenotypic study of 29 cases. Am J Surg Pathol 13: 730–739

Lameer C (1966) A safe and simple method for lymphographic examination. Radiol Clin (Basel) 35: 247

Lameer C (1969) Diagnostic information versus risks in lymphography. Radiol.Clin (Basel) 38: 329

Lange P, Schulz M, Gebel M (1990) Interventionelle Sonographie der Milz – Eigene Ergebnisse diagnostischer Punktionen. In: Simanowski JH, Mendel V (Hrsg) Ultraschall in der Chirurgie. Springer, Berlin Heidelberg New York Tokyo, S 147–152

Lange P, Gebel M, Wagner S, Gessler C, Meyer HJ (1992) Endosonography with a linear-color-array in patients with esophago-gastric carcinoma. J Ultrasound Med 11 [Suppl 1]: 69 (Abstract)

Lange S, Aviles C, Emde H, Harbst H, zum Winkel K (1975) Die Veränderungen am lymphatischen System nach endolymphatischer Therapie mit Radiophosphor (Tri-N-Octyl-Phosphat). Therapiewoche 25: 4927

Lanham GR, Weiss SW, Enzinger FM (1989) Malignant lymphoma. A study of 75 cases presenting in soft tissue. Am J Surg Pathol 13: 1–10

Laniado M, Hamm B, Kaminsky S (1992) Retroperitoneum. In: Reiser M, Semmler W (Hrsg) Magnetresonanztomographie Springer, Berlin Heidelberg New York Tokyo

Lanning P, Lanning M, Surarno I (1987) Conditions simulating lymphoma in children – a lymphographic study. Röntgenblätter 40: 255–259

Lanning P, Lanning M, Susarno I, Heikkinen E (1988) The value of lymphography in childhood solid tumours. Röntgenblätter 41: 46–49

Laufer C (1972) Röntgenanatomische Untersuchungen am Beckenlymphsystem. Dissertation, Zürich

Lawson TL, Foley WD, Thorsen MK et al (1985) Magnetic resonance imaging of discrete and conglomerate retroperitoneal lymph node masses. Radiographics 5: 971

Lebrun DP, Kanel DW, Cleary ML, Dorfman RF, Warnke RA (1992) Follicular lymphomas of the gastrointestnal tract: Pathologic features in 31 cases and bcl-2 oncogenic protein expression. Am J Pathol 140: 1327–1335

Leenhardt P, Colin R (1957) De l'exploration du système lymphatique. J Radiol Electrol 38: 722

Leicher-Dueber A, Bleier R, Dueber C, Thelen M (1990) Halslymphknotenmetastasen: Histologisch kontrollierter Vergleich von Palpation, Sonographie und Computertomographie. ROFO 153: 575–579

Lennert K, Feller AC (1990) Histopathologie der Non-Hodgkin-Lymphome (nach der aktualisierten Kiel-Klassifikation). Springer, Berlin Heidelberg New York Tokyo

Lennert K, Feller AC (1992) Histopathology of non-Hodgkin's lymphomas (based on the updated Kiel classification). Springer, Berlin Heidelberg New York Tokyo

Lennert K, Müller-Hermelink HK (1975) Lymphocyten und ihre Funktionsformen: Morphologie, Organisation und immunologische Bedeutung. Verh Anat Ges 69: 103–122

Lennert K, Mohri N, Stein H, Kaiserling E, Müller-Hermelink HK (1978) Malignant lymphomas other than Hodgkin's disease. Springer, Berlin Heidelberg New York (Handbuch der speziellen pathologischen Anatomie und Histologie, Bd 1, Teil 3B)

Lenz M, Wogrodd M, Griebel J (1986) Kernspintomographie der Halsregion. In: Pirschel J, Hübener KH (Hrsg) Radiologische Diagnostik und Strahlentherapie maligner Lymphome. Thieme, Stuttgart, S 141–151

Lewis FT (1909) The first lymph glands in rabbit and human embryos. Anat Rec 3: 341

Li G, Hansmann M-L, Zwingers T, Lennert K (1990) Primary lymphomas of the lung: morphological, immunohistochemical and clinical features. Histopathology 16: 519–531

Liang R, Chiu E, Loke SL (1990) Non-Hodgkin's lymphomas involving the female genital tract. Hematol Oncol 8: 295–299

Lippert H (1965) Das Lymphsystem des Uterus und seine Abflußwege. Radiologe 5: 336

List AF, Greer JP, Cousar JC et al (1988) Non-Hodgkin's lymphoma of the gastrointestinal tract: An analysis of clinical and pathologic features affecting outcome. J Clin Oncol 6: 1125–1133

Listinsky CM (1988) Common reactive erythophagocytosis in axillary lymph nodes. Am J Clin Pathol 89: 189–192

Locker J, Nalesnik M (1989) Molecular genetic analysis of lymphoid tumors arising after organ transplantation. Am J Pathol 135: 977–987

Loehnert JD, Bongartz G, Wernecke K, Peters PE, Macher E, Broeker EB (1988) Sensitivität und Spezifität der sonographischen Lymphknotendiagnostik beim malignen Melanom. Radiologe 28: 317–319

Lombardi F, Gasparini M, Gianni C, Petrillo R, Tesoro-Tess JD, Volterrani F, Musumeci R (1979) Ewing's sarcoma: An approach to radiological diagnosis. Tumori 65: 389–399

Luceil BN, Lindell MM, Jing B-S, Wallace S (1992) Current use of lymphography for staging lymphomas and genital tumors. AJR 158: 725–728

Luceil BN, Wallace S, Lindell MM, Jing B-S, Fuller LM, Allen PK (1993) Lymphography for staging lymphomas: Is it still a usefull procedure? AJR 161: 867–869

Ludvik W, Zaunbauer W (1966) Die Lymphographie in der Chirurgie. Radiol Austr 16: 201

Lüning M, Wiljasalo M (1976) Lymphographische Metastasenkriterien. In: Lüning M, Wiljasalo M, Weissleder H (Hrsg) Lymphographie bei malignen Tumoren. Thieme, Stuttgart, S 125–148

Lüning M, Wiljasalo M (1983) Lymphographie bei malignen Tumoren. Stuttgart, Thieme

Lukes RJ, Tindle BH, Parker JW (1969) Reed-Sternberg-like cells in infectious mononucleosis. Lancet II: 1003–1004

MacLennan KA, Schofield JB (1993) Haemopoietic neoplasms. In: Ferlito A (ed) Neoplasms of the larynx. Churchill Livingstone, Edinburgh

Macon WR, Williams ME, Greer JP, Stein RS, Collins RD, Cousar JB (1992) T-cell-rich B-cell lymphomas. A clinicopathologic study of 19 cases. Am J Surg Pathol 16: 351–363

Magnusson A, Hagberg H, Hemmingsson A, Lindgren PG (1982) Computed tomography, ultrasound and lymphography in the diagnosis of malignant lymphoma. Acta Radiol Diagn 23: 29–35

Magrath IT (1989) Malignant non-Hodgkin's lymphomas. In: Pizzo PA, Poplack DG (eds) Principles and practice of pediatric oncology. Lippincott, Philadelphia, pp 415–456

Majer MC, Hess CF, Koelbel G, Schiedl U (1988) Small arteries in peripheral lymph nodes: a specific US sign of lymphomatous involvement. Radiology 168: 241–243

Malek P, Bartos V, Kole J (1960) Der Ductus thoracicus in der Röntgenkinematographie. Experimentalstudie. ROFO 93: 723

Mani N (1976) Die historischen Grundlagen der Leberforschung. Thieme, Stuttgart

Markovits P, Grellet J, Blache R (1965) A propos des hepatographies observées au cours des lymphographies. Ann Radiol (Paris) 8: 535

Mascagni P (1787) Vasorum lymphaticorum corporis humani historia et iconographia. Senis

Mattia AR, Ferry JA, Harris NL (1993) Breast lymphoma. A B-cell spectrum including the low grade B-cell lymphoma of mucosa associated lymphoid tissue. Am J Surg Pathol 17: 574–587

Mauch PM, Kalish LA, Kadin M, Coleman CN, Osteen R, Hellman S (1993) Patterns of presentation of Hodgkin's disease. Implications for etiology and pathogenesis. Cancer 71: 2062–2071

Maurer HM, Moon T, Donaldson M et al (1977) The intergroup rhabdomyosarcoma study. A preliminary report. Cancer 40: 2015–2026

McClure CFW, Silvester CF (1909) A comparative study of the lymphatico-venous communications in adult mammals. Anat Rec 3: 534

McCurley TL, Collins RD, Ball E, Collins R (1990) Nodal and extranodal lymphoproliferative disorders in Sjögren's syndrome: a clinical and immunopathologic study. Hum Pathol 21: 482–492

McNeill GC, Witte MH, Witte CL, Williams WH, Hall JN, Patton DD, Pond GD, Woolfenden JM (1989) Whole-body lymphangioscintigraphy: preferred method for initial assessment of the peripheral lymphatic system. Radiology 172: 495–502

Mechtersheimer G, Möller P (1990) Expression of Ki-1 antigen (CD30) in mesenchymal tumors. Cancer 66: 1732–1737

Meier F, Schaumburg-Lever G, Kaiserling E, Scheel-Walter HG, Scherwitz C (1992) Primary cutaneous large-cell anaplastic (Ki-1) lymphoma in a child. J Am Acad Dermatol 26: 813–817

Melo JV, Hedge U, Parreira A, Thompson I, Lampert IA, Catovsky D (1987) Splenic B cell lymphoma with circulating villous lymphocytes: differential diagnosis of B cell leukemias with large spleens. J Clin Pathol 40: 642–651

Melzer B, Lüning M (1976) Das Serienlymphangiogramm in der inguinalen Region. Radiol Diagn 17: 83

Menke DM, Kyle RA, Horny H-P, Tiemann M, Katzmann JA, Kaiserling E, Parwaresch RM (1993) Primary lymph node plasmocytomas (plasmacytic lymphomas) (Abstract 555). Modern Pathol 6: 96A

Menville LJ, Ane JN (1932) Roentgen visualisation of lymphnodes in animals. Preliminary report. JAMA 98: 1796

Meyer-Burg J (1974) Das Lymphgefäßsystem der Leber. Eine historische Einführung. Leber Magen Darm 4: 257

Meyer-Burg J, Schwörer I, Arbeiter G, (1977) Die retrosternale Lymphographie. In: Gheorghiu T (Hrsg) Das gastroenteritische Kompendium 3: Der abdominelle Lymphkreislauf. Witzstrock, Baden-Baden

Miettinen M, Fletcher CDM, Lasota J (1993) True histocytic lymphoma of small intestine. Am J Clin Pathol 100: 285–292

Milchgrub S, Kamel OW, Wiley E et al (1992) Malignant histiocytic neoplasms of the small intestine. Am J Surg Pathol 16: 11–20

Miller JH, White L (1985) Lymphoma. In: Miller JH, White L (eds) Imaging in pediatric oncology. Williams & Wilkins, Baltimore, pp 427–460

Milroy WF (1928) Chronic hereditary oedema. JAMA 91: 1172–1175

Mitake M, Nakazawa S, Tsukamoto Y, Naitoh Y, Kimoto E, Hayashi Y (1990) Endoscopic ultrasonography in the diagnosis of depth invasion and lymph node metastasis of carcinoma of the papilla of Vater. J Ultrasound Med 9: 645–650

Mizukami Y, Michigishi T, Nonomura A et al (1990) Primary lymphoma of the thyroid: a clinical, histological and immunohistochemical study of 20 cases. Histopathology 17: 201–209

Molenaar WM, Schwarze E-W, Lennert K (1983) An immunological study of germinal centres in four ophthalmic immunocytomas. Virchows Arch [A] 399: 141–148

Molnar Z, Böhm K, Varga Gy (1976) Patentblau-Allergie bei der Lymphographie. Röntgenblätter 29: 100

Monteiro H (1938) La lymphographie chez le vivant: méthode, résultats et applications. Brux Med 19: 205

Montgomery EA, Meis JM, Frizzera G (1992) Rosai-Dorfman disease of soft tissue. Am J Surg Pathol 16: 122–129

Mosler U (1973) Zur lymphographischen Diagnostik der großen ableitenden Lymphwege. Med Welt 24: 2026

Mostbeck A, Partsch H, Lofferer O (1986) Erfassung des Lymphtransportes durch die quantitative Isotopenlymphographie. In: Ödem. Perimed, Erlangen, S 52–56

Moubayed P, Kaiserling E, Stein H (1987) T-cell lymphomas of the stomach: morphological and immunological studies characterizing two cases of T-cell lymphoma. Virchows Arch [A] 411: 523–529

Müller CP, Steinke B, Emmig C, Konrad EA (1990) Non-Hodgkin-Lymphome der Lid- und Orbitaregion. Tumordiagn Ther 11: 129–133

Müller K-HG (1975) Darstellung intrapulmonaler Lymphknoten bei Lymphographie über die unteren Extremitäten. ROFO 122: 276

Müller K-HG (1979) Is there an indication for lymphography in primary lymphoedema? In: Malek P, Bartos V, Weissleder H (eds) Proceedings of the VIIth International Congress, Prague 1977. Thieme, Stuttgart

Müller K-HG, Spaich I (1974) Kontrastmittelansammlung in der Leber bei Blockade der retroperitonealen Lymphbahnen. ROFO 120: 50

Müller K-HG, Spaich I (1975) Kontrastmittelaustritte in die freie Bauchhöhle bei bestrahltem und cytostatisch behandeltem Morbus Hodgkin Stadium IV während der retroperitonealen Lymphographie. ROFO 122: 79

Müller PR, Ferrucci JT jr, Harbin WP, Kirkpatrick RH, Simeone JF, Wittenberg J (1980) Appearence of lymphomatous involvement of the mesentary by ultrasonography and body computed tomography: the "sandwich sing". Radiology 134: 467–469

Müller RP, Vosberg H, Peters PE, Hemmelskamp S (1979) Lymphszintigraphische Untersuchungen vor endolymphatischer Radionuklidtherapie des malignen Melanoms der unteren Extremitäten. Strahlentherapie 155: 243

Müller RP, Schnepper E, Peters PE, Fladerer W (1980) Die diagnostische Treffsicherheit mit begrenzten Kontrastmittelmengen bei endolymphatischer Radionuklidtherapie (ELRT) des malignen Melanoms der unteren Extremitäten. Strahlentherapie 156: 538

Müller-Hermelink HK, Kaiserling E (1980) Epitheloidzellreaktionen im lymphatischen Gewebe. Verh Dtsch Ges Pathol 64: 77–102

Müller-Hermelink HK, Steinmann G, Stein H, Lennert K (1983) Malignant lymphoma of plasmacytoid T cells. Morphologic and immunologic studies characterizing a special type of T cell. Am J Surg Pathol 7: 849–862

Musset D, Grenier P, Carelte MF et al (1986) Primary lung cancer staging, prospective comparative study of MR imaging with CT. Radiology 160: 607–611

Mustonen P, Farin P, Kosunen O (1990) Ultrasonic detection of metastatic axillary lymph nodes in breast cancer. Ann Chir Gynaecol 79: 15–18

Musumeci R, Fossati-Bellani F, Damascelli B, Uslenghi C, Bonadonna G (1972) Usefulness of lymphography in childhood neoplasia. Cancer 29: 51–57

Nalesnik MA, Jaffe R, Starzl TE et al (1988) The pathology of post-transplant lymphoproliferative disorders occurring in the setting of cyclosporine A-prednisone immunosuppression. Am J Pathol 133: 173–192

Nalesnik MA, Randhawa P, Demetris AJ, Casavilla A, Fung JJ, Locker J (1993) Lymphoma resembling Hodgkin's disease after posttransplant lymphoproliferative disorder in a liver transplant recipient. Cancer 72: 2568–2573

Nathwani BN, Mohrmann RL, Brynes RK, Taylor CR, Hansmann ML, Sheibani K (1992) Monocytoid B-cell lymphomas: an assessment of diagnostic criteria and a perspective on histogenesis. Hum Pathol 23: 1061–1071

Nawaz K, Harnad M, Sadek S, Awdeh M, Higazi E, Eklof B, Abdel-Dayem HM (1985) Lymphscintigraphy in peripheral lymphedema using technetium-labelled human serum albumin: normal and abnormal patterns. Lymphology 18: 181–186

Nawroz IM, Wilson-Storey D (1989) Sinus histiocytosis with massive lymphadenopathy (Rosai-Dorfman disease). Histopathology 14: 91–99

Nellessen U, Daniel WG, Lichtlen PR (1986) Bedeutung der transösophagealen Echokardiographie in der Diagnostik kardialer und parakardialer Raumforderungen. Z Kardiol 75: 91–98

Nelson B, Rush EA, Takasugi M, Wittenberg J (1965) Lipid embolisation to the brain after lymphography. N Engl J Med 273: 1132

Nezelof C, Maupas C, Griscelli C (1989) The disappearance of germinal centers in chronic lymphadeno-hepatosplenomegaly syndrome in childhood: report of three cases. Pediatr Pathol 9: 57–71

Ngan BY, Warnke RA, Wilson M, Takagi K, Cleary ML, Dorfman RF (1991) Monocytoid B-cell lymphoma: a study of 36 cases. Hum Pathol 22: 409–421

Nyman R, Rehn S, Glimelius B, Hagberg H, Hemmingsson A, Lindgren PG, Magnusson A (1987) Magnetic resonance imaging, chest radiography, computed tomography and ultrasonography in malignant lymphoma. Acta Radiol 28: 253–262

O'Briain DS, Kennedy MJ, Daly PA, O'Brien AAJ, Tanner WA, Rogers P, Lawlor E (1989) Multiple lymphomatous polyposis of the gastrointestinal tract. A clinicopathologically distinctive form of Non-Hodgin's lymphoma of B-cell centrocytic type. Am J Surg Pathol 13: 691–699

O'Donovan PB, Ross JS, Sivak ED (1984) Magnetic resonance imaging of the thorax: the advantages of coronal and sagittal planes. AJR 143: 1183–1188

Ohsawa M, Aozasa K, Horiuchi K, Kanamaru A (1993) Malignant lymphoma of bladder. Report of three cases and review of the literature. Cancer 72: 1969–1974

Omoto R (1984) Color atlas of real-time two-dimensional Doppler echocardiography. Shindan-To-Chiryo, Tokyo

Onkologischer Arbeitskreis Heidelberg/Mannheim (1985) Malignes Melanom. Empfehlungen für eine standardisierte Diagnostik, Therapie und Nachsorge. Schriftenreihe des Tumorzentrums Heidelberg/Mannheim

Opelz G, Henderson R (1993) Incidence of non-Hodgkin lymphoma in kidney and heart transplant recipients. Lancet 342: 1514–1516

Osborne BM, Butler JJ, Guarda IA (1985) Primary lymphoma of the liver: ten cases and a review of the literature. Cancer 56: 2902–2910

Otter R, Bieger R, Kluin PM, Hermans J, Willemze R (1989) Primary gastrointestinal non-Hodgkin's lymphoma in a population-based registry. Br J Cancer 60: 745

Otto RCh, Wellauer J (1985) Ultraschallgeführte Biopsie. Springer, Berlin Heidelberg New York Tokyo

Paladugu RR, Bearman RM, Rappaport H (1980) Malignant lymphoma with primary manifestation in the gonad. A clinicopathologic study of 38 patients. Cancer 45: 561–571

Pallesen G (1990) The diagnostic significance of the CD30 (Ki-1) antigen. Hematopathology 16: 409–413

Pallesen G, Hamilton-Dutoit SJ (1988) Ki-1 (CD30) antigen is regularly expressed by tumor cells of embryonal carcinoma. Am J Pathol 133: 446–450

Pamilo M, Soiva M, Lavast EM (1989) Real-time ultrasound, axillary mammography, and clinical examination in the detection of axillary lymph node metastases in breast cancer patients. J Ultrasound Med 8: 115–120

Panush D, Fulbright R, Sze G, Smith RC (1993) Inversion-recovery fast spinecho MR-imaging of head and neck lesions. Radiology 187: 421–426

Parker BR, Blank N, Castellino RA (1974) Lymphographic appearance of benign conditions simulating lymphoma. Radiology 111: 267–274

Parker BR, Castellino RA, Kaplan HS (1976) Pediatric Hodgkin's disease. I. Radiographic evaluation. Cancer 37: 2430–2435

Parsons FG, Keith A (1898) The arrangement and number of the lymphatic glands accompanying the common external and internal iliac arteries. Seventh report of the Commitee of Collective Investigation of Anatomic Soc of Great Britain and Ireland for the year 1896–97. J Anat Physiol 32: 172

Partsch H (1989) Lymphdrainage der Haut bei chronischer Veneninsuffizienz. In: Clodius L et al (Hrsg) Lymphologica. Medikon, München, S 86–87

Partsch H, Urbanek A, Wenzel-Hora BI, (1984) The dermal lymphatics in lymphedema visualized by indirect lymphography. In: Bollinger A, Partsch H (eds) The initial lymphatics. Thieme, Stuttgart, pp 117–122

Partsch H, Stöberl C, Urbanek A, Wenzel-Hora BI (1988) Die indirekte Lymphographie zur Differentialdiagnose des dicken Beines. Phlebol Proktol 17: 3–10

Partsch H, Stöberl C, Wruhs M, Wenzel-Hora BI (1989) Indirect lymphography with lotrolan. In: Clodius et al (eds) Recent developments in nonionic contrast media. Thieme, Stuttgart, pp 178–181

Patsouris E, Noël H, Lennert K (1989a) Angioimmunoblastic lymphadenopathy-type of T-cell lymphoma with a high content of epithelioid cells. Histopathology and comparison with lymphoepithelioid cell lymphoma. Am J Surg Pathol 13: 262–275

Patsouris E, Noël H, Lennert K (1989b) Cytohistologic and immunohistochemical findings in Hodgkin's disease, mixed cellularity type, with a high content of epithelioid cells. Am J Surg Pathol 13: 1014–1022

Patsouris E, Noël H, Lennert K (1990) Lymphoplasmacytic/lymphoplasmacytoid immunocytoma with a high content of epithelioid cells. Histologic and immunohistochemical findings. Am J Surg Pathol 14: 660–670

Pawade J, Banerjee SS, Harris M, Isaacson P, Wright D (1993) Lymphomas of mucosa-associated lymphoid tissue arising in the urinary bladder. Histopathology 23: 147–151

Pecking A, Cluzan R, Deprez-Curley A (1984) Indirect lymphoscintigraphy in patients with limb edema. In: Heim LR (ed) Progress in lymphology: diagnostic, therapeutic, and research approaches to lymphatic system, structure, and function. Immunology Research Foundation, Newburgh, pp 201–208 (Immunology and haematology research 2)

Pecquet J (1651) Experimenta nova anatomica. Parisiis

Pedio G (1985) Technik der Materialvorbereitung für die cytologische Untersuchung, Möglichkeiten und Grenzen. In: Otto RC, Wellauer J (Hrsg) Ultraschallgeführte Biopsie. Springer, Berlin Heidelberg NewYork Tokyo, S 74–85

Perrone T, De Wolf-Peeters C, Frizzera G (1988) Inflammatory pseudotumor of lymph nodes: a distinctive pattern of nodal reaction. Am J Surg Pathol 12: 351–361

Peters PE (1974) Untersuchungstechnik und Patientenüberwachung bei der endolymphatischen Radionuklidtherapie. Med Welt 25: 1031

Peters PE, Beyer K (1985) Querdurchmesser normaler Lymphknoten in verschiedenen anatomischen Regionen und ihre Bedeutung für die computertomographische Diagnostik. Radiologe 25: 193

Peters PE, Makoski HB, Pfannenstiel P et al (1979) Endolymphatic radiotherapy in malignant melanoma of the lower extremities. Results of a joint study. In: Lymphology. Proceedings VIth International Congress. Thieme, Stuttgart, p 460

Peters PE, Weissleder H, Kipper S et al (1981) Intralymphatic isotope therapy – an effective alternative to the wait-and-see policy in the treatment of stage I malignant melanoma of the lower limb. In: Progress of lymphology. Proceedings VIIth International Congress. Avicenum, Czechoslovac Medical Press, Prague, p 373

Petrasch S, Lennert K (1991) Möglichkeiten und Grenzen der immunzytologischen Diagnose von leukämisch verlaufenden Non-Hodgkin-Lymphomen. Innere Med 18: 123–129

Petruch UR, Horny H-P, Kaiserling E (1992) Frequent expression of haemopoietic and non-haemopoietic antigens by neoplastic plasma cells: an immunohistochemical study using formalin-fixed, paraffin-embedded tissue. Histopathology 20: 35–40

Petruch UR, Horny H-P, Beschorner R et al (1993) Zum Immunphänotyp reaktiver und neoplastischer Plasmazellen. Eine systematische immunhistochemische Studie an Plasmocytosen, multiplen Myelomen und extramedullären Plasmocytomen. Verh Dtsch Ges Pathol 77

Pettit CK, Zukerberg LR, Gray MH, Ferry JA et al (1990) Primary lymphoma of bone. A B-cell neoplasm with a high frequency of multilobated cells. Am J Surg Pathol 14: 329–334

Rosenberg AE, Harmon DC, Harris NL (1990) Primary lymphoma of bone. A B-cell neoplasm with a high frequency of multilobated cells. Am J Surg Pathol 14: 329–334

Pfahler GE (1932) A demonstration of the lymphatic drainage from the maxillary sinus. AJR 27: 352

Pfannenstiel P (1979) Endolymphatische Behandlung mit P-32-J-131. Der Nuklearmediziner 4: 300

Picard JD (1962) La lymphographie en gynécologie. Ann Chir 16: 1775

Picard JD, Arvey N (1951) Lymphographie par produit de contrast liposoluble, opafication des voies abdominoaortiques et du canal thoracique. Presse Med 69: 144

Picard JD, Manlot G (1962) Lymphographie dans les cancers du testicule. Ann Radiol (Paris) 5: 565

Picard JD, Manlot G, Schweisguth O, Bernard J, Arvay N, Sauvegrain J (1963) La lymphographie chez l'enfant. J Radiol 44: 363–365

Pileri S, Falini B, Delsol G et al (1990) Lymphohistiocytic T-cell lymphoma (anaplastic large cell lymphome CD30/Ki-1) + with a high content of reactive histiocytes. Histopathology 16: 383–391

Pilla TJ, Wolverson MK, Sundaram M, Heiberg E, Shields JB (1982) CT evaluation of cystic lymphangiomas of the mediastinum. Radiology 144: 841–842

Pines A, Apter S, Itzchak Y, Ben-Bassat I, Hertz M (1986) Ultrasonography in the staging of Hodgkin's disease: lymphographic correlation. Eur J Cancer Clin Oncol 22: 29–31

Piris MA, Rivas C, Morente M, Oliva H, Rubio C (1986) Immature sinus histiocytosis a monocytoid B-lymphoid reaction. J Pathol 148: 159–167

Piza-Katzer H, Partsch H, Urbanek A, Wenzel-Hora BI, Walzer RL (1987) Zur Lymphgefässregeneration nach Replantation und freier mikrovaskulärer Lappenplastik. Vasa 16: 60–66

Plank L, Hansmann M-L, Fischer R (1993) The cytological spectrum of the monocytoid B-cell reaction: recognition of its large cell type. Histopathology 23: 425–431

Platzbecker J, Köhler K, Lucas D (1970) Bedrohliche Zwischenfälle nach Injektion von Patentblau-Violett als Komplikation bei der Lymphographie. Z Ärztl Fortbild (Jena) 64: 1224

Pond GD, Castellino RA, Horning S, Hoppe RT (1989) Non-Hodgkin lymphoma: influence of lymphography, CT, and bone marrow biopsy on staging and management. Radiology 170: 159–164

Poppema S, Kaiserling E, Lennert K (1979) Nodular paragranuloma and progressively transformed germinal centers. Virch Arch [B] 31: 221–225

Poskitt KJ, Cooperberg PL, Sullivan LD (1985) Sonography and CT in staging nonseminomatous testicular tumors. AJR 144: 939–944

Prager PJ (1979) Klinische und tierexperimentelle Untersuchungen zum Einfluß der endolymphatischen Therapie auf humorale und zelluläre Immunparameter. Habilitationsschrift, Heidelberg

Pressmann JJ, Simon MB, Hand K, Miller J (1962) Passage of fluids, cells and bacteria via direct communications between lymphnodes and veins. Surg Gynecol Obstet 115: 207

Preßler H, Horny H-P, Wolf A, Kaiserling E (1992) Isolated granulocytic sarcoma of the ovary: Histologic, electron microscopic, and immunohistochemical findings. Int J Gynecol Pathol 11: 68–74

Prévot S, Hugol D, Audouin J, Diebold J, Truc JB, Decroix Y, Poitout P (1992) Primary non-Hodgkin's malignant lymphoma of the vagina. Report of 3 cases with review of the literature. Pathol Res Pract 188: 78–85

Price SK (1990) Immunoproliferate small intestinal disease: a study of 13 cases with alpha heavy-chain disease. Histopathology 17: 7–17

Privesz MG (1948) Roentgenography of the lymphatic system. Leningrad, USSR

Proby CM, Gane JN, Joseph AEA, Mortimer PS (1990) Investigation of the swollen limb with isotope lymphography. Br J Dermatol 123: 29–37

Prosnitz LR, Fischer JJ, Vera R, Kligermann MM (1972) Hodgkin's disease treated with radiation therapy: follow-up data and the value of laparatomy. AJR 114: 583

Proux C, Leger F, Cury-Binet M (1956) Lymphographie par injection de substances iodées intraarticulaire. Note préliminaire. Presse Med 64: 617

Pujol H, Lamarque UJL (1964) Ilio-cavographie et lymphographie dans la recherche des adénopathies retroperitoneales. Masson, Paris

Purtilo DT, Strobach RS, Okano M, Davis JR (1992) Biology of disease. Epstein-Barr virus-associated lymphoproliferative disorders. Lab Invest 67: 5–23

Raab K, Luther B, Lüning M, Altmann R, Thormann T (1972a) Lymphographische Metastasenkriterien beim malignen Melanom. Radiol Diagn 13: 329

Raab K, Lüning M, Melzer B (1972b) Beitrag zur Deutung lymphographischer Metastasenkriterien – Kontrastdichte, Defektbegrenzung und Defektlokalisation. Radiol Diagn 13: 329

Radaszkiewicz T, Dragosics B, Bauer P (1992) Gastrointestinal malignant lymphoma of the mucosa-associated lymphoid tissue: Factors relevant to prognosis. Gastroenterology 102: 1628–1638

Radin R, Weiner S, Koenigsberg M, Gold M, Bernstein R (1983) Retroperitoneal cystic lymphangioma. AJR 140: 733–734

Rai KR, Sawitzky A, Cronkite EP, Chanana AD, Levy RN, Pasternack BS (1975) Clinical staging of chronic lymphocytic leukemia. Blood 46: 219–234

Rajaram PC (1970) Lymphatic dynamics in filial chyluria and prechyluric state. Lymphographic analysis of 52 cases. Lymphology 3: 114

Ralfkiaer E, Delsol G, O'Connor NTJ, Brandtzaeg P, Brousset P, Vejlsgaard GL, Mason DY (1990) Malignant lymphomas of true histiocytic origin. A clinical, histological, immunophenotypic and genotypic study. J Pathol 160: 9–17

Ratech H, Burke JS, Blayney DW, Sheibani K, Rappaport H (1989) A clinicopathologic study of malignant lymphomas of the nose, paranasal sinuses, and hard palate, including cases of lethal midline granuloma. Cancer 64: 2525–2531

Ratti A (1967) Die Anwendung der Radioisotopen bei der Behandlung einiger Systemerkrankungen. Dtsch Röntgenkongress, Baden-Baden

Rausch E, Kaiserling E, Goos M (1977) Langerhans cells and interdigitating reticulum cells in the thymus-dependent region in human dermatopathic lymphadenitis. Virchow Arch [B] 25: 327–343

Rautenfeld DBv, Lubach D, Wenzel-Hora BI, Buchholz T, Poulsen Nautrup C (1989) Neue Techniken und Methoden zur Darstellung des indirekten Füllungsablaufes in der Haut. In: Clodius et al (Hrsg) Lymphologica. Medikon, München, S 36–43

Redman HC (1966) Dermatitis as a complication of lymphangiography. Radiology 86: 323–326

Reiser M, Semmler W (1992) Magnetresonanztomographie. Springer, Berlin Heidelberg New York Tokyo

Reuss-Borst MA, Möhrle R, Steinke B, Müller GA, Walter E, Waller HD (1992) Extranodale Manifestation maligner Non-Hodgkin-Lymphome in der Niere. Tumordiagn Ther 13: 232–237

Richtlinien der Kassenärztlichen Bundesvereinigung für die Qualitätsvoraussetzungen gemäß §135 Abs. 2 SGB V zur Durchführung von Untersuchungen in der Ultraschalldiagnostik (Ultraschallvereinbarungen). Dtsch Ärzteblatt (1993) 90: 389–403

Riemann H (1965) Lymphographische Befunde bei selteneren Erkrankungen. Radiologe 5: 333

Rivano MT, Falini B, Stein H et al (1987) Histiocytic necrotizing lymphadenitis without granulocatic infiltration (Kikuchi's lymphadenitis). Morphological and immunohisto̱chemical study of eight cases. Histopathology 11: 1013–1027

Rösch T, Classen M (1992) Endosonographie. Internist 33: 802–810

Roo T de (1966) An improved simple technique of lymphangiography. AJR 98: 948–951

Roo T de (1968) Die besondere Bedeutung ergänzender Untersuchungsmethoden bei der Lymphographie. Radiologe 8: 202

Roo T de, Agbaba M, Ege GN, Viamonte M jr, Vieras F, Winkel zum K (1980) Additional imaging methods. In: Viamonte M jr, Rüttimann A (eds) Atlas of lymphography. Thieme, Stuttgart

Rosenberg AE, Harmon DC, Harris NL (1990) Primary lymphoma of bone. A B-cell neoplasm with a high frequency of multilobated cells. Am J Surg Pathol 14: 329–334

Rosenberger A, HL Abrams (1971) Radiology of the thoracic duct. AJR 111: 807

Ross JS, O'Donovan PB, Novoa R et al (1984) Magnetic resonance of the chest: initial experience with imaging and in vivo T1 and T2 calculations. Radiology 152: 95–101

Rossi L, Madrioli R, Rossi A, Ugolotti U (1982) Retroperitoneal cystic lymphangioma. Br J Radiol 55: 676–678

Rotterdam H (1993) The acquired immunodeficiency syndrome and the evolution of new micro-organisms: a pathologist's view (Editorial). Hum Pathol 24: 935–936

Rouvière H (1932) Anatomie des lymphatiques de l'homme. Masson, Paris

Rubin A, Isaacson PG (1990) Florid reactive lymphoid hyperplasia of the terminal ileum in adults: a condition bearing a close resemblance to low-grade malignant lymphoma. Histopathology 17: 19–26

Rudbeck O (1659) Nova exercitatio anatomica. Heidelbergae

Rudders RA, Ross ME, DeLellis RA (1978) Primary extranodal lymphoma: Response to treatment and factors influencing prognosis. Cancer 42: 406–416

Rüttimann A (1963) Zur Lymphknotenbeurteilung im Lymphogramm. Radiol Clin 32: 456

Rüttimann A (1965) Die Lymphographie. In: Schinz HR et al (Hrsg) Lehrbuch der Röntgendiagnostik, Bd 1, 6. Aufl. Thieme, Stuttgart

Rüttimann A (1966) Fehlermöglichkeiten bei der Lymphographie. Radiol Austr 16: 77

Rüttimann A (1967) Progress in lymphology. Thieme, Stuttgart

Rüttimann A, Del Buono MS (1964) Die Lymphographie. In: Schinz HR, Glauner R, Rüttimann A (Hrsg) Thieme, Stuttgart S 248 (Ergebnisse der medizinischen Strahlenforschung, Bd1)

Rüttimann A, Wirth W (1968) Möglichkeiten und Grenzen der Lymphographie mit öligem Kontrastmittel. Radiologe 8: 140

Rusznyak L (1950) Role of the lymphatics in the origin of edema. Orv Hetil 91: ·385

Rusznyak L, Földi M, Szabo G (1969) Lymphologie. Physiologie und Pathologie des Lymphgefäße und des Lymphkreislaufes, 2. Aufl. Fischer, Stuttgart

Ryan J, Straus DJ, Lange C et al (1988) Primary lymphoma of the liver. Cancer 61: 370–375

Sabin FR (1909) The lymphatic system in human embryo; with a consideration of the morphology of the system as a whole. Am J Anat 9: 43

Sabin FR (1913) Der Ursprung und die Entwicklung des Lymphgefäßsystems. Erg Anat Entwicklungsgeschichte 21: 1

Sakai F, Kiyono K, Sone S et al (1988) Ultrasonic evaluation of cervical lymphe nodes. JCU 7: 305–310

Sakulsky SB, Schirger A, Harrison EG jr, Janes JM (1977) Lymphedema: Results of surgical treatment in 64 patients (1936–1964). Lymphology 10: 15

Salhany KE, Pietra GG (1993) Extranodal lymphoid disorders. J Clin Pathol 99: 472–485

Salo K, Pradier RN, Marchetta FC, Pickren JW (1964) Fallability of palpation in the diagnosis of metastasis to cervical lymph nodes. Surg Gynecol Obstet 118: 989–990

Sato E, Sarano N, Sato T, Kikuchi K (1973) Microlymphangiography of human gastric mucosa for the interpretation of early spread of gastric cancer. Tohoku J Exp Med 109: 135

Saul SH, Kapadia SB (1985) Primary lymphoma of Waldeyer's ring: a clinicopathologic study of 68 cases. Cancer 56: 157–166

Schellong G, Lietzke S, Strauch St, Kuhne B, Schneider B (1986) Bedeutung sonographischer, computertomographischer und klinischer Befunde für die Erkennung eines Abdominalbefalls beim Morbus Hodgkin im Kindesalter. – Eine retrospektive statistische Analyse bei 145 Patienten der Therapiestudie DALHD 82. Klin Pädiatr 198: 147–154

Scheurlen H, Herzfeld U, Immich H, Frasch M, Tewes H (1968) Endolymphatische Strahlentherapie bei malignen Lymphomen. Dtsch Röntgenkongr Hamburg

Schmid U, Helbron D, Lennert K (1982a) Development of malignant lymphoma in myoepithelial sialadenitis (Sjögren's syndrome). Virchows Arch [A] 395: 11–43

Schmid U, Helbron D, Lennert K (1982b) Primary malignant lymphomas localized in salivary glands. Histopathology 6: 673–687

Schmidt H, Heyder N (1985) Sonographie eines Mesenteriallymphangioms. Ultraschall Med 6: 331–332

Schimanski K, Schmidt H (1968) Das Lymphadenogramm als Kontrollmöglichkeit gezielter therapeutischer Maßnahmen. Radiologe 8: 212

Schoen HR (1969) Chylöse Ergüsse in der Brust- und Bauchhöhle. Langenb Arch Klin Chir 325: 118

Schönenberg H (1974) Kongenitales, primäres, chylöses Lymphödem. Klin Paediatr 186: 222

Schulthess GK Von, McMurdo K, Tscholakoff D, Geer G de, Gamsu G, Higgins CB (1986) Mediastinal masses: MR imaging. Radiology 158: 289–296

Schwarz U (1990) Die Häufigkeit des primären Lymphödems. Eine epidemiologische Studie an über 1000 Probanden. In: Baumeister RGH (Hrsg) Lymphologica. Medikon, München, S 109–113

Schwarze E-W (1984) Primär extranodale Non-Hodgkin-Lymphome. Ihre Histologie, bevorzugte Lokalisation, Häufigkeit und Pathogenese. Aktuel Onkol 12: 131–138

Schwarze E-W, Westphal B (1985) Das sog. Pseudolymphom der Mamma – seine differentialdiagnostische Abgrenzung vom malignen Lymphom. Eine histologische Studie. Verh Dtsch Ges Pathol 69: 602

Schwarze E-W, Willems R (1985) Primäre maligne Lymphome der Mamma. Verh Dtsch Ges Pathol 69: 296–301

Schwarze E-W, Dühmke E, Hoffmann L (1981) Maligne Lymphome der Testes unter besonderer Berücksichtigung der Non-Hodgkin-Lymphome mit isoliertem Hodenbefall (Abstract). Onkologie 4: 256

Schwarze E-W, Maslo KH, Dühmke E (1982) Primäre Lymphome der Thyreoidea und der Testes – Non-Hodgkin-Lymphome der zweiten Lebenshälfte und des Seniums. In: Böhnel J, Heinz R, Stacher A (Hrsg) Hämatologie im Alter. Urban & Schwarzenberg, Wien

Schwarze E-W, Mrowietz B, Ackeren G van (1983) Maligne Lymphome im Oropharynx – unter besonderer Berücksichtigung der Non-Hodgkin-Lymphome. Verh Dtsch Krebsges 4: 267–276

Seitzman DM, Wright R, Halaby FA, Freeman JH (1963) Radioactive lymphangiography as a therapeutic adjunct. AJR 89: 140

Servelle M, Dreysson M (1951) Reflex of the intestinal chyle in the lymphatics of the leg. Ann Surg 133: 234

Sheibani K, Sohn CC, Burke JS et al (1986) Monocytoid B-cell lymphoma: a novel B-cell neoplasm. Am J Pathol 124: 310–318

Sheibani K, Burke J, Swartz WG, Nademanee A, Winberg CD (1988) Monocyoid B-cell lymphoma. Clinicopathologic study of 21 cases of a unique type of low-grade lymphoma. Cancer 62: 1531–1538

Sheibani K, Koo C, Bailey A, Ben-Ezra J, Winberg C (1990) Progression of monocytoid B-cell lymphoma to large cell lymphoma: report of six cases. Lab Invest 62: 92A

Shenoy BV, Fort III L, Benjamin SP (1987) Malignant melanoma primary in lymph node. The case of the missing link. Am J Surg Pathol 11: 140–146

Sheperd NA, McCarthy KP, Hall PA (1991) 14:18 translocation in primary gastrointestinal lymphoma: Detection by polymerase chain reaction in routinely processed tissue. Histopathology 18: 415–419

Shimada M, Kojima M, Tani G, Komatsumoto S, Nara M (1993) Rheumatoid arthritis and B cell lymphoma with pathological changes of reactive histiocytosis. J Clin Pathol 46: 1064

Shimkin PM, Waldmann TA, Krugmann RL (1970) Intestinal lymphangiectasia. AJR 110: 827–841

Shin SS, Sheibani K (1993) Monocytoid B-cell lymphoma. Am J Clin Pathol 99: 421–425

Shin SS, Sheibani K, Fishleder A et al (1991) Monocytoid B-cell lymphoma in patients with Sjögren's syndrome. A clinicopathologic study of 13 patients. Hum Pathol 22: 422–430

Sieber F (1966) Die Lymphographie in der klinischen Praxis. VEB Georg Thieme, Leipzig

Siegel MJ, McAlister WH, Askin FN (1979) Lymphoangiomas in children: report of 121 cases. J Can Assoc Radiol 30: 99–102

Siegel MJ, Nadel SN, Glazer HS, Sagel SS (1986) Mediastinal lesions in children: comparison of CT and MR. Radiology 160: 241–244

Slovak ML, Weiss LM, Nathwani BN, Bernstein L, Levine AM (1993) Cytogenetic studies of composite lymphomas: monocytoid B-cell lymphoma and other B-cell non-Hodgkin's lymphomas. Hum Pathol 24: 1086–1094

Smeitzer DM, Stickler GB, Schirger A (1985) Primary lymphedema in children and adolescents: a follow-up study and review. Pediatrics 76: 206–218

Smith T (1986) Fatty replacement of lymph nodes mimicking lymphoma relapse. Cancer 58: 2686–2688

Sokol GH, Clouse ME, Kotner LM, Sebwell JB (1977) Complications of lymphangiography in patients of advanced age. AJR 128: 43

Som PM (1992) Detection of metastasis in cervical lymphnodes: CT and MR criteria and differential diagnosis. AJR 158: 961–969

Speck U (1991) Kontrastmittel, 3. Aufl. Springer, Berlin Heidelberg New York Tokyo

Spira A (1962) Die Lymphknotengruppen bei den Säugern – ein Homologisierungsversuch. Anat Anz 111: 294

Stacher A (1973) Grundzüge der Therapie maligner Lymphome. In: Stacher A (Hrsg) Leukämien und maligne Lymphome. Urban & Schwarzenberg, München

Stansfeld AG, Diebold J, Kapanci Y et al (1988) Updated Kiel classification for lymphomas (Letter to the Editor). Lancet I: 292–293

Stark DD, Moss AA, Gamsu G, Clark OH, Gooding GAW, Webb WR (1984) Magnetic resonance imaging of the neck. Part I: normal anatomy. Radiology 150: 447–454

Stark DD, Moss AA, Gamsu G, Clark OH, Gooding GAW, Webb WR (1984) Magnetic resonance imaging of the neck. Part II: pathologic findings. Radiology 150: 455–461

Starling EH (1909) The fluids of the body. The Herter Lectures. Keener, Chicago

Stauch GW, Heissen E, Magnus L (1974) Die Lungendosimetrie im Rahmen der endolymphatischen Radionuklidtherapie – Experimentelle und klinische Ergebnisse. Med Welt 25: 1036

Stein H, Gerdes J (1986) Phänotypische und genotypische Marker bei malignen Lymphomen: Ein Beitrag zum zellulären Ursprung des Morbus Hodgkin und der malignen Histiozytose sowie Implikationen für die Klassifikation der T-Zell- und B-Zell-Lymphome. Verh Dtsch Ges Pathol 70: 127–151

Stein H, Lennert K, Mason DY, Liangru S, Ziegler A (1984) Immature sinus histiocytes. Their identification as a novel B-cell population. Am J Pathol 117: 44–52

Steinbrich W, Beyer D, Friedmann G (1985a) Retroperitonealer Lymphomnachweis. Vergleich MR-CT-Sonographie. In: Lissner J, Doppman LJ (Hrsg) Internationales Kernspintomographie-Symposium Garmisch-Partenkirchen. Schnetztor, Konstanz, S 212–218

Steinbrich W, Beyer D, Mödder U (1985b) Möglichkeiten der Lymphomdiagnostik mit der MR-Tomographie, ein Vergleich mit anderen Verfahren. Radiologe 25: 199–205

Steinbrich W, Mödder U, Rose KG (1986) Magnetische Resonanztomographie (MR) bei Tumoren des Gesichtsschädels und des Halsbereiches. HNO 34: 241–247

Steiner RM Harell GS, Glatstein E, Wexler L (1970) Repeat lymphoangiography in Hodgkin's disease. Radiology 97: 613–618

Steinmann G, Földi E, Földi M, Racz P, Lennert K (1982) Morphologic findings in lymphnodes after occlusion of their efferent lymphatic vessels and veins. Lab Invest 47: 43–50

Stender H (1985) Computertomographie und Kernspintomographie des Mediastinums. Prax Klin Pneumol 39 [Suppl] 1: 613–618

Stieve FE, Schmidt T, Pietsch W (1977) Strahlenexposition durch die Computertomographie. Röntgenberichte 6: 365

Stöberl C, Partsch H (1988) Indirekte Lymphographie. In: Ödem. Perimed, Erlangen, S 105–107

Stöberl C, Partsch H (1989a) Erysipel und Lymphödem – Ei oder Henne? In: Clodius L (Hrsg) Lymphologica. Medikon, München, S 65–64

Stöberl C, Partsch H (1989b) Papillomatosis cutis als Lymphangiopathie. In: Clodius L (Hrsg) Lymphologica. Medikon, München, S 65–68

Stöberl C, Partsch H, Urbanek A (1986) Indirekte Lymphographie bei Lipödem. In: Ödem. Perimed, Erlangen, S 229–232

Stöberl C, Partsch H, Wruhs M (1990) Diagnose Lymphödem-Beurteilungskriterien der indirekten Lymphographie. In: Baumeister RGH (Hrsg) Lymphologica. Medikon, München, S 29–33

Stöberl C, Partsch H, Wruhs M (1990) Diagnostische Wertigkeit und Beurteilungskriterien der indirekten Lymphographie beim Lymphödem. VASA 19: 212–217

Stolte M (1992) Helicobacter pylori and gastric MALT lymphoma. Lancet 339: 745–746

Strohm WD, Paolucci V, Classen M (1985) Endoskopische Ultraschalltomographie (EUT) des Ösophaguskarzinoms mit Sector- und Linear-Scan-Geräten. In: Judmeier G, Frommhold H, Kratochwil A (Hrsg) Ultraschalldiagnostik 84. Thieme, Stuttgart, S 108–109

Subramanyam BR, Balthazar EJ, Horii SC, Hilton S (1985) Abdominal lymphadenopathy in intravenous drug addicts: sonographic features and clinical significance. AJR 144: 917–920

Sugimachi K, Ohno S, Fujishima H, Kuwano H, Mori M, Misawa T (1990) Endoscopic ultrasonographic detection of carcinomatous invasion and of lymph nodes in the thoracic esophagus. Surgery 107: 366–371

Sumiyoshi Y, Kikuchi M, Takeshita M, Ohshima K, Masuda Y, Parwaresch MR (1993) Immunohistologic studies of Kikuchi's disease. Hum Pathol 24: 1114–1119

Swerdlow SH (1992) Post-transplant lymphoproliferative disorders: a morphologic, phenotypic and genotypic spectrum of disease. Histopathology 20: 373–385

Takahashi M, Abrams HL (1967) The accuracy of lymphangiographic diagnosis in malignant lymphoma. Radiology 89: 448–460

Takahashi H, Hansmann ML (1990) Primary gastrointestinal lymphoma in childhood (up to 18 years of age): A morphological, immunohistological and clinical study. J Cancer Res Clin Oncol 116: 190–196

Takamoto S, Sukigara M, Omoto R (1988) Die farbig kodierte Blutflußdarstellung abdomineller Gefäße in Echtzeit mit dem zweidimensionalen Dopplerverfahren. In: Gebel M, Majewski A, Brunkhorst R (Hrsg) Sonographie in der Gastroenterologie. Diagnostik – Therapie – Neue Methoden. Springer, Berlin Heidelberg New York Tokyo, S 175–186

Talerman A (1987) Nonspecific tumors of the ovary, including mesenchymal tumors and malignant lymphoma. In: Blaustein's pathology of the female genital tract, 3rd edn. Springer, Berlin Heidelberg New York Tokyo, pp 722–741

Tan C, D'Angio GJ, Exelby PR, Liebermann PH, Watson RC, Cham WC, Murphy ML (1975) The changing management of childhood Hodgkin's disease. Cancer 35: 808–816

Taylor KJW, Burns PN, Wells PNT (eds) (1988) Clinical applications of Doppler ultrasound. Raven, New York

Thomas AMK, Leung A, Lynn J (1985) Abdominal cystic lymphangiomatosis: report of a case and review of the literature. Br J Radiol 58: 467–469

Tiedjen KU (1986) Isotopenlymphographie. Z Allgemeinmed 62: 970–977

Tiedjen KU, Heimann KD (1990) Die Xeroradiographie als bildgebendes Röntgenverfahren bei der indirekten Lymphographie. In: Baumeister RGH (Hrsg) Lymphologica. Medikon, München, S 24–29

Tiedjen KU, Marees AD (1990) Isotopen-Lymphographie: Versuch einer praxisgerechten Messwert-Standardisierung. In: Baumeister RGH (Hrsg) Lymphologica. Medikon, München, S 14–19

Tikkakoski T, Siniluoto T, Ollikainen A, Paeivaensalo M, Lohela P, Apaja-Sarkkinen M (1991) Ultrasound-guided aspiration cytology of enlarged lymph nodes. Acta Radiol 32: 53–56

Tilkorn H, Peters A, Peters PE, Biess B, Drepper H (1979) Complications and side effects of the endolymphatic radiotherapy (ELRT). In: Malek P et al (ed) Lymphology. Thieme, Stuttgart, p 465

Tilkorn H, Peters A, Müller RP, Peters PE (1981) Treatment of lymph nodes in stage I malignant melanoma of the lower extremities: a comparison between surgical excision and intralymphatic radioisotope application. In: Progress in lymphology. Proceedings VIIth International Congress. Avicenum, Czechoslovac Medical Press, Prague, 380

Tio TL, Hartog Jager den FC, Tytgat GN (1986) Endoscopic ultrasonography in detection and staging of gastric Non-Hodgkin lymphoma. Comparison with gastroscopy, barium meal, and computerized tomography scan. Scand J Gastroenterol [Suppl] 123: 52–58

Tjernberg B (1956) Lymphography as an aid to examination of lymph nodes. Acta Soc Med Upsalien 61: 207

Tjernberg B (1962) Lymphography. An animal study on the diagnosis V × 2 carcinoma and inflammation. Acta Radiol (Stockh) [Suppl] 214

Tölly E, Ebner F, Justich E (1984) Sonographische Darstellung der linken Ovarvene. ROFO 141/2: 195–198

Töndury G (1967) Embryology and topographic anatomy of the lymphatic system. In: Rüttimann A (ed) Progress in lymphology. Thieme, Stuttgart

Tohnosu N, Onoda S, Isono K (1989) Ultrasonographic evaluation of cervical lymph node metastases in esophageal cancer with special reference to the relationship between the short to long axis ratio (S/L) and the cancer content. JCU 17: 101–106

Traissac L (1968) La lymphographie cervicale. France Med 31: 261(19)

Trapp P (1967) Nachweis eines lymphovenösen Shunts im Lymphogramm. ROFO 106: 465

Travis WD, Banks PM, Reiman HM (1987) Primary extranodal soft tissue lymphoma of the extremities. Am J Surg Pathol 11: 359–366

Tschammler A, Gunzer U, Reinhardt E, Hoehmann D, Feller AC, Mueller W, Lackner K (1991) Dignitätsbeurteilung vergrößerter Lymphknoten durch qualitative und semiquantitative Auswertung der Lymphknotenperfusion mit der farbig-kodierten Duplexsonographie. ROFO 154: 414–418

Unlue M, Ercan MT, Alanyali H, Akhan O, Bekdik CF (1990) Internal mammarial lymphoscintigraphy with SPECT after ultrasound-guided injection of 99mTc-dextran. Nuklearmedizin 29: 35–39

Vachtel VS (1955) X-ray examination on lymphcirculation in burns and chillblains. Khirurgiia (Mosk) 9: 54

Van den Brekel MW, Stel HV, Castelijns JA, Croll GJ, Snow GB (1991) Lymph node staging in patients with clinically negative neck examinations by ultrasound and ultrasound-guided aspiration cytology. Am J Surg 162: 362–366

Van der Valk P, Meijer CJLM (1988) The non-Hodgkin's lymphomas: old and new thinking. Histopathology 13: 367–384

Van Overhagen H, Lameris JS, Berger MY et al (1991) Supraclavicular lymph node metastases in carcinoma of the esophagus and gastroesophageal junction: assessment with CT, US, and US-guided fine-needle aspiration biopsy. Radiology 179: 155–158

Vanel D, Couanet D, Piekarski JD, Masselot J (1983) Radiological findings in 23 pediatric cases of malignant histiocytosis. Eur J Radiol 3: 60–62

Variakojis D, Anastasi J (1993) Unresolved issues concerning Hodgkin's disease and its relationship to non-Hodgkin's lymphoma. Am J Clin Pathol 99: 436–444

Vassallo J, Roessner A, Mellin W, Vollmer E, Grundmann E (1986) Maligne Lymphome mit primärer Knochenmanifestation. Verh Dtsch Ges Pathol 70: 593

Vecchietti G, Onnis A (1968) Les possibilités thérapeutiques de la lymphographie isotopique dans les cancers génitaux de la femme. J Radiol Electrol 49: 703

Veldman JE, Kaiserling E (1980) Interdigitating cells. In: Carr J, Daems WT (eds) The reticuloendothelial system, vol I. Plenum, New York, pp 381–416

Verbanck JJ, Vermeulen JT, Rutgeerts LJ, Depuyt FG, Ghillebert GL, Segaert MF, Naesens MH (1988) Dilated abdominal paraaortic lymphatic duct: a possible pitfall in retroperitoneal US. Radiology 167: 701–702

Veronesi U, Adamus J, Bandiera DC (1977) Inefficacy of immediate node dissection in stage I melanoma of the limbs. N Engl J Med 297: 627

Viamonte M, Rüttimann A (1980) Atlas of lymphography: Thieme, Stuttgart

Viamonte M, Koehler PR, Witte M, Witte C (1970) Progress in lymphlogy II. Thieme, Stuttgart

Vogl T, Mess K, Bauer M, Rath M (1984) Kernspintomographie bei zervikalen Lymphknotenschwellungen. Digitale Bilddiagn 4: 132–134

Wagner S, Gebel M, Lange P, Schmidt FW (1991) Bedeutung der Leberhilus-Lymphknoten bei chronischen nicht-malignen Lebererkrankungen. Klin Wochenschr 69 [Suppl XXIII]: 88 (Abstract)

Wagner S, Gebel M, Lange P, Bleck J, Benter T, Manns M (1992a) Differentialdiagnostische Bedeutung von Leberhilus-Lymphomen bei Patienten mit hepatozellulärem Karzinom und chronischer Hepatitis. Klin Wochenschr 69 [Suppl 28]: 130 (Abstract)

Wagner S, Gebel M, Lange P, Bleck J, Manns M (1992b) The rôle of ultrasound in the diagnosis of primary sclerosing cholangitis. Gastroenterology 102: A907 (Abstract)

Wallnöfer H, Schmidt E, Schmidt FW (Hrsg) (1974) Synopsis der Leberkrankheiten. Thieme, Stuttgart

Walter E (1986) Konventionelle Röntgendiagnostik maligner Lymphome unter Einschluß der Angiographie und Lymphographie. In: Pirschel J, Hübener KH (Hrsg) Radiologische Diagnostik und Strahlentherapie maligner Lymphome. Thieme, Stuttgart

Waxman M, Fatteh S, Elias JM, Vuletin JC (1984) Malignant lymphoma of the skin associated with postmastectomy lymphedema. Arch Pathol Lab Med 108: 206–208

Webb WR (1986) Magnetic resonance imaging of the hila and mediastinum-cardiovascular intervention. Radiology 8: 306–313

Webb WR, Gamsu G, Stark DD Moore EH (1984) Magnetic resonance imaging of the normal and abnormal pulmonary hila. Radiology 152: 89–94

Webb WR, Jensen BG, Gamsu G, Sollitto R, Moore EH (1985) Sagittal MR imaging of the chest: normal and abnormal findings. J Comput Assist Tomogr 9: 471–479

Webb WR, Gatsonis C, Zerhouni EA, Heelan RT, Glazer GM, Francis IR, McNeil BJ (1991) CT and MR imaging in staging non-small cell bronchogenic carcinoma: report of the radiologic diagnostic oncology group. Radiology 178: 705–713

Weisenburger DD, Kim H, Rappaport H (1982) Mantle-zone lymphoma: a follicular variant of intermediate lymphocytic lymphoma. Cancer 49: 1429–1438

Weiss H, Düntsch U, Weiss A (1988) Risiken der Feinnadelpunktion – Ergebnisse einer Umfrage in der BRD (DEGUM-Umfrage). Ultraschall Med 9: 121–127

Weiss LM, Berry GJ, Dorfman RF, Banks P, Kaiserling E, Curtis J, Rosai J, Warnke RA (1990) Spindle cell neoplasms of lymph nodes of probable reticulum cell lineae. True reticulum cell sarcoma? Am J Surg Pathol 14: 405–414

Weiss SW, Gnepp DR, Bratthauer GL (1989) Palisaded myofibroblastoma. A benign mesenchymal tumor of lymph node. Am J Surg Pathol 13: 341–346

Weissleder H (1964) Röntgenkinematographische Untersuchungen des menschlichen Ductus thoracicus. ROFO 100: 435

Weissleder H (1965) Die Lymphographie. Ergeb Inn Med Kinderheilkd 23: 297

Weissleder H (1974) Indikationen, Kontraindikationen und Nebenerscheinungen der endolymphatischen Radionuklidtherapie. Med Welt 25: 1028

Weissleder H (1982) Endolymphatische Therapie mit Radionukliden. In: Lüning M, Wiljasolo M, Weissleder H (Hrsg) Lymphographie bei malignen Tumoren, 2. Aufl. VEB Thieme, Leipzig

Weissleder H (1990) Zwei schonende Methoden der Lymphgefässdiagnostik. Herz Gefässe 10: 8–16

Weissleder H (1991) Indirekte Lymphangiographie. In: Peters PE, Zeitler E (Hrsg) Röntgenkontrastmittel. Springer, Berlin Heidelberg New York Tokyo, S 175–190

Weissleder H, Baumeister L (1966) Das lymphographische Bild der chronischen lymphatischen Leukämie. ROFO 105: 24

Weissleder H, Peters PE (1971) Lymphographische Differential- diagnose bei Lymphknotenerkrankungen. ROFO 114: 517

Weissleder H, Weissleder R (1988) Lymphedema: evaluation of qualitative and quantitative lymphoscintigraphy in 238 patients. Radiology 167: 729–735

Weissleder H, Weissleder R (1989) Interstitial lymphography: initial clinical experience using a dimeric non-ionic contrast agent. Radiology 170: 371–374

Weissleder R, Elizondo G, Stark DD et al (1989) The diagnosis of splenic lymphoma by MR imaging: value of superparamagnetic iron oxide. AJR 152: 175–180

Weissleder H, Tatsch K, Tiedjen KU (1992) Stellenwert der Lymphszintigraphie in der Lymphödemdiagnostik – Methodenvergleich – . In: Berens D, Rantenfeld V, Weissleder H (Hrsg) Lymphologica. Vasomed, Bonn

West KP (1989) Castleman's disease: the plot thickens (Editorial). J Pathol 157: 191–192

Wells PNT (1977) Biomedical ultrasound. Academic Press, London

Wells RG, Ruskin JA, Styn JR (1986) Lymphoscintigraphy. Lower extremity lymphangioma. Clin Nucl Med 11: 523

Wenz W, Reichelt A, Rau WS, Adler CP (1984) Lymphographischer Nachweis eines Wirbellymphangioms. Radiologe 24: 381–388

Wenzel J (1972) Normale Anatomie des Lymphgefäßsystems. In: Altmann HW (Hrsg) Handbuch der allgemeinen Pathologie, Bd III/6. Springer, Berlin Heidelberg New York, S 89

Wenzel-Hora BI, Siefert HM, Grüntzig J (1982) Animal experimental studies of indirect lymphography of the eye, face and neck regions using Iotasul. Lymphology 15: 32–35

Wenzel-Hora BI, Partsch H, Berens von Rautenfeld D (1985) Simultane indirekte Lymphographie. In: Holzmann H, Altmeyes P, Hör G, Halink (Hrsg) Dermatologie und Nuklearmedizin. Springer, Berlin Heidelberg New York Tokyo, S 411–413

Wenzel-Hora BI, Partsch H, Urbanek A (1985) Indirect lymphography with Iotasul. Thieme, Stuttgart, S 117–122

Wernecke K, Vasallo P, Hoffmann G, Peters PE, Poetter R, Rummeny E, Koch P (1991) Value of sonography in monitoring the therapeutic response of mediastinal lymphoma: comparison with chest radiography and CT. AJR 156: 265–272

Werner JA, Lippert BM, Schmidt D, Rudert H (1991) Subglottische Metastase eines multiplen Myeloms. Fallbericht und Literaturübersicht zu laryngealen Plasmocytomen. HNO 39: 405–409

Wiener JI, Chako AC, Merten CW, Gross S, Coffey EL, Stein HL (1986) Breast and axillary tissue MR imaging: correlation of signal intensities and relaxation times with pathologic findings. Radiology 160: 299–305

Wihsgott E, Nitsche H, Blandow K (1971) Komplikationen bei der Lymphographie mit Lipiodol. Radiol Diagn (Berl) 12: 254

Wiljasalo S (1969) Lymphographic polymorphism in Hodgkin's disease. Correlation of lymphography to histology and duration. Acta Radiol (Stockh) [Suppl] 289

Wilkins BS, Williamson JMS, O'Brien CJ (1989) Morphological and immunohistological study of testicular lymphomas. Histopathology 15: 147–156

Wilson DJ, Braziel R, Rosenbaum JT (1992) Intraocular lymphoma. Immunopathologic analysis of vitreous biopsy specimens. Arch Ophthalmol 110: 1455–1458

Wilson TG, Wright JM (1986) Non-Hodgkin's lymphoma of the gingiva: review of the literature, report of a case. J Periodontol 3: 155–158

Winkler P, Amon O, Bohndorf K (1985) Der Stellenwert von Lymphographie, Computertomographie und Ultraschall bei der Diagnostik infradiaphragmaler Lymphome bei Kindern. Monatschr Kinderheilkd 133: 823–827

Winkler R, Lüning M, Tallroth K, Karhola O (1978) Lymphographische Darstellung des Ductus thoracicus – Studie über Verlauf und Varianten. Radiol Diagn 19: 206

Wirth W (1966) Zur Röntgenanatomie der inguinalen, pelvinen und aortalen Region. ROFO 105: 636

Wirth W, Frommhold H (1970) Der Ductus thoracicus und seine Variationen (Lymphographische Studie). ROFO 112: 450

Woda BA, Sullivan JL (1993) Reactive histiocytic disorders (Review). Am J Clin Pathol 99: 459

Wolfel DA (1965) Lymphaticovenous communications. A clinical reality. AJR 95: 766–768

Wollner N, Mandell L, Filippa D, Exelby P, McGowan N, Lieberman P (1990) Primary nasal-paranasal oropharyngeal lymphoma in the pediatric age group. Cancer 65: 1438–1444

Wotherspoon AC, Ortiz-Hidalgo C, Falzon MR, Isaacson PG (1991) Helicobacter pylori-associated gastritis and primary B-cell gastric lymphoma. Lancet 338: 1175–1176

Wotherspoon AC, Doglioni C, Isaacson PG (1992) Low-grade gastric B-cell lymphoma of mucosa-associated lymphoid tissue (MALT): a multifocal disease. Histopathology 20: 29–34

Wotherspoon AC, Diss TC, Pan LX et al (1993) Primary low-grade B-cell lymphoma of the conjunctiva: a mucosa-associated lymphoid tissue type lymphoma. Histopathology 23: 417–424

Wotherspoon AC, Doglioni C, Diss TC, Pan L, Moschini A, Boni Mde, Isaacson PG (1993) Regression of primary low-grade B-cell gastric lymphoma of mucosa-associated lymphoid tissue type after eradication of Helicobacter pylori. Lancet 342: 575–577

Wright DH (1989) Updated Kiel classification for lymphomas (Editorial). J Pathol 157: 283–284

Yamanaka N, Harabuchi Y, Sambe S et al (1985) Non-Hodgkin's lymphoma of Waldeyer's ring and nasal cavity. Cancer 56: 768–776

Young JL, Miller RW (1975) Incidence of malignant tumors in U.S. children. J Pediatr 86: 254–258

Yousem DM, Peter MS, Hackney DB, Schwaibold F, Hendrix RA (1992) Central nodal necrosis and extracapsular neoplastic spread in cervical lymph nodes: MR imaging versus CT. Radiology 182: 753–759

Yousem SA, Weiss LM, Colby TV (1986) Primary pulmonary Hodgkin's disease. A clinicopathologic study of 15 cases. Cancer 57: 1217–1224

Zelikovski A, Mimouni M, Shuper A, Haddad M, Zer M (1989) Primary chylocolporrhea successfully managed by division and ligation of retroperitoneal lymphatics. Lymphology 22: 132–134

Zeman RK, Schiebler M, Clark LR, Jaffe MH, Paushter DM, Grant EG, Choyke PL (1985) The clinical imaging spectrum of pancreaticoduodenal lymph node enlargement. AJR 144: 1223–1227

Zhdanow DA (1932) Röntgenologische Untersuchungsmethoden des Lymphgefäßsystems des Menschen und der Tiere. ROFO 46: 680

Zhdanow DA (1962) Zur Lösung der Streitfragen über die funktionelle Morphologie des Lymphgefäßsystems. Anat Anz 111: 17

Ziemann SA (1964) Das Lymphödem. Hippokrates, Stuttgart

Zirinsky K, Auh YH, Rubenstein WA, Kneeland JB, Whalen JP, Kazam E (1985) The portacaval space : CT with MR correlation. Radiology 156: 453–60

Zolotukkin A (1934) Roentgenology a method of examination of the lymphatic system in man and animals. Radiology 23: 455 (1934)

Zukerberg LR, Ferry JA, Souther JF, Harris NL (1990) Lymphoid infiltrates of the stomach. Evaluation of histologic criteria for the diagnosis of low-grade gastric lymphoma on endoscopic biopsy specimens. Am J Surg Pathol 14: 1087–1099

Zum Winkel K (1972) Lymphologie mit Radionukliden. Hoffmann, Berlin

Zum Winkel K (1982) Lymphologische Gesichtspunkte in der Melanom-Behandlung – Radiologisches Referat. Krebsmedizin 3: 4

Zum Winkel K (1990) Nuklearmedizin, 2. Aufl. Springer, Berlin Heidelberg New York Tokyo

Zum WinkeL K, Newiger T (1974) Indication, technique and results of endolymphatic therapy. In: 21st Annual Meeting U.S. Society Nuclear Medicine, San Diego/CA

Zum Winkel K, Becker J, Jahns E, Scheurlen H, Herzfeld U (1967) Indikationsstellung und Dosimetrie bei der endolymphatischen Therapie mit 131-J-Lipiodol. Strahlenther 133: 481

Zum Winkel K, Chone B, Hermann HJ, Schenck P (1979) Möglichkeiten und Grenzen der Therapie mit offenen radioaktiven Substanzen. Dtsch Ärzteblatt 76: 619

Zum Winkel K, Zakkou E, Hermann HJ, (1982) Functional studies with Tc 99m sulfur microcolloids in lymphedema. In: Bartos V, Davidson JW (eds) Advances in lymphology. Avicenum Czechoslovak Medical Press, Prague, pp 435–444

Sachverzeichnis

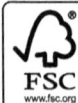

MIX
Papier aus verantwortungsvollen Quellen
Paper from responsible sources
FSC® C105338

If you have any concerns about our products,
you can contact us on
ProductSafety@springernature.com

In case Publisher is established outside the EU,
the EU authorized representative is:
Springer Nature Customer Service Center GmbH
Europaplatz 3, 69115 Heidelberg, Germany

Printed by Libri Plureos GmbH
in Hamburg, Germany